现代医学检验技术

主 编　闫宏伟　孙中华　刘丽娜

吉林科学技术出版社

图书在版编目（CIP）数据

现代医学检验技术 / 闫宏伟, 孙中华, 刘丽娜主编. -- 长春 : 吉林科学技术出版社, 2022.8
ISBN 978-7-5578-9480-1

Ⅰ. ①现… Ⅱ. ①闫… Ⅲ. ①医学检验 Ⅳ. ①R446

中国版本图书馆CIP数据核字(2022)第115980号

现代医学检验技术

主　　编	闫宏伟　孙中华　刘丽娜
出 版 人	宛　霞
责任编辑	孟　盟
封面设计	潍坊高新区行人广告设计中心
制　　版	山东道克图文快印有限公司
幅面尺寸	185mm×260mm
字　　数	600 千字
印　　张	21
印　　数	1-1500 册
版　　次	2022年8月第1版
印　　次	2023年3月第1次印刷

出　　版	吉林科学技术出版社
发　　行	吉林科学技术出版社
地　　址	长春市福祉大路5788号
邮　　编	130118
发行部电话/传真	0431-81629529 81629530 81629531
	81629532 81629533 81629534
储运部电话	0431-86059116
编辑部电话	0431-81629518
印　　刷	三河市嵩川印刷有限公司

书　　号	ISBN 978-7-5578-9480-1
定　　价	158.00元

编 委 会

主　编　闫宏伟　孙中华　刘丽娜

副主编　王建红　蔡新华　刘　鑫　李明莉
　　　　刘泽霞　孙岱辉　张　林　赵冰清
　　　　栾兆棠

目 录

第一章 概论

一、实验诊断学的基本概念

实验诊断学是对离体的血、尿、粪、痰及其他各种体液、分泌物、排泄物、脱落物、刮取物和穿刺物的感官、试剂反应、仪器分析和动物实验等实验检查结果进行分析，为临床诊断、治疗、预后、预防，以及健康状况提供客观依据的学科。诊断应包括病因、病原和病期诊断，病情监测，疗效观察及预后确定等。通过检查，及时了解疾病变化，解释疾病发生、发展的机制和规律，指导治疗。实验检查涉及基础医学和临床各科，已成为临床医学发展的基础和保障。

据记载，早在公元前400年，希腊医生Hippocrates用感官直视法（色、嗅、味等）对尿液进行观察，以辅助有关疾病的诊断。他开拓了人类历史上最早的和最原始的实验诊断方法。

在我国古代就有从尿的颜色和气味来分辨疾病的做法，可谓是医学检验学的端倪和尝试。17世纪显微镜的问世揭开了微观世界的奥秘，为医学检验学提供了新的检测手段。但直到21世纪初尚无独立的临床检验室，而只是在生理或化学研究室兼做一些简单的化验，如尿蛋白检查、尿糖测定、血糖测定等。

随着科学技术的不断发展，医学检验学的内容逐渐拓宽和深化。特别是近30年来，由于电子技术、计算机、分子生物学、生物医学工程等的飞速发展，如仪器的自动化、试剂的多样化、方法学的标准化、分子生物学实验技术的崛起、实验的质量控制和系统评估、高层次实验技术人才的培养、循证实验医学的问世等，使医学检验学的面貌日新月异，已从化学定性的筛选试验发展到高精密度的定量试验；从手工操作发展到高度自动化分析；从应用常量标本，一次只能检测一个项目发展到用微量或超微量标本（数微升～十几微升）一次检测多个项目；从必须采血标本才能检测发展到有些项目经皮肤即可检测的无创性检查方法等；使医学检验学跃进成为发展最为迅速、应用高精尖技术最为集中的学科之一。

（一）实验诊断学的主要组成

1. 临床一般检查 简称临检，是指对血、尿、粪及其他各种体液、分泌物、排泄物所进行的常规性检查。包括物理性状、主要化学成分定性及有形成分的检查（包括各种细胞计数、分类与形态检查，尿管型和结晶，粪便中寄生虫的成虫或虫卵，食物消化残渣染色和不染色显微镜检查）等。

2. 临床血液学检查　首先是对血液性疾病的血液学检查，其次是对非血液性疾病血液学变化的检查。包括红细胞、白细胞、血小板的质与量，功能，生成动力学，形态学和组织、细胞化学检查；血栓形成，止血，凝血与各个凝血因子，纤维溶解功能检查；铁、卟啉代谢检查，血红素、血红蛋白生成及异常、变性血红蛋白检查；溶血检查；血型、组织相容性抗原检查，以及涉及血液学的遗传学与免疫学检查等。

3. 临床生物化学检查　是对组成机体的生理成分、代谢功能、重要脏器的生化功能、毒物分析及药物浓度监测等的检查。包括糖、脂肪、蛋白质及其代谢产物和衍生物的检验，激素和内分泌腺功能的检验，药物和毒物浓度监测等。

4. 临床免疫学检查　包括免疫功能检查，临床血清学检查，肿瘤标志物检查等。

5. 临床微生物检查　包括感染性疾病的常见病原体检查，医院感染的常见病原体检查，性传播性疾病的病原体检查，细菌耐药性检查等。

（二）实验诊断学的应用范围

1. 为疾病的诊断和鉴别诊断提供依据　例如，分析患者的骨髓象，发现中间阶段的中性粒细胞和嗜酸（碱）性粒细胞增多，且伴周围血白细胞数增高，结合临床资料常支持慢性粒细胞白血病（慢粒）的诊断；若中性粒细胞碱性磷酸酶积分缺乏和（或）pH染色体阳性，这是鉴别慢性粒细胞白血病与类白血病反应的重要依据；若查到bcr／abl融合基因（阳性），则是慢性粒细胞白血病可靠的确认依据。

2. 为疗效观察和预后判断提供依据　在疾病的演变过程中，动态观察相关实验指标为疗效观察和预后判断提供重要依据。例如，糖尿病患者，应用胰岛素治疗，必须根据尿糖或血糖的检测水平及时调节胰岛素的使用剂量。若胰岛素剂量过小，血糖水平显著升高，则会导致糖尿病性昏迷，预后严重；反之，则会导致低血糖性昏迷，预后同样严重。

3. 为公共卫生和预防疾病提供资料　通过流行病学调查，发现传染病的传染源，包括不同菌株或病毒株的血清型或基因型，为防止疾病的传播提供依据。例如，在人群中发现一例病毒性肝炎或SARS的患者，除对患者需及时进行隔离和治疗外，尚需对患者的生活用品和居住环境进行消毒；也需对与患者接触的人群进行临床观察和必要的实验室检测。此为预防和控制病毒性肝炎或SARS必要的有效措施。

4. 为临床研究和基础研究提供手段　实验诊断不仅可为临床研究提供可靠数据，而且也可为基础研究提供可靠的依据。例如，应用实验诊断中的各种技术和方法；为感染病、呼吸病、心脏病、消化病、血液病、内分泌病、代谢病、泌尿病、生殖病、神经病、精神病、外科病、妇产科病、遗传病、恶性肿瘤、药物筛选、器官移植等的临床研究和基础研究提供可靠的数据和依据。促进研究工作的深入和发展。

5. 为健康普查和健康咨询提供服务　通过对普通人群和"高危人群"进行临床和实验检查，可以及早发现处于亚临床阶段的某些疾病，如糖尿病、冠心病、肝脏病、肾脏病和恶性肿瘤等，可以及早采取有效的防治措施。也可了解社会群体的卫生或健康状况，提高疾病的防治意识和水平。检测一些能反映身体健康状况和器官功能特征的实验，为群体或个体提供健康咨询，以提高健康水平和生活质量。特别对计划生育和优生优育，对避免遗传病的发生和提高人口素质都有着深远和现实的意义。

二、标本的采集和处理

标本是离体的组织、排泄物和体液，是检查的对象。实验诊断的分析和应用都是通过对标本检查的结果来实现的。标本能否正确反映机体真实情况与采集标本时机，采集前的准备，采集时身体状态，采集标本的方法、用量、用具，以及标本的转运、保存等有关。能否按要求采集标本将影响实验检查的全过程，不恰当的标本是最易发生假阳性或假阴性的主要原因之一。正确地采集标本是保证检查质量最基本的条件。

（一）标本采集前的准备

在采集标本前，被检者应避免机体受到额外的影响和干扰，使之保持相对稳定状态。常见影响的因素有饮食、运动、劳动、精神和情绪的过度波动、服用药物的干扰等。为了减少这些情况，一般都要求在安静时采集，最好是在晨起空腹时采集标本，此时的体力、精神、情绪和生活等因素的影响都较小。停服能干扰检查项目的药物，特别是进行脏器功能试验时更为重要。为此，有许多试验在检查前要做必要的准备，如对饮食种类、饮水量及服用特定的药物等。对盛装标本的容器也应依据项目和标本类别不同而有所区别，如细菌培养要用培养器材，12～24h尿成分定量的容器要加入防腐剂，用全血或血浆检查时应用有抗凝剂的盛血试管等。

（二）采集时间

1. 空腹标本　一般指空腹8小时后采集的标本。清晨空腹血液标本常用于临床生化定量测定，受饮食、体力活动、生理活动等的影响较小，易于观察和发现病理情况，而且重复性较好。

2. 随时和急诊标本　随时和急诊标本，是指无时间限定或无法规定时间而必须采集的血和尿标本，一般无法让被检查者进行准备。此类标本主要是门诊、急诊和抢救患者必须做的一些检查标本，或在体内代谢相对较稳定的检查物质，或受体内外干扰较小的检查物质，如各种穿刺液、分泌物等，凡此类标本在送检时应加以注明，便于分析检查结果时参考。

3. 指定时间标本　指定时间标本多属功能试验采集的各类标本，因试验目的不同，采集标本的时间各有不同，必须按试验要求进行采集，如各种肾清除试验、葡萄糖耐量试验、内分泌腺的兴奋或抑制试验等。

（三）标本类别

1. 血液标本　分为全血、血浆和血清等。全血标本主要用于临床血液学检查，如血细胞计数和分类、形态学检查等；血浆标本适合内分泌激素、血栓和止血检测；血清标本多适合于临床化学和免疫学的检测。

按照血标本采集部位的不同，分为静脉血、动脉血和毛细血管血三种。绝大多数检查采用静脉血，少数检查如血气分析、乳酸和丙酮酸测定等需要采集动脉血，毛细血管血主要用于各种微量法检查或大规模普查。

2. 尿标本　人体绝大多数生化变化、细胞等有形成分的变化和受感染情况都能在尿中直接或间接反映出来。尿液检验结果是否准确，与标本是否正确收集直接相关，不同的检查项目要求不同的标本采集方法。

（1）随机尿：适用门诊和急诊患者常规检验以及胆红素、酮体、尿胆原、尿淀粉酶、隐血等的测定。

（2）首次晨尿：该标本为浓缩尿，其细胞和管型等形态完整，适合做各种有形成分的检查和尿蛋白、尿糖等项目的测定。

（3）24h尿：通常用于尿液成分定量测定，其采集方法如下：嘱患者在早晨8时排尿弃去，以后每次排尿均收集于一大容器内，至次日早晨8时最后一次尿亦收集于容器内。测量并记录24h尿液总量，然后混匀尿液，取适量尿液送检。若24h尿液收集不完全或不准确，可以尿肌酐作为基准参比物，即同时测定混合尿液中的肌酐和待测物浓度，以待测物浓度比肌酐浓度表示结果，如尿钾30mmol／g肌酐，钠150mmol／g肌酐。此方法测得的结果较为稳定，可有效校正标本收集不全对待测物结果的影响。

（4）空腹或餐后尿标本：适用于糖尿病、尿胆原、蛋白尿等的检查。

（5）培养用的尿标本：尿道口消毒后，留取中段尿，用于细菌培养和鉴定。

3. 粪便　一般情况下采集自然排便的标本，尽量采集可疑有阳性的部分，标本应新鲜，盛于清洁容器内，立即送检以免干涸。因检查目的不同，标本采集方法和留取的量各有所不同，常规检查仅需要5～10g；用于寄生虫检查，则需要留取全部或24h粪便；隐血检查时，为避免食物中过氧化物的干扰，应素食3天后送检；微生物培养时，需将标本放于清洁或消毒的容器中。

4. 脑脊液　它主要产生于脉络膜血管丛及一部分脑室膜。其功能是保护脑、脊髓免受外力及震荡的影响，维护脑与脊髓的营养和渗透压，并运送代谢物质。所以在脑、脊髓及其被膜受外伤、恶变、出血和感染时，脑脊液的成分和细胞学将发生变化。脑脊液标本应由医生行腰椎穿刺术时抽取。常规检查应将穿刺抽取的脑脊液装于洁净小试管内，细菌培养应将标本装于无菌容器内，要立即送检。因为脑脊液蛋白过高时易发生凝固，为防凝固可适当加入抗凝剂。

5. 关节腔液　正常时，关节腔仅有少量液体，无法抽取，故送检的标本都应视为异常改变。关节疾病或有些全身性疾病可发生关节腔积液。检查关节腔液的目的主要是区别积液性质，鉴别是炎症性还是非炎症性关节炎。除进行关节腔液的常规性检查外，还可进行细菌学检查。关节腔液标本应由医生采集。

6. 羊水　是产前实验室检查的良好材料，由羊膜穿刺取得，根据不同的检查目的，选择不同的穿刺时间。诊断胎儿性别和遗传性疾病需要在妊娠16～20周进行，无菌操作行羊膜腔穿刺抽取羊水20～30ml；了解胎儿成熟度则在妊娠晚期抽取羊水10～20ml。

7. 胃及十二指肠液　需吞胃管或十二指肠管抽取。胃液检查的主要内容有胃液分析和脱落细胞学检查。前者为功能性试验，一定要按试验要求抽取标本。十二指肠液是经十二指肠引流术而抽取液体的统称，包括胆总管胆汁、胆囊胆汁、肝胆管胆汁和十二指肠液。检查的目的是了解胆汁生成、理化性状、排泄情况，以及有无炎症、肿瘤、出血和结石等。十二指肠液应由医生采集。

8. 前列腺液和精液　前列腺液检查的主要目的是了解有无肿瘤和炎症。标本由临床医师进行前列腺按摩术采集，一般滴在清洁的玻片上或试管内立即送检，可直接观察性状和用显微镜进行细菌、细胞学检查或细菌培养。检查精液的主要目的是了解生育能力，以及睾丸、附睾有无肿痛、炎症。标本是嘱被检者手淫采集，盛于洁净试管内立即保温送检。

9. 痰　是呼吸道的分泌物，留取痰标本的方法有自然咳痰、气管穿刺吸取、支气管镜抽取等。自然咳痰留取标本时，应嘱被检者深吸气后用力咳嗽，将痰从呼吸道咳出，挑取可疑的部分，留于洁净的容器内及时送检。检查痰的目的是了解呼吸道和肺的情况，如感染（特别是结核、真菌感染）与恶性疾病。

10. 其他　包括乳汁、泪液、房水、唾液、脓液和各种分泌物等。

三、实验诊断的临床应用和评价

（一）正确选择实验室检查项目

实验诊断是临床诊断的一个重要组成部分，通过实验室对有关标本的检验结果，可以有不同的临床意义：有的疾病可直接得到确定诊断；有的可有辅助诊断价值，医生不能单凭这些检验结果就做出诊断，必须结合其他临床资料综合分析后才能明确诊断。因此，这些检验只起到诊断的辅助作用；而有的检验则具有鉴别诊断的作用。选择检验项目时必须了解各项检验的临床价值，应选择对疾病诊断灵敏度高和特异性强的检验项目来进行检查，做到有的放矢，避免滥用和杜绝浪费。

（二）参考值

实验诊断的目的是通过各种实验检查获得体内信息和数据，用以判断身体正常或异常。为此，每一项检查都应有一个标准尺度，即过去所称的正常值和正常范围，它是实验诊断学使用最久的概念之一，但较为含糊，易产生误解，现改为参考值和参考范围。

参考值和参考范围都是应用统计学方法而产生。参考值，是指对抽样的个体进行某项目检测所得的值；所有抽样组测得值的平均值加减其标准差即为参考范围。某项目检测时，各医疗单位因使用的方法和仪器的不同，又可有不尽一致的参考值，故各实验室对某些检验项目应建立自己的参考值，供临床参考使用。

实验检查值若高于或低于参考范围，在绝大多数情况下应视为异常。而有些仅单侧高于或低于参考范围就具有临床意义，如大多数功能酶仅存在于细胞内，血浆中无或含量很低，所以升高有临床价值；维生素在人体内不能制造，且有些不能在体内存贮，食入过量也会及时排出，故多数维生素检查值降低才有临床意义。人体的固有成分都有明确的参考范围，病理性产物和一些外源性物质的参考值应该为阴性或0。但随着新理论和新概念的出现，检测技术灵敏度的提高，过去认为体内没有的物质和病理成分，现在也能在正常人群的体内检出痕量。随着科学技术的进步，参考值的使用范围正在扩大。

（三）影响检验结果的常见因素

实验诊断的检验除可有一般的技术或人为误差的影响外，还有许多影响和干扰因素，主要是患者状况的个体差异、药物的影响、检验标本的采集和处理等。

（四）检验结果解释与临床的辩证统一

实验诊断在临床工作中虽很重要，但是检查结果仅是静态的数据和现象，用来判断动态的复杂机体有一定的局限性。同患一种疾病的患者可因健康素质、病期、病情轻重和个体差异等因素，出现不尽相同的检验结果，而有时不同的疾病进行同一项目检验却可以出现相似的结果。因此，评价检验结果时必须紧密结合临床情况进行具体分析，才能恰当地做出合理的结论，指导临床防治工作。

第二章　临床血液学检查

第一节　血液一般检查

血液是由血液中的细胞成分和血浆组成。其中血浆占血液容积的55%，为一种淡黄色的透明液体；细胞成分约占血液容积的45%，包括红细胞、白细胞和血小板。

一、红细胞和血红蛋白的检查

（一）参考值

	红细胞数	血红蛋白
成年男性：	$(4.0 \sim 5.5) \times 10^{12} / L$	$120 \sim 160g / L$。
成年女性：	$(3.5 \sim 5.0) \times 10^{12} / L$	$110 \sim 150g / L$。
新生儿：	$(6.0 \sim 7.0) \times 10^{12} / L$	$170 \sim 200g / L$。

（二）临床意义

1. 红细胞和血红蛋白增多　是指单位容积血液中红细胞数及血红蛋白量高于参考值高限。一般经多次检查成年男性红细胞$>6.0 \times 10^{12} / L$，血红蛋白$>170g / L$；成年女性红细胞$>5.5 \times 10^{12} / L$，血红蛋白$>160g / L$时即认为增多，可分为相对性增多和绝对性增多两类。

（1）相对性增多：由于某些原因使血浆中水分丢失，血液浓缩，红细胞和血红蛋白含量相对增多。如连续剧烈呕吐、大面积烧伤、严重腹泻、大量出汗等；另见于慢性肾上腺皮质功能减退、尿崩症、甲状腺功能亢进等。

（2）绝对性红细胞增多：可分为原发性红细胞增多症即真性红细胞增多症和继发性红细胞增多症。

1）继发性红细胞增多症：多与机体循环及组织缺氧、血中促红细胞生成素水平升高、骨髓加速释放红细胞有关。主要包括以下两种情况：①红细胞生成素代偿性增加：生理性增加见于高原居民、胎儿和新生儿、剧烈体力劳动和体育活动及情绪激动时，红细胞可一过性增多。病理性增加见于严重的先天性及后天性心肺疾病和血管畸形，如法洛四联征、发绀型先天性心脏病、阻塞性肺气肿、肺源性心脏病、肺动静脉瘘以及携氧能力低的异常血红蛋白病等；②红细胞生成素非代偿性增加：在某些情况下，患者并无组织缺氧，促红细胞生成素的增多并非机体需要，红细胞和血红蛋白增多亦无代偿意义，见于某些肿瘤或肾脏疾病，如肾癌、肝细胞癌、肾胚胎瘤以及肾盂积水、多囊肾等。

2）真性红细胞增多症：是一种病因不清的克隆性多潜能造血干细胞疾病，以骨髓红系细胞显著持续性增生为特点，伴有粒系和巨核系细胞不同程度的增生。血常规示全血细胞增多，血红蛋白 $>180g/L$，红细胞计数 $>6.0\times10^{12}/L$。

2. 红细胞及血红蛋白减少　是指单位容积循环血液中红细胞数、血红蛋白量及血细胞比容（HCT）低于参考值低限，通常称为贫血。一般成年男性血红蛋白 $<120g/L$，成年女性血红蛋白 $<110g/L$，即可认为有贫血。根据血红蛋白减低的程度，贫血可分为四级：轻度：血红蛋白 $<$ 参考值低限至 $90g/L$；中度：血红蛋白 $90\sim60g/L$；重度：血红蛋白 $60\sim30g/L$；极度：血红蛋白 $<30g/L$。

（1）生理性减少：3个月的婴儿至15岁以前的儿童，因生长发育迅速而致造血原料相对不足，红细胞和血红蛋白可较正常人低 $10\%\sim20\%$；妊娠中、后期为适应胎盘血循环的需要，孕妇血容量增加使血液稀释；部分老年人由于骨髓造血功能逐渐减低，均可导致红细胞数和血红蛋白含量减少。

（2）病理性减少

1）红细胞生成减少所致的贫血：①骨髓造血功能衰竭：再生障碍性贫血、骨髓纤维化等伴发的贫血；②因造血物质缺乏或利用障碍引起的贫血：如缺铁性贫血、铁粒幼细胞性贫血、叶酸及维生素 B_{12} 缺乏所致的巨幼细胞性贫血。

2）因红细胞膜、酶遗传性缺陷或外来因素造成红细胞破坏过多导致的贫血：如遗传性球形红细胞增多症、地中海性贫血、阵发性睡眠性血红蛋白尿、异常血红蛋白病、免疫性溶血性贫血、心脏体外循环的大手术及一些化学、生物因素等引起的溶血性贫血。

3）失血：急性失血或消化道溃疡、钩虫病等慢性失血所致的贫血。

3. 红细胞沉降率测定　红细胞沉降率（erythrocyte sedimentation rate，ESR）又称血沉，是指离体抗凝血静置后，红细胞在单位时间内沉降的速度。

（1）参考值：魏氏（Westergren）法：成年男性 $0\sim15mm/h$ 末，成年女性 $0\sim20mm/h$ 末。

（2）临床意义

1）增高：包括生理性和病理性增高。

①生理性增高：妇女月经期，可能与子宫内膜破损及出血有关；妊娠3个月以上直至分娩血沉加快，这可能与生理性贫血及纤维蛋白原含量增加有关。

②病理性增高：a. 炎症性疾病：急性细菌性炎症时，血中急性时相蛋白增多，如 α_1-抗胰蛋白酶、α_2-巨球蛋白、C反应蛋白、转铁蛋白、纤维蛋白原等物质能促使红细

胞聚集，使血沉加速。风湿热为变态反应性结缔组织炎症，活动期时血沉加快。慢性炎症如肺结核活动期时，血中纤维蛋白原及球蛋白增加，血沉明显加快。b. 组织损伤及坏死：较大的组织损伤如急性心肌梗死、肺梗死，或手术创伤可使血沉加快。c. 恶性肿瘤：增长迅速的恶性肿瘤可能因为血中 α_2-巨球蛋白、纤维蛋白原增加、肿瘤组织坏死、继发感染、贫血等可使血沉加快。d. 各种原因所致的高球蛋白血症，如恶性淋巴瘤、系统性红斑狼疮、类风湿关节炎、亚急性感染性心内膜炎等血沉加快。慢性肾炎、肝硬化时，白蛋白减少球蛋白增加，血沉加快。e. 贫血：贫血患者血红蛋白<90g／L时，血沉加快，并随着贫血加重而加快。f. 高胆固醇血症：见于动脉粥样硬化、糖尿病、肾病综合征等可因血中胆固醇增高，血沉加快。

2）减慢：见于真性红细胞增多症和弥散性血管内凝血。

二、白细胞计数

白细胞是外周血常见的有核细胞。不同的病理情况可引起白细胞发生数量和质量的改变。临床上检查白细胞计数及白细胞分类计数及其形态学改变，对各种疾病的诊断有着重要的参考价值。

白细胞计数有目视计数法和仪器计数法。

（一）参考值

成人：（4～10）×10^9／L。

初生儿：（15～20）×10^9／L。

6个月～2岁：（11～12）×10^9／L。

（二）临床意义

1. 增高见于

（1）急性感染：急性化脓性感染所引起的急性全身性感染、局部炎症，以及一些细菌感染。

（2）组织损伤：手术后、急性心肌梗死。

（3）恶性肿瘤及白血病：急性、慢性粒细胞性白血病，尤以慢性白血病增高最多；各种恶性肿瘤的晚期，如肝癌、胃癌等。

（4）其他：骨髓纤维化、真性红细胞增多症、尿毒症、酸中毒、某些药物中毒、烧伤等。

2. 减少见于

（1）某些感染：细菌感染（如伤寒、副伤寒）、病毒感染（如流感、风疹、麻疹等）。

（2）某些血液病：再生障碍性贫血、急性粒细胞缺乏症、恶性网状细胞增多症。

（3）脾功能亢进：各种原因所致的脾大，如班替氏综合征。

（4）理化因素：放射性物质、X线、某些抗癌药、解热镇痛药等，可造成白细胞减少。

在大多数情况下，白细胞的增多或减少，主要受中性粒细胞的影响，因此，白细胞增多或减少通常就与中性粒细胞的增多或减少有着密切关系和相同意义。各种类型白细胞变异的临床意义分述如下。

三、白细胞分类计数（DC）

（一）中性粒细胞

1. 正常参考值

中性杆状核粒细胞：0.01～0.05。

中性分叶核粒细胞：0.50～0.70。

2. 临床意义

（1）中性粒细胞增多：见于急性感染（尤其是革兰氏阳性球菌感染）、严重外伤、大面积烧伤、白血病及恶性肿瘤（如肝癌、胃癌）等疾病。在生理情况下，外周血WBC及中性粒细胞一天内存在着变化，下午较早晨高，妊娠后期、剧烈运动后、饱餐或淋浴后、高温或严寒等均可使其暂时性升高。新生儿WBC计数较高，平均为$15 \times 10^9 / L$左右，最高可达$30 \times 10^9 / L$以上，出生3～4天后降至$10 \times 10^9 / L$左右，约保持3个月，然后逐渐降低至成人水平。

（2）中性粒细胞减少

1）感染性疾病：特别是革兰阴性杆菌感染（如伤寒、副伤寒杆菌）、某些病毒感染性疾病及某些原虫感染（如疟疾和黑热病）等。

2）血液系统疾病：引起WBC减少的血液系统疾病较多，如再生障碍性贫血、非白血性白血病等，WBC减少同时常伴PLT及RBC计数减少。

其他：理化损伤、单核–巨噬细胞系统功能亢进、自身免疫性疾病等。

（3）中性粒细胞的核象变化：中性粒细胞的核象，是指粒细胞的分叶状况，它反映粒细胞的成熟程度，而核象的变化则可反映某些疾病的病情和预后。

1）中性粒细胞的核左移：正常时外周血中中性粒细胞的分叶以3叶居多，杆状核与分叶核之间的正常比值为1∶13，如杆状核粒细胞增多，或出现杆状以前更幼稚阶段的粒细胞，称为核左移。核左移伴有白细胞总数增高者称再生性左移，表示机体的反应性强，骨髓造血功能旺盛，能释放大量的粒细胞至外周血中。常见于感染，尤其是化脓性细菌引起的急性感染，也可见于急性中毒、急性溶血、急性失血等。

杆状核粒细胞>0.06，称轻度左移。

杆状核粒细胞>0.10，并伴有少数晚幼粒细胞者为中度核左移。

杆状核粒细胞>0.25，并出现更幼稚的粒细胞时，为重度核左移，常见于粒细胞性

10

白血病或中性粒细胞型白血病样反应。

2）中性粒细胞核右移：在病理情况下，中性粒细胞的分叶过多，可分为4叶甚至于5~6叶以上，若5叶者超过0.05时，称为中性粒细胞的核右移。核右移是由于造血物质缺乏，使脱氧核糖核酸合成障碍，或造血功能减退所致。主要见于巨幼细胞性贫血、恶性贫血和应用抗代谢药物治疗后。在炎症的恢复期，一过性地出现核象右移是正常现象，如在疾病进行期突然出现核右移的变化，则表示预后不良。

（4）中性粒细胞常见的病理形态

1）中性粒细胞的中毒性改变：严重化脓性感染、各种急性和慢性感染、大面积灼伤、恶性肿瘤等，均可使中性粒细胞产生中毒性改变。常见的有：细胞大小不等、中毒颗粒、空泡形成、核变性。

2）巨多分叶核粒细胞：胞体较大，细胞直径可达16~25μm，核分叶常在5叶，甚至在10叶以上，常见于巨幼细胞性贫血、抗代谢药物治疗后。

3）棒状小体（Auer小体）：在急性粒细胞或急性单核细胞白血病的幼稚细胞的胞质中可出现，它对急性白血病的诊断及急性白血病类型的鉴别有参考价值。

4）球形包涵体（Dohle体）：见于严重感染，如猩红热、白喉、肺炎、麻疹、败血症、灼伤等严重感染时。

（二）嗜酸性粒细胞

嗜酸性粒细胞与变态反应有关，并有吞噬抗原抗体复合物的作用。

1. 正常参考值　为0.005~0.050。

2. 临床意义

（1）嗜酸性粒细胞增多：外周血嗜酸性粒细胞计数>0.5×10⁹/L或>5%称为嗜酸性粒细胞增多。见于变态反应性疾病、寄生虫病、湿疹、银屑病、慢性粒细胞白血病、嗜酸性粒细胞白血病、嗜酸性粒细胞肉芽肿等。

（2）嗜酸性粒细胞减少：见于伤寒及副伤寒初期、大手术、烧伤等应激状态或长期应用肾上腺皮质激素后，其临床意义不大。

（三）嗜碱性粒细胞

嗜碱性粒细胞主要参与特殊的免疫反应。

1. 正常参考值　0~0.01。

2. 临床意义

（1）增多见于

1）慢性粒细胞白血病、嗜碱性粒细胞白血病。

2）某些转移癌及骨髓纤维化。

（2）嗜碱粒细胞减少、无临床意义。

（四）淋巴细胞

淋巴细胞能产生和运载抗体，在防御病毒感染方面有重要作用。

1. 正常参考值　0.20～0.40。

2. 临床意义

（1）淋巴细胞增多：指外周血淋巴细胞绝对值成人>4×10^9／L、儿童>7.2×10^9／L、4岁以下的儿童>9×10^9／L，常可见于：

1）生理性增多：儿童期淋巴细胞较高，婴儿出生时淋巴细胞约占35%，4～6天后淋巴细胞可达50%，至6岁～7岁时，淋巴细胞比例逐渐减低，粒细胞比例增高，逐渐达正常成人水平。此为儿童期的淋巴细胞生理性增多。

2）病理性增多：感染性疾病，主要为病毒感染，如麻疹、风疹、水痘、流行性腮腺炎、传染性单核细胞增多症、传染性淋巴细胞增多症、病毒性肝炎、流行性出血热等。也可见于百日咳杆菌、结核杆菌、布鲁氏杆菌、梅毒螺旋体等感染时。

3）淋巴细胞性恶性疾病：急慢性淋巴细胞白血病、淋巴瘤白血病。

4）其他：再生障碍性贫血、粒细胞减少症和粒细胞缺乏症时，由于中性粒细胞减少，淋巴细胞比例相对增多。

（2）淋巴细胞减低：主要见于接触放射线、应用肾上腺皮质激素或促肾上腺皮质激素、烷化剂、抗淋巴细胞球蛋白后及免疫缺陷病、丙种球蛋白缺乏症等。

3. 异形淋巴细胞　现认为是由T淋巴细胞受抗原刺激转化而来，少数为B淋巴细胞，正常人外周血中偶可见到，不超过2%，根据细胞形态特点，异形淋巴细胞可分为：泡沫型、不规则型和幼稚型三型。

异形淋巴细胞增多可见于：①病毒感染性疾病，如传染性单核细胞增多症，异形淋巴细胞可高达10%以上，另见于某些细菌感染、螺旋体病、立克次体病或原虫感染如疟疾等；②药物过敏；③输血、血液透析或体外循环术后；④其他如免疫性疾病、粒细胞缺乏症、放射治疗等也可出现异型淋巴细胞。

（五）单核细胞

单核细胞具有游走性和吞噬作用，除吞噬细胞和异物外，又能吞噬原虫及具有类脂质包膜的结核杆菌及麻风杆菌。

1. 正常参考值　0.03～0.08。

2. 临床意义

（1）增多见于

1）某些感染：伤寒、结核、疟疾、黑热病、亚急性细菌性心内膜炎。

2）某些血液病：单核细胞性白血病、淋巴瘤、骨髓异常增生综合征、恶性组织细胞病。

（2）减少一般无临床意义。

第二节 贫血的实验室检查

红细胞疾病可划分成贫血和红细胞增多症两大类。贫血使血液的携氧能力降低，其直接后果便是组织缺氧。红细胞增多症产生的不良后果则与血液的黏度增大及血容量太大有关。红细胞疾病可以是造血系统的原发性疾病，也可继发于其他系统的疾病或外来因素。本章节对红细胞疾病的相关基础理论及其实验室检查进行介绍。

一、贫血的定义和诊断标准

贫血（anemia），是指外周血单位容积内血红蛋白量、红细胞数及（或）血细胞比容低于正常参考值而言。一般都以Hb量低于正常参考值的95%的下限作为贫血的诊断标准。血红蛋白浓度的降低一般都伴有相应红细胞数量或血细胞比容的减少，但也有不一致。个别轻型缺铁性贫血或珠蛋白生成障碍性贫血可仅有血红蛋白的减少，而红细胞数量或血细胞比容都在正常范围内。单位容积血液中血红蛋白量因地区、年龄、性别，以及生理血浆容量的变化而异。婴儿及儿童的血红蛋白量约比成人低15%。男女之间的差异在青春期后才逐渐明显。妊娠时血容量增加，血红蛋白和红细胞数可因被稀释而相对减少。男性65岁以后Hb测定值较65岁前为低，但女性无明显差异。国外掌握贫血诊断的Hb标准较统一，都以1972年WHO制定的诊断标准为依据。在海平面地区Hb低于以下水平可诊断为贫血：6个月~6岁儿童低于110g／L，6岁~14岁儿童120g／L，成年男性低于130g／L，成年女性（非妊娠）110g／L。而国内诊断贫血的标准都参照下述标准：在海平面地区，成年男性Hb低于120g／L，成年女性低于110g／L，孕妇低于100g／L。选用某一血红蛋白值来划分有无贫血，要做到非常合理是相当困难的，因为正常人群血红蛋白分布曲线和贫血人群血红蛋白分布曲线之间有重叠。决定患者是否贫血时尚须注意Hb测定的标准化及采血的部位，指端血、耳垂血及静脉血其测定值可略有不同。WHO规定的标准方法为静脉氰化高铁Hb测定法。贫血按严重程度可分为：极重度贫血，Hb量≤30g／L；重度贫血，Hb量在31~60g／L；中度贫血，Hb量>61~90g／L；轻度贫血，Hb量在>90g／L与低于正常参考值的下限之间。

贫血是临床常见的症状，可以由不同原因或疾病引起。贫血可以原发于造血器官疾病，也可能是某些系统疾病的伴发症状，故应积极寻找贫血的病因，针对贫血的不同病因进行诊治，才能在临床上取得较好的效果。

二、贫血的分类

引起贫血的病因十分广泛，为了便于鉴别诊断。学者们根据血液检查结果，从多

13

个角度对贫血进行了分类，目前大致有四种分类法。

（一）按产生贫血的原因分类

1. 红细胞生成不足

（1）造血原料的缺乏：①铁或维生素B_6缺乏；②缺乏叶酸、维生素B_{12}等。

（2）骨髓造血功能衰竭：①原发性再生障碍性贫血；②继发性再生障碍性贫血，由于物理、化学、生物等因素所致。

（3）继发性贫血：①慢性肝脏疾病；②慢性肾脏疾病，如肾性贫血、缺乏红细胞生成素（EPO）的贫血；③恶性肿瘤，如各种白血病、恶性肿瘤有（或）无骨髓转移；④内分泌疾病，如垂体、肾上腺、甲状腺等疾病；⑤慢性感染、炎症等。

2. 红细胞消耗过多

（1）丢失过多：①急性失血，血容量减少；②慢性失血，多为缺铁性贫血。

（2）破坏过多：又称溶血性贫血（hemolytic anemia），包括：①红细胞内在缺陷，如遗传性球形红细胞增多症，红细胞酶缺乏的贫血、珠蛋白生成障碍性贫血、异常血红蛋白病、阵发性睡眠性血红蛋白尿症等；②红细胞外来因素，如免疫性溶血性贫血、机械性溶血性贫血。其他因素引起的溶血性贫血等。

（二）按骨髓的病理形态分类

1. 增生性贫血如缺铁性贫血、急慢性失血性贫血、溶血性贫血、继发性贫血。

2. 巨幼细胞性贫血如缺乏叶酸、维生素B_{12}；某些无效性红细胞生成伴有巨幼样红细胞贫血。

3. 增生不良性贫血如原发及继发性再生障碍性贫血。

（三）按红系统的病理变化分类

1. 红细胞膜异常 多为溶血性贫血，多有形态的异常，如遗传性球形红细胞增多症、遗传性椭圆形红细胞增多症。

2. 红细胞胞质异常

（1）铁代谢异常：如缺铁性贫血。

（2）血红素的异常：如高铁血红蛋白血症、硫化血红蛋白血症。

（3）珠蛋白合成异常：如珠蛋白生成障碍性贫血、异常血红蛋白病。

（4）酶的异常：如丙酮酸激酶缺乏症、葡萄糖-6-磷酸脱氢酶缺乏症，多为溶血性贫血。

3. 红细胞核代谢异常

（1）叶酸、维生素B_{12}缺乏，导致巨幼细胞性贫血。

（2）病态红细胞生成，多核红细胞，且为奇数核，一个红细胞内的多个核大小不均，成熟程度不同，巨大红细胞等，表明DNA复制紊乱，多见于恶性疾病，如骨髓增生异常综合征（MDS）、各种白血病。

（四）按血液循环中成熟红细胞的大小与形态分类

现代血细胞分析仪可以同时给出红细胞平均体积（MCV）、红细胞平均血红蛋白量（MCH）、红细胞平均血红蛋白浓度（MCHC）及红细胞分布宽度（RDW），按这几个指标及红细胞的形态可以将贫血分为不同的类型。

1. 根据红细胞大小分类，详见表1。

表1 根据成熟红细胞大小的贫血分类

贫血的类型	MCV（fl）	MCH（pg）	MCH（%）	病因
正细胞贫血	80～94	26～32		失血、急性溶血、再障
小细胞低色素贫血	<80	<26	<31	缺铁性贫血、慢性失血
单纯小细胞贫血	<80	<26	31～35	感染、中毒、尿毒症
大细胞贫血	>94	>932	32～36	维生素B_{12}、叶酸缺乏

2. 根据MCV和RDW的密切关系，用MCV和RDW来确定贫血的类型，详见表2。

表2 根据MCV和RDW的贫血分类

RDW （11.5%～14.5%）	增高、大细胞 （>94）	MCV（fl） 正常（80～94）	降低、小细胞 （<80）
增加	巨幼细胞性贫血 铁粒幼细胞贫血 骨髓增生异常综合征 化疗后	早期缺铁 免疫性溶血 骨髓病性贫血 混合型贫血	缺铁性贫血 细胞碎片
正常	骨髓增生异常综合征 再障 肝脏病	急性失血 酶缺陷 急性溶血	骨髓增生低下 地中海贫血

3. 根据红细胞的形态确定贫血的类型 制备完整的染色良好的血涂片，镜下认真观察红细胞的形态，并作相应的计数，可判断出贫血的类型，详见表3。

表3 根据红细胞的形态确定贫血的类型

形态异常	主要疾病	其他疾病
小细胞低色素红细胞	缺铁、珠蛋白生成障碍性贫血	慢性病贫血、铁粒幼细胞贫血
大细胞	叶酸及维生素B_{12}缺乏	骨髓纤维化、自身免疫性溶血

形态异常	主要疾病	其他疾病
粒细胞分叶过多症	叶酸及维生素B_{12}缺乏	肾功能衰竭、缺铁、慢粒、先天性粒细胞分叶过多症
泪滴状红细胞（有核）	骨髓纤维化	肿瘤骨髓转移、巨幼细胞性贫血、重型珠蛋白生成障碍性贫血
小球形红细胞	自身免疫性溶血、遗传性球形红细胞增多症	微血管性溶血性贫血、低磷酸盐血症
靶形红细胞	珠蛋白生成障碍性贫血、HbC病、肝脏病	缺铁、脾切除术后
椭圆形红细胞	遗传性椭圆形红细胞增多症	
棘形红细胞	肾功能衰竭	缺铁、骨髓纤维化、巨幼细胞性贫血丙酮酸激酶缺陷

三、铁代谢检测

人体每天制造红细胞所需要的铁约为20～25mg，大部分来自衰老红细胞解体后铁的再利用。长期慢性失血使体内储存铁大量丧失，造成原料缺乏，势必引起缺铁性贫血。即使无慢性出血，但每天要从胃肠及皮肤损失铁0.5～1.0mg，如补充不足，亦将造成缺铁。食物中摄入的铁需先还原成亚铁离子（Fe^{2+}）或与铁络合物结合才能被胃肠吸收，维生素C及一些还原物质能使高铁（Fe^{3+}）还原为亚铁，胃酸使铁游离并促使其与络合物相结合，从而帮助铁的吸收。铁主要在十二指肠及空肠上段吸收，约10%的铁被吸收进入肠黏膜细胞后，大部分经氧化变为Fe^{3+}与运铁蛋白（transferrin，为一种β_1体球蛋白）结合，被输送给骨髓中的幼红细胞，作为原料被吸收参加血红蛋白的合成；其余的部分以铁蛋白（ferritin）及铁血黄素（hemosiderin）的形式贮存于骨髓、肝脾的网状内皮细胞中。铁的贮存量正常成人男性约40mg／kg，女性约35mg／kg。

下面将重点阐述检测铁代谢异常的相关化验指标：血清铁、血清总铁结合力、血清转铁蛋白、转铁蛋白饱和度、血清铁蛋白和可溶性转铁蛋白受体。由于红细胞碱性铁蛋白、铁吸收率、红细胞游离原卟啉（FEP）和锌卟啉（ZPP）测定的灵敏度、特异性较差，临床应用较少，在此不多叙述。

（一）血清铁测定与血清总铁结合力测定

1. 血清铁测定（serum iron，SI）　血清中的铁一部分与运铁蛋白结合，另一部分呈游离状态，检测后者的含量即为血清铁测定。受生理、病理因素影响较大，其敏感性、特异性均低于血清铁蛋白。

（1）参考值亚铁嗪显色法：男性11～30μmol／L；女性9～27μmol／L。

（2）临床意义

1）生理性变化：①女性比男性低；②6周内的新生儿因溶血有暂时性血清铁升高，1岁内比成人低，老年人血清铁趋向降低；③铁的需要量增加，如生长快速的婴儿、青少年，有月经或妊娠、哺乳期妇女，血清铁常降低。

2）病理性变化：

降低：①缺铁性贫血：铁的摄入不足或吸收障碍，如胃次全切除，胃酸缺乏影响铁的吸收，长期腹泻；铁丢失过多，如慢性失血，尤其是胃肠道、泌尿道出血、月经过多、长期献血；②感染或炎症，肝脏合成运铁蛋白减低，铁的转运机制障碍；③真性红细胞增多症：贮存铁减少，造血功能加强，血清铁降低。

增高：①红细胞产生或成熟障碍：再生障碍性贫血、巨幼细胞性贫血；②铁的利用降低：铅中毒、维生素B_6缺乏、铜缺乏、慢性酒精中毒；③红细胞破坏增加：溶血，尤其是血管内溶血；④铁的吸收增加：白血病、含铁血黄素沉着症、经常反复输血；⑤肝脏贮存铁释放和转运铁蛋白合成障碍：急性病毒性肝炎、慢性活动性肝炎、肝硬化。

2. 血清总铁结合力测定（total iron binding capacity test，TIBC）　血液中的铁能与转铁蛋白结合，进行铁的转运。正常情况下血清铁仅能与1／3的转铁蛋白结合。凡能与100ml血清中全部转铁蛋白结合的最大铁量（饱和铁）称为总铁结合力。大约2／3的转铁蛋白未与铁结合，未与铁结合的转铁蛋白称为未饱和铁结合力，其数值等于总铁结合力减去血清铁。血清总铁结合力较为稳定，但反映体内贮存铁的敏感性也低于血清铁蛋白。临床上同时检测血清铁、血清总铁结合力、转铁蛋白饱和度对鉴别缺铁性贫血、慢性病性贫血有意义。

（1）参考值：亚铁嗪显色法：成年男性40～70μmol／L；女性54～77μmol／L。

（2）临床意义

1）生理变化：新生儿减低，2岁以后与成人相同，女青年和妊娠期妇女也有增高。

2）病理变化

降低：①铁蛋白质减少：肝硬化、血色病；②运铁蛋白丢失：肾病、脓毒症；③运铁蛋白合成不足：遗传性运铁蛋白缺乏症；④肿瘤、非缺铁性贫血、珠蛋白合成障碍性贫血、慢性感染。

增高：①运铁蛋白合成增加：缺铁性贫血、妊娠后期；②铁蛋白从单核-吞噬系统释放增加：急性肝炎、肝细胞坏死。

（二）血清转铁蛋白（serum transferritin）和转铁蛋白饱和度测定（transferritin saturation，TS）

转铁蛋白（transferrin）是一种能结合Fe^{3+}的糖蛋白，主要由肝细胞和巨噬细胞合成，分布于血浆、细胞外液、淋巴液及脑脊液等，机体内有转铁蛋白受体，可识别和结合转铁蛋白。临床上常以转铁蛋白饱和度（血清铁与总铁结合力的百分比）表示，但其敏感性、特异性较血清铁蛋白差。

1. 参考值　33%～35%；血清转铁蛋白浓度在2～4g／L。

2. 临床意义

（1）转铁蛋白增高：见于妊娠中、晚期及口服避孕药、反复出血、铁缺乏等，尤其是缺铁性贫血。

（2）转铁蛋白减低：见于遗传性转铁蛋白减低症、营养不良、严重蛋白质缺乏、腹泻、肾病综合征、溶血性贫血、类风湿关节炎、心肌梗死、某些炎症及恶病质等。

（3）转铁蛋白饱和度降低：血清铁饱和度<15%，结合病史可诊断缺铁，其准确性仅次于铁蛋白，比总铁结合力和血清铁灵敏，但某些贫血也可降低。增高见于血色病、过量铁摄入、珠蛋白生产障碍性贫血。

（三）血清铁蛋白测定（serum ferritin test，SF）

SF含量也能准确反映体内贮存铁情况，与骨髓细胞外铁染色具有良好的相关性，甚至SF反映体内贮存铁可能比后者更准确。SF减少只发生于铁缺乏症，单纯缺铁性贫血患者的SF一般在10～20pg／ml以下，而伴有慢性感染、活动性肝病、恶性肿瘤、组织破坏、甲状腺功能亢进或铁剂治疗后SF可正常或增高。SF的测定是诊断缺铁性贫血最敏感、可靠的方法。目前临床测定SF常用的方法是竞争性放射免疫法，SF商品试剂盒的质量是测定结果准确性的关键。

1. 参考值　正常成人范围为14～300μg／L，小儿低于成人，青春期至中年，男性高于女性。

2. 临床意义

（1）生理变化：在出生后一个月最高，男、女相同，3个月后开始下降，9个月时最低。十几岁时开始再现男、女差别，女性低于男性。妊娠时也有不同程度降低。

（2）病理变化

1）增高：①体内贮存铁增加：原发性（特发性）血色病、继发性铁负荷过大，如依赖输血的贫血患者。②铁蛋白合成增加：炎症或感染；恶性疾病，如急性粒细胞白血病、肝肿瘤、胰腺癌；甲状腺功能亢进。③组织内的铁蛋白释放增加：肝坏死、慢性肝病、脾或骨髓梗死；恶性肿瘤，如镰刀细胞瘤。

2）降低：①体内贮存铁减少：缺铁性贫血、妊娠。②铁蛋白合成减少、维生素C缺乏等。

（四）可溶性转铁蛋白受体测定（soluble transferrin receptor，sTfR）

铁在转运时需通过转铁蛋白和细胞表面的特异性转铁蛋白受体结合释放到细胞内。转铁蛋白受体是一种以非二硫键连接的跨膜糖蛋白，存在于血清或血浆当中的TfR是组织受体的分离形式，在细胞表面上的转铁蛋白受体的数目反映了与之相关的可供应的细胞铁的要求。目前铁蛋白主要用于评价内贮存铁的耗尽或减少，sTfR作为组织水平铁供应减少的一项指标。因而，sTfR是提示缺铁性红细胞生成期的首选指标。

1. 参考值　3.0～8.5mg／L。

2. 临床意义　缺铁早期和红系造血增加时，血清转运铁蛋白受体水平可增高。并可预测贫血患者红细胞生成素（EPO）治疗的反应。

四、溶血性贫血筛选检测

溶血性贫血是由于各种原因使红细胞破坏过多、过速，超过骨髓的代偿造血能力范围时所发生的一类贫血。正常红细胞的寿命为120天，每天体内有1／120衰老红细胞被破坏，而骨髓又可有同等量的新生红细胞生成，以维持平衡。正常骨髓具有6～8倍的代偿造血能力，当过多的红细胞破坏时，骨髓制造红细胞增加，如不出现贫血称为溶血性疾患；如红细胞破坏过多，尽管骨髓代偿增生，但出现贫血者为溶血性贫血。红细胞破坏场所有两种：红细胞在血流中被破坏，称为血管内溶血，若红细胞在单核吞噬细胞系统中被破坏，则称为血管外溶血。

（一）红细胞渗透脆性试验

红细胞渗透脆性试验（erythrocyte osmotic fragility test，EOFT）是根据红细胞在低渗盐水溶液可逐渐胀大而破坏的原理来测定红细胞对不同浓度低渗盐水溶液的抵抗力。红细胞的表面积大而体积小者对低渗盐水抵抗力较大（脆性减低）；反之，则抵抗力较小（脆性增加）。

1. 参考值　　　　开始溶血的NaCl浓度：4.2～4.6g／L。

完全溶血的NaCl浓度：2.8～3.2g／L。

2. 临床意义　HS的红细胞表面积／体积比值低。因此，渗透脆性增高。HS的红细胞开始溶血的浓度多为0.52%～0.72%。典型的HS球形红细胞的渗透脆性增高，但20%～25%的HS没有大量的典型球形红细胞，渗透脆性试验可以正常或只轻度增加。另外，观察渗透脆性曲线形态也有帮助，HS红细胞常呈曲线左移或曲线出现拖尾现象。

细胞渗透脆性的增高程度与球形红细胞的数量成正比，与血红蛋白浓度无关。再障危象或合并缺铁时，脆性也相应降低。极少数典型HS脆性试验正常，原因可能与球形细胞显著脱水有关，处于脱水状态的红细胞渗透脆性降低。

渗透脆性增高也见于椭圆形红细胞增多症。而脆性降低见于阻塞性黄疸、珠蛋白生成障碍性贫血、靶形红细胞增多症、缺铁性贫血和脾切除术后。

（二）红细胞孵育渗透脆性试验

红细胞在孵育过程中，葡萄糖消耗增加，使贮备的ATP减少，导致需要能量的红细胞膜对阳性离子的主动传递受阻，造成钠离子在红细胞内集聚，细胞膨胀，孵育渗透脆性增加。

1. 参考值　　　未孵育：50%溶血的NaCl浓度：4.00～4.45g／L。

37℃孵育24h：50%溶血的NaCl浓度：4.65～5.9g／L。

2. 临床意义

（1）增加：见于遗传性球形红细胞增多症、遗传性椭圆形红细胞增多症、遗传性非球形红细胞溶血性贫血。

（2）减低：见于地中海贫血、缺铁性贫血、镰状细胞性贫血、脾切除术后。

3. 注意事项

（1）血液孵育时所用的试剂及试管均应消毒，试管应加塞。

（2）试验中pH及温度必须恒定，加肝素抗凝血0.05 ml的量必须准确。

（3）每次试验应作正常对照。

（三）自身溶血及纠正试验

正常人红细胞经37℃ 48小时孵育后由于能量被消耗，ATP储备减少，钠离子在细胞内储积，红细胞体积增大，会逐渐产生轻微溶血。遗传性球形红细胞增多症和非球形细胞性溶血性贫血患者，自身溶血程度明显增强，当加入葡萄糖或ATP后可获得不同程度的纠正。自身溶血及纠正试验（autohemolysis and correction test）中观察溶血能否被纠正及纠正的程度，可对某些溶血性贫血进行。

1. 临床意义　正常人血液孵育48小时后会发生轻微溶血，一般<4.0%；加葡萄糖或ATP后溶血率更低（<0.6%），遗传性球形细胞增多症在低渗盐水中溶血显著增强，加葡萄糖及ATP后溶血明显纠正。先天性非球形细胞溶血性贫血I型（G-6-PD缺乏症），低渗盐水中正常或溶血稍增强，加葡萄糖及ATP后溶血部分纠正。先天性非球形细胞溶血性贫血Ⅱ型（PK缺乏症），低渗盐水中溶血显著增强，加葡萄糖后溶血不能纠正，加ATP后溶血明显纠正。阵发性睡眠性血红蛋白尿症（PNH）、自身免疫性溶血性贫血和药物性溶血等均不能被葡萄糖纠正。

2. 注意事项　应严守无菌操作规程。

（四）热溶血试验

热溶血试验（heat hemolysis test），是指患者的红细胞在其自身的血清（含补体）中，于37℃孵育后，由于葡萄糖分解产酸使血清酸化，从而导致有内在缺陷的红细胞溶解，产生溶血现象。

1. 参考值　正常人为阴性。

2. 临床意义　阵发性睡眠性血红蛋白尿症（PNH）为阳性，正常人无溶血发生，其他溶血性贫血患者有程度不同的轻度溶血。

3. 注意事项　操作过程要避免发生溶血。

（五）蔗糖溶血试验

蔗糖溶血试验（sucrose hemdysis test）为简易重要的筛查试验，选用等渗的蔗糖溶液，加入与PNH患者同血型的新鲜血清和患者的红细胞悬液，经孵育后，患者红细胞膜存在缺陷，容易被补体激活，蔗糖溶液加强补体与红细胞结合，发生程度不同的溶血（溶血率在10%～80%）。

1. 结果判定　阴性。

2. 临床意义　PNH的本试验常为阳性。轻度阳性亦可见于部分巨幼细胞贫血、再生障碍性贫血、AIHA和遗传性球形细胞增多症。此试验可作为PNH的筛选试验，阴性常可排除PNH，阳性应再做Ham试验。对PNH的敏感性最高，特异性差。溶血度在10%以上定为阳性，阳性率为90%～91%。

（六）酸化血清溶血试验

酸化血清溶血试验（acidified serum hemolysis test）又称Ham试验，是诊断PNH的最基本试验。可采用去纤维蛋白、肝素、草酸盐、枸橼酸盐或EDTA抗凝血，病者红细胞于37℃与正常或自身的酸化后的血清（pH6.5～7.0）作用，发生溶血，血清中补体致敏的患者，红细胞能被酸化后血清所溶解，特异性强。

1. 结果　正常人呈阴性。

2. 临床意义

（1）只有酸化血清溶血试验阳性PNH的诊断才能成立，具有特异性，是国内外公认的PNH的确诊试验。但会产生假阴性，应强调方法标准化，要与阴性对照。用光电比色法，一般PNH患者的溶血度在10%以上，阳性率为78%～80%。本试验加入氯化镁后，更加激活补体，使试验的敏感度增加。

（2）红细胞生成障碍性贫血（CDA型）可有酸化血清溶血试验阳性。溶血的原因是因为酸化血清情况下，多数红细胞膜上有与抗原和补体相结合的IgM抗体。

（3）球形红细胞在酸化血清内可呈假阳性。

（七）冷溶血试验

冷溶血试验的原理是：阵发性冷性血红蛋白尿症（PCH）是一种自身免疫性溶血综合征，患者体内产生一种冷反应性抗体（D-L抗体）。这种抗体是一种IgG，在37℃下与红细胞不能牢固结合。当温度低至20℃以下时，如有补体存在，D-L抗体便能结合于红细胞表面，当温度再增高至37℃时，由于一系列补体参与反应，使红细胞破坏发生溶血。

1. 结果判断　若第1、第2管溶血，其余管不溶血为阳性。

2. 临床意义　本试验阳性见于某些自身免疫性溶血性贫血。

（八）变性球蛋白小体检查

变性珠蛋白小体（heinz小体）是一种变性血红蛋白颗粒，一般附着在细胞膜上，故又称为血红蛋包涵体，当与某些碱性染料如耐尔蓝接触时即被染成紫色或蓝黑色小点，可在显微下进行观察。

主要临床意义：

1. 正常人无变性珠蛋白小体或仅偶见几个（<0.01）细小变性珠蛋白小体。

2. 增高见于G-6-PD缺乏所致的蚕豆病、伯氨喹啉类药物所致的溶血性贫血、不稳定Hb病等。

（九）血红蛋白H包涵体检查（HbH-IB）

血液中加入煌焦油蓝染料在37℃孵育后，HbH因氧化变性而发生沉淀，被染成墨绿蓝色，呈颗粒状弥漫而均匀地分散在红细胞内。

1. 参考值　<50%。

2. 临床意义　HbH病患者阳性的红细胞可达50%以上，轻型地中海贫血时可偶见HbH包涵体。

3. 注意事项

（1）观察结果时须注意与网织红细胞进行鉴别，后者的颗粒一般呈网状排列，红细胞基质完整，与煌焦油蓝混和后在10～15min内即显现出来。HbH一般要在10min至1h内产生包涵体。

（2）制片后应及时计数，如存放过久HbH包涵体可消失。

（十）高铁血红蛋白还原试验

在血液中加入亚硝酸钠可使血红蛋白氧化为高铁血红蛋白（methemoglobin），在有足量的NADPH存在下，反应液中的高铁血红蛋白能被高铁血红蛋白还原酶（细胞色素b，亦称黄素酶）还原成（亚铁）血红蛋白。在体外，这一还原过程还需递氢体亚甲基蓝的参与。当红细胞内葡萄糖-6-磷酸脱氢酶（G-6-PD）含量正常时，由磷酸戊糖代谢途径生成的NADPH的数量足以完成上述还原反应。当红细胞内G-6-PD含量不足或缺乏时，高铁血红蛋白还原速度减慢甚至不能还原。高铁血红蛋白呈褐色，可用分光光度计加以测定。

1. 参考范围　>75%。

2. 临床意义　高铁血红蛋白还原率减低，见于蚕豆病和伯氨喹啉型药物溶血性贫血患者，由于G-6-PD缺陷，高铁血红蛋白还原率明显下降。

（十一）葡萄糖-6-磷酸脱氢酶荧光斑点试验

G-6-PD在催化G-6-P成6-PGA的同时，使NADP转变为NADPH，反应形成的NADPH在长波紫外光下可发出可见的荧光，G-6-PD缺乏时则上述反应速率减慢或不能进行，NADPH生成量减少或缺如，因此出现荧光延迟或不出现荧光。

结果判断：G-6-PD活性正常：10分钟内出现荧光；中间缺乏值：10～30分钟出现荧光；严重缺乏值：30分钟仍不出现荧光。此方法是国际血液学标准化委员会（ICS）推荐用于筛查G-6-PD缺乏的方法，具有较好的敏感性和特异性。缺点是对试剂的要求较高，目前国内已有试剂盒供应。

（十二）氮蓝四唑纸片法

NADPH通过1-甲氧吩嗪二甲基硫酸盐（M-PMS）的递氢作用，使浅黄色的氮蓝四唑（NBT）还原成紫色的物质。G-6-PD缺乏的红细胞由于NADPH生成不足，NBT不能还原，故可根据颜色的变化，判断G-6-PD活性。

结果判断：G-6-PD活性正常：滤纸片呈紫蓝色；中间缺乏值：滤纸片呈淡紫蓝色；严重缺乏值：滤纸片仍为红色。此法的敏感性和特异性也较好，且试剂易得，但靠肉眼辨色判断结果，影响因素较多。

（十三）细胞化学染色法

原理与NBT纸片法相同。将细胞染色后在油镜下检查，计数500个红细胞，求出阴性细胞（未染色细胞）的百分率。结果判断：G-6-PD活性正常，阴性细胞<20%；G-6-PD中间缺乏值，阴性细胞为40%～60%；G-6-PD严重缺乏值，阴性细胞为78%～96%。如严格操作则其结果较为可靠。

（十四）Hb-F碱变性试验

Hb-F抗碱变性（alkali denaturation）的能力比Hb-A强，在碱性溶液中不易变性沉淀，其他Hb在碱性溶液中可变性而被沉淀剂沉淀，测定其滤液中Hb含量，即Hb-F的含量。

1. 参考值　成人小于2%；新生儿44.5%～85%，3个月后逐渐下降，1岁左右接近成人水平。

2. 临床意义

增高：β-地中海贫血患者抗碱血红蛋白明显增高，重型患者可达80%～90%。急性白血病、再生障碍性贫血、红白血病、淋巴瘤等也可轻度增高。

3. 注意事项

（1）碱液浓度必须准确，其pH值必须大于12，校准后最好是小份分装密闭保存，使用量和作用时间都必须十分准确。

（2）本试验中所使用的半饱和硫酸铵有停止变性反应、降低pH及沉淀蛋白的作用，必须准确配制，其pH应为3.0，最好小批量分装。

（3）过滤用的滤纸应为化学试验用品，需统一规格不得随意更换，以免影响结果。

（4）试验所用试管、吸管等仪器不可沾污酸碱。

（5）每次试验最好重复做2份。最好用正常人血和脐带血（Hb-F含量高）作对照试验。

（十五）Hb-F酸洗脱试验

Hb-F抗酸能力较Hb-A为强。经固定后的血片置酸性缓冲液中保温一定时间，只有含HbF的红细胞血红蛋白不被洗脱，再用伊红染色而呈鲜红色。

1. 参考值　成人小于1%。

2. 临床意义　脐带血几乎所有的红细胞均呈鲜红色，为阳性；新生儿阳性率为55%～85%；1月后的婴儿为67%；4～6月后偶见；成人小于1%。地中海贫血患者轻型者（杂合子）仅少数红细胞呈阳性，重型者（纯合子）阳性红细胞明显增多。遗传性Hb-F持续综合征患者，全部红细胞呈均匀淡红色的阳性红细胞，但比胎儿脐血为弱。再生障碍性贫血及溶血性贫血也可出现数量较少的阳性红细胞。

3. 注意事项

（1）血片制成后，在2h内染色，否则可出现假阳性反应。要求涂片薄，细胞平铺分散。

（2）缓冲液的pH值、温度、洗脱时间应准确，否则影响测定结果。

（十六）Hb-S溶解度试验

Hb-S经连二亚硫酸钠还原去氧后，在磷酸盐溶液中溶解度（solubility）降低而沉淀，其他Hb的溶解度高而不沉淀。过滤除去Hb-S，测定滤液中剩余的Hb，从而可算出Hb-S的含量。

1. 参考值　Hb-S（%）正常人为0～12%。

2. 临床意义　Hb-S增高见于镰状细胞贫血患者。

（十七）血浆游离血红蛋白测定

血管内溶血时，血浆游离血红蛋白（plasma free hemoglobin）浓度增高。血红蛋白中亚铁血红素有类似过氧化物酶的作用，使邻-甲联苯胺氧化显色，呈蓝色，吸收峰在630nm；加强酸后（pH1.5）终止反应后呈黄色，吸收峰在435nm。

1. 参考值　<40mg／L。

2. 临床意义　血浆游离血红蛋白的增加是血管内溶血的指征。蚕豆病、PNH、阵发性寒冷性血红蛋白尿、冷凝集素综合征等血浆游离血红蛋白明显增高。自身免疫性溶血性贫血、镰状细胞贫血及海洋性贫血等患者血浆游离血红蛋白水平轻度或中度增加。

（十八）血清结合珠蛋白测定

血清结合珠蛋白是血浆中一组α_2糖蛋白，由肝脏合成，作用是运输血管内游离的血红蛋白至网状内皮系统降解。血管内溶血后，1分子的结合珠蛋白可结合1分子的游离血红蛋白，此种结合体很快地从血中被肝实质细胞清除。3～4天后，血浆中Hp才复原。

1. 参考值　500～1500mg／L。

2. 临床意义

（1）各种溶血性贫血，无论血管内溶血或血管外溶血，血清中Hp含量都明显减低，甚至测不出，这是因为Hp可与游离血红蛋白结合，清除了循环血中的游离血红蛋白所致。如果血管内溶血超出Hp的结合能力，即可出现血红蛋白尿。

（2）鉴别肝内和肝外阻塞性黄疸，前者Hp显著减少或缺乏，后者Hp正常或增高。

（3）传染性单核细胞增多症，先天性结合珠蛋白血症等血清Hp可下降或缺如。

（4）急性或慢性感染、结核病、组织损伤、风湿性和类风湿性关节炎、恶性肿瘤、淋巴瘤、系统性红斑狼疮（SLE）等，血清Hp含量可增高，在此情况下，如测得Hp正常，不能排除溶血。

（十九）尿含铁血黄素试验

病理情况下（血管内溶血时）肾脏在清除游离血红蛋白过程中，血红蛋白大部分随尿排出，产生血红蛋白尿。其中的一部分血红蛋白被肾小管上皮细胞吸收，并在细胞内代谢成含铁血黄素（hemosiderin），当这些细胞脱落至尿中时，可用铁染色法（普鲁士蓝反应）查出。

1. 结果判定　阴性。

2. 临床意义　用于诊断慢性血管内溶血，阳性主要见于阵发性睡眠性血红蛋白尿（PNH），其他溶血性贫血也可呈阳性，反映近期曾有血管内血红蛋白尿；但急性血管内溶血初期，血红蛋白尿检查阳性，而Rous试验阴性。

（二十）血浆高铁血红素白蛋白试验

血浆中游离血红蛋白很易氧化为高铁血红蛋白，接着分解为高铁血红素。后者与血浆白蛋白结合形成高铁血红素白蛋白，是溶血的一种指标，但不敏感。

1. 结果判定　阴性

2. 临床意义　鉴别血管内或血管外溶血，阳性见于各种原因所致的严重血管内溶血，结合珠蛋白与大量游离血红蛋白结合，而使结合珠蛋白消耗尽。

（二十一）血红蛋白电泳检查及HbA_2测定

血红蛋白电泳是利用各种血红蛋白（包括正常和异常Hb）等电点不同的原理，在一定pH缓冲液中各带不同电荷及总电荷，缓冲液pH大于等电点则Hb带负电荷，反之则带正电荷。将除去杂质（细胞膜、基质蛋白及脂溶性物质）的Hb液点于浸在特定缓冲液中的支持介质上，置电泳仪内，经一定电压和时间电泳。各种Hb的泳动方向和速度不同，有可能分出各自的区带。采用不同的缓冲液、支持介质、电泳仪和方法的分辨力不同。

1. 参考值　HbA_2的平均值为2.3%；范围在1.1%～3.2%。

2. 临床意义

（1）增高：HbA$_2$增高是β-轻型地中海贫血的一个重要特征。

（2）减低：缺铁性贫血及其他血红蛋白合成障碍性疾病。

3. 注意事项

（1）应避免蛋白质物质沾污薄膜。

（2）电泳时间及电流大小应严格控制。

（二十二）抗人球蛋白试验

抗人球蛋白试验（Coombs test）分直接试验和间接试验。在自身免疫性溶血性贫血患者体内，有一种自身产生的球蛋白（IgG），为一种不完全抗体，能吸附在红细胞表面，形成致敏红细胞但不会发生凝集。当加入抗人球蛋白后，可发生凝集反应，即直接抗人球蛋白试验阳性。若患者血清中还存在游离的自身抗体，此抗体能使正常人的红细胞致敏，加入抗人球蛋白后可发生凝集反应，即间接抗人球蛋白试验阳性。

1. 参考值　直接、间接抗人球蛋白均呈阴性反应。

2. 临床意义　抗人球蛋白直接试验阳性证明红细胞上有不完全抗体或补体，间接试验阳性证明血清中存在不完全抗体或补体。抗人球蛋白试验阳性见于自身免疫性溶血性贫血，药物免疫性溶血性贫血及同种免疫性溶血性贫血。

对于自身免疫性溶血性贫血，若用特异性抗体，IgG和C3d都出现阳性的病例有67%，单独IgG或C3d出现阳性的病例分别有20%或13%。本病患者的血清常有低滴度的游离抗体，其中80%的免疫球蛋白是IgG，也有的含有以IgA、IgM和C。补体和免疫球蛋白一起协同作用，引起红细胞溶解。事实上，溶血的严重程度同补体和IgG的浓度直接相关。虽然在常规实验中，不检测IgA、IgM，但它们是实际存在的，只要应用合适的试剂，它们是可以被检测出来的。当然，本病的血清学检查还存在着许多问题。例如，被自身抗体包被的患者红细胞，可受到来自自身抗原表达的干扰；血清中的自身抗体可能被误认为是一种基本的异常抗体。

抗人球蛋白试验的半定量测定（自身抗体的滴度积分）是红细胞致敏程度的半定量指标。它与疾病的严重程度的关系，在个体间无比较意义，但在同一个体随访中有自身对照价值，可作为随访病情变化的参考指标。

间接抗人球蛋白试验检测患者血清中有无游离抗体或补体，可以间接估计体内抗红细胞抗体或补体的数量，似与预后有关。诊断价值不如直接抗人球蛋白试验。应用胰蛋白酶或菠萝蛋白酶处理正常人"O"型红细胞，再与患者血清进行凝集试验，可提高阳性率。

实际上，直接试验阳性并有溶血者其间接试验有可能是阴性，这是由于抗体与红细胞亲和力强，无多余的抗体游离于血清中。直接试验阳性者不一定发生溶血，这是由于抗体数量少，不足以引起溶血。

第三节　血细胞分析仪的进展及临床应用

血细胞分析仪已在临床广泛应用，不仅能检测更多的实验参数，而且能提供以血细胞的大小为横坐标、以细胞出现的频率为纵坐标的曲线图，即血细胞直方图。血细胞直方图常用的有白细胞、红细胞和血小板三种细胞直方图，对分析实验结果的准确性、加强质量控制和临床诊断、疗效观察具有一定意义。值得注意的是，由于不同仪器内设置的技术参数及使用的试剂不同，使得细胞直方图的图形有所差异。

一、细胞分析仪原理简介

血细胞分析仪的主要分析原理：根据血细胞非传导的性质，在浸入电解质的微孔管内外各有一个电极，当电流接通后，两电极形成电流，动力泵产生负压，开始充量吸样，由于细胞为不良导体，在经过微孔的一瞬间，电阻增大，产生相应的脉冲传导（电压），称为通过脉冲，此时电压增加和变化的程度取决于非传导性细胞占据小孔感应区的体积，即细胞体积越大，引起的脉冲越大，所产生的脉冲振幅越高，再经过放大、阈值调节、甄别、整形、计数，得出结果。

（一）血细胞分析

由于细胞为不良导体，以电解质溶液中悬浮颗粒在通过小孔时引起的电阻变化为基础，进行血细胞计数和体积测定，这种方法称电阻法，也被称为库尔特原理。

把经过电解质溶液稀释的细胞悬液倒入一个不导电的容器中（塑料杯），把小孔管插入细胞悬液中，小孔管的内侧充满了稀释液，并有一个内电极，外侧细胞悬液中有一个外电极，当电流接通后小孔内外侧的电极形成稳定的电流，稀释液通过小孔向内部流动，当细胞通过小孔时，瞬时引起了电压变化而出现一个脉冲传导，称为通过脉冲，再经过以下步骤得出结果。

1. 放大　由于血细胞通过微孔时产生的脉冲信号非常微弱，不能直接触发计数电路，因此必须通过电子放大器，将微伏信号放大为伏级脉冲信号。

2. 阈值调节　在一定范围内调节参考电平的大小，使计数结果尽可能符合实际。

3. 甄别　通过微孔时的各种微粒均可产生相应脉冲信号，信号电平（脉冲幅度）与微粒大小成正比。因此除血细胞外，血中细胞碎片、稀释液中杂质微粒均可产生假信号，使计数结果偏高。所谓甄别就是利用甄别器根据阈值调节器提供的参考电平，将低于参考电平的假信号去掉，以提高细胞计数的准确性。

4. 整形　经放大和甄别后的细胞脉冲信号波形尚不一致，必须经过整形器作用，修整为形状一致标准的平顶波后，才能触发电路。

5. 计数。血细胞的脉冲信号，经过放大、甄别、整形后，送入计数系统。各型血液分析仪计数系统甄别方式不同，通过各种方式得出计数结果。

（二）红细胞检测原理

1. 红细胞和血细胞比容　迄今为止，绝大多数血细胞分析仪使用电阻抗法进行红细胞计数和血细胞比容测定，其原理与白细胞检测相同。红细胞通过小孔时，形成相应大小的脉冲，脉冲的多少代表红细胞的数目，脉冲的高度代表单个脉冲细胞的体积。脉冲高度叠加，经换算即可得出红细胞的压积。有的仪器先以单个细胞脉冲高度计算红细胞平均体积，再乘以红细胞数得出血细胞比容。稀释的血液进入红细胞检测通道时，含有白细胞，红细胞检测的各项参数均含有白细胞因素。由于正常血液有形成分中白细胞比例很少（红细胞：白细胞约为750：1），故白细胞因素可忽略不计。在某些病理情况下，如白血病，白细胞数明显增加而又伴严重贫血时，均可使得各项参数产生明显误差。

2. 血红蛋白含量测定　任何类型、档次的血细胞分析仪，血红蛋白测定原理都是相同的。被稀释的血液加入溶血剂后，红细胞溶解，释放血红蛋白，后者与溶血剂中有关成分结合形成血红蛋白衍生物，进入血红蛋白测试系统，在特定波长（一般在530～550nm）下比色，吸光度的变化与液体中血红蛋白含量成正比，仪器便可显示其浓度。

二、血细胞直方图与疾病诊断

先进的血细胞分析仪不仅能检测更多的实验参数，而且还能提供相应的直方图，直方图的变化对分析实验结果的准确性、加强质量控制及临床诊断有着重要意义。此外，各类参数在疾病的诊断中也有重要意义，如RDW是反映红细胞体积异质性改变的参数，能客观地反映红细胞大小不等的程度。用途：①缺铁性贫血的诊断和疗效观察；②缺铁性贫血和地中海贫血的鉴别诊断；③有助于贫血的病因学分类。MPV：鉴别血小板减少的病因和评价骨髓增生情况。PCT：反映血小板的总数量是PLT、MPV的综合评价指标。

（一）白细胞直方图变化的临床意义

在进行白细胞计数时，细胞根据体积大小分配在不同计算机通道中，从而得到白细胞体积分布直方图。反之从图形的变化可以看出被测血液中细胞群体的变化。这种变化细胞图形并无特异性。比如，中间细胞群可包括大淋巴细胞、原始细胞、幼稚细胞、嗜酸性粒细胞、嗜碱性粒细胞，其中任何一类细胞的增多，均可使直方图产生相似变化，只是提示检查者粗略地判断细胞比例变化或有无明显的异常细胞出现，进而在显微镜下检查中注意这些变化或在正常人体检中，筛选是否需要进一步做血涂片检查。下图中显示的是各种血液学异常时直方图的变化，可以看出，尽管引起血液学变化的病因不同、细胞形态变化不同，但直方图型很相似，说明白细胞直方图形变化并无特异性。

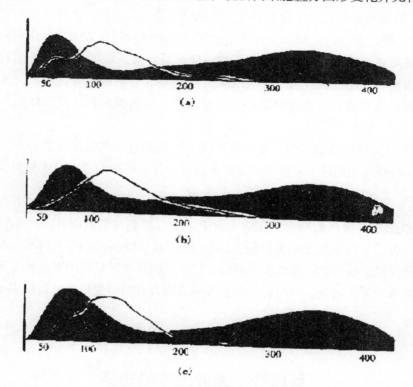

不同疾病白细胞分布直方图

图中横坐标为细胞体积，纵坐标为细胞相对数量，黑色区域是正常细胞分布图

（a）来自末梢血淋巴细胞增多（其中大颗粒淋巴细胞占42%）的图形

（b）为急性非淋巴细胞性白血病（其中幼稚细胞占72%）的图形

（c）为急性淋巴细胞白血病（幼稚细胞占63%）的图形

（二）红细胞体积直方图的临床意义

红细胞分布图与白细胞直方图意义不同，红细胞体积的变化能引起特异性的红细胞直方图的改变，如图形峰的位置、峰顶的形状、峰底的宽度、有无双峰等，这些变化与红细胞的其他参数结合分析，对贫血的鉴别诊断很有价值。应该指出的是，使用不同仪器及不同稀释液，红细胞分布曲线的形状有差异，但反映病理变化的基本特征相同。

下面是几种贫血时图形变化：

1. 缺铁性贫血的直方图。特点为曲线波峰左移，峰底变宽，显示小细胞不均一。

2. 轻型β-血红蛋白合成障碍（β-珠蛋白障碍性贫血）的直方图。图形表现为小峰左移，峰底变窄，典型的小细胞均一性贫血。

29

3. 铁粒幼细胞性贫血的直方图。红细胞呈典型的"双形"性改变（同时存在着两类型的红细胞，一种是低色素红细胞，另一种是正常形态的红细胞），多见于铁粒幼细胞性贫血。在缺铁性贫血经治疗有效时，也可出现类似的图形，但峰底要更宽些。

4. 叶酸缺乏引起的巨幼细胞性贫血治疗前与治疗后的直方图　治疗前直方图波峰右移，峰底增宽，显示明显的大细胞不均一性，是叶酸或维生素B$_{12}$缺乏引起巨幼细胞性贫血的重要直方图特征。给予叶酸或维生素B$_{12}$后，幼稚细胞分化成熟正常，正常红细胞逐步释放入血液，而病理细胞并未完全消亡，检测时即再出现双峰形，说明治疗有效。

不同型号仪器其特点及使用稀释液不同，红细胞直方图的形态亦异常，但反映病理变化基本特征是相同的，不同实验室应根据本室仪器的图形进行对比分析。

（三）血小板直方图变化的临床应用

由于红细胞与血小板的检测在同一通道，小红细胞和细胞碎片、血小板自身的聚集等对血小板计数及平均血小板体积（mean platelet volume，MPV）的影响很大，血小板直方图能反映这些变化，可根据图形的变化，了解血小板计数的准确性，是否需要对血小板计数进行手工复查。有时，红细胞或白细胞直方图的变化还可以提供干扰血小板的线索。

第四节　血液流变学检测

血液流变学是研究血液及其有形成分的流动性、变形性和聚集性的变化规律，以及医学应用的科学。血液流变学检测主要包括宏观及微观流变学检测。全血黏度和血浆黏度是宏观血液流变学检测的最重要指标。红细胞是血液中数量最多的细胞，对血液的流变特性影响最大，其变形性是微观血液流变学检测中最重要的指标。

一、全血黏度测定

1. 参考值　因随所用仪器的不同而异，应建立所用仪器的参考值。

毛细血管黏度计测定法：①全血比黏度（ηb）：男性3.43～5.07，女性3.01～4.29；②血浆比黏度（ηp）：1.46～1.82；③血清比黏度（ηS）：1.38～1.66；④全血还原比黏度：5.9～8.9。

2. 临床意义　血液黏度增高见于冠心病、心肌梗死、高血压病、脑血栓形成、DVT、糖尿病、高脂血症、恶性肿瘤、肺源性心脏病、真性红细胞增多症、多发性骨髓瘤、原发性巨球蛋白血症、烧伤等。

血液黏度减低见于贫血。

二、血浆黏度测定

1. 参考值　因随所用仪器的不同而异，应建立所用仪器的参考值。

2. 临床意义　血浆中含有各种蛋白质、脂类和电解质，其中蛋白质对血浆黏度影响最大。不同的蛋白质影响也不同，主要取决于蛋白质分子大小、形状及在血浆中的浓度。以纤维蛋白原对血浆黏度影响最大，球蛋白次之，白蛋白影响最小。可采用毛细管黏度计、旋转式黏度计测量，前者测量精度较高。

所有引起血浆（血清）蛋白质及血脂异常增高的疾病均可导致血浆（血清）黏度升高，如巨球蛋白血症、多发性骨髓瘤、纤维蛋白原增多症、某些结缔性疾病；此外，冠心病、急性缺血性中风、血管闭塞性脉管炎、慢性肺气肿、肝脏疾病、糖尿病及精神分裂症等也可见血浆（血浆）黏度增高。

三、红细胞变形性测定

1. 参考值　红细胞滤过指数为0.29 ± 0.10。

2. 临床意义　正常红细胞能通过比其直径小得多的微血管，说明红细胞本身具有变形能力。此种变形能力使细胞在血液中可沿流动方向变形或定向，从而使其体积缩小，血液黏度下降。如果红细胞变形能力下降或丧失，在高切变速度范围内，增加了红细胞之间的摩擦力，而直接影响血液的流动性。高血压、冠心病、脑卒中、高血脂、糖尿病、肺心病、肝脏疾病、周围血管病、某些血液病及急性心肌梗死、休克、灼伤等疾病均可见红细胞变形能力异常。

四、红细胞电泳时间测定

1. 参考值　红细胞自身血浆电泳时间为16.5 ± 0.85秒。

2. 临床意义　红细胞电泳测定广泛用于研究红细胞表面结构，药物对红细胞作用的观察，以及细胞分离和细胞免疫的研究。

第三章 血栓与止血检查

第一节 生理性止血机制

正常人体具有复杂而完整的止血机制，这种机制有赖于血管壁、血小板、凝血系统、抗凝系统、纤溶系统等结构与功能的完整性，以及它们之间的生理性调节和平衡。一旦上述系统及其调节机制受到破坏，如凝血活性亢进、抗凝血或纤维蛋白溶解（纤溶）功能降低，则可导致血栓前状态或血栓形成；反之则可引起低凝状态或出血症状。近年来，由于基础医学的快速发展与分子生物学技术的广泛使用，使血栓与止血的基础理论、实验室检测及其应用取得了很大的进展。本章将介绍血栓性疾病、出血性疾病及血小板异常性疾病的实验室诊断，供止血与血栓实验工作者及临床医生参考。

一、正常止血机制

参与止血过程的主要有下列三种因素。

（一）血管因素

血管收缩是人体对出血最早的生理性反应。当血管受损时，局部血管发生收缩，导致管腔变窄、破损伤口缩小或闭合。血管收缩通过神经反射及多种介质调控完成。此过程持续约15~30秒。

血管内皮细胞受损后在止血过程中尚有下列作用：①表达并释放血管性血友病因子（vWF），导致血小板在损伤部位黏附和聚集；②表达并释放组织因子（TF），启动外源性凝血；③基底胶原暴露，激活因子Ⅻ（FⅫ），启动内源性凝血；④表达并释放血栓调节蛋白（TM），启动蛋白C（PC）系统；⑤后两者与防止局部血栓形成的功能有关。此外，血管内皮细胞尚可通过调节血中一氧化氮（NO）浓度影响血小板功能，通过表达及释放内皮素（ET）增强血管收缩。

（二）血小板因素

当血管受损或受刺激时，血小板膜糖蛋白（platelet membrane glycoprotein，GP）Ib-Ⅸ-V复合体（GPⅡb-Ⅸ-V）经vWF的介导黏附于暴露的血管内皮细胞下组成，即血小板黏附反应；血小板膜糖蛋白Ⅱb／Ⅲa（GPⅡb／Ⅲa）经纤维蛋白原（fibrinogen，

Fg）的介导发生聚集，即血小板聚集反应，此为血小板第一聚集相，呈可逆反应。同时，来自红细胞的二磷酸腺苷（adenosine diphosphate，ADP）和已形成的起始凝血酶可使血小板发生释放，即血小板释放反应。血小板内致密体颗粒（dense granule，DG）释放ADP、三磷酸腺苷（ATP）、5HT、抗纤溶酶（antiplasmin，AP）；α–颗粒（α–granule）释放血小板第4因子（platelet factor 4，PF4）、β–血小板球蛋白（β–thromboglobulin，β–TG）、P–选择素、血小板源性生长因子（platelet derived growth factor，PDGF）、凝血酶敏感蛋白（thrombin sensitive protein，TSP）、纤维蛋白原、vWF和FV等活性物质可加速血小板聚集反应，形成不可逆的第二聚集相。此时，血小板膜的磷脂酰丝氨酸（phosphatidylserine，PS）可能是血小板第3因子（platelet factor 3，PF3）为凝血反应提供催化表面，加速凝血酶原酶和凝血酶的形成，即血小板促凝活性（platelet procoagulant activity，PPA）功能。活化的血小板释出的TXA2、5-HT可收缩血管；血小板收缩蛋白，即肌动蛋白和肌球蛋白等的相互作用，可使凝血块中的纤维蛋白网发生收缩，使凝血块更为坚固，止血更加完善，即血小板血块收缩功能。

（三）凝血因素

上述血管内皮损伤，启动外源及内源性凝血途径，在PF3等的参与下，经过一系列酶解反应形成纤维蛋白血栓。血栓填塞于血管损伤部位，使出血停止。同时，凝血过程中形成的凝血酶等还具有多种促进止血及血液凝固的重要作用（见下述）。止血机制及各相关因素的作用见图1。

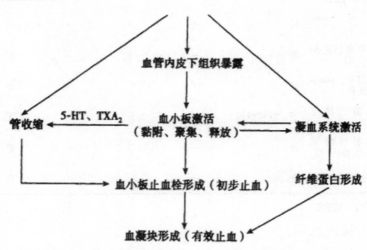

5-HT：5羟色胺，TXA2：血栓烷A$_2$

图1 生理性止血过程示意图

二、凝血机制

血液凝固是无活性的凝血因子（酶原）被有序地、逐级放大地激活，转变为有蛋

33

白降解活性的凝血因子的系列性酶反应过程。凝血的最终产物是血浆中的纤维蛋白原转变为纤维蛋白。

（一）凝血因子

目前已知直接参与人体凝血过程的凝血因子有12个，其命名、生成部位、主要生物学特征及正常血浆浓度等见下表。

血浆凝血因子的名称及特性表

凝血因子	同义名	合成部位	与维生素K的关系	血浆中浓度（mg/lL）	被 BaSO₄ 吸附	血清中	储存稳定性	半衰期（h）
I	纤维蛋白原	肝、巨核细胞	−	2000～4000	−	无	稳定	90
II	凝血酶原	肝	+	150～200	+	无	稳定	60
III	组织因子，组织凝血活酶	组织、内皮细胞、单核细胞	−	0				
IV	钙离子			90～110			有	稳定
V	易变因子（前加速素）	肝	−	50～100	−	无	不稳定	12～15
VII	稳定因子（前转变素）	肝	+	0.5～2.0	+	有	不稳定	6～8
VIII	抗血友病球蛋白（AHG）	肝、脾、血小板等	−	0.1	−	无	不稳定（冷冻稳定）	8～12
IX	血浆凝血活酶成分（PTC）Christmas 因子	肝	+	3～4	+	有	稳定	12～24
X	Stuart － Porwer 因子	肝	+	6～8	+	有	尚稳定	48～72
XI	血浆凝血活酶前质（PTA）	肝	+	4～6	+	有	稳定	48～84
XII	接触因子，Hageman 因子	肝		2.9		有	稳定	48～52
XIII	纤维蛋白稳定因子	肝、巨核细胞		2.5		无	稳定	72～120
PK	激肽释放酶原（前激肽释放酶）	肝		1.5～5.0		有	稳定	35
HMWK	高分子量激肽原	肝		7.0		有	稳定	144

、　　注：BaSO₄，硫酸钡

（二）凝血机制

在生理条件下，凝血因子一般处于无活性的状态；当这些凝血因子被激活后，就产生了"瀑布学说"的一系列酶促反应。

凝血过程通常分为：①内源性凝血途径；②外源性凝血途径；③共同凝血途径（图2）。现已日益清楚，所谓内源性或外源性凝血并非绝对独立的，而是互有联系，这就是进一步说明凝血机制的复杂性。

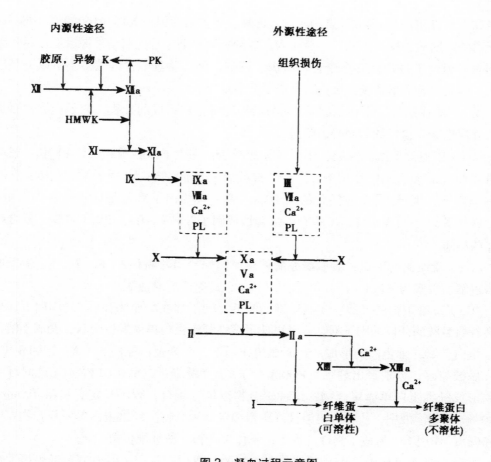

图 2 凝血过程示意图

→催化作用   ──►变化方向

图中罗马数字表示各相应的凝血因子 PL：磷脂 PK：前激
肽释放酶 K：激肽释放酶 HMWK：高分子量激肽原

1. 内源性凝血途径（intrinsic coagulation pathway，ICP） 当血管壁损伤时，内皮
下组织成分（胶原等）暴露，FXII被胶原等激活为FXIIa；少量FXIIa与高分子量激肽原
（HMWK）结合，使激肽释放酶原（PK）转变为激肽释放酶（kallikrein，K），后者与
HMWK可迅速反馈激活FXII。激活的因子XII（FXIIa）再激活FXI，FXIa与钙离子（ion-
ized calcium，Ca^{2+}）再激活FIX。FIXa与Ca^{2+}、FVIIIa（被凝血酶激活）、PF3共同形成复
合物，该复合物激活FX为FXa。现认为，起始凝血酶可直接激活FXI，使FXI转变为
FXIa。

2. 外源性凝血途径 是指从因子VII被激活到因子X激活为活性因子X（FXa）的
过程。

当组织损伤后，释放组织因子，它与钙离子和因子VII或激活的VII一起形成复合
物，使因子X激活为Xa。TF与因子VII结合后可加快激活VII；VII和VIIa与TF的结合有相同

的亲和力；TF可与Ⅶa形成复合物，后者比Ⅶ。单独激活因子Ⅹ增强16000倍。外源性凝血所需的时间短，反应迅速。一般认为，血液凝固早期，首先启动外源凝血。尽管维持时间短，但由于TF广泛存在于各种组织（以脑、肺、胎盘中含量最多）所以一旦进入血液，因其含有大量磷脂而极大地促进了凝血反应。

3. 同凝血途径　是指从因子Ⅹ的激活到纤维蛋白形成的过程，它是内源性凝血途径、外源性凝血途径的共同凝血阶段。

（1）凝血酶原酶的形成：①因子Ⅹ的激活：在因子Ⅺa–Ⅷa–Ca^{2+}–PF_3和（或）因子Ⅲ–Ⅶa–Ca^{2+}复合物的作用下，因子Ⅹ被激活（因子Ⅹa）。②因子Ⅴ的激活：在凝血酶的作用下，因子Ⅴ转变成活化的因子Ⅴa。因子Ⅴa为因子Ⅹa的辅因子。在Ca^{2+}的参与下，因子Ⅹa、因子Ⅴa、PF_3（磷脂）结合形成因子Ⅹa–Ⅴa–Ca^{2+}–PP_3（磷脂）复合物即凝血酶原酶。

（2）凝血酶的生成：凝血酶原酶使凝血酶原释出片断1+2（F_{1+2}）。F_{1+2}受凝血酶自身水解而裂解为片段1（F_1）和片段2（F_2），此时生成凝血酶。

（3）纤维蛋白的形成：①因子Ⅻ的激活：因子Ⅻ在凝血酶和Ca^{2+}的作用下，生成有转谷氨酰胺酶活性的因子Ⅻ，后者可使可溶性纤维蛋白单体发生交联，变成不溶性的纤维蛋白。②纤维蛋白的形成：在凝血酶作用下，纤维蛋白原的α（A）链和β（B）链先后被裂解，分别释出纤维蛋白肽A（FPA）和纤维蛋白肽B（FPB）。此时纤维蛋白原形成纤维蛋白单体聚合物，这种聚合物以氢键聚合，很不稳定，可溶于5mol／L（30%）尿素溶液中，故称为可溶性纤维蛋白单体聚合物。纤维蛋白单体复合物在因子Ⅻ和Ca^{2+}的作用下，形成不溶性纤维蛋白单体聚合物，即纤维蛋白。

在整个凝血过程中，中心环节是凝血酶的形成，一旦产生凝血酶，即可极大地加速凝血过程。但受损部位纤维蛋白凝块的形成又必须受到制约而不能无限制扩大和长期存在。这一作用由机体抗凝系统和纤溶系统调节控制。在凝血的过程中，除正反馈作用外，同时也存在负反馈作用调节。其中之一是被称为组织因子途径抑制物的负调节作用。TFPI可与FⅦa和FⅩa形成无活性的复合物，从而隔断外源凝血，可能这就是外源凝血首先启动但维持时间较短的一个原因。

三、抗凝与纤维蛋白溶解机制

正常情况下，循环血液内凝血系统和抗凝血系统维持动态平衡，以保持血液在血管内呈流动状态。

（一）抗凝系统

血管内皮的抗凝作用、纤维蛋白吸附、血液稀释，以及单核–吞噬细胞系统的吞噬作用，可减少或清除激活的凝血因子和生理性抗凝物质，其均为机体抗凝系统的重要组成部分。其中，生理性抗凝物质如下。

1. 抗凝血酶Ⅲ（AT-Ⅲ）　在肝脏及血管内皮生成，为最主要的抗凝物质，约占血浆生理性抗凝物质的75%。主要功能是使FXa和凝血酶灭活，对FXⅡa、FXⅠa、FⅨa等亦有一定的灭活作用。其抗凝作用与肝素密切相关，若缺乏肝素，AT-Ⅲ的直接抗凝作用慢而弱，反之可明显增强。

2. 蛋白C系统蛋白C（PC）、蛋白S（PS）和蛋白Z（PZ）是一组由肝细胞合成的依赖维生素K的抗凝蛋白，在凝血酶和表达于内皮细胞表面的凝血酶调节蛋白（thrombomodulin，TM）复合物（T-TM）的作用下，PC转变为活化蛋白C（APC）；APC在PS协同下，灭活FVa、FⅧa，并增强纤溶活性，但APC也受活化蛋白C抑制物（APCI）的抑制。PZ与蛋白Z依赖的蛋白酶抑制物（protein Z dependent protase inhibitor，ZPI）结合，进一步与FXa形成FXa-ZPI-PZ复合物，从而灭活FXa。

3. 组织因子途径抑制物（TFPI）　由内皮细胞和肝合成，分为TFPI-1和TFPI-2两种。前者有抑制TF-FⅦa复合物和FXa的作用，后者有抑制其他丝氨酸蛋白酶（如纤溶酶等）和胰蛋白酶等的作用。

4. 肝素　主要由肥大细胞与嗜碱性细胞产生。肺、心、肝与肌肉等组织中含量较为丰富，生理情况下血中含量极少，肝素的抗凝作用主要为抗FXa及凝血酶。抗凝机制与AT密切相关：肝素与AT结合，致AT构型变化，活性中心暴露，变构的AT与因子Xa或凝血酶以1：1结合成复合物，使上述两种丝氨酸蛋白酶灭活。近年来研究发现，低分子肝素的抗FXa作用明显强于肝素钠。此外，肝素还有促进内皮细胞释放t-PA、增强纤溶活性等作用。

（二）纤维蛋白溶解系统的组成与激活

1. 组成　纤溶系统主要由纤溶酶原及其激活剂、纤溶酶激活剂抑制物等组成。

（1）纤溶酶原（PLG）：为一种单链糖蛋白，主要在脾、嗜酸性粒细胞及肾等部位生成，血管内皮细胞也有纤溶酶原表达。

（2）t-PA：t-PA是一种丝氨酸蛋白酶，由血管内皮细胞合成。t-PA有单链和双链两种类型。在纤溶酶或尿激酶的作用下，单链t-PA（sct-PA）转变成以二硫键联结的双链t-PA（tct-PA）。t-PA激活纤溶酶原，t-PA也能与纤溶酶原激活抑制物（PAI-1）结合，形成1：1比例的复合物，从而使t-PA失活。

（3）尿激酶型纤溶酶原激活物（u-PA）：它是一种单链糖蛋白，由肾小管上皮细胞和血管内皮细胞等产生。u-PA可分为两种类型，单链u-PA（scu-PA）和双链u-PA（tcu-PA）。纤溶酶或激肽释放酶可使tcu-PA转为tcu-PA。u-PA可直接激活纤溶酶原而不需要纤维蛋白作为辅因子。

（4）纤溶酶相关抑制物：主要包括a₂-纤溶酶抑制剂（α_2-PI）、α_1-抗胰蛋白酶及α_2-抗纤溶酶（α_2-AP）等数种，有抑制t-PA、纤溶酶等作用。

2. 纤溶系统激活

（1）内源性途径：这一激活途径与内源性凝血过程密切相关。当FⅫ被激活时，前激肽释放酶经FⅦa作用转化为激肽释放酶，后者使纤溶酶原转变为纤溶酶，致纤溶过程启动。

（2）外源性途径：血管内皮及组织受损伤时，t-PA或u-PA释入血流，裂解纤溶酶原，使之转变为纤溶酶，导致纤溶系统激活。

作为一种丝氨酸蛋白酶，纤溶酶作用于纤维蛋白原，使之降解为小分子多肽 A、B、C及一系列碎片，称之为纤维蛋白原降解产物（FDP）。纤溶过程见图3。

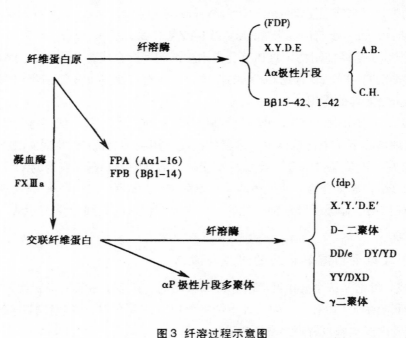

图3 纤溶过程示意图

第二节　血栓与止血的常用筛选试验

一、血管壁检测

（一）出血时间测定

1. 参考值

（1）Duke法：1~3分钟，超过4分钟为异常，目前已被弃用。

（2）Ivy法：2～6分钟，超过7分钟为异常。

（3）出血时间测定器法：6.9±2.1分钟，超过9分钟为异常，目前推荐用此法作为BT的检测方法。

2. 临床意义　由于临床上由药物治疗引起的BT延长常见，故测定前应仔细询问患者用药情况，如是否服用阿司匹林、抗感染药、口服抗凝药及某些抗生素等。

（1）出血时间延长：①血小板数量减少，如特发性血小板减少性紫癜（血小板<50×10⁹/L）、血栓性血小板减少性紫癜（可因药物、中毒、感染、免疫等原因所致）；②血小板功能异常如血小板无力症；③血管壁及结构异常如遗传性出血性毛细血管扩张症、维生素C缺乏症；④血管性血友病（VWD）。

（2）出血时间缩短：主要见于血栓前状态或血栓栓塞性疾病，如心肌梗死、脑血管疾病、DIC的高凝血期、妊娠高血压综合征、糖尿病伴血管病等，均可因血管壁损害，血小板或凝血因子活性过度增强所致。

（二）血管性血友病因子抗原（vWF：Ag）测定

1. 参考值　94.1%±32.5%。

2. 临床意义

（1）减低：见于血管性血友病（vWD），是诊断vWD及其分型的指标之一。

（2）增高：见于血栓性疾病，如心肌梗死、心绞痛、脑血管病变、糖尿病、妊高征、肾小球疾病、大手术后等。

（三）血浆6-酮-前列腺F_{1a}测定

1. 参考值　17.9±7.2ng/L。

2. 临床意义　减低：见于血栓性疾病，如急性心肌梗死、心绞痛、脑血管病变、糖尿病、动脉粥样硬化、肿瘤转移、肾小球病变、周围血管血栓形成及血栓性血小板减少性紫癜（TTP）等。

（四）血浆血栓调节蛋白抗原（TM：Ag）测定

1. 参考值　血浆TM：Ag 20～35μg/L。

2. 临床意义　增高：见于糖尿病、DIC、rrP、系统性红斑狼疮（SLE）。此外，急性心肌梗死、脑血栓、肺栓塞和闭塞性脉管炎的部分患者也可增高。

（五）血浆内皮素-1（ET-1）测定

1. 参考值　小于5ng/L。

2. 临床意义　增高：见于心肌梗死、心绞痛、原发性高血压、高脂血症、缺血性脑卒中、肾衰竭、肺动脉高压、原发性醛固酮增多症、支气管哮喘、休克等。

二、血小板检测

（一）血小板计数

1. 参考值 （100~300）× 10^9/L。

2. 临床意义

（1）生理性变化：正常人血小板计数一天内可有6%~10%变化；表现为早晨较低，午后略高；春季较低，冬季略高；平原居民较低，高原较高；静脉血比毛细血管血高10%；月经前降低，月经后升高；妊娠中晚期升高，分娩后即降低；运动后升高，休息后恢复。

（2）病理性变化

1）在临床上，除创伤之外，血小板减少是引起出血的常见原因。血小板数低于 100×10^9/L称为血小板减少；当小于 50×10^9/L时，可有出血症状。常见的疾病有：①血小板生成障碍，如急性白血病、再生障碍性贫血；②血小板破坏过多，如ITP、脾功能亢进，系统性红斑狼疮；③血小板消耗增多，如DIC、血栓性血小板减少性紫癜。

2）血小板数超过 400×10^9/L称为血小板增多，常见于：①骨髓增生性疾病：慢性粒细胞白血病，真性红细胞增多症；②原发性血小板增多症；③急性大出血、急性溶血、急性化脓性感染；④脾切除术后。

（二）血小板平均容积和血小板分布宽度测定

1. 血小板平均容积（Mean platelet volume，MPV） 代表单个血小板的平均容积。

（1）参考值 7~11fl。

（2）临床意义

MPV增高：造血功能抑制排除后，MPV增加是造血功能恢复的首要表现；血小板破坏增加但骨髓代偿功能良好者。

MPV减低：见于骨髓造血功能不良，血小板生成减少者；MPV随血小板数同时持续下降，可提示骨髓造血功能衰竭。

2. 血小板分布宽度（Platelet distribution width，PDW） 反映血液内血小板容积变异的参数，以测得的血小板体积大小的变异系数表示。

（1）参考值 15%~17%。

（2）临床意义 PDW在正常范围内表明血小板体积均一性高，PDW增高表明血小板体积大小相差悬殊。

（三）血小板黏附试验

1. 参考值 转动法：58%~75%。
玻珠法：20%~60%。

2. 临床意义　增高见于高凝状态或血栓形成性疾病，如心肌梗死发作、静脉栓塞或大动脉栓塞、高脂蛋白血症、动脉粥样硬化、高血压、糖尿病、某些癌肿手术后、口服避孕药后。

降低见于血小板无力症、血管性血友病（vWD）、贮存池病、轻型血小板病、胶原无效性血小板病，Hermansky-Pudlak综合征、巨大血小板综合征、May-Hegglin异常、服用阿司匹林等药物后、肝病、尿毒症、白血病、血小板增多症、糖原贮积病（Ⅰ型）、先天性纤维蛋白原缺乏症及进食鱼油后。

（四）血小板聚集试验

1. 参考值　50%～79%。

2. 临床意义

（1）增高：见于手术后、糖尿病、静脉注射葡萄糖后、多发性硬化症、静脉血栓形成、急性心肌梗死、高β脂蛋白血症及吸烟后等。

（2）减低：见于血小板无力症（ADP、肾上腺素、胶原、凝血酶及花生四烯酸等诱导聚集消失），轻型血小板病（5-HT、肾上腺素及低浓度ADP诱导聚集降低）；贮藏池病（ADP及肾上腺素诱导聚集的第一波正常，第二波减弱；胶原诱导聚集消失；花生四烯酸诱导聚集正常）；胶原无效性血小板病（胶原诱导聚集消失）；巨大血小板综合征（瑞斯托霉素诱导聚集消失，其他诱导聚集正常）；vWD（瑞斯托霉素诱导聚集降低）；其他继发性血小板功能障碍性疾病（如尿毒症、ITP、原发性血小板增多症、真性红细胞增多症）；使用某些抗血小板药物后（如阿司匹林、双嘧达莫、保泰松、吲哚美辛、右旋糖酐等）；放射性损伤（肾上腺素及胶原诱导聚集消失，ADP诱导聚集减弱）。

（五）血块收缩试验

1. 参考值　血块收缩率=［血清（ml）／全血（ml）×（100%-Hct%）］×100%，其参考值为65.8±11.0%。

2. 临床意义

（1）血块收缩不良或血块不收缩见于：①血小板功能异常：如血小板无力症；②血小板数减少：当血小板数小于50×10^9／L时，血块收缩显著减退，如ITP；③纤维蛋白原、凝血酶原的严重减少；④原发性或继发性红细胞增多症（由于血块内红细胞多，体积大，血块收缩受到限制）；⑤异常蛋白血症：如多发性骨髓。

（2）血块过度收缩见于：①先天性或获得性因子Ⅷ缺乏症；②严重贫血（红细胞少血块收缩程度增加）。

（六）血小板相关免疫球蛋白（PAIg）测定

1. 参考值　PAIgG为0～78.8ng／10^7血小板；PAIgM为0～7.0ng／10^7血小板；

PAIgA为0～2.0ng／10^7血小板。

2. 临床意义

（1）PAIg增高：见于ITP、同种免疫性血小板减少性紫癜（多次输血、输血后紫癜）、药物免疫性血小板减少性紫癜、恶性淋巴瘤、慢性活动性肝炎、系统性红斑狼疮、慢性淋巴细胞性白血病、多发性骨髓瘤、IRVAN综合征、良性单株丙球蛋白血症等。90%以上ITP患者的PAIgG增高；若同时测定PAIgM、PAIgA和血小板补体3（PAQ），则阳性率可高达100%。

（2）观察病情：经治疗后，ITP患者的PAIg水平下降；复发后，则又可升高。

（七）血浆β–血小板球蛋白（β–thromboglobulin，β–TG）和血小板第4因子（platelet factor 4，PF4）测定

1. 参考范围 ELISA法：β–TG：（16.4±9.8）μg／L；PF4：（3.2±2.3）μg／L。

2. 临床意义 β–TG和PF4临床意义相同。①增高：反映血小板被激活及其释放反应亢进，见于血栓前状态和（或）血栓性疾病，如心肌梗死、脑血管病变、尿毒症、妊高征、糖尿病、肾病综合征、弥散性血管内凝血、静脉血栓形成等；②减低：见于先天性或获得性贮藏池病（α颗粒缺陷症）。

（八）血小板P–选择素（P–selectin）测定

1. 参考范围 酶标法：血小板膜表面P–选择素含量为（780±490）分子数／血小板；血浆中P–选择素含量为（1.61±0.72）×10^{10}分子数／ml。

2. 临床意义 血小板表面和血浆中P–选择素增高，见于急性心肌梗死、心绞痛、糖尿病伴血管病变、脑血管病变、深静脉血栓形成、系统性红斑狼疮、原发性血小板减少性紫癜、肾病综合征等。

（九）血小板促凝活性（platelet procoagulant activity，PPA）测定

1. 参考范围 流式细胞术（FCM）测定血小板表面上的磷酸酰丝氨酸，正常人阳性率为30%。

2. 临床意义

（1）减低：见于血小板第3因子缺陷症、血小板无力症、巨大血小板综合征、肝硬化、尿毒症、骨髓增生异常综合征（MDS）、异常蛋白血症、弥散性血管内凝血、服用抗血小板药物、系统性红斑狼疮、急性白血病等。

（2）增高：见于血栓病和血栓前状态，胶原和凝血酶刺激后Annexin V的阳性率可高达89%。

（十）血浆血栓素B_2（thromboxane B_2，TXB_2）测定

1. 参考范围 ELISA法：（76.3±48.1）ng／L。

2. 临床意义

（1）增高：见于血栓前状态和血栓性疾病，如心肌梗死、心绞痛、糖尿病、动脉粥样硬化、妊高征、深静脉血栓形成、肺梗死、肾小球疾病、高脂血症、大手术后等。

（2）减低：见于环氧酶或TXA_2合成酶缺乏症、服用抑制环氧酶或TXA_2合成酶的药物，如阿司匹林等。

三、凝血因子检测

（一）凝血时间测定

1. **参考值** 普通试管法为6~12min，目前少用，基本上已被APTT取代；硅管法为1.5~32min。

2. **临床意义** 凝血时间延长见于多种先天性凝血因子缺陷（如血友病）；各种获得性凝血因子缺乏（如重症肝病、维生素K缺乏等）；血中循环抗凝物质增多及原发或继发纤溶亢进。

凝血时间缩短见于各种原因所致的高凝状态。

（二）活化部分凝血活酶时间测定

1. **参考值**：32~43s，较正常对照延长10秒以上为异常。

2. **临床意义**：APTT延长可见于先天性凝血因子缺乏，如甲、乙、丙型血友病；后天性凝血因子缺乏，如严重肝病、维生素K缺乏、DIC、循环中抗凝物质增加等。

APTT缩短见于高凝状态。

（三）血浆纤维蛋白原测定

1. **参考值** 2~4g／L。

2. **临床意义**

（1）Fg增加：见于感染及无菌炎症：如肺炎、肺结核、胆囊炎、肾炎、风湿性关节炎、恶性肿瘤、放射治疗、肾病等。

（2）Fg减少：见于先天性纤维蛋白原缺乏症、重症肝病（急性黄色肝萎缩、肝硬化）、弥散性血管内凝血。

（四）血浆凝血酶原时间测定

1. **参考值**

（1）凝血酶原时间：11~13s，应同时测定正常对照值。患者测定值超过正常对照值3秒以上为异常。

（2）凝血酶原比值（prothrombin ratio，PTR）：被检血浆的凝血酶原时间（S）／正常血浆的凝血酶原时间（S），参考值为1.0±0.05。

（3）国际标准化比值（international normalized，INR）：即PTR^{ISI}，参考值为

1.0 ± 0.1。ISI（international sensitivity index）为国际敏感度指数，ISI越小（小于2.0），组织凝血活酶的敏感性越高。

2. 临床意义　PT延长（或比值增高）见于肝脏实质性损伤：肝硬化、肝脏弥漫性损伤；应用抗凝药物、维生素K缺乏；恶性贫血、急性白血病、肾病、弥散性血管内凝血、先天性凝血酶原缺乏症、先天性纤维蛋白缺乏症。

PT缩短（或比值降低）见于心肌梗死、脑血栓形成；弥散性血管内凝血的早期。

四、纤溶活性检测

（一）血浆组织型纤溶酶原激活剂活性（tissue type plasminogen activator activity，t-PA：A）测定

1. 参考范围　发色底物法：0.3～0.6活化单位／ml。

2. 临床意义

（1）增高：表明纤溶活性亢进，见于原发性纤溶症、继发性纤溶症（如DIC）等。

（2）减低：表明纤溶活性减弱，见于血栓前状态和血栓性疾病，如动脉血栓形成、深静脉血栓形成、高脂血症、口服避孕药、缺血性脑卒中等。

（二）血浆尿激酶型纤溶酶原激活剂活性（urokinase type plasminogen activator activity，u-PA：A）测定

1. 参考范围　凝胶空斑法：正常人为零。

2. 临床意义　使用尿激酶做溶血栓治疗时，血浆中尿激酶水平升高。测定u-PA：A可作为UK监测方法之一。在原发性和继发性纤溶亢进时，u-PA：A也升高。

（三）血浆纤溶酶原活性（plasminogen activity，PLG：A）测定

1. 参考范围　发色底物法：75%～140%。

2. 临床意义

（1）PLG：A增高：表示纤溶活性减低，见于血栓前状态和血栓性疾病。

（2）PLG：A减低：表示纤溶活性增高，见于原发性纤溶症、继发性纤溶症和先天性PLG缺乏症。

（3）PLG缺陷症：可分为交叉反应物质阳性（cross reactive material，CRM+）型（PLG：Ag正常和PLG：A减低）和CRM-型（PLG：Ag和PLG：A均减低）。

（四）优球蛋白溶解时间

1. 参考值　加钙法为129.8 ± 41.1min；加酶法为157.5 ± 59.1min。

2. 临床意义　纤维蛋白凝块在70分钟内完全溶解，表明纤溶活性增强，见于原发性纤溶和继发性纤溶，如手术、应激状态、创伤、休克、变态反应、前置胎盘、胎盘早

期剥离、羊水栓塞、恶性肿瘤广泛转移、急性白血病和晚期肝硬化等。

纤维蛋白凝块完全溶解时间延长，表明纤溶活性减低，见于血栓前状态、血栓性疾病和应用抗纤溶药等。

（五）血浆鱼精蛋白副凝固试验

1. 参考值　阴性。

2. 临床意义　3P阳性见于DIC的早、中期，但在恶性肿瘤、上消化道出血、外科大手术后、败血症、肾小球疾病、人工流产、分娩等也可出现假阳性。

3P阴性见于正常人、晚期DIC和原发性纤溶症，也有假阴性。

（六）血浆凝血酶时间

1. 参考值　手工法16～18s，受检TT值超过正常对照值3秒以上为延长。

2. 临床意义　延长见于低（无）纤维蛋白原血症和异常纤维蛋白原血症；血中FDP增高（如DIC）；血中有肝素或类肝素物质存在（如肝素治疗中、SLE和肝脏疾患等）。

（七）血浆纤维蛋白（原）降解产物测定

1. 参考值　小于5 mg／L。

2. 临床意义　增高见于原发性纤溶症、DIC、恶性肿瘤、急性早幼粒细胞白血病、肺梗死、DVT、肾脏疾病、肝脏疾病、器官移植的排斥反应、溶栓治疗等。

（八）D-二聚体

1. 参考值　阴性。

2. 临床意义

（1）D-D在排除诊断下肢深静脉血栓形成（DVT）和肺栓塞（PE）中的应用价值，已将其作为首选筛选指标之一。

（2）D-D在心血管疾病的意义：D-D的升高与动脉粥样硬化的发生和严重程度有关，也可作为急性心肌梗死后复发的预测指标。D-D和脂蛋白（a）都分别是动脉粥样硬化的独立影响因子

（3）D-D在恶性肿瘤中的意义：恶性肿瘤患者大多伴有凝血和纤溶的异常，血浆D-D往往升高，且与浸润密切相关。

（4）D-D对术后抗凝治疗的指导意义：研究表明，D-D水平可用以调整低相对分子质量肝素（LMWH）的用量

（5）其他引起D-D升高的因素：在脑血管意外、溶栓治疗后、严重感染、脓毒血症、坏疽、先兆子痫、甲状腺功能减低、慢性肝病、结节病等情况，常有机体凝血和纤溶系统的激活，也可见D-D升高。

第三节　血栓与止血检查项目的选择和应用

一、筛选试验的选择和应用

（一）一期止血缺陷

一期止血缺陷，是指血管壁和血小板缺陷所致的出血性疾病，选用血小板计数（PC）和出血时间（BT）作为筛选试验。根据筛选试验的结果，大致分为以下四种情况。

1. BT和PC都正常　除正常人外，多数是由单纯血管壁通透性和（或）脆性增加所致的血管性紫癜所致。临床上常见于过敏紫癜、单纯性紫癜和其他血管性紫癜等。

2. BT延长，PC减少　多数是由血小板数量减少所致的血小板减少性紫癜。临床上多见于原发性或继发性血小板减少性紫癜。

3. BT延长，PC增多　多数是由血小板数量增多所致的血小板增多症。临床上多见于原发性或继发性血小板增多症。

4. BT延长，PC正常　多数是由血小板功能异常或某些凝血因子缺乏所致的出血性疾病。如血小板无力症、贮藏池病以及低（无）纤维蛋白原血症、血管性血友病（vWD）等。

（二）二期止血缺陷

二期止血缺陷，是指凝血因子缺乏或病理性抗凝物质存在所致的出血性疾病。选用APTT和PT作为筛选试验，大致有以下四种情况。

1. APTT和PT都正常　除正常人外，仅见于遗传性和获得性因子ⅩⅢ缺乏症。获得性因子ⅩⅢ缺乏症常由严重肝病、肝脏肿瘤、恶性淋巴瘤、白血病、因子ⅩⅢ抗体、自身免疫性溶血性贫血和恶性贫血等引起。

2. APTT延长，PT正常　多数是由内源性凝血途径缺陷所引起的出血性疾病，如血友病A、血友病B、因子Ⅺ缺乏症、血循环中有凝血因子（如因子Ⅷ）抗体存在；DIC时可见因子Ⅷ、因子Ⅸ、Ⅺ和Ⅻ减低；肝脏疾病时可见因子Ⅸ、Ⅺ和Ⅻ减少。

3. APTT正常，PT延长　多数是由外源性凝血途径缺陷所引起的出血性疾病，如遗传性和获得性因子Ⅶ缺乏症。

4. APTT和PT都延长　多数是由共同凝血途径缺陷所引起的出血性疾病，如遗传性和获得性因子Ⅹ、Ⅴ、凝血酶原（因子Ⅱ）和纤维蛋白原（因子Ⅰ）缺乏症。此外，临床应用肝素治疗时，APTT也相应延长；应用口服抗凝剂治疗时，PT也相应延长。

（三）纤溶活性亢进性出血

纤溶活性亢进性出血，是指纤维蛋白（原）被降解所引起的出血。可选用FDP和D-D作为筛选试验，大致有下列四种情况。

1. FDP和D-D均正常表示纤溶活性正常，临床的出血症状可能与原发性或继发性纤溶症无关。

2. FDP阳性，D-D阴性理论上只见于纤维蛋白原被降解，而纤维蛋白未被降解，即原发性纤溶。实际上这种情况多数属于FDP的假阳性，见于肝病、手术后大出血、重症DIC、纤溶初期、剧烈运动后、类风湿因子阳性、抗Rh（D）抗体存在等。

3. FDP阴性，D-D阳性理论上只见于纤维蛋白被降解，而纤维蛋白原未被降解，即继发性纤溶。实际上这种情况多数属于FDP的假阴性，见于DIC、静脉血栓、动脉血栓和溶栓治疗等。

4. FDP和D-D都阳性表示纤维蛋白原和纤维蛋白同时被降解，见于继发性纤溶，如DIC和溶栓治疗。

二、出血性疾病诊断试验的选择和应用

（一）血小板功能异常性疾病

遗传性或获得性血小板功能异常性疾病，可选用多种血小板功能试验进行诊断和鉴别诊断。

（二）血友病类出血性疾病

血友病和因子XI缺乏症：血友病类出血性疾病通常包括血友病A、血友病B和凝血因子XI缺乏症，也可包括血管性血友病。

（三）肝病出血

肝病出血的原因甚为复杂，除涉及血小板异常外，主要与以下几个方面有关：

1. 凝血因子和抗凝因子的合成减少　当肝细胞受损或坏死时，肝细胞合成凝血因子（除钙离子外的其他血浆凝血因子）和抗凝因子（AT、Hc-Ⅱ、PC、PS等）的能力减低，这些因子的血浆水平降低，导致凝血和抗凝血平衡的失调。

2. 凝血因子和抗凝因子的消耗增多　肝病常并发原发性纤溶或DIC，此时血浆中纤溶酶水平增高，纤溶酶不仅可以水解纤维蛋白（原），而且可以水解多个凝血因子（FⅧ、Ⅸ、Ⅹ、Ⅺ、Ⅻ），同时也消耗了大量抗凝因子。因此，这些因子的血浆水平进一步降低。

3. 抗凝物质和血FDP增多　肝病时，肝细胞合成肝素酶的能力减低，使类肝素抗凝物质不能及时被灭活而在循环血液中积累。此外，高纤溶酶血症致使纤维蛋白（原）降解，产生的FDP水平增高，FDP具有抗凝作用。

诊断肝病时，对观察病情和判断预后有价值的指标是：因子Ⅶ、C和Ⅱ：C减低，先于肝功能异常，可作为肝病早期诊断的指标之一；Fg和因子Ⅴ：C减低，反映肝病严重，或进入肝硬化；异常凝血酶原增高是诊断原发性肝癌的参考指标之一；因子Ⅷ、C和vWF：Ag水平越高，反映肝病越严重；因子Ⅷ：C降低提示并发DIC；因子ⅩⅢa：Ag，AT水平低于35%或PLG的水平低于20%时提示预后不佳；肝病时常呈多个因子的联合变化，故需综合分析。

（四）原发性纤溶症

原发性纤溶是由于纤溶酶原激活物（t-PA，u-PA）增多导致纤溶酶活性增强，后者降解血浆纤维蛋白原和多种凝血因子，使它们的血浆水平及其活性降低。虽称"原发性"但常见于：引起纤溶酶原激活物（t-PA，u-PA）增多或活性增强的疾病，如胰腺、前列腺、甲状腺等手术或过度挤压时；引起纤溶抑制物（PAI-1、α_2-AP）减少或活性降低的疾病，如严重肝病、恶性肿瘤、中暑、冻伤和某些感染等。

三、血栓性疾病诊断试验的选择和应用

血栓前状态

血栓前状态也称血栓前期，是指血液有形成分和无形成分的生化学和流变学发生某些变化。在这一病理状态下，血液有可能形成血栓或血栓栓塞性疾病。诊断血栓前状态的试验可从以下三个方面进行。

1. 筛选试验　血浆活化的部分凝血活酶时间（APTT）可能缩短；血浆凝血酶原时间（PT）可能缩短；血浆纤维蛋白原（Fg）测定可能增高；血小板聚集试验（PAgT）的聚集率可能增高；血液黏度测定一般增高。

2. 常用试验　血管性血友病因子抗原（vWF：Ag）增高反映血管内皮细胞损伤；β-血小板球蛋白（β-TG）增高反映血小板被激活；可溶性纤维蛋白单体复合物（SFMC）增高反映凝血酶活性增强或形成增多；抗凝血酶活性（AT：A）减低反映凝血酶的活性增强；纤维蛋白（原）降解产物（FDP）和D-二聚体（D-D）增高反映纤溶酶活性增强。

3. 特异试验　血栓调节蛋白（TM）和（或）内皮素-1（ET-1）增高反映血管内皮细胞受损；P-选择素和（或）11-去氢-血栓素B_{12}增高反映血小板被激活；凝血酶原片段$_{1+2}$（F_{1+2}）和（或）纤维蛋白肽A（FPA）增高反映凝血酶活性增强或其形成增多；组织因子（TF）增高反映外源凝血途径活性增强；凝血酶-抗凝血酶复合物（TAT）增高反映凝血酶活性增强；Bβ_{1-42}片段和（或）Bβ_{15-42}片段增高反映纤溶酶活性增强；纤溶酶-抗纤溶酶复合物（PAP）增高反映纤溶酶活性增强。

第四章　骨髓细胞形态学检查

骨髓是人体重要的造血器官。细胞形态学主要研究血细胞量与质的变化，从而诊断与造血系统有关的疾病。临床上凡遇无名热、恶病质、体重锐减、出血倾向、血细胞明显增多、减少或形态异常、不明原因之肝脾淋巴结肿大，以及怀疑有原虫病等，均可通过骨髓细胞形态学检查，提供诊断及鉴别诊断依据。

目前认为，所有的血细胞均起源于共同的造血干细胞。造血干细胞是造血组织中一类目前尚无形态学特征描述的功能细胞，其功能特点为具有高度自我更新、多向分化的能力。

第一节　血细胞形态

一、血细胞的生成及正常血细胞形态

（一）血细胞的生成

各种血细胞均来源于骨髓的全能造血干细胞（THSC），它受造血微环境、神经介质、体液和免疫等正负调控因子的影响而自我复制，并可进一步分化为骨髓系多能干细胞和淋巴系多能干细胞。在具有细胞系特异性的造血调控因子的参与调控下，诱导干细胞的各系祖细胞分化。骨髓系干细胞可分化为：红系祖细胞，又称红系细胞集落形成单位（CFU-E），CFU-E在促红细胞生成素（Epo）的作用下，分化发育成原红细胞，后者进一步分化、增殖为成熟红细胞。粒-单核系祖细胞，又称粒单核细胞集落形成单位（CFU-GM），在集落刺激因子刺激下，分别分化为原粒细胞和原单细胞，最终发育成为成熟中性粒细胞和单核细胞。巨核系祖细胞，又称为巨核细胞集落形成单位（CFU-Meg），它在巨核细胞集落刺激因子（Meg-CSF）和血小板生成素（Tp）诱导作用下生成原巨核细胞，再进一步发育成为成熟巨核细胞和血小板。嗜酸粒系祖细胞（CFU-Eo）和嗜碱粒系祖细胞（CFU-Ba），它们分别发育为成熟嗜酸性和嗜碱性粒细胞。淋巴系干细胞分化为T淋巴系祖细胞和B淋巴系祖细胞，然后发育为T淋巴细胞和B淋巴细

胞，其中B淋巴细胞受抗原刺激后分化为浆细胞系。

（二）正常血细胞形态

1. 粒细胞系统

（1）原始粒细胞（myeloblast）：胞体直径10～18μm，圆形或类椭圆形。胞核较大，约占细胞的2/3以上，圆形或类椭圆形，居中或略偏位，核染色质呈细粒状，排列均匀、平坦如一层薄纱，无浓集，核膜较模糊。核仁2～5个，较小，清楚，呈淡蓝或无色。胞质量少，呈透明天蓝色，绕于核周，无颗粒，过氧化物酶染色呈阴性，但后期有时也可呈阳性反应。

（2）早幼粒细胞（promyelocyte）：胞体直径12～20μm，较原粒细胞大，圆形或椭圆形。胞核大，圆形或类椭圆形，位于中央或偏位。核染色质开始聚集，较原粒粗糙，核仁可见或消失。胞质量较多，呈淡蓝、蓝或深蓝色，浆内含大小、形态和多少不一的紫红色非特异的天青胺蓝颗粒，分布不均。过氧化物酶染色呈阳性。

（3）中幼粒细胞（myelocyte）

1）中性中幼粒细胞（neutrophilic myelocyte）：胞体直径10～18μm，圆形。胞核椭圆形或一侧开始扁平，可能出现凹陷，占细胞的2/3～1/2，染色质聚集呈索块状，核仁消失。胞质量多，染淡红，偏淡蓝色，内含中等量、大小较一致的特异的中性颗粒。

2）嗜酸性中性粒细胞（eosinophilic myelocyte）：胞体直径15～20μm，胞核与中性中幼粒细胞相似。胞质内充满粗大、均匀、排列紧密、橘红色的特异的嗜酸性颗粒，颗粒内含有酸性磷酸酶、芳香硫酸酯酶和过氧化物酶，都是初级溶酶体。

3）嗜碱性中幼粒细胞（basophilic myelocyte）：胞体直径10～15μm。胞核椭圆形，轮廓不清楚，核染色质较模糊。胞质内及核上含有数量不多、排列零乱、大小不等的紫黑色特异的嗜碱性颗粒。

（4）晚幼粒细胞（metamyelocyte）

1）中性晚幼粒细胞（neutrophilic metamyelocyte）：胞体直径10～16μm，呈圆形。胞核明显凹陷呈肾形、马蹄形、半月形，但其凹陷程度一般不超过核假设直径的一半。核染色质粗糙，排列更紧密，核仁消失。胞浆量多，染浅红色，充满中性颗粒。

2）嗜酸性晚幼粒细胞（eosinophilic metamyelocyte）：胞体直径10～16μm，胞核在中央或偏一侧，呈肾形或椭圆形。胞质充满着嗜酸性颗粒，其颗粒粗大呈橘红色，大小一致，但有时见到深褐色或紫棕色颗粒。

3）嗜碱性晚幼粒细胞（basophilic metamyelocyte）：胞体直径10～14μm。胞核固缩呈肾形，轮廓模糊。胞质内及核上含有少量、分布不均的嗜碱性颗粒。

（5）杆状核粒细胞（stab granulocyte）

1）中性杆状核粒细胞（neutrophilic stab granulocyte）：胞体直径10～15μm，圆形。胞核凹陷程度超过核假设直径的一半，核径最窄处大于最宽处1/3以上，形态弯曲成带状，粗细均匀，核染色质粗糙呈块状，也可见核呈"S"形、"U"形或"E"形，核两端钝圆染深紫红色。胞质充满中性颗粒。

2）嗜酸性杆状核粒细胞（eosinophilic stab granulocyte）：胞体直径11～16μm，圆形。胞核与中性杆状核粒细胞相似。胞质充满着粗大的橘红色嗜酸性颗粒。

3）嗜碱性杆状核粒细胞（basophilic stab granulocyte）：胞体直径10～12μm。胞核呈模糊杆状。胞质内及胞核上含有紫黑色、大小不匀、数量较少的嗜碱性颗粒。

（6）分叶核粒细胞（segmented granulocyte）

1）中性分叶核粒细胞（neutrophilic segmented granulocyte）：胞体直径10～14μm，圆形。胞核分叶状，叶与叶之间有细丝相连或完全断开，或者虽未断开，但有粗而明显的切痕。胞核常分2～5叶，核染色质浓集或呈较多小块，染深紫红色。胞质丰富，染淡红色，浆内分布着细小紫红色中性颗粒。

2）嗜酸性分叶核粒细胞（eosinophilic segmented granulocyte）：胞体直径11～16μm。胞核多分为两叶。胞质充满着粗大呈橘红色嗜酸性颗粒。

3）嗜碱性分叶核粒细胞（basophilic segmented granulocyte）：胞体直径10～12μm，胞核可分3～4叶或分叶不明显，常融合呈堆集状。胞质嗜碱性颗粒呈紫黑色，大小不一，分布不均，常掩盖在核上，以致核的形态看不清，有时很难确定为哪一个阶段细胞。

2. 红细胞系统

（1）原始红细胞（pronormoblast）：胞体直径15～20μm，圆形或椭圆形，边缘常有钝角状或瘤状突起。胞核圆形、居中或稍偏于一侧，约占细胞直径的4/5，核染色质呈颗粒状，比原始粒细胞粗而密，核仁1～2个，大小不一，染浅蓝色。胞质量少，深蓝色，不透明，有油画蓝感，在核周围常形成淡染区。

（2）早幼红细胞（early normoblast）：胞体直径10～18μm，圆形或椭圆形。胞核圆形或椭圆形，占细胞2/3以上，居中或稍偏位，核染色质可浓集成粗密的小块，较原红细胞粗糙，核仁模糊或消失。胞质量多，染不透明蓝或深蓝色，仍可见瘤状突起及核周淡染区。

（3）中幼红细胞（polychromatic normoblast）：胞体直径8～15μm，圆形。胞核圆形或椭圆形，约占细胞的1/2，核染色质凝聚成索条状或块状，其中有明显空隙，宛如打碎墨砚感，核仁完全消失。胞质内血红蛋白形成逐渐增多，嗜碱性物质逐渐减少，因含不等量血红蛋白，可呈不同程度的嗜多色性。

（4）晚幼红细胞（orthochromatic normoblast）：胞体直径7～10μm，圆形。胞核圆形，居中或偏位，占细胞1/2以下，核染色质聚集成数个大块或凝缩成紫黑色团块状。胞质量较多，浅灰或浅红色。

（5）网织红细胞（reticulocyte）：为晚幼红细胞刚脱核的分化阶段，但仍属未成熟红细胞，胞浆内仍含嗜碱物质。在正常血液内占0.5%～1.5%，直径8～9μm。用煌焦油蓝做活体染色时，可在该细胞内看到蓝色网状、线状或颗粒状网织结构，此种结构越多，表示细胞越不成熟。

（6）红细胞（erythrocyte）：正常红细胞平均直径7.21μm，形态呈双面微凹之圆盘状，中央较薄，边缘较厚，染色后呈淡红略带紫色，中央部分淡染，无核。

3. 单核细胞系统

（1）原始单核细胞（monoblast）：胞体直径15~20μm，圆或椭圆形。胞核较大，圆形、类圆形。核染色质纤细，呈疏松网状，结构不清晰，核仁1~3个。胞质较其他原始细胞丰富，呈灰蓝色，不透明，边缘不规则，有时可见伪足状突出。

（2）幼稚单核细胞（promonocyte）：胞体直径15~25μm，圆形，不规则形。胞核圆或不规则形，呈扭曲折叠状，有凹陷或切迹，核染色质较原始单核细胞粗糙疏松，呈丝网状，核仁隐匿或无。胞质较多，染灰蓝色，可见细小染紫红色的天青胺蓝颗粒。

（3）单核细胞（monocyte）：胞体直径12~20μm，圆形或不规则形，但常可见钝伪足。胞核形态不规则，常呈肾形、马蹄形、"S"形、分叶形、笔架形并有明显的扭曲折叠。核染色质较细致，疏松呈丝网状或条索状。胞质量多，染灰蓝色和淡粉红色，半透明如毛玻璃样。浆内见更多细小的、分散均匀的灰尘样紫红色天青胺蓝颗粒，有时偶见空泡。

（4）巨噬细胞（macrophage）：单核细胞进入组织内变成巨噬细胞，定居于组织的特异性巨噬细胞可有不同名称，如肝的库普弗细胞等。静止性巨噬细胞原称组织细胞。胞体大小变异甚大，直径20~80μm，被激活后可达100μm以上，外形不规则。胞核圆形、椭圆形、肾形、马蹄形或不规则形，核染色质呈粗糙海绵状，分布不均匀，可有明显核仁，多为1~2个。胞质丰富，嗜碱，呈灰蓝色，内含天青胺蓝颗粒，空泡多见，可含有大量吞噬物。

4. 淋巴细胞系统

（1）原始淋巴细胞（lymphoblast）：胞体直径10~18μm，圆形或椭圆形。胞核大，位于中央或稍偏一侧，圆形或椭圆形，核染色质细致，呈颗粒状，但比原粒细胞稍粗，排列匀称，核膜浓厚，界限清晰，核仁多为1~2个，染淡蓝色，由于其周围的染色质浓染呈围堤状而常清晰可见。胞质极少，呈淡蓝色，透明，核周界明显，无颗粒。

（2）幼稚淋巴细胞（prolymphocyte）：胞体直径10~16μm。胞核圆形或椭圆形，偶有小的凹陷，核仁模糊不清或消失，核染色质仍较细致。胞质较少，淡蓝色，偶有少许深染紫红色天青胺蓝颗粒。

（3）淋巴细胞（lymphocyte）

1）大淋巴细胞：胞体圆形，直径12~15μm。胞核椭圆形稍偏一侧，核染色质排列紧密而均匀，浓染呈深紫红色。胞质较多，呈清澈的淡蓝色，可有少量大小不等的天青胺蓝颗粒。

2）小淋巴细胞：胞体圆形，直径6~9μm，胞核圆形或有小切迹，核染色质聚集紧密成大块状，结块的边缘不清楚，染紫红色。胞质量很少，颇似裸核，如可见，呈淡蓝色，一般无颗粒。

5. 浆细胞系统

（1）原始浆细胞（plasmablast）：胞体直径14～18μm，圆形或椭圆形。胞核圆形，占细胞的2/3以上，居中或偏位，核染色质呈粗颗粒网状，染紫红色，核仁2～5个。胞质量多，染深蓝色，不透明，核附近较淡染，无颗粒。

（2）幼稚浆细胞（proplasmacyte）：胞体直径12～16μm，多呈椭圆形。胞核圆或椭圆形，占细胞1/2，居中或偏位，核染色质较原始浆细胞粗糙紧密，开始聚集，染深紫红色，核仁基本消失，有时隐约可见。胞质量多，染深蓝色，不透明，通常近核处有淡染色区，有时可有空泡及少数天青胺蓝颗粒。

（3）浆细胞（plasmacyte）：胞体直径8～15μm，圆形或椭圆形。胞核明显缩小，较圆可占细胞1/3以下，偏于细胞一侧，核染色质浓密成块，常排列成车轮状，无核仁。胞浆丰富，染蓝色或红蓝相混的蓝紫色，有泡沫感，核的外侧常有明显的淡染区，浆内常有小空泡，偶见少数天青胺蓝颗粒。

6. 巨核细胞系统

（1）原始巨核细胞（megakaryoblast）：胞体较大，直径15～30μm，圆形或不规则形。胞核较大，圆形，不规则，核染色质呈深紫褐色或浓紫红色，粗大网状，排列紧密，可见核仁2～3个，染淡蓝色，且不清晰。胞质量较少，不均匀，边缘不规则，染深蓝色，无颗粒，核周着色浅淡。

（2）幼稚巨核细胞（promegakaryocyte）：胞体明显增大，直径30～50μm，外形常不规则。胞核不规则，有重叠或扭转，呈肾形或分叶状，核染色质呈粗颗粒状或小块状，排列紧密，核仁可有可无。胞质量增多，常有伪足状突出，染蓝色或浅蓝色，近核处呈淡蓝色或浅粉红色，出现少量天青胺蓝颗粒。

（3）巨核细胞（megakaryocyte）

1）颗粒型巨核细胞：胞体甚大，直径40～70μm，有时可达100μm，其形态不规则。胞核较大，形态不规则，常层层叠叠、多叶扭曲或分叶状等，核染色质较粗糙，排列紧密呈团块状，紫红色，无核仁。胞质极丰富，染粉红色，夹杂有蓝色，质内含有大量细小的紫红色颗粒，常聚集成簇，但无血小板形成。

2）产生血小板型巨核细胞：胞体巨大，直径40～70μm，有时可达100μm。胞核不规则，高度分叶状，核染色质呈团块状。胞质呈均匀粉红色，质内充满大小不等的紫红色颗粒或血小板。胞膜不清晰，多呈伪足状，其内侧及外侧常有血小板的堆集。

3）裸核型巨核细胞：产生血小板型巨核细胞的胞浆解体后，释放出大量的血小板，仅剩一胞核，称之为裸核。

（4）血小板（platelet）：胞体很小，直径仅2～4μm，呈星形、椭圆形、逗点状或不规则形。胞质染浅蓝色或淡红色，中心部位有细小紫红色颗粒，但无细胞核。

7. 其他细胞

（1）组织嗜碱细胞（tissue basophilic cell）：又称肥大细胞（mast cell）。胞体直径12～20μm，呈圆形、椭圆形、梭形、多角形或货郎鼓形等。胞核较小，圆或椭圆，居中或偏位，核染色质模糊，胞核常被掩盖，结构不清楚。胞质充满排列致密、大小一致的染深紫蓝色的嗜碱性颗粒。

（2）内皮细胞（endothelial cell）：胞体直径25～30μm，形态极不规则，多呈梭形。胞核圆或椭圆形，核染色质呈网状，多无核仁。胞质量少，分布于细胞的顶端，染蓝红色如棉絮状，可有细小的紫红色颗粒。

（3）纤维细胞（fibrocyte）：骨髓中大型细胞之一，胞体常不规则，多为长尾形。胞核呈圆形或椭圆形，核染色质纤细，成熟者无核仁。胞质丰富，多在细胞两端，染淡蓝色，胞膜模糊，浆内含纤维网状物、浅红色颗粒及少许天青胺蓝颗粒。该细胞在再生障碍性贫血的骨髓小粒中多见。

（4）成骨细胞（osteoblast）：胞体较大，直径20～40μm，长椭圆形或不规则形，单个或多个成簇分布。胞核椭圆或圆形，常偏于细胞一侧，核染色质深紫红色，排列呈粗网状，有1～3个核仁。胞质丰富，染深蓝或灰蓝色，可见核旁淡染区，胞质边缘多呈模糊的云雾状。

（5）破骨细胞（osteoclast）：胞体巨大，直径60～100μm，形态不规则，周边不整如撕纸状。胞核数目较多，3～100个，圆或椭圆形，彼此孤立，无核丝相连，核染色质呈粗网状，有1～2个核仁。胞质丰富，染淡蓝或浅红色，有很多蓝紫色颗粒。

（6）脂肪细胞（Adipayte）：胞体直径30～50μm，圆或椭圆形，胞膜极易破裂。胞核较小，形态不规则，常被挤在一边，核染色质致密，呈网状，无核仁。胞质内充满大量脂肪小球，大小不等呈薄膜状或空泡样，染淡粉红色或淡紫色，有时呈一个大脂肪空泡，中间有网状细丝，在核旁呈多色性，胞质边缘常不整齐。

（7）吞噬细胞（phagocyte）：不是一种独立系统的细胞，而是胞体内含有吞噬物质（如脂肪滴、色素颗粒、细菌及各种细胞）的一组细胞的总称。这组细胞包括纤维细胞、单核细胞、粒细胞和颗粒网状细胞等。吞噬细胞的形态极不一致，视其吞噬细胞的类型和吞噬物的多少而定，如胞质内充满吞噬物，胞膜几乎被胀破或已破，则其体积甚大；反之，则体积小。胞质淡蓝或灰蓝色。胞核形态不定，早期呈圆形、椭圆形或凹陷形，可见核仁，晚期则核被挤压至细胞一侧，核染色质固缩成块，核仁消失。

（8）网状细胞（reticulum cell）：是一组不典型的骨髓固定细胞，其形态不一，命名亦异。由于这些细胞常与黏合性很大的间质物粘在一起，很不易抽出，即使抽出，细胞也常遭破坏。这组细胞的特点是：胞体大小不一，通常较大，形态不规则，边多不整齐，呈撕纸状。胞核圆或椭圆形，常有1～2个清晰的蓝色核仁，未分化细胞核较大，而分化者较小。胞质较丰富，有少许天青胺蓝颗粒。

（9）退化细胞：一组在制作涂片时被破坏的骨髓细胞。

1）退化的淋巴细胞：细胞散开，胞体大。核染色质淡紫红色，纤细较薄，有时可见假核仁，呈扁平状，无立体。胞质散乱，蓝色淡薄，有的无胞浆仅剩一散乱长圆的核。由于细胞黏性高、脆性大，推片时易被拉成扫帚状，形如竹篮，故名"篮细胞"。急性淋巴细胞白血病时，这样细胞较多，在诊断上有一定的参考意义。

2）Ferrata细胞：多由被推散的晚期早幼粒细胞或早期中幼粒细胞组成。胞体大，周边不整。胞核椭圆形，偏于一侧，核染色质呈粗网状，可见核仁1～3个，比较扁平，无立体感。胞质淡蓝色，其间散布若干天青胺蓝颗粒，呈推散状分布。

3）破坏的嗜酸粒细胞：这是被推散的嗜酸性细胞，周边不整，呈长椭圆形，胞核圆形偏侧，可有核仁。胞质量多，其内充满嗜酸性颗粒，向散射端分布。

二、异常血细胞形态

在病理情况下，各系统各阶段的血细胞形态，如胞体、胞核、胞质等方面都会出现异常改变。下面只叙述发生异常的共同特点。

（一）胞体异常

1. 大小异常胞体比同期正常细胞明显增大或缩小，如下。

（1）巨幼红细胞，直径22～28μm，见于巨幼红细胞贫血、红白血病、急性造血功能停滞。

（2）小型原始红细胞，直径10～12μm，见于缺铁性贫血及感染等。

（3）巨大型原始粒细胞，直径17～22μm，见于急性粒细胞白血病。

（4）小型原始粒细胞，直径8～12μm，与淋巴细胞相似，见于急粒。

（5）大小不匀。

2. 形态异常

（1）幼稚细胞形态畸形显著，不规则，多形性，瘤状突起。如幼稚单核细胞、原始粒细胞、恶性组织细胞，见于急单、急粒、恶组。

（2）成熟的细胞，如红细胞呈椭圆形、口形、球形、靶形、镰刀形、泪滴形、盔形及不规则形等。

（二）胞核异常

1. 数目的异常　正常时只有一个核的细胞在异常时变为多个核。见于各系统白血病细胞、严重贫血。

2. 形态异常　奇形怪状，极不规则，可呈凹陷、分叶、切迹、折叠、扭曲、笔架状，S形、W形、V形，肾形等。如白血病细胞、恶性异常组织细胞，变化显著。各阶段红细胞的核本为圆形，异常时也可成为分叶或其他不规则状，像晚幼红细胞核呈花瓣样，中性粒细胞胞核分叶困难，出现粗杆状、花生状或眼镜样的Pelger-Huet异常。

3. 染色质异常　疏松、粗糙，如巨幼红细胞或巨幼样粒细胞。

4. 核仁异常　大小不一、数目增多、色泽改变等见于急性白血病的原始细胞、恶性组织细胞病的异常组织细胞。

5. 异常核分裂　正常血细胞核分裂数目约为1‰～5‰。在白血病、恶性组织细胞病易见异常核分裂，即分裂体大小不等，数目多少不一，形态不规则，排列紊乱。

（三）胞质异常

1. 胞质量异常　较正常减少或增多。

2. 内容物异常　出现Auer小体、Phi（φ）小体、中毒颗粒、空泡、Dohle体、Chediak-Higashi畸形、Alder-Reilly畸形、May-Hegglin畸形。红细胞出现Cabot环、Howell-Jolly小体、嗜碱性点彩、变性珠蛋白小体。浆细胞可见Russell小体。

3. 着色异常　如成熟的红细胞出现嗜多色性红细胞、嗜碱性红细胞、高色素大红细胞、低色素小红细胞。常见于溶血性贫血、巨幼红细胞性贫血、缺铁性贫血。

4. 颗粒异常　颗粒大小异常，增多或减少。如早幼粒细胞白血病的早幼粒细胞天青胺蓝颗粒明显增多，巨幼红细胞贫血者有的中、晚幼粒细胞颗粒减少。

5. 内外质现象　指胞质内外发育不平衡，在色泽、颗粒大小及分布方面有明显差别，见于白血病细胞。

（四）核质发育不平衡

核发育落后于胞质即幼核老质；胞质发育落后于核即老核幼质。见于白血病、巨幼红细胞贫血及缺铁性贫血等，在各系统各阶段细胞均可出现，巨核细胞白血病可见产血小板型的幼巨核细胞。先天性Pelger-Huet异常也属此类。

（五）特殊异常细胞

如Reed-Sternberg细胞、Gaucher细胞、Niemann-Pick细胞等有多方面形态异常。

第二节　骨髓细胞形态学检查

一、骨髓检查的适应范围

1. 原因不明的发热、骨痛和恶病质。
2. 原因不明的肝、脾、淋巴结肿大。
3. 类型不明的贫血或全血细胞减少。
4. 外周血红、白细胞或血小板数量和（或）质量异常。
5. 外周血出现幼稚或异常细胞。

6. 需采骨髓做病原菌检查。

二、骨髓取材与送检的注意事项

骨髓细胞学检查结果是否正确，与标本的制备有着密切关系，必须认真、细致地进行。

（一）穿刺部位

骨髓穿刺的部位随年龄而不同。成人一般穿刺部位以髂后上棘最为恰当，因其骨质较薄，骨髓较为丰富且操作安全，患者顾虑少；次为髂前上棘，但易于受血液稀释影响；再次为脊椎棘突，骨髓含量亦丰，但面积小，骨质稍硬；胸骨骨髓最为丰富，但该处后方有主动脉，故一般不作首选。一般反映骨髓增生程度，以胸骨为最好，脊椎棘突次之，髂棘更次。18个月以下的婴幼儿还可作胫骨穿刺。

（二）标本吸取量

以抽吸时在注射器中刚见到骨髓液（0.2～0.3ml）即止，不宜过多，以避免受外周血稀释影响结果。

（三）涂片制备

取骨髓液一滴置于载玻片的一端，将边缘平齐的推片（最好比载玻片稍窄或磨去两角）的一端放在骨髓液的前方，逐渐后移接触骨髓液，使骨髓液沿推片散开，使推片与载玻片保持约30°角，平稳地向前推进至载玻片的另一端，载玻片上便留下一薄层骨髓液膜。涂片制成后，在空气中挥动，使其迅速干燥，以免细胞皱缩。

（四）涂片的要求及注意事项

1. 要保持玻片整洁，不能用手指触摸玻片表面。一张良好的骨髓涂片，要求厚薄适宜，头、体、尾明显，细胞分布均匀。

2. 骨髓内纤维蛋白原含量高，易凝固，穿刺后应立即涂片。若明显有外周血混入，应先尽量将外周血吸去，再将沉淀下的有骨髓粒部分涂片。

3. 涂片干燥后用铅笔在髓膜头部写上姓名、编号、日期。

4. 骨髓液一般不用抗凝剂，若作细胞计数或其他检查，可用肝素抗凝，但用量不宜过多，否则影响细胞形态。

（五）骨髓涂片的染色

骨髓中有核细胞量多，又有许多幼稚细胞，因此染色时应注意以下问题：

1. 涂片后应立即进行染色，如不能立即染色，应先固定后保存，但保存时间不宜过久，否则血浆蛋白质分解，使染色背景变蓝，效果不佳。

2. 最好使用瑞特-吉姆萨复合染液染色。染液的用量应多于染血片。染色时间要长些，使幼稚细胞受色均匀，结构清楚。

3. 细胞染色时间长短除与温度有关外，也与细胞增生情况、各批染液的性能有关，故要将染色中的涂片先在显微镜下观察，待颗粒清楚，胞核与胞质分明，着色满意后再终止染色，然后再冲洗、待干、镜检。

（六）标本送检

除骨髓涂片外，应同时附血片2～3张和病历摘要1份送检。

三、骨髓细胞形态学检查结果分析

（一）骨髓增生程度

骨髓增生程度通常以骨髓中有核细胞的量来反映。估计有核细胞量的方法有多种，但一般常直接在低倍镜下观察有核细胞与成熟红细胞之间的比例，并结合观察骨髓小粒的结构及其内的细胞数量与成分来作出判断。骨髓增生程度通常采用五级法分级，见表1。

表1 骨髓增生程度分级

增生程度	有核细胞：成熟红细胞	有核细胞	常见病因
极度活跃	1：1	50%以上	白血病、红白血病
明显活跃	1：9～1：5	10%以上	白血病、增生性贫血
活跃	1：27	1%～10%	正常骨髓、某些贫血
减低	1：90	0.5%	造血功能低下
明显减低	1：200	0.5%以下	典型的再生障碍性贫血

（二）粒细胞系与有核红细胞的比例

粒细胞系各阶段细胞总和与各阶段幼红细胞总和之比称为粒、红比值。在正常人约为3：1。

1. 粒、红比值正常见于：①正常骨髓象；②骨髓病变未累及粒、红两系，如原发性血小板减少性紫癜；③粒、红两系平行减少，如再生障碍性贫血等。

2. 粒、红比值增高见于：①粒细胞系增生，如感染、急性或慢性粒细胞白血病；②幼红细胞严重减少，如纯红细胞再生障碍。

3. 粒、红比值减低或倒置见于：①幼红细胞增生，如各种增生性贫血、巨幼细胞贫血等；②粒系细胞减少，如粒细胞缺乏症。

（三）各系骨髓血细胞量和质的变异与临床关系

1. 红细胞系

（1）以原红及早幼红增多为主：见于：①急性红白血病的红血病期，且伴有幼稚红细胞的巨幼样变或多核畸形；②红白血病：粒／红比例小于4：1或若无幼稚红细胞的巨幼样变则粒／红比例小于1：1，且见幼稚粒细胞增多。

（2）以中幼及晚幼红增生为主：见于：①增生性贫血如溶血性贫血、急性失血性贫血、巨幼红细胞性贫血等；②原发性血小板减少性紫癜的急性期；③球蛋白生成障碍性贫血；④黑热病；⑤慢性感染性贫血；⑥慢性肾衰竭。一般红细胞体积偏小，血红蛋白合成欠佳。

（3）以晚幼红增生为主：见于：①缺铁性贫血：属小细胞低色素性贫血，细胞内外铁明显减少或消失；②慢性再生障碍性贫血；③再生障碍型粒细胞缺乏症及放射病早期：也可伴中幼红细胞增多。

（4）正常幼红细胞增多：见于：①真性红细胞增多症；②骨髓纤维化早期；③铅中毒；④红系细胞反应性增生等。这些增多的幼红细胞其形态、大小往往正常，各阶段幼红细胞比例仍保持正常。

（5）巨幼红细胞增多：见于：①巨幼细胞贫血，包括恶性贫血、妊娠性巨幼细胞贫血、营养性巨幼细胞贫血、胃癌、胃切除术后、长期腹泻等；②某些溶血性贫血、肝硬化、难治性贫血等，这些贫血除红细胞体积增大及核浆发育不平衡外，尚有粒细胞的巨幼样变等特征；③白血病治疗前后也可见巨幼红细胞增多。

（6）铁粒幼红细胞增多：见于铁粒幼红细胞性贫血，铁染色后可见大量病理性铁粒幼红细胞，铁颗粒多、大、粗，常呈环核排列。

（7）单纯红细胞系减少：见于纯红细胞再障，红系各阶段细胞均减少，但其他细胞系列正常。

（8）红系、粒系及巨核系细胞绝对减少，而淋巴细胞相对增多：见于急性及慢性再生障碍性贫血。

2. 粒细胞系

（1）以原始粒细胞增多为主：见于：①急性粒细胞白血病：常伴有不同数量的早幼粒细胞，原粒大于30%；②慢性粒细胞白血病急粒变：原粒加早幼粒常大于50%，且可伴有嗜碱性和嗜酸性粒细胞增多及核浆发育不平衡更为显著。

（2）以早幼粒细胞增多为主：见于：①急性早幼粒细胞白血病：此种颗粒增多的早幼粒细胞常大于40%，早幼粒／原粒细胞为（3～4）：1；②粒细胞缺乏症恢复期：可见早幼粒细胞数量增多，但呈一过性；③早幼粒细胞类白血病反应：病因解除后即可恢复正常。

（3）以中性中幼粒细胞增多为主：见于：①急性粒细胞白血病M2b型：细胞核浆发育不平衡，伴有显著畸形的中幼粒细胞；②粒细胞性类白血病反应；③慢性粒细胞白血病。

（4）以中性晚幼、杆状核粒细胞为主：见于：①慢性粒细胞白血病：常伴嗜碱性及嗜酸性粒细胞增多；②感染性类白血病反应；③代谢障碍：包括尿毒症、痛风、糖尿病酸中毒；④药物和毒物：汞中毒、洋地黄中毒及异种蛋白注射；⑤严重烧伤、急性失血、大手术后等。

（5）嗜酸性粒细胞增多：见于：①变态反应性疾病即过敏性疾病；②寄生虫感染性疾病；③血液病：慢性粒细胞白血病、霍奇金病、嗜酸性粒细胞白血病、真性红细胞增多症；④家族性粒细胞增多症；⑤某些皮肤疾患。

（6）嗜碱性粒细胞增多：见于：①慢性粒细胞白血病；②嗜碱性粒细胞白血病：胞浆内含有嗜碱颗粒并具有核仁的早幼粒细胞，原粒细胞数也较多；③放射线照射反应；④慢性粒细胞白血病急性变。

（7）粒系细胞减少：见于：①粒细胞缺乏症再生障碍型，也可见于成熟障碍型。②再生障碍性贫血；③急性造血停滞。

3. 淋巴细胞系

（1）以原始淋巴及幼稚淋巴细胞增多为主：见于：①急性淋巴细胞白血病；②慢性淋巴细胞白血病急性变；③慢性粒细胞白血病急淋变；④淋巴肉瘤及淋巴肉瘤细胞白血病；⑤原始淋巴细胞性淋巴瘤。

（2）以成熟淋巴细胞增生为主：见于：①慢性淋巴细胞白血病；②淋巴细胞性淋巴肉瘤；③巨滤泡性淋巴瘤。

（3）良性增多：见于传染性淋巴细胞增多症、淋巴细胞型类白血病反应、再生障碍性贫血、骨髓纤维化、传染性单核细胞增多症（异型淋巴细胞增多）、某些病毒感染（如流行性出血热）、原发性巨球蛋白血症、淀粉样变等。

4. 单核细胞系

（1）恶性增多：见于骨髓增生异常综合征（MDS）、急性单核细胞白血病、粒-单核细胞白血病、霍奇金病、多发性骨髓瘤、恶性肿瘤、化疗和放疗恢复期等。

（2）良性增多：见于粒细胞缺乏症、溶血性贫血、真性红细胞增多症、脾切除、髓性化生症、亚急性细菌性心内膜炎、黑热病、立克次体病、布氏杆菌病、疟疾、伤寒、结核病、结节病、药物反应、病毒感染、SLE、类风湿性关节炎、溃疡性结肠炎、肝硬化等。

5. 巨核细胞系

（1）巨核系细胞增多：见于：①骨髓增生性疾病：真性红细胞增多症、慢性粒细胞白血病、原发性血小板增多症及骨髓纤维化早期。②原发性血小板减少性紫癜、Evan综合征、急性大出血、急性血管内溶血、急性感染等。③脾功能亢进：戈谢病、Felty综合征、淋巴肉瘤、系统性红斑狼疮（SLE）。

（2）巨核系细胞减少：见于：①再生障碍性贫血、先天性再障、急性白血病、骨髓病性贫血、骨髓纤维化、骨髓硬化症、先天性巨核细胞缺乏症、周期性血小板减少症以及慢性中性粒细胞缺乏症等。②急性感染、化学中毒（苯、二甲苯）、药物中毒（细胞毒药物、药物过敏）、放射病及某些肝硬化等。

表 2 健康成人骨髓细胞分类计数参考值

细胞名称			骨髓中各系细胞的%		
			范围	平均值	±标准差
粒细胞系统	原粒细胞		0~1.8	0.64	0.33
	早幼粒细胞		0.4~3.9	1.57	0.60
	中性粒细胞	中	2.2~12.2	6.49	2.04
		晚	3.5~13.2	7.90	1.97
		杆	16.4~32.1	23.72	3.50
		分	4.2~21.2	9.44	2.92
	嗜酸性粒细胞	中	0~1.4	0.38	0.23
		晚	0~1.8	0.49	0.32
		杆	0.2~3.9	1.25	0.61
		分	0~4.2	0.86	0.61
	嗜碱性粒细胞	中	0~0.2	0.02	0.05
		晚	0~0.3	0.06	0.07
		杆	0~0.4	0.10	0.09
		分	0~0.2	0.03	0.05
红细胞系统	原红细胞		0~1.9	0.57	0.30
	早幼红细胞		0.2~2.6	0.92	0.41
	中幼红细胞		2.6~10.7	7.41	1.91
	晚幼红细胞		5.2~17.5	10.75	2.36
淋巴细胞系统	原淋巴细胞		0~0.4	0.05	0.09
	幼淋巴细胞		0~2.1	0.47	0.84
	晚淋巴细胞		10.7~43.1	22.78	7.04
单核细胞系统	原单核细胞		0~0.3	0.01	0.04
	幼单核细胞		0~0.6	0.14	0.19
	单核细胞		1.0~6.2	3.0	0.88
浆细胞系统	原浆细胞		0~0.1	0.004	0.02
	幼浆细胞		0~0.7	0.104	0.16
	浆细胞		0~2.1	0.71	0.42
其他细胞	巨核细胞		0~0.3	0.03	0.06
	网状细胞		0~1.0	0.16	0.21
	内皮细胞		0~0.4	0.05	0.09
	吞噬细胞		0~0.4	0.05	0.09
	组织嗜碱细胞		0~0.5	0.03	0.09
	组织嗜酸细胞		0~0.2	0.004	0.03
	脂肪细胞		0~0.1	0.003	0.02
	分类不明细胞		0~0.1	0.015	0.04
红系核分裂细胞			0~17.0	4.90	3.10
粒系核分裂细胞			0~7.0	1.30	1.90
粒细胞:幼红细胞			1.28~5.95:1	2.76:1	0.87

6. 浆细胞与组织细胞

（1）浆细胞恶性增多：见于多发性骨髓瘤和浆细胞白血病等。

（2）浆细胞良性增多：一般小于20%，且为成熟浆细胞。见于：①结缔组织病如急性风湿热、类风湿性关节炎、强直性脊柱炎、溃疡性结肠炎等；②感染如肉芽肿、麻疹、Boeck类肉瘤、淋巴肉芽肿、黑热病、传染等；③过敏性疾病如血清病、药物过敏等；④其他如再生障碍性贫血、恶性肿瘤等。

（3）组织细胞恶性增多：见于恶性组织病、组织细胞型肉瘤。

（4）组织细胞良性增多：见于感染性疾病如伤寒、结核病、败血症、亚急性细菌性心内膜炎及病毒性肝炎等；血液病如恶性贫血、真性红细胞增多症、原发性血小板增多症、多发性骨髓瘤及巨球蛋白血症等。

骨髓细胞分类参考值见表2。

（四）分析结果时的注意事项

1. 对血液形态学的检查应与临床资料相结合，进行综合分析，提出诊断意见或参考意见。

2. 必须强调指出的是，若检查骨髓象，则一定要随同做血常规检查，两者结合起来分析才有诊断意义。因为有些疾病的骨髓象相似，但血常规则有区别，如溶血性贫血、缺铁性贫血和急性失血的骨髓象十分近似，但血常规却有显著区别；又有些疾病的血常规无明显区别，而骨髓象有显著不同，如再生障碍性贫血和脾功能亢进皆有全血细胞减少，两者难以鉴别，但脾功能亢进的骨髓象常呈增生明显活跃，幼红细胞增多，而再障的骨髓象则见粒、红两系均极度减少。

3. 有些早期的血液病，查骨髓象而其细胞形态学的特征不明显，致诊断难以明确，则应根据需要，适当进行复查，在动态观察中才能明确诊断。

第三节　常见血液病的血液学特征

一、贫血（anemia）

（一）概述

贫血，是指多种原因引起全身血液循环中红细胞数量（RBC）、血红蛋白量（Hb）和血细胞比容（Hct）低于参考值下限。参照公认的贫血诊断标准：成年男性 Hb小于120 g／L或Hct小于0.41，成年女性Hb小于110g／L或Hct小于0.37，孕妇Hb小于100g／L，新生儿Hb小于145 g／L，一般可诊断贫血。

根据血红蛋白减少程度，贫血可分为极重度贫血 Hb 小于 30g／L，重度贫血 Hb 30~60g／L，中度贫血 Hb 60~90g／L，轻度贫血 Hb 90g／L 至参考值低限。

1. 病因与发病机制 造血细胞的增殖过程必须在正常的造血微环境中，纤维样细胞、微循环和支配神经共同组成微环境。当放射线、重金属、药物、微生物毒素等作用时，CFU-S 的复制和（或）分化可能发生障碍，当病变发生于 HSC 可引起全血细胞减少，称为再生障碍性贫血，如发生在红细胞系祖细胞则发生纯红细胞再生障碍性贫血。

红细胞的生存需要铁、铜、钴、维生素 B_{12}、维生素 C、维生素 B_6、维生素 B_1、维生素 E、叶酸、烟酸、核黄素、泛酸等参与；当缺乏这些物质时，均可能使红细胞分化障碍，临床多见缺铁、维生素 B_{12} 和叶酸引起的贫血。

转铁蛋白将铁转运至造血组织被单核-巨噬细胞吞噬，以铁蛋白的形式贮存在其胞浆中。当幼红细胞合成血红蛋白需要铁时，即向单核-巨噬细胞移动，后者将铁转送给幼红细胞，在线粒体内铁和原卟啉结合成为正铁血红素，再与珠蛋白结合成血红蛋白，当铁缺乏时使血红蛋白合成减少，形成小细胞低色素性贫血。或体内虽不缺铁，但铁和原卟啉结合障碍或铁从单核-巨噬细胞转向幼红细胞障碍均可产生小细胞性或低色素性贫血，见于铁粒幼细胞贫血和慢性炎症或慢性感染性贫血。

维生素 B_{12} 和叶酸是合成细胞 DNA 的主要辅酶，二者之一缺乏使 DNA 合成缺陷，幼红细胞核分裂迟缓，或细胞停止分裂，直接使原红细胞不经分裂发育成幼红细胞，故其体积较大，称巨幼红细胞性贫血。

当骨髓造血面积受纤维化组织、肉芽组织、骨髓转移瘤等侵犯时，也可使红细胞生成减少而发生贫血。

正常红细胞寿命为 120 天，当红细胞寿命缩短超过骨髓代偿能力时就会发生溶血性贫血，见于红细胞膜异常，细胞外液中的钠离子进入而使红细胞膜通透性增加；红细胞畸形，如球形红细胞增多症、椭圆形红细胞增多症，这些异形红细胞的膜骨架异常、可塑性低，易发生血管内溶血；红细胞内酶异常，如葡萄糖-6-磷酸脱氢酶（G-6-PD）缺乏等，使递氢障碍影响己糖-磷酸旁路中的糖代谢，也可发生溶血性贫血。

当血红蛋白的肽链合成时，氨基酸的顺序颠倒或某一氨基酸被另一氨基酸置换时可发生肽链质的变化称血红蛋白病，当合成肽链中氨基酸数量减少时，称地中海贫血。

红细胞寿命缩短的外在原因包括物理、化学、生物、药物、感染、免疫等因素，均可引起溶血性贫血，如人造心脏瓣膜使红细胞发生机械性损伤；砷、铅等有机化合物损害红细胞膜发生溶血；由于机体免疫功能障碍引起自身免疫性溶血性贫血；由于脾功能亢进症引起血细胞的破坏增强。

失血包括急性和慢性失血。急性失血主要造成血流动力学的变化，而慢性失血才是贫血最常见的原因。

贫血的病因和发病机制复杂多样，有时是多因素叠加的结果。临床医生不能满足于贫血的初步诊断，而应仔细寻找出贫血的病因，才能采取针对性的有效治疗。

2. 分类 贫血有多种分类方法。目前所用的分类方法各有其优缺点；临床上常合并应用，分述如下。

（1）按细胞形态分类：根据红细胞平均体积（MCV）和红细胞平均血红蛋白浓度（MCHC）将贫血分为三类（表3）。

表 3 贫血的细胞学分类

类 型	MCV（fl）	MCHC（%）	常 见 疾 病
大细胞性贫血	>100	32~35	巨幼细胞贫血
正常细胞性贫血	80~100	32~35	再生障碍性贫血、溶血性贫血
			急性失血性贫血
小细胞低色素性贫血	<80	<32	缺铁性贫血
			铁粒幼细胞贫血
			珠蛋白生成障碍性贫血

（2）根据贫血的病因和发病机制分类

1）红细胞生成减少

①造血原料缺乏：见于缺铁或缺乏叶酸和（或）维生素B_{12}所致的缺铁性贫血或巨幼细胞贫血。

②骨髓造血功能衰竭：造血干细胞疾病：如再生障碍性贫血；骨髓被异常细胞浸润：如白血病，骨髓瘤、转移癌。

2）红细胞破坏过多

①红细胞内在缺陷：红细胞膜异常：遗传性球形细胞增多症、阵发性睡眠性血红蛋白尿；红细胞酶缺陷：葡萄糖-6-磷酸脱氢酶缺乏；血红蛋白异常：异常血红蛋白病；卟啉代谢异常：遗传性红细胞生成性卟啉病。

②红细胞外在因素：免疫因素：自身免疫性溶血性贫血、血型不合输血、药物性溶血；机械因素：人工心脏瓣膜、微血管病性溶血性贫血，行军性血红蛋白尿；生物因素：疟疾；毒蛇咬伤；理化因素：大面积烧伤、接触某些化学毒物；脾内滞留破坏：脾功能亢进。

3）红细胞丢失过多急性或慢性失血后贫血。

（3）根据贫血的程度分类：

1）轻度贫血：Hb低于正常参考值但>90g／L；

2）中度贫血：Hb为60~90g／L；

3）重度贫血：Hb为30~60g／L；

4）极重度贫血：Hb<30g／L。

3. 临床表现 贫血的症状取决于贫血发生和发展的速度，贫血的程度、患者的年龄、心血管系统代偿能力及与引起贫血的原发病等因素有关。贫血发生和发展较快者，症状出现较早、较重，贫血发生和发展较缓时，患者的耐受力较大，血红蛋白浓度明显降低时，症状仍较轻。儿童和青年比老年人和有心血管疾患者，更能耐受较重程度的贫血。

（1）一般症状：乏力、疲倦、精神萎靡、全身衰弱是最常见和最早出现的症状。皮肤、黏膜苍白是最突出体征，尤以睑结膜、口唇及甲床等部位更为明显。判断皮肤颜色时，应注意不但与贫血有关，还与皮肤血管的舒缩状态、皮肤的色素多少和皮下组织所含水量有关。严重贫血患者，指甲发育差，质脆、头发干枯无光泽、易脱落。

（2）神经肌肉系统表现：糖代谢是神经活动的主要能量来源，由于缺血、缺氧，患者常出现头痛、头晕、耳鸣、晕厥、失眠、怕冷、记忆力衰退及注意力不集中等症状。老年患者可有神志模糊及精神异常的表现。维生素B_{12}缺乏者尚有肢体麻木和感觉障碍。

（3）心血管系统表现：轻度贫血对心肺功能影响不明显，中度贫血者体力活动后可出现心悸、气短，这与活动时组织得不到充足氧气的供应有关。严重贫血者轻微活动甚至休息状态均可发生呼吸困难。部分患者可有下肢水肿，心脏扩大，心尖区或心底部听到柔和的收缩期杂音，心电图ST段降低，T波平坦或倒置。贫血纠正后，这些症状和体征均会消失。

（4）消化系统表现：胃肠黏膜因缺氧引起消化液分泌减少和胃肠功能紊乱，常出现食欲减低、恶心、胃肠胀气、腹泻或便秘、舌炎和口腔炎等。

（5）泌尿生殖系统：贫血时，肾血管收缩和肾缺氧，可导致肾功能变化。早期有多尿，尿比重降低及酚红排泄减少。贫血严重时可出现蛋白尿，发生急性血管内溶血时，尿色可变成浓茶色或酱油样色。月经失调（闭经）和性欲减退也很常见。

（6）其他：严重贫血时偶可发生视网膜出血。溶血性贫血患者常有黄疸与脾大。

（二）缺铁性贫血（iron deficient anemia，IDA）

由于体内用来制造血红蛋白的贮存铁缺乏，使红细胞生成减少而引起的一种小细胞低色素性贫血。它是贫血中最常见的一种。据WHO报告，成年女性发病率为20%，孕妇40%，儿童50%，成年男性10%，缺铁性贫血也是一组综合征，并非一种疾病。

1. 铁的代谢

（1）铁的分布：铁在体内分布很广，几乎遍及人体所有组织。正常成年人含铁总量，男性为50mg／kg，女性为35 mg／kg。体内铁的分布主要是在血红蛋白中，一小部分在肌红蛋白中，血浆中与转铁蛋白结合的运输中铁仅约3mg。细胞内酶所含铁仅占全身铁的0.2%。

（2）铁的来源

1）内源性：红细胞在体内破坏后，从血红蛋白分解出的铁几乎全部被利用作新生红细胞中血红蛋白合成或其他组织所需的铁。

2）外源性：每日普通饮食中所供给的铁量为15～20mg，含铁量较高的食物有海带、紫菜、黑木耳、各种动物的肝、血，其次为豆类、肉类、绿叶蔬菜、谷类。乳类及乳制品铁的含量很低。

（3）铁的吸收：普通食物中每日含铁量约10～15 mg，其中约10%被吸收。铁的吸收决定于体内贮存铁及红细胞生成速度。60岁以上的老人吸收铁的能力明显减退。食物中的铁大多是胶状氢氧化高铁，需在消化道内还原为二价氢氧化亚铁才能被吸收。胃酸可将食物中的铁游离化，使铁盐溶解度增加；维生素C等还原物质将高铁变成无机亚铁，使易于吸收。铁的吸收部位主要在十二指肠及空肠上段，一小部分在各段小肠吸收。小肠对铁吸收速度有调节作用。当体内铁的贮存消失，红细胞生成加速时以及一些病理状态如血色病、肝硬化等，铁的吸收量增多；相反，当体内储存铁过多时（血色病例外），红细胞生成减少时，或感染及胃酸缺乏等，铁的吸收减少。

（4）铁的转运铁被吸收后与血浆中运铁蛋白（属 β_1 球蛋白）结合成运铁蛋白复合体，被输送至各组织，主要是骨髓内的幼红细胞，参与血红蛋白的合成。

（5）铁的储存：铁进入人体后，除部分为机体利用外，主要以铁蛋白和含铁血黄素存在于肝、脾和骨髓等组织。当体内铁丧失或身体对铁的需要量增加时，可用贮存铁补充。

（6）铁的排泄铁的排泄极微，正常成人男性每天排泄0.5～1.5mg，女性每天排泄约1～2mg，主要是通过肠黏膜及皮肤脱落的细胞。妇女主要通过月经、妊娠和哺乳失去较多的铁。铁的排泄量与体内铁储存有关。当铁缺乏时，每天排泄量减少，体内铁过多时，排泄可增加。

2. 病因和发病机制

（1）铁丢失或消耗不多：长期小量出血（1ml血液含铁90μmol）可导致本病，在成人主要见于月经过多、溃疡病、痔出血、反复鼻出血、寄生虫感染特别是钩虫病等，以及反复腹泻、脂肪痢、胃肠道感染影响肠道对铁的吸收及增加铁的排泄。在哺乳婴儿见于对牛奶过敏、慢性失血。

（2）铁的需要量增加而摄入不足：生长发育期的儿童，生育期尤其是妊娠期及哺乳期的妇女，由于铁的需要量增加，如果饮食不注意补充，可使体内贮存铁耗尽而引起缺铁性贫血。人工喂养儿以含铁量低的牛乳、米、面为主要饮食，如未及时添加含铁丰富的副食（肉、肝、蛋黄及青菜），也易引起缺铁性贫血。

（3）铁的吸收不良：胃大部切除术后、胃空肠吻合术后、吸收不良综合征等，食物迅速通过胃至空肠，影响了铁的正常吸收。萎缩性胃炎因胃酸缺乏，不能使食物中的三价铁还原为二价铁，亦不利于铁的吸收。小肠黏膜病变、脂肪泻或肠道功能紊乱，亦可使铁吸收不良。

缺铁不仅引起血红蛋白合成减少，而且由于红细胞内含铁酶活性降低，影响电子传递系统及氧化还原等生物化学过程，导致红细胞异常，在脾内易于被破坏而缩短其生命期。缺铁所引起的临床表现除贫血及组织缺氧外，还与组织变化，体内含铁酶缺乏引起的细胞代谢功能紊乱相关。

3. **临床表现** 贫血的发生较为缓慢，早期常无明显症状或症状很轻。贫血发展到一定程度可出现明显症状，除原发病如消化性溃疡、消化道肿瘤、月经过多、钩虫病等有其特征性表现外，还可有其特有的表现。

（1）贫血的表现：常见的症状为头晕、头痛、面色苍白、乏力、心悸、眼花、耳鸣等。

（2）缺铁的特殊表现：由于缺铁时细胞内含铁酶活性下降，常引起儿童、青少年发育迟缓，体力下降，智商低，容易兴奋，注意力不集中，烦躁。少数患者有异食癖，喜吃生米、石子、头发等，严重者可引起吞咽困难或咽下梗阻感。

（3）体征：除皮肤黏膜苍白外，头发干燥，指甲扁平甚至反甲，舌乳头萎缩，舌炎，脾脏可轻度肿大。

4. **血常规** 红细胞、血红蛋白均减少，以血红蛋白减少更为明显。轻度贫血时成熟红细胞的形态无明显异常；中度以上贫血才显示小细胞低色素性特征；严重贫血时红细胞中央区明显扩大而呈环状，并可见嗜多色性红细胞和点彩红细胞增多。网织红细胞轻度增多或正常。白细胞计数和分类计数一般正常。

5. **骨髓象** 骨髓增生活跃或明显活跃；红细胞系统增生活跃，幼红细胞百分率常＞30%，使粒红比例降低；疾病早期幼红细胞形态无明显异常，中度以上时幼红细胞内血红蛋白合成不足，细胞体积减小，胞质量少，着色偏嗜碱性；粒细胞系相对减少，但各阶段细胞的比例及形态大致正常；巨核细胞系正常。铁粒幼细胞极少或消失。细胞外铁缺失。

（三）溶血性贫血

溶血性贫血（hemolytic anemia）是由于各种原因使红细胞寿命缩短，破坏增加，而骨髓的代偿造血功能不足以补偿其损耗时所引起的一种贫血，其血液学的改变特征表现为红细胞系明显的代偿性增生。下面简单介绍几种：

1. **遗传性球形红细胞增多症（hereditary spherocytosis，HS）** 这是一种家族遗传性溶血性疾病，其临床特点为程度不一的溶血性贫血、间歇性黄疸、脾肿大和脾切除能显著改善症状。血液学特征为外周血中可见到许多小球形红细胞和红细胞渗透脆性显著提高。外周血中血红蛋白和红细胞正常或轻度减低，白细胞和血小板正常。网织红细胞计数增高，最高可达92%，最低为2%，一般为5%～20%。当发生再障危象时，外周血三系均减少，网织红细胞计数降低。50%以上的HS患者MCHC增高，原因为红细胞处于轻度脱水状态，切脾不能改变。MCV可增高、正常或降低，MCH的变化与MCV一致。HS典型的红细胞形态为红细胞体积小，失去正常的双凹呈球形，细胞中央浓密而缺乏苍白区，细胞直径变短（6.2～7.0μm），但厚度增加（2.2～3.4μm），球形细胞形态与大小比较均匀一致。球形细胞仅见于成熟红细胞，有核红细胞和网织红细胞形态正常。整个血片中红细胞形态大小不均。20%～25%的HS缺乏典型的球形细胞。在重型HS，除大量球形细胞外，血涂片还可见许多棘形红细胞。蘑菇形红细胞主要见于区带3蛋白缺乏的HS。

2. 遗传性椭圆形红细胞增多症（hereditary elliptocytosis，HE） 这是一种异质性家族遗传性溶血病，特点是外周血中有大量的椭圆形成熟红细胞。目前认为HE是一组由于红细胞膜蛋白分子异常而引起的遗传性溶血病。根据不同的临床表现和分子病变，可分为四类：①普通型HE；②遗传性热变性异形红细胞增多症（hereditary pyropoikilocytosis，HPP）；③球形细胞性HE；④口形细胞性HE（又称东南亚或亚甲蓝尼西亚卵圆形红细胞增多症）。外周血成熟红细胞形状呈椭圆形、卵圆形、棒状或腊肠形，细胞横径与纵径之比小于0.78，且数量大于25%。另外，在球形细胞性HE，尚有小球形红细胞和小椭圆形细胞；在HPP，可见到大量的畸形细胞；在口形细胞性HE，有许多细胞膜僵硬的口形细胞，细胞中央有棒状分割。网织红细胞和有核红细胞形态正常。

3. 阵发性睡眠性血红蛋白尿症（paroxysmal nocturnal hemoglobinuria，PNH） 临床上主要表现为发作性血管内溶血、血红蛋白尿、全血细胞减少和血栓形成倾向等。有些患者可仅有慢性贫血，伴有中性粒细胞和／或血小板的减少，而无明显尿色的改变。约有20%～30%患者在PNH诊断前有明确再生障碍性贫血病史，30%在病程中向造血功能低下发展，但只有不到5%真正转为再障，本病易被误诊和漏诊。病情多迁延，生存期可以很长，部分患者可有自然缓解。主要死亡原因在国内是感染，在国外是血管栓塞。经异基因造血干细胞移植可获根治，但治疗风险大，正在寻求其他治疗途径。外周血中网织红细胞常增高，但往往不像其他溶血病那样明显。骨髓大都增生活跃或明显活跃，红系增生旺盛，极个别患者有某种程度的病态造血。值得提出的是，虽然PNH的骨髓增生情况较好，但做骨髓细胞培养常可发现CFU-E、CFU-GM等的集落数比正常骨髓少，说明PNH骨髓造血干、祖细胞的数量和生长能力可能不足。反映血管内溶血的有关实验应阳性，有血红蛋白尿者尿潜血及尿中含铁血黄素也应阳性。

4. 自身免疫性溶血性贫血（autoimmune hemolytic anemia，AIHA） 这是由于免疫调节机能发生变异，产生了针对自身红细胞的抗体，与红细胞膜表面抗原结合，然后活化的补体，导致自身红细胞破坏增速，或是自身抗体促进补体与红细胞的结合，使红细胞寿命缩短，从而发生溶血性贫血的一组疾病。外周血常规表现为血红蛋白减少，其程度各不相同，为正细胞、正色素性贫血，网织红细胞增多，血涂片可见到球形红细胞及有核红细胞。骨髓象提示增生活跃，以红系增生为主、粒红系比例下降或倒置。白细胞计数正常或轻度增高。血小板多为正常，少数患者伴有血小板明显减少，称为Evans综合征。冷凝集素综合征常在抽血时即发现红细胞自凝现象。

（四）失血性贫血

失血性贫血（posthemorrhagic anemia）分为急性和慢性失血性贫血。急性失血性贫血的血液学改变与溶血性贫血相似，但前者在临床上于近期内有急性大出血的病史可稽。慢性失血实质上是导致缺铁，故慢性失血性贫血的血液学改变与缺铁性贫血的变化相同。

1. 血常规　急性失血期间或刚失血后最初几小时内，由于血浆容量和细胞数成比例的丢失，血管收缩，故红细胞计数，血红蛋白和血细胞比容可无明显下降，有时反而升高。出血停止3小时后，血容量可因自身代偿和补液而逐渐得到恢复，致血液稀释而贫血得以显现，故病程早期应注意勿因贫血程度判断不准而对失血量估计不足，导致治疗的延误。出血后2~5小时，白细胞数可上升至（10~30）×10^9／L，以中性粒细胞增加为主，伴有休克和组织缺氧的患者，白细胞增高更为显著；血小板计数在出血期间可减少，但停止出血15分钟后血小板计数即迅速增高，可高出正常值，甚至达1000×10^9／L。对急性失血的最早反应的是网织红细胞从骨髓释放入血循环，与促红细胞生成素的作用有关。在瑞氏染色的外周血片上可见嗜多染性红细胞增多、大红细胞轻度增多。网织红细胞最高峰在急性失血后第8~10天，大多值为5%~15%，大致与失血量多少成正比。网织红细胞增多可使平均红细胞体积（MCV）暂时性增加，表现为轻度大细胞性贫血。出血停止3天以后，血细胞比容达最低值。此时平均红细胞体积为正常红细胞性贫血。白细胞计数一般在出血后3~5天恢复正常。出血后10~14天，外周血涂片红细胞增生的形态学改变消失。血红蛋白上升较缓慢，大约需6~8周恢复正常。网织红细胞计数持续在高水平则提示仍有出血。如白细胞居高不下可能是持续出血或出血进入体腔或并发感染。

2. 骨髓象　在失血后第2天做骨髓穿刺涂片可见到红细胞系增生活跃，粒／红比值可倒置，第5天红细胞系增生更为活跃。

（五）巨幼细胞贫血

叶酸或维生素B_{12}（VitB_{12}）缺乏或某些影响核苷酸代谢的药物导致细胞核脱氧核糖核酸（DNA）合成障碍所致的贫血称巨幼细胞贫血（megaloblastic anemia，MA）。此类贫血的幼红细胞DNA合成障碍，故又有学者称之为幼红细胞增殖异常性贫血。

根据缺乏物质的种类，该病可分为单纯叶酸缺乏性贫血、单纯维生素B_{12}缺乏性贫血及叶酸和维生素B_{12}同时缺乏性贫血。根据病因可分为：①食物营养不够：叶酸或维生素B_{12}摄入不足；②吸收不良：胃肠道疾病、药物干扰和内因子抗体形成（恶性贫血）；③代谢异常：肝病、某些抗肿瘤药物的影响；④需要增加：哺乳期、孕妇；⑤利用障碍：嘌呤、嘧啶自身合成异常或化疗药物影响等。

该病在经济不发达地区或进食新鲜蔬菜，肉类较少的人群多见。在我国，叶酸缺乏者多见于陕西、山西、河南等地。而在欧美，维生素B_{12}缺乏或有内因子抗体者多见。偏食或过长时间烹煮食品、患自身免疫病、胃肠道疾病及肿瘤等，是该病的高危因素。

叶酸是一种水溶性B族维生素，化学名叶酸，叶酸在新鲜绿叶蔬菜中含量最多，肝、肾、酵母和蘑菇中也较多。食物烹调、腌制及储存过久等均可被破坏，尤其是加水煮沸，损失量尤大。

食物中的叶酸以蝶酰多聚谷氨酸的形式存在，在小肠内被分解为蝶酰单谷氨酸始能被吸收，其吸收的部位主要在近端空肠，吸收后以N^5-甲基四氢叶酸的形式存在于血中，在维生素B_{12}的作用下去甲基成为四氢叶酸，并再结合成多谷氨酸盐贮存在于肝及血红蛋白内。成人每日约需叶酸$50 \sim 200 \mu g$，儿童、妊娠、哺乳期、感染、发热、溶血等情况下需要量增加。全身叶酸贮存量仅为$5 \sim 10mg$，又易被破坏。因此在营养缺乏时，叶酸缺乏所致巨幼细胞贫血较易出现。

维生素B_{12}也称氰钴胺，属水溶性B族维生素。主要存在于动物内脏，肝及肾中，牛肉中较多，蔬菜中含量较少。

食物中的维生素B_{12}在胃中先与R-结合蛋白结合。到十二指肠后，在胰蛋白酶参与下，与胃体壁细胞所分泌的内因子结合成维生素B_{12}-内因子复合体，在pH 7.0左右和钙离子、镁离子存在的条件下，于回肠末端被吸收。正常情况下，食物中约70%的维生素B_{12}能被吸收，当内因子缺乏时其吸收量不到2%。已吸收的维生素B_{12}随血循环被输送至肝、骨髓及其他正在增殖的细胞。部分维生素B_{12}可由胆汁排泄，其中2／3在内因子作用下，由回肠再吸收，成人每天仅需维生素B_{12} $2 \sim 5 \mu g$，人体内维生素B_{12}总量约为$4 \sim 5mg$，可供$3 \sim 5$年之用。

1. 病因和发病机制

（1）叶酸缺乏

1）摄入量不足、需要量增加：饮食中摄入不足，如烹调中破坏；婴幼儿、妊娠妇女、慢性疾病患者等需要量增加，未能及时补充。

2）肠道吸收不良：如原发或继发性小肠吸收不良综合征；长期服用某些药物，如抗癫痫药、口服避孕药等，均可抑制小肠的吸收能力。

3）叶酸利用障碍：如叶酸对抗物甲氨蝶呤，具有影响细胞摄取叶酸和抑制还原酶的作用。此外，乙胺嘧啶、甲氧苄啶等，也可抑制还原酶，影响叶酸的利用。

4）叶酸丢失过多：如进行血液透析时可使叶酸大量丢失。

（2）维生素B_{12}缺乏

1）摄入量不足，需要量增加：长期严格素食；婴幼儿、妊娠、某些疾病，如肿瘤、感染等，需要量增加未及时补充。

2）胃肠吸收障碍：内因子缺乏如恶性贫血、萎缩性胃炎、胃切除，或有抗内因子抗体存在；小肠疾患及某些药物，如对氨基水杨酸钠、新霉素、苯妥英钠的作用等，均可影响小肠内维生素B_{12}的吸收。

3）维生素B$_{12}$利用障碍：当运钴胺蛋白缺乏、异常结合蛋白存在时，可导致维生素B$_{12}$吸收转运障碍，进而影响其利用。

维生素B$_{12}$及叶酸是核酸代谢不可缺少的辅酶，缺乏时DNA的合成减少，细胞分裂周期延长，但胞浆内RNA及蛋白质的合成则不受影响，故细胞由于分裂慢而体积逐渐增大，以及核浆发育的不平衡而形成巨幼细胞。这些异常的巨幼细胞在骨髓及血液中寿命缩短，过早死亡，而产生贫血。其他组织细胞，如胃肠黏膜细胞、阴道上皮细胞也可累及，但表现不如血细胞显著。

2. 临床表现

（1）血液系统表现：起病缓慢，常有面色苍白、乏力、耐力下降、头晕、头昏、心悸等贫血症状。重者全血细胞减少，反复感染和出血。少数患者可出现轻度黄疸。

（2）消化系统表现：口腔黏膜、舌乳头萎缩，舌面呈"牛肉样舌"，可伴舌痛。胃肠道黏膜萎缩可引起食欲缺乏、恶心、腹胀、腹泻或便秘。

（3）神经系统表现和精神症状：对称性远端肢体麻木、深感觉障碍；共济失调或步态不稳；味觉、嗅觉降低；锥体束征阳性、胀张力增加、腱反射亢进；视力下降、黑蒙症；重者可有大、小便失禁。叶酸缺乏者有易怒、妄想等精神症状。维生素B$_{12}$缺乏者有抑郁、失眠、记忆力下降、谵妄、幻觉、妄想甚至精神错乱、人格变态等。

3. 血常规　属大细胞性贫血，MCV>100fl。可呈现全血细胞减少。血涂片中红细胞大小不等和大卵圆形红细胞为主。中性粒细胞分叶过多，可有6叶或更多的分叶。网织红细胞数正常或轻度增多。

4. 骨髓象　骨髓增生活跃，以红系细胞最为显著。各系细胞均可见到"巨幼变"，细胞体积增大，核发育明显落后于胞浆。巨核细胞减少，亦可见体积增大及分叶过多。骨髓铁染色增多。

（六）再生障碍性贫血

这是多种病因引起的骨髓造血干细胞衰竭及造血微环境的损伤，导致以全血细胞减少为特征的一种综合征。临床上以进行性贫血、出血及感染为特点，多发生于青壮年，男性多于女性。

1. 病因和发病机制　可分为原发性和继发性两大类。

（1）原发性（或特发性）：原因不明，占再障的半数以上，其中有的是先天性的（如Fanconi贫血），但多数无明显病因。

1）物理因素：各种电离辐射，如X线、放射性同位素等。放射线可直接损伤干细胞及损害骨髓微循环，影响干细胞的增殖和分化。

2）化学因素：化学物质及药物中有一类，只要剂量较大，就会引起再障，如苯、三硝基甲苯、无机砷，各种化疗药物，如氮芥类、蒽环类（柔红霉素、阿霉素等）及抗代谢药（阿糖胞苷、巯基嘌呤、甲氨蝶呤等）；另一类在治疗剂量下，对有些人可引起再障，较常见的有氯霉素、磺胺类药、砷剂、吲哚美辛、保泰松、苯妥英钠、硫氧嘧啶、甲巯咪唑、氯丙嗪、氯氮、金盐。有机磷农药、染发剂等在少数情况下，也可成为再障的原因。苯和氯霉素是引起再障最常见的两种化学物质及药物。氯霉素引起的再障，据国内有的报告，可占再障病因中的20%～80%。

3）感染因素：严重的细菌感染，如粟粒性结核、肺炎、伤寒、白喉等，因细菌毒素抑制骨髓造血；病毒感染，其中以肝炎（主要为病毒性肝炎）后再障最为严重，可能为肝炎病毒直接抑制骨髓、损伤干细胞或通过自身免疫产生抗干细胞自身抗体等所致；严重的寄生虫病，如黑热病、晚期血吸虫病等。

4）生物因素：肝炎病毒及其他性质尚不清楚的病毒。

5）其他疾病：如阵发性睡眠性血红蛋白尿症（PNH）后期。

本病的病理机制尚不确切。一般认为与骨髓干细胞受损、骨髓微环境缺陷及自身免疫机制有关。在有害的化学、物理、生物等因素的影响下，骨髓造血干细胞受到损伤，自身复制率低下。干细胞的减少，最终引起全血细胞减少。骨髓微环境（包括微循环和基质）是骨髓造血功能的基础（土壤），在微环境遭受破坏后，即影响到干细胞的生长发育，以致造血功能低下。同时在自身抗干细胞抗体和淋巴细胞的细胞毒的作用下，可引起干细胞的免疫损伤，而致造血功能低下。

2. 临床表现

（1）急性型：起病急，病情进展快，病程短，以感染和出血为主要表现。随病情进展，虽经输血治疗血红蛋白仍继续下降。半数病例有内脏出血。出血倾向严重，以颅内出血最为严重，可导致患者死亡。感染以败血症、口咽部感染及肺炎最为常见，多难以控制。多数患者一年内死亡。

（2）慢性型：起病缓慢，病程长，以贫血症状为主。主要表现为倦怠乏力、劳累后气促、心悸、头晕、面色苍白。随着病程的延长，各种症状逐渐加重；出血和感染较轻，肝、脾与淋巴结不肿大。

3. 血液象　全血细胞减少。贫血多属正常细胞、正常色素型；白细胞减少以粒细胞和单核细胞为主；血小板减少，其中小型者约占50%，且有形态异常；网织红细胞绝对值显著减少。但全血细胞减少情况较急性再障为轻。

4. 骨髓象　急性再障骨髓象多部位增生低下，粒细胞、幼红细胞及巨核细胞三系列均明显减少，淋巴细胞相对增多，骨髓小粒非造血细胞增多。慢性再障骨髓至少一个部位增生不良，骨髓小粒脂肪细胞增加。若要明确诊断需多次、多部位穿刺，有条件时应做骨髓活检。

5. 骨髓活检　造血组织减少，脂肪组织增加，其比值常在2：3以下。巨核细胞减少，非造血细胞增加，间质水肿及出血。

附：急性再障和慢性再障的诊断标准

1. 急性再障（AAA）亦称重型再障–Ⅰ型

（1）临床：发病急，贫血进行性加剧，常伴有严重感染和内脏出血。

（2）血常规：除血红蛋白下降较快外，须具备以下三项中的二项：①网织红细胞<1%，绝对值<15×10^9/L；②白细胞明显减少，中性粒细胞<0.5×10^9/L；③血小板<20×10^9/L。

（3）骨髓象：①多部位增生减低，粒、红、巨核三系造血细胞明显减少，非造血细胞增多，如增生活跃、需有淋巴细胞增多；②骨髓小粒中非造血细胞及脂肪细胞增多。

2. 慢性再障（CAA）

（1）临床：发病慢，贫血、感染和出血较轻。

（2）血常规：血红蛋白下降速度较慢，网织红细胞、白细胞、中性粒细胞及血小板值常较急性型为高。

（3）骨髓象：①三系或两系减少，至少一个部位增生不良，如增生良好则红系中常有晚幼红（炭核）比例增多，巨核细胞明显减少；②骨髓小粒中脂肪细胞及非造血细胞增多。

（4）病程中如病情恶化，临床表现及骨髓象与急性再障相同，称为重型再障–Ⅱ。

二、白血病（leukemia）

白血病是一种病因未明的造血系统恶性疾病，特征为骨髓及其他造血组织中白血病细胞异常增生，浸润各种组织，产生不同的症状，外周血液白细胞发生质和量的改变。

白血病为我国十大恶性肿瘤之一，占恶性肿瘤死亡率的第6位（男性）或第8位（女性），是35岁以下发病率、死亡率最高的恶性肿瘤。

在白血病类型方面，我国急性白血病多于慢性白血病（约7∶1）；急性白血病中急性粒细胞白血病（急粒）多于急性淋巴细胞白血病（急淋）；慢性白血病中，我国慢性粒细胞白血病（慢粒）多于慢性淋巴细胞白血病（慢淋）。但欧美国家与此相反，慢淋多于慢粒。

白血病可发生于任何年龄，急淋多见于儿童，慢淋多见于老年，急性非淋巴细胞白血病（急非淋）及慢粒多见于30岁以上。性别分布男性多于女性。

关于白血病的分类，一般采用以下方法：

（1）白血病基本分型：按细胞分化程度分：急性、慢性。按细胞系统分：淋巴细胞型、非淋巴细胞型、粒细胞型、单核细胞型、红白血病。

（2）按周围血常规中白细胞总数和幼稚细胞的多少分为：①白细胞增多性；②白细胞不增多性。

（3）特殊类型白血病：计有浆细胞白血病，多毛细胞性白血病，嗜酸性粒细胞白血病，嗜碱性粒细胞白血病，组织细胞性白血病，急性白血病未能分型等。

（4）按免疫学标记分类：随着单克隆抗体的应用，根据细胞的免疫学标记，把急淋分成T细胞系ALL（占20%）和B细胞系ALL（占80%）两大类。T细胞系ALL又分二型：①前T细胞型；②T细胞型。B细胞系ALL又分四型：①B细胞型；②前B细胞型；③普通型；④未分化型。免疫学分型和预后相关，应用常规的治疗方案，普通型和前B细胞型预后最好；T细胞系ALL和未分化型次之；B细胞型预后最差。由于大多数髓系细胞的单克隆抗体缺乏特异性，所以髓细胞白血病免疫学分型尚在探索中。

（5）MIC分型：由于细胞遗传学的发展，特别是高分辨分带技术的应用，发现多数急性白血病患者有染色体异常，白血病细胞对化学治疗的反应与细胞染色体核型有关。因此，细胞遗传学的改变与预后相关。把细胞形态学（M）、免疫学（I）和细胞遗传学（C）结合起来的MIC分型，将使急性白血病的分型更加完善。

人类白血病的病因至今尚不完全清楚，与白血病发生的有关因素有很多，病毒感染可能是主要因素，此外还有放射、化学、遗传和免疫等综合因素。细胞凋亡缺陷和抑癌基因p^{53}的突变在白血病的发生上也起一定作用。

（1）病毒：已经证实，引起一些动物白血病的病毒是一种C型反转录酶病毒，通过反转录酶的作用，以病毒RNA为模板，复制成DNA前病毒，后者整合到宿主细胞的DNA中而诱发恶变。人类T淋巴细胞病毒是成人T细胞白血病（ATL）及淋巴瘤的病原体，又称人类T细胞白血病病毒（HILV），已发现Ⅰ、Ⅱ、Ⅳ型。1976年日本发现了ATL，并从ATL的恶变T细胞中分离出HTV-Ⅰ病毒，从患者血清中检出HTLV-Ⅰ抗体，从而证实了HTLV-Ⅰ是诱发人类ATL的病毒病因。HTLV-Ⅰ具有传染性，可通过哺乳、输血和性生活传播。其他类型的白血病尚未证实其病毒病因，因此无传染性。

（2）放射：电离辐射有致白血病作用，一次大剂量或多次小剂量照射均可引起白血病。日本广岛和长崎遭受原子弹袭击后的幸存者中，白血病发病率比未遭受辐射的人群高30倍和17倍。强直性脊柱炎患者接受小剂量多次放射治疗，白血病发病率也较对照组高。诊断性放射线照射是否会致白血病尚无确切证据，但胎儿在母体内多次接受放射线照射可增加出生后发生白血病的危险性。

（3）化学物质：苯的致白血病作用已经肯定。抗癌药尤其是烷化剂可引起继发性白血病。氯霉素、保泰松、乙双吗啉、磺胺药等均可能诱发白血病。

（4）遗传因素：某些遗传因素与白血病发病有关。家族性白血病约占白血病的7‰。某些遗传病有较高的白血病发病率，如先天性愚型（Down综合征）约20%可发生急性白血病。

白血病的发病比较复杂，很可能是多种致病因素的作用引起遗传基因突变，致使白血病细胞株形成，通过不断增殖最终发病。免疫功能缺陷与白血病的发生有一定关系。

（一）急性白血病

急性白血病（acute leukemia）是造血干细胞的克隆性恶性疾病，白血病细胞分化停滞在较早阶段，主要为原始细胞和早期幼稚细胞，自然病程数月。主要表现为贫血、出血、感染、浸润和高代谢等。

1. 分类分型　根据法、美、英合作组的FAB分类，急性白血病主要分为急性淋巴细胞白血病（ALL）和急性非淋巴细胞白血病（ANLL）或急性髓细胞性白血病（AML）两大类。

急性髓细胞性白血病（AML）共分为7个亚型：

（1）急性粒细胞白血病未分化型（M_1）：骨髓原始细胞 I 型+ II 型在非红系细胞中≥90%，至少3%的细胞过氧化物酶或苏丹黑B染色是阳性的。此型占AML的10%~20%，年龄中位数40~50岁，仅1/3有肝、脾或淋巴结肿大。血常规大多呈红细胞及血小板减少，半数白细胞增多，1/4白细胞减少。无特殊的细胞遗传学异常，通常对化疗敏感，预后较好。

（2）急性粒细胞白血病部分分化型（M_2）：骨髓原始细胞 I 型+ II 型在非红系细胞中占30%~89%，单核细胞<20%，其他粒细胞>10%。此型占AML的30%~45%，平均年龄为30岁。常见细胞遗传学异常，其中29%~40%为t（8；21），且Auer小体常阳性。免疫表型除具髓系特点外，可伴CD_{56}及CD_{19}阳性。

（3）急性早幼粒细胞白血病（M_3或APL）：骨髓以颗粒增多的、异常的早幼粒细胞增生为主，在非红系细胞中>30%。如胞浆颗粒粗大、密集或融合，称粗颗粒型（M_{3a}）；如颗粒细小而密集，称细颗粒型（M_{3b}）；如周围血早幼粒细胞颗粒甚少或缺如，而骨髓中仍为典型的早幼粒细胞，称变异型（M_{3v}）。各型Auer小体均多见。APL占AML的5%~10%，患者常较年轻，年龄中位数30~38岁，10岁以下者罕见，欧洲、中南美洲的拉丁裔民族发病较高。90%的患者表现有继发于DIC的出血，系白血病细胞颗粒释放促凝物引起。部分患者释放促纤溶物质，致纤溶亢进而出血。但自从应用全反式维A酸（ATRA）后，出血、特别是严重出血者已少见。外周血白细胞常常减少，且大多为M_{3a}，而白细胞升高者多见于M_{3b}及M_{3v}。早幼粒细胞由于有大量颗粒，有时还伴大量柴束样的Auer小体，使细胞核观察不清，故又称为"雾细胞"。染色体17q21含有维A酸受体（RAR）α基因，而15q24是早幼粒细胞白血病基因（PML）所在的位置，95%以上的早幼粒细胞白血病发生t（15；17），所形成的融合基因有两种形式：①PML／RARa，位于$15P^+$及它的互补位置。②PML／RARa，位于$17P^-$。前者见于所有的M_3型患者，后者则见于2/3的M_3型患者。PML在15号染色体基因断裂点有3种，分别为长型、短型及变异型。长、短型皆对ATRA治疗反应好，但短型的预后仍差于长型，而变异型对ATRA敏感性差，且常伴其他的细胞遗传学异常，预后最差。APL还有非t（15；17）的其他细胞遗传学异常，如t（5；17）（NPM／RARa）、t（11；17）（PLZF／

RARa）。此两种类型的APL对ATRA耐药，预后差。

（4）急性粒-单核细胞白血病（M_4或AMMOL）：粒-单系两种细胞以不同比例同时存在于骨髓和周围血中，包括：①M_{4a}，原始和早幼粒细胞增生为主，原、幼单核和单核细胞>20%；②M_{4b}，原、幼单核细胞增生为主，原始和早幼粒细胞>20%；③M_{4c}，原始细胞既呈粒细胞系、又呈单核细胞系形态特征者>30%；④M_4E_0，除上述任一项条件者，同时存在5%~30%的细胞伴粗大而圆的嗜酸颗粒及着色较深的嗜碱颗粒，前者电镜下无中心晶体样结构。AMMOL占AML的5%~10%，年龄中位数40~45岁，肝脾及淋巴结肿大多见。外周血白细胞大多升高。其中20%~25%>100×10^9／L。CNS-L、齿龈及皮肤浸润多见。M_4E_0几乎均inv（16）（p13；q22），导致编码平滑肌肌球蛋白链基因（MYH_{11}）和编码核结合因子β单位基因（CBFβ）发生融合，即MYH_{11}／CBFβ。10%的无嗜酸细胞增多的M。也可检出MYH_{11}／CBFβ。长期临床CR的M_4E_0患者，其MYH_{11}／CBFβ仍可存在。M_4E_0易累及CNS，故必须采取预防措施，全身用大剂量阿糖胞苷可降低CNS-L的发生率。M_4E_0CR率高，预后相对较好。少数M_4型合并血嗜碱粒细胞增多，骨髓常有三系病态造血及环状铁幼粒细胞，伴t（6；9），预后差。

（5）急性单核细胞白血病（AMOL或M_5）：分两亚型。M_{5a}（未分化型）：骨髓中原始单核细胞在非红系细胞中≥80%；M_{5b}（部分分化型）：骨髓中原始和幼稚单核细胞在非红细胞中≥30%，原始单核细胞<80%。AMOL占AML的2%~10%，M_{5a}患者年龄偏小，75%<25岁。M，无特异性的染色体异常，但常累及第11号染色体，如t（11；9）、t（11；17）、t（11；19）、11q23平衡易位，与混合白血病（MLL）基因有关，MLL基因的氨基端分别和9号染色体的AF。基因及19号染色体的DNL基因融合。50%的AMOL有髓外病变，包括CNS、皮肤及齿龈等，肝脾肿大多见。CNS-L发生率为3%~22%。外周血白细胞常明显升高，10%~30%伴高白细胞血症。DIC的发生率也较高，以往仅次于APL，ATRA应用后DIC的发生率可能已跃居AML的首位。部分AMOL患者可伴有蛋白尿，甚至肾功能不全，可能与血清溶菌酶水平升高而损伤肾有关。AMOL的CR期较短，预后差。

（6）急性红白血病（M_6）：骨髓中红系细胞>50%，或红系细胞>30%，但其中15%以上为形态异常的幼红细胞，上述两种情况之一伴原粒细胞或原始单核细胞≥30%（非红系细胞计数即可），即为红白血病。幼红细胞常伴胞浆空泡、核异常及类巨幼变。M_6占AML的5%以下，年龄多≥50岁，男性多于女性，几乎均有明显的贫血及血小板减少。不少病例属继发性白血病，包括从MDS转化而来，故预后差。有报告1／3病例有骨痛，部分骨痛病例抗核抗体、类风湿因子及抗人球蛋白试验为阳性，可伴高丙种球蛋白血症。

（7）急性巨核细胞白血病（AMKL或M_7）：骨髓中原巨核细胞≥30%时，并经免疫分型或电镜血小板过氧化物酶染色阳性证实。若骨髓"干抽"，有骨髓纤维化，则需进行骨髓活检，经免疫组化证实有原始巨核细胞增多。M_7占AML的5%以下，是AML

中最少见的类型，临床表现和其他AML相似。肝脾及淋巴结肿大少见。周围血细胞常减少，但30%患者的血小板>100×10^9／L，血小板聚集功能降低。血清乳酸脱氢酶（LDH）常明显升高。部分病例放射学显示骨硬化及骨溶解，此在急性白血病中罕见。

此外，尚有一M_0亚型，外周血及骨髓中出现原始细胞，无Auer小体，过氧化物酶染色阴性，难以诊断为AML，但免疫表型检查有髓系表型，CD_{13}、CD_{33}阳性，髓过氧化物酶阳性，CD_{34}也阳性，表明白血病细胞来自髓系。细胞遗传学检查常伴$5q^-$，或$7q^-$。患者白血病细胞常有多药耐药基因表达，化疗反应较差。

急性淋巴细胞白血病（acute lymphocytic leukemia，ALL）共分3种亚型如下：①L_1：原始和幼稚淋巴细胞以小细胞（直径≤12μm）为主。②L_2：原始和幼稚淋巴细胞以大细胞（直径>12μm）为主。③L_3：原始和幼稚淋巴细胞大小较一致，以大细胞为主；胞浆量较多，深蓝色，空泡常明显，呈蜂窝状，亦称伯基特（Burkitt）性白血病。

2. 血常规　超过90%的患者在诊断时有明显血液学异常，其严重程度反映了骨髓被白血病细胞侵及的程度。80%以上的患者具有贫血，通常为正细胞、正色素性，伴有网织红细胞减少。白细胞的变异范围较大，（1~1500）×10^9／L。约50%患者发病时白细胞增高，25%患者白细胞大于50×10^9／L，提示预后不佳。20%~40%的患者粒细胞<0.5×10^9／L，此类患者易发生严重感染。血小板减少常见，3／4患者低于正常，1／3患者低于50×10^9／L。偶有患者血小板>400×10^9／L。大部分患者末梢血涂片可见数量不一的幼稚细胞。

3. 骨髓象　有核细胞的增生程度为活跃至极度活跃，以原始淋巴细胞为主，并有部分幼稚淋巴细胞，这些细胞占有核细胞的30%以上，细胞可大小不一，核浆发育不平衡。成熟淋巴细胞少见，核分裂象易见。破碎淋巴细胞多见。粒系细胞、有核红细胞和巨核系细胞增生明显受抑，比例明显减少。根据原始淋巴细胞的形态特征及其预后情况，FAB将其分为L_1、L_2、L_3三型，但在WHO新近发表的分类中已被取消，理由是L_1和L_2的形态学与免疫学、遗传学、临床特征及预后无相关性。少数患者可因骨髓白血病细胞极度增生，骨髓穿刺时呈"干抽"现象。极少数患者骨髓白血病细胞呈破碎状态，涂片显示骨髓坏死，更换部位穿刺或行骨髓活检仍可明确诊断。ALL细胞除过氧化物酶和苏丹黑B呈阴性反应外，糖原染色在多数细胞中有阳性粗颗粒，以粗块状为典型表现。

4. 免疫分型　根据白血病细胞表面不同的分化抗原，采用单克隆抗体及流式细胞仪，可以诊断ALL并将其分为不同亚型。通常分为T、B细胞系。B细胞系ALL根据B细胞发育阶段分为早B前体细胞ALL（early pre-B、pre-pre-B或pro-B，ALL）、普通细胞ALL（common ALL）、前B细胞ALL（pre-B ALL）、B细胞ALL（B-cell ALL）。早B前体细胞ALL主要表达HLA-DR、TdT、CD_{19}，有免疫球蛋白重链基因重排；普通细胞ALL特征为CD_{10}阳性，预后好；前B细胞ALL以出现胞质免疫球蛋白（cIg）为标志，B细胞ALL以出现膜免疫球蛋白（sIg）为标志，在成人及儿童中均少见，在FAB分型中通常为

L_3型。T细胞ALL在成人中占15%~25%，所有病例表达 CD_7，根据分化程度分为pre-T（早T细胞ALL）和T-ALL（T细胞ALL），部分T细胞ALL可表达CD_{10}。多数T-ALL具有T细胞受体基因重排。

多数白血病抗原缺乏特异性，因此在诊断和区分不同亚型时应采用一组单克隆抗体，至少包含一种高敏感的标志（如B细胞系为CD_{19}、T细胞系为CD_7、髓系为CD_{13}、CD_{33}）及一种高度特异性的标志（如胞质CD_{79a}对于B细胞、胞质CD_3对于T细胞、胞质髓过氧化物酶对于髓系细胞），据此可诊断99%的ALL。虽然根据免疫表型可以将ALL分为若干亚型，但有治疗意义的是在T系ALL、成熟B及其他B系ALL之间进行区别。对判断预后及指导治疗没有染色体检查更有意义。ALL可以出现髓系抗原共表达，儿童发生率为5%~30%，成人为10%~30%。髓系抗原表达与某种原始细胞遗传学改变有关，如CD_{15}、CD_{33}、CD_{65}与MLL基因重排有关。在以往的一些研究中认为有髓系表达预后不佳，但最近的研究改变了这一观点，对微小残留病的诊断具有一定意义。

5. 细胞遗传学及分子生物学　大约90%以上ALL可检出克隆性异常，最重要的是特异性染色体重排和其他结构异常，ALL特异细胞遗传学改变与不同生物学特性及预后有明显相关性，与临床表现、形态学及免疫学表型关系密切，具有重要的临床和生物学意义。

染色体倍体改变与临床密切相关。超二倍体见于25%儿童及6%成人，预后良好，相反，低二倍体预后较差。结合流式细胞仪，可以对DNA含量做更准确分析。一些特异的结构异常表型改变最具临床意义，如t（8；14），8q24的myc基因移位至14号染色体并和免疫球蛋白重链基因发生并列，重排产生了融合基因并能够转录，影响细胞增生、分化和存活，并导致细胞恶变。异常核型的类型为治疗方案的选择提供了指导，有些儿童研究单位已根据核型改变将ALL分为不同预后组并给予不同治疗。

随着分子生物学技术的发展，如PCR、FISH和原位PCR基因诊断技术，有些患者虽未发现有染色体异常，但基因诊断技术可发现异常的融合基因。如t（1；19）（q23；p13.3），如无E_2A-PBX，融合基因治疗反应好，而合并有E_2A-PBX. 融合基因则预后和疗效较差。又如t（9；22）（q34；q11）的ALL与CML形成的融合基因，其断裂位点非常接近，但由于碱基数不同，所表达的蛋白分子量也就有差别，因此用CML的探针就检测不到ALL基因异常改变。分子生物学异常的检测不仅可以佐证核型异常，且对急性白血病的诊断和治疗反应、生物学行为、预后判断、残留白血病检测也起着非常重要的作用。

FAB分型建立在细胞形态学和细胞化学，是白血病分型的基础，60%~70%白血病仅靠形态学即可分类，结合细胞化学可使分型的准确性达到89%，如加上细胞免疫表型分析则可提高至95%以上。最近提出的临床特征结合细胞形态学（morphology）、免疫学（immunology）、细胞遗传学（cytogenetics）、分子生物学（molecular biology）（MICM分型）的WHO分型将使白血病的诊断分型更科学、更精确，对于指导临床个体化治疗和判断预后具有十分重要的意义。

（二）慢性白血病

慢性白血病包括慢性粒细胞白血病和慢性淋巴细胞白血病，国内以慢性粒细胞白血病为多见。

1. 慢性粒细胞白血病　慢性粒细胞白血病（chronic myelocytic leukemia，CML）为起源于造血干细胞的克隆性增殖性疾病，以粒系细胞增生为主。突出的临床表现为脾明显肿大和粒细胞显著增高。细胞遗传学的特征为具有特异性的Ph染色体和BCR／ABL融合基因。

（1）血常规：白细胞数常＞50×10^9／L，有时可达500×10^9／L以上。约1／3患者血红蛋白<110g／L，贫血多为正细胞正色素性。血小板往往增多，有时高达1000×10^9／L，少数患者可正常或减少。血涂片检查中可见不同成熟阶段的粒细胞，以中、晚幼粒细胞阶段居多。原粒细胞<5%，原粒+早幼粒细胞≤10%，嗜酸性及嗜碱性粒细胞增多，有少量有核红细胞出现。

（2）骨髓象：骨髓增生极度活跃；粒细胞系显著增生，粒红比例明显增高，各阶段粒细胞均见增多，以中性中幼粒细胞以下阶段为主。嗜碱性粒细胞和嗜酸性粒细胞也增多，细胞大小不一，核染质疏松，核质发育不平衡，胞质出现空泡，分裂象增加等；幼红细胞增生受限制，成熟红细胞形态无明显异常；巨核细胞早期增多，晚期减少。中性粒细胞碱性磷酸酶染色积分减低或接近于零。

（3）细胞遗传学及分子生物学检查：90%以上的慢性期患者骨髓中期分裂细胞往往 Ph染色体为阳性，分带技术证明9号染色体长臂3区4带与22号染色体1区1带部分片段相互易位，即t（9；22）（q34；q11）。荧光素染色体原位杂交术（FISH）敏感性更高。提取骨髓或外周血单个核细胞的DNA，经DNA印迹法可检测到bcr基因重排，发生在5'端（b2a2）或3'端（b3a2）。若提取骨髓或血单个核细胞总RNA，经反转录聚合酶链反应（RT-PCR）术可检测到bcr／abl转录产物mRNA，是目前最灵敏而又特异的方法。

2. 慢性淋巴细胞白血病　慢性淋巴细胞白血病（chronic lymphocytic leukemia，CLL）是B淋巴细胞（占95%）恶性增生性疾病，以全身淋巴结进行性肿大为主要表现。

（1）血常规：红细胞及血红蛋白早期减少不明显，随着病情发展，多为轻度或中度贫血；白细胞数增高，多在（15～100）×10^9／L之间，淋巴细胞≥60%～75%，晚期可达90%以上，以小淋巴细胞增多为主，有时可见少量幼淋和原淋巴细胞，易见篮细胞；中性粒细胞比值减少，尤其以晚期明显，但早期粒细胞绝对计数正常或增加。血小板减少者为晚期表现，可能源于白血病细胞骨髓浸润，脾功能亢进，少数为免疫性血小板减少。

（2）骨髓象：骨髓检查对于CLL诊断不是必需的，仅在有以下指征时需做骨髓涂片和活组织检查：当淋巴细胞增多在边界数值，临床诊断有疑问时；血小板减少原因需鉴别免疫性或严重骨髓浸润所造成；不能解释的Coombs试验阳性。

骨髓增生明显活跃或极度活跃；淋巴细胞系显著增多，占40%以上，以小淋巴细胞为主，原淋及幼淋巴细胞少见；篮细胞明显增多；粒细胞系和红细胞系均减少；晚期巨核细胞减少。

骨髓活检淋巴细胞呈不同形式的浸润，其浸润类型与CLL患者预后直接相关，分别有以下几种：①骨髓间质浸润：淋巴细胞浸润呈带状，约1/3患者呈上述表现，常为早期，患者预后较好；②结节状或结节状与间质混合浸润：10% CLL患者呈结节状，25%患者呈结节状与间质浸润混合型，这两种形式预后亦较好；③弥漫浸润：25%患者淋巴细胞呈弥漫浸润，骨髓造血细胞明显减少。此型患者临床上呈进展型或侵袭性，预后较差。

（3）免疫表型：用单克隆抗体或流式细胞仪可以测定CLL患者白血病细胞表面的B或T细胞分化抗原，表面免疫球蛋白，κ或λ轻链。不但可以鉴别CLL是T或B细胞型别，而且可以与其他易与CLL混淆的B细胞来源白血病相鉴别。CLL的B细胞免疫表型通常为CD_{19}、CD_{20}、CD_{21}、CD_{23}和CD_{24}。大多数CLL其细胞表型为Ia^+，Fc受体和小鼠RBC玫瑰花结试验阳性。但通常在正常B细胞具有的标志物转铁蛋白受体、CD_{22}大多阴性。95%B细胞CLL呈CD_5^+，是诊断CLL的重要指标。CD_5^-型CLL可能其细胞来源与CD_5^+型不同，一般其细胞免疫表型CD_{22}呈阳性，细胞表面IgM高水平表达，CD_{23}弱阳性、并表达髓系标志物CD_{11b}和CD_{13}，骨髓呈弥漫性浸润，临床预后差。

T-CLL其细胞表面免疫表型为绵羊RBC玫瑰花结试验阳性，CD_2、CD_3、CD_7、CD_8或（和）CD_4阳性。在欧美白种人T-CLL仅占1%。电子显微镜观察这些T细胞均有核仁，14号及8号染色体异常，CD_7表达强阳性。临床常累及皮肤，病程进展性类似T细胞幼淋白血病。因而T-CLL是否为一小细胞型T细胞幼淋白血病的变型，尚有争议。亚洲人中T-CLL占10%~15%左右，其临床和免疫表型特点尚待研究。

三、骨髓增生异常综合征

骨髓增生异常综合征（myelodysplastic syndrome，MDS）是一组造血干细胞克隆性疾病，骨髓出现病态造血。主要表现为外周血中血细胞减少，而骨髓细胞增生增多，成熟和幼稚细胞均有形态异常。临床上出现贫血、感染或出血症状，部分患者可进展为急性白血病。

（一）FAB分型诊断标准

1. 难治性贫血（refractory anemia，RA）　血常规：贫血，偶有粒细胞减少、血小板减少而无贫血，网织红细胞减少。红细胞和粒细胞形态可有异常，原始细胞无或<1%；骨髓象：增生活跃或明显活跃。红系增生并有病态造血现象。很少见粒系及巨核

系病态造血现象。原始细胞<5%。

2. 环状铁粒幼细胞增多性难治性贫血（refractory anemia with sideroblastosis，RA-S） 铁染色显示骨髓中环形铁粒幼细胞占所有有核细胞数的15%以上，其他同RA。

3. 难治性贫血伴原始细胞增多（refractory anemia with excess of blasts，RAEB） 血常规：二系或全血细胞减少，多见粒系病态造血现象，原始细胞<5%；骨髓象：增生明显活跃，粒系及红系均增生。三系都有病态造血现象，原始细胞Ⅰ+Ⅱ型为5%~20%。

4. 慢性粒-单核细胞白血病（chronic myelomonocytic leukemia，CMMoL） 骨髓和外周血中的原始粒细胞及病态造血现象与RAEB相同，原始单核细胞<5%，血中以成熟单核细胞为主且数量>$1×10^9$/L。

5. 难治性贫血伴原始细胞增多-转化型（refractory anemia with excess of blasts in transforma-tion，RAEB-T） 骨髓中原始细胞20%~30%，余同RAEB。原始细胞包括Ⅰ型和Ⅱ型原始粒细胞。Ⅰ型：大小不等，胞质无颗粒，核染色质疏松，核仁明显，核/质比例大。Ⅱ型：胞浆中有少许嗜天青颗粒，核/质比例较小，核中位，其他同Ⅰ型。

（二）国内诊断标准

1. 骨髓中至少有2系病态造血表现。

2. 外周血有1系、2系或全血细胞减少，偶可白细胞增多，可见有核红细胞或巨大红细胞及其他病态造血表现。

3. 除外其他引起病态造血的疾病，如红白血病、骨髓纤维化、慢粒、原发性血小板减少性紫癜、巨幼细胞性贫血、再生障碍性贫血。

诊断MDS后再按骨髓及外周血原粒+早幼粒细胞的百分比进一步分RA、RAS、RAEB、RAEB-T。FAB亚型中CMMoL已为白血病，不再归入MDS。从医院临床应用来看，MDS诊断仍以应用FAB分型为宜。国内标准将原始粒及早幼粒细胞替代原始细胞Ⅰ、Ⅱ型，易使诊断中RAEB、RAEB-T所占的比例增加。

（三）WHO诊断标准

WHO基于一些病理学家的协助研究提出了MDS的诊断分型标准：①难治性贫血（RA）；②环状铁粒幼细胞增多性难治性贫血（RAS）；③难治性贫血伴原始细胞增多（RAEB）。此三型与FAB诊断标准相同，删除FAB中RAEB-T和CMMoL二型。此外又增加如下几型：④伴多系病态造血的难治性细胞减少，即指那些不伴贫血的具有二系以上病态造血的血细胞减少；⑤5q$^-$综合征：患者第5号染色体长臂缺失而不伴有其他染色体畸变。临床表现为难治性巨细胞贫血。⑥不能分类，指不能归纳入上述各型的MDS。

WHO分型主要基于病理学家的观点，与MDS临床特点联系欠紧密。如RAEB-T在WHO分型中把其归入急性白血病，但本病与常发生在老年人中急性髓细胞白血病在临床、细胞生物学特点、对于治疗反应及预后有明显不同。伴多系病态造血的难治性细胞减少，不能分类，二型缺乏临床、生物学、遗传性基础，似不能独立成型。近年来，确实在国外有一些血液学者采用WHO标准，但亦有一些从事MDS研究的血液学专家持反对意见，今后当需国内医师在应用过程中进一步研究对比，给予其正确评价。

四、浆细胞病

浆细胞病系指能分泌免疫球蛋白的单克隆浆细胞过度增生的一组疾病。血清或尿中出现过量的单克隆免疫球蛋白，或其轻链，或重链片段为特点。增生的细胞均来自B淋巴细胞。

本组疾病包括：骨髓瘤（孤立性、多发性、浆细胞白血病），原发性巨球蛋白血症，重链病，原发性淀粉样变性及未定性单克隆免疫球蛋白病。后者仅在血清中有M蛋白，并无临床症状；病程可持续良性，个别在多年后转化为骨髓瘤或巨球蛋白血症。

正常免疫球蛋白由多株（克隆）浆细胞产生，所以血清蛋白电泳显示不均一性的波形。发生浆细胞病时，因单株浆细胞异常增生，分泌一种结构均一的免疫球蛋白，或其轻链或重链片段。在蛋白电泳时出现一基底较窄的尖峰，称为M蛋白（monoclonal pro-tein）。M蛋白有三种主要类型：①分子结构相同的免疫球蛋白；②游离的 κ 或 λ 链，即本-周蛋白（Bence-Jones protein）；③某种重链片段。

多发性骨髓瘤（MM）由Rustizky于1873年首先描述其病理并定名，属造血系统肿瘤，由于主要来源于骨髓内的浆细胞，故又称浆细胞骨髓瘤。一般呈多发性，单发者罕见。本病多发于中老年，以50～60岁为多。本病属"骨痹""骨蚀"等范畴。

（一）病因和发病机制

病因尚不明确。目前认为骨髓瘤细胞起源于前B细胞或更早阶段。近年研究发现C-myc基因重组，部分有高水平的N-ras基因蛋白质表达。被激活的癌基因蛋白质产物可能促使一株浆细胞无节制地增殖。淋巴因子中白细胞介素6（IL-6）是促进B细胞分化成浆细胞的调节因子。进展性骨髓瘤患者骨髓中IL-6异常升高，提示以IL-6为中心的细胞因子网络失调可引起骨髓瘤细胞增生。

（二）临床分期

Ⅰ期：血红蛋白>100g／L；血清钙正常[<3mmol／L（<12mg／dL）]；X线图像正常或只有孤立性溶骨改变；M蛋白高生产率：IgG< 50g／L、IgA<30g／L、尿中轻链<4g／24h。细胞总量低<0.6×10^{12}／m^2。

Ⅱ期：既不符合Ⅰ期，也不符合Ⅲ期，细胞总量0.6～1.20×10^{12}／m^2。

Ⅲ期：符合下列各项之一或以上：Hb< 85g／L；钙>3mmol／L（<12mg／dl）；晚期溶骨性改变；M蛋白高生产率：IgG> 70g／L、IgA> 50g／L、尿中轻链>12g／24h。

注：Ⅰ、Ⅱ、Ⅲ期均能进一步分为：①血清肌酐< 177mmol／L（<2.0mg／dl）。②血清肌酐> 177mmol／L（<2.0mg／dl）。

（三）临床表现

本病起病缓慢，可有数月至十多年的无症状期，这与骨髓瘤细胞增殖倍增时间较长有关。此时仅表现为血沉快，不明原因蛋白尿和M球蛋白增高，称为临床前期。

1. 骨髓瘤细胞浸润骨髓、骨骼和其他组织所引起的临床症状与体征

骨痛：这是骨髓瘤突出的早期症状，开始常为间歇性隐痛，周期发作，逐渐加重发展成不能忍耐的持续性剧痛。其发生是由于骨髓瘤细胞无限制增生，侵犯骨和骨膜，引起弥漫性骨质疏松或局限性骨质破坏。常累及造血活跃的骨骼如胸骨、肋骨、锁骨、脊柱、骨盆、颅骨及长骨的骨骺端。

骨骼变形和病理性骨折：骨髓瘤细胞浸润骨骼明显时局部隆起，形成包块，发生率达90%。常在肋骨、胸骨、肩胛骨及颅骨形成有弹性的肿块，大小不一，常有轻度压痛。骨髓瘤细胞分泌的淋巴激素可以激活破骨细胞，引起溶骨性破坏。骨质破坏处可发生病理性骨折。以肋骨、锁骨骨折造成的胸部畸形及胸、腰椎负重部位的压缩性骨折较为常见。

贫血：由于骨髓瘤主要在红骨髓中，故本病贫血很常见，为首发症状。贫血多为中度，患者可出现面色苍白、气短、肝脾肿大、低热、无力及体重减轻，后期更严重。由于血小板的减少，可出现紫癜，甚至并发呼吸道及消化道大出血。最后出现恶病质。

神经系统改变：胸、腰椎的骨折，椎体滑脱或瘤体压迫均可造成脊髓或脊神经根的损伤，引起截瘫、脊神经根剧痛及感觉、运动异常等。周围神经病变常因系统性淀粉样变或肿瘤组织直接浸润或压迫神经，或因胸椎病理骨折压迫脊髓引起。

髓外浸润：易受骨髓瘤细胞浸润的器官、组织以脾、肝、淋巴结、肾脏为常见。表现为肝、脾、淋巴结肿大，肾功能损害。

2. 血浆蛋白异常引起的临床症状及体征

感染：容易发生细菌性肺炎和尿路感染，甚至败血症。病毒感染以带状疱疹多见。

高黏滞度综合征：少见。可表现为头昏、眩晕、眼花、耳鸣或突发意识障碍、手指麻木、冠状动脉供血不足、充血性心力衰竭等。

3. 出血倾向　以鼻出血和齿龈出血为多见，皮肤紫癜也可发生。

4. 肾功能损害　常为本病重要表现之一，临床表现有蛋白尿、管型尿甚至肾衰竭，为仅次于感染的致死原因。

5. 其他　在少数患者可发生淀粉样变性，主要见于舌、心脏、骨骼肌、韧带、胃肠道、皮肤、外周神经及其他内脏组织。

（四）MM的临床分类

1. **IgG型骨髓瘤**　约占MM的半数以上，并分为$IgG_1 \sim IgG_4$亚类。该型易发生感染，但淀粉样变和高血钙少见。IgG_3亚类易导致高黏滞综合征。

2. **IgA型骨髓瘤**　约占MM的25%，并分为IgA_1与IgA_2亚类。该型高血钙、高黏滞综合征和淀粉样变的发生机会较多，易造成肾功能损害，预后差。

3. IgD型骨髓瘤　占2%，轻链蛋白尿严重，肾衰竭、贫血、高钙血症、淀粉样变较常见，易转变为浆细胞白血病和髓外浆细胞瘤，生存期短，预后差。

4. IgE型骨髓瘤　仅有数例报道，极为罕见。

5. 轻链型骨髓瘤　约占10%～20%，λ轻链型居多，溶骨性病变、肾功能不全、高血钙及淀粉样变的发生率高，预后差。

6. 无分泌型骨髓瘤　约占1%，血清及尿内不能检出M蛋白，M蛋白仅存在于浆细胞内，为不分泌型；极少数浆细胞内亦不能测得M蛋白，为不合成型。此类浆细胞在形态上更加幼稚，临床上患者相对年轻，骨质破坏更加突出。

（五）特殊类型的骨髓瘤

1. 冒烟性骨髓瘤　血清M蛋白≥30g／L，骨髓涂片骨髓瘤细胞≥10%，一般均＜20%，缺乏贫血、肾功能损害、高钙血症和溶骨性病变等表现，病程维持3～5年以上不变，一般不必急于治疗。

2. 浆细胞白血病　周围血浆细胞>20%，计数>2.0×10^9／L。本病中约60%为原发性，患者较年轻，起病急，肝、脾、淋巴结肿大发生率高，血小板计数较高，而骨骼病变罕见，血清M蛋白量低，治疗反应差，用VAD方案或烷化剂治疗仅部分有效，中位生存期6个月。40%由MM转化而来者称为继发性浆细胞白血病，为MM的终末期表现。

3. 骨硬化骨髓瘤（POEMS综合征）　以多发性神经病变（polyneuropathy）、器官肿大（organomegaly）、内分泌病变（endocrinopathy）、M蛋白（monoclonal protein）和皮肤病变（skin changes）为特征。神经病变为慢性炎症性脱髓鞘，可伴有明显的运动障碍，脑神经一般不受累，自主神经系统可有改变。50%有肝大，但脾和淋巴结肿大少见。可见皮肤色素沉着和多毛症，男子乳房发育和睾丸萎缩及杵状指（趾）。常无贫血而血小板增多，骨髓内浆细胞<5%。诊断尚须依据骨硬化病灶活检中有单克隆浆细胞的存在。

4. 骨孤立性浆细胞瘤　组织学上证实骨内孤立的瘤体内含单克隆浆细胞，而其他骨骼X线摄片、MRT均无MM证据。骨髓穿刺示浆细胞<5%，仅出现少量M蛋白，随孤立病灶的治疗常可消失。部分患者可发展为MM或出现新的病灶，亦有无症状生存达10年以上者。

5. 髓外浆细胞瘤　浆细胞瘤原发于骨髓以外的部位，常见于头颈部，特别是上呼吸道如鼻腔、鼻窦、鼻咽和喉部。骨髓象、X线骨骼摄片和血、尿检查均无MM的证据。预后良好，亦有40%发展为MM。

（六）血常规

红细胞及血红蛋白不同程度减少，多属正细胞正色素性贫血，少数可呈低色素性或大细胞性，红细胞沉降率明显增快；白细胞和血小板计数正常或减少，分类计数淋巴细胞相对增高，晚期可在血片中发现个别骨髓瘤细胞，若出现大量瘤细胞，应考虑为浆细胞白血病。

（七）骨髓象

骨髓增生明显活跃或增生活跃；出现典型的骨髓瘤细胞，瘤细胞在数量及形态上相差悬殊，一般占有核细胞的5%以上，多者可达80%~95%以上，部分患者，特别在病程早期，骨髓瘤细胞可呈灶性分布，单个部位骨髓穿刺不一定检出骨髓瘤细胞，此时应做多部位骨髓穿刺或骨髓活检，方可发现瘤细胞，瘤细胞易位于涂片尾部，应注意仔细查找；粒系、红系及巨核系细胞的比例随骨髓瘤细胞百分率的高低而不同，可轻度减少或显著减少。

骨髓瘤细胞的形态与浆细胞系的细胞形态相似：细胞大小不一，一般较大，呈明显的多形性（圆形、椭圆形或不规则形），胞核圆形或椭圆形、偏位，核染质细致疏松，有时凝集成块；核仁1~2个，大而清楚。多核瘤细胞常见；胞质量丰富，呈不透明灰蓝色、蓝色或深蓝色，核周无淡染区，无颗粒或有少量嗜天青颗粒，常见小空泡。因瘤细胞分泌的免疫球蛋白不同，胞质中可能出现红色粗大包涵体（Rusell小体），有时红色物质充满胞质，使胞质边缘呈火焰状（火焰状细胞），或胞质中充满大量淡蓝色小空泡（Mott细胞），或形似葡萄状的大空泡（葡萄状细胞）。

在透射电子显微镜下，瘤细胞的显著特征是内质网的增多和扩大，高尔基体（Golgi）极为发达。扩大的粗面内质网内含无定型物、椭圆形小体，这些物质与血清中M蛋白有关。发达的高尔基体内含致密小体和空泡。线粒体也增多、增大，嵴丰富。常可见到胞质内有空泡、Rusell小体、结晶体、包涵体。胞核大而圆，常偏于一侧，核染色质较粗，核仁大而多形化，有时可见核内包涵体。核与胞质发育成熟程度不成比例是瘤细胞在透射电子显微镜下的重要特征。应用抗免疫球蛋白的重链抗体和抗免疫球蛋白的轻链抗体，进行免疫荧光法检查，可发现骨髓瘤细胞呈阳性，但仅含有1种重链和1种轻链，与其血清中M蛋白的重链、轻链类型一致。

五、恶性淋巴瘤（maligant lymphoma，ML）

恶性淋巴瘤是一组起源于淋巴结或其他淋巴组织的淋巴细胞或组织细胞的恶性肿瘤。淋巴瘤的病因至今尚不清楚，目前认为本病与病毒感染有关。恶性淋巴瘤包括霍奇金病及非霍奇金淋巴瘤两大类：

（一）霍奇金病（Hodgkin disease，HD）

霍奇金病是淋巴结或其他淋巴组织中的淋巴细胞发生恶性增生而引起的淋巴瘤。本病的首发临床症状往往是进行性和无痛性淋巴结肿大，首先以颈部最为常见，其次是腋下，部分患者出现不明原因的持续性或周期性发热，此常与腹膜后淋巴结群受累有关。皮肤瘙痒是本病的重要皮肤表现，多见于年轻女性患者。此外，常有肝、脾肿大。

1. 病理学检验　淋巴结穿刺或活检取材，制成涂片、印片或切片，经HE或瑞氏染色后，于显微镜下观察细胞形态，典型病例可找到特异的Reed-Sternberg（R-S）细胞。R-S细胞为巨大的双核细胞，胞体大，直径约$30 \sim 50\mu m$，最大可达$100\mu m$，细胞呈圆形、椭圆形、肾形或不规则形。胞核较大，直径$15 \sim 18\mu m$，呈圆形、分叶状或扭曲状，大多为2个，也有单个或多个者。呈对称性双核者，称为"镜影核"，核膜清晰，核仁1至多个，大而明显，染色质呈颗粒状或网状，胞质较为丰富，染蓝色或淡蓝色，有不规则的胞质突起，无或有少数天青胺蓝颗粒。典型的R-S细胞在霍奇金病的诊断上有重要意义，但是，若病理组织学已证实其他条件也符合，而缺乏R-S细胞，此时结合临床亦可做出霍奇金病的诊断。

2. 血常规　部分霍奇金患者有轻度到中度的贫血，可为正细胞正色素性，或小细胞低色素性。白细胞、血小板一般正常。但是，疾病晚期，尤其病变浸润骨髓后，可发生全血细胞减少，也有中性、嗜酸性粒细胞及淋巴细胞增多。

3. 骨髓象　多为非特异性改变。若骨髓穿刺涂片找到R-S细胞对诊断有重要意义，但阳性率不高，骨髓组织活检，可将阳性率提高至$9\% \sim 22\%$。

（二）非霍奇金淋巴瘤（non-Hodgkin lymphoma，NHL）

非霍奇金淋巴瘤是另一种类型恶性淋巴瘤。临床表现与霍奇金病相似，但原发淋巴结外的病变较多见，累及胃肠道者较霍奇金病为多，首先是小肠，其次是回肠及胃，结肠较少。

1. 病理学检验　非霍奇金淋巴瘤需依赖组织病理学诊断：淋巴细胞型的形态多样化，分化良好的肿瘤性淋巴细胞与"成熟"的小圆形淋巴细胞相似，胞体小，多呈圆形或卵圆形，胞质量少，胞核圆，有凹陷、切迹、不规则。核染色质呈粗颗粒状，分布不均匀，多无核仁。分化不良者，以原淋及幼淋细胞为主的瘤细胞胞体较大，呈圆形或椭圆形，常有凹陷、切迹、分叶、折叠、结节及花瓣状等畸形。核仁$1 \sim 2$个，染色质常凝集，呈粗颗粒状，分布较均匀。胞质染深蓝色或浅蓝色，胞质量增多。组织细胞型，即所谓的"网状细胞肉瘤"，以肿瘤性组织细胞为主。其特征是胞体大小不等，直径$15 \sim 25\mu m$，呈多形性如圆形、椭圆形、锤形及不规则形等。核形多样化如圆形、椭圆形、不规则形，胞核有凹陷、切迹、扭曲、折叠、多叶或双核等。核染色质疏松呈网状，分布均匀或不均匀，核仁1至多个，亦可隐约不显。核分裂象较多见。胞质较丰富，着色浅蓝或灰蓝，常不均匀，可有小空泡或紫红色颗粒出现。混合细胞型：兼有淋巴细胞及组织细胞型特征。未分化型瘤细胞形态较为特殊。

2. 血常规和骨髓象　白细胞数多正常，淋巴细胞可增多。约20%淋巴肉瘤病例在晚期可并发白血病，此时血常规及骨髓象类似急淋。约5%的组织细胞型淋巴瘤也可并发急性组织细胞或单核细胞白血病。

六、骨髓增生性疾病

（一）真性红细胞增多症（polycythemia vera，PV）

真性红细胞增多症简称真红，是一种克隆性的以红细胞异常增殖为主的慢性骨髓增生性疾病。其外周血总容量绝对增多，血液黏滞度增高，常伴白细胞和血小板升高，脾大，病程中可出现出血、血栓形成等并发症。临床特征有皮肤黏膜红紫、肝脾大及血管性与神经性症状，起病隐袭，病程进展缓慢。发病高峰年龄集中在50～60岁，因此是一种中老年性疾病。男性患病稍多于女性。

本病的病因和发病机理仍不清楚，目前认为红细胞增多是红细胞生成增多的结果，而并非红细胞寿命延长所致。研究证明红细胞生成素在本病并无增多，提示红细胞的增生与造血干细胞的异常有关，认为患者骨髓除正常红系统定向干细胞外，还有一种异常干细胞克隆，其特点是增生速度比正常快，对红细胞生成素不敏感，不会因红细胞增多而起反馈抑制作用，结果使红细胞不断增生，血容量增多，血液黏稠比正常增高5～8倍。

患者多为中年或老年，男性多于女性。起病缓慢，可在病变若干年后才出现症状。有的在偶然查血时才被发现。因血容量增多，血液黏滞度增高，导致全身各脏器血流缓慢和组织缺血。早期可出现头痛、眩晕、疲乏、耳鸣、眼花、健忘等类似神经症症状。以后有肢端麻木与刺痛、多汗、视力障碍、皮肤瘙痒及消化性溃疡症状。本病嗜碱性粒细胞也增多，嗜碱颗粒富有组胺，大量释放刺激胃腺壁细胞，可导致消化性溃疡，刺激皮肤有明显瘙痒症。由于血管充血、内膜损伤以及血小板第3因子减少、血块回缩不良等原因，可有出血倾向。约半数病例有高血压。Gaisbock综合征指本症合并高血压而脾不大。当血流显著缓慢，尤其伴有血小板增多时，可有血栓形成和梗死。血栓形成最常见于四肢、肠系膜、脑及冠状血管。严重时出现瘫痪症状。

患者皮肤和黏膜显著红紫，尤以面颊、唇、舌、耳、鼻尖、颈部和四肢末端（指、趾及大小鱼际）为甚。眼结膜显著充血。患者常有肝大，大多为轻度。后期可导致肝硬化，称为Mosse综合征。患者多有脾大，大多较明显，可发生脾梗死，引起脾周围炎。

高尿酸血症可产生继发性痛风、肾结石及肾功能损害。

1. **血常规** 红细胞数多在（6～10）×10^{12}／L。血红蛋白在180～240g／L。红细胞压积在55%～80%。红细胞形态多数正常，或有轻度大小不均与异形。嗜碱性点彩和嗜多染性红细胞增多，常有少量幼红细胞，如无失血现象，网织红细胞不增多。约半数以上白细胞在（12～20）×10^{12}／L。粒细胞核左移，偶尔出现1%～2%中及晚幼粒细胞。白细胞碱性磷酸酶显著增高，嗜碱性粒细胞增加，约有半数患者血小板增多，大多在（100～1500）×10^9／L。血中偶见巨核细胞。

2. 骨髓象　增生活跃或明显活跃，粒、红、巨核系细胞尤以幼红细胞为甚，粒与幼红细胞比例下降，巨核细胞形态较大。铁染色显示骨髓内贮存铁减少。活检可见到骨髓脂肪被造血组织代替，网状纤维染色可能显示骨髓纤维组织增生。

3. 其他　染色体检查少数可见非整倍体、超二倍体、亚二倍体和多倍体等非特异性改变。以C组最为明显。经化疗或放疗后，上述变异就更为明显，未经治疗者，血清维生素B_{12}及维生素B_{12}结合力均增高。红细胞内谷草转氨酶、6-磷酸葡萄糖脱氢酶、己糖激酶、血清溶菌酶、血及尿中组织胺均升高。

（二）原发性血小板增多症（primary thrombocythemia，PT）

原发性血小板增多症亦称特发性血小板增多症、出血性血小板增多症，为多能干细胞克隆性疾病。其特征是血小板水平显著持续性增多而功能异常，有出血及血栓形成倾向，常有脾大为其特征。

起病缓慢，表现不一致。轻者长期无症状，或仅有疲劳、乏力，偶尔发现血小板增多或脾大被确诊。大多数患者有出血或血栓形成症状。以出血常见，多见于胃肠道、齿龈和鼻出血，女性月经过多；淤点、淤斑较少见。静脉血栓形成多见于四肢，表现手足发麻、发绀、肿胀、间歇性跛行。动脉血栓形成引起指（趾）疼痛或坏疽；若血栓在肠系膜或脾中形成表现为急性腹痛。约80%的患者有脾大。

1. 血常规　血小板多在（1000~3000）×10^9／L，涂片中血小板聚集成堆，大小不一。有巨型血小板，偶见巨核细胞碎片。血小板聚集试验异常，1／3患者的血小板对胶原、ADP及花生四烯酸诱导的聚集反应下降。对肾上腺素反应消失是原发性血小板增多症的特征性表现。血小板第3因子活性异常。白细胞增多，常在（10~30）×10^9／L。中性粒细胞碱性磷酸酶活性增高。出血时间、凝血酶原消耗试验及血块回缩等可异常。

2. 骨髓象　有核细胞显著增生，巨核细胞增生尤为明显，原始幼巨核细胞也增多，并有大量血小板形成。中性粒细胞碱性磷酸酶活性增加。

（三）原发性骨髓纤维化症（primary myelofibrosis）

此为病因不明的骨髓弥漫性纤维组织增生，常伴有髓外造血（或称髓外化生），首先在脾，其次在肝、淋巴结等。脾显著增大，幼粒—幼红细胞性贫血，出现泪滴样红细胞以及不同程度的骨质硬化，骨髓常干抽，骨髓活检证实纤维组织增生是其特点。

原因尚未清楚。目前多数认为是在某些原因的刺激下，使骨髓的正常调节机能发生紊乱，造血多能干细胞的分化发生异常，向成纤维细胞及骨母细胞的方向分化增殖的结果。

多见于40岁以上，起病缓慢，开始多无症状或症状不典型，如乏力、体重下降、食欲减退及左上腹疼痛等。偶然发现脾大而确诊。主要症状为贫血和由脾大而引起的压迫症状。此外，可有代谢增高所致的低热、出汗、心动过速。少数有骨骼疼痛和出血。严重贫血和出血为本症的晚期表现。少数病例可因高尿酸血症并发痛风及肾结石，也有合并肝硬化者。巨脾是本病的特征，质多坚硬，表面光滑，并无触痛。因肝及门静脉血栓形成，可导致门静脉高压症。

1. 血液　贫血属正细胞正色素性，外周血有少量幼红细胞。成熟红细胞形态大小不一，有畸形，常发现泪滴形或椭圆形红细胞，有辅助诊断价值。网织红细胞通常在 $0.02 \sim 0.05$，白细胞数增多或正常，但很少超过 50×10^9 / L 以上，以成熟粒细胞为主，中幼及晚幼粒细胞可达 $10\% \sim 20\%$，甚至出现少数原粒及早幼粒细胞。贫血明显者可伴有白细胞减少，可见巨核细胞碎片和巨型血小板，血小板功能也不正常。约 70% 患者的中性粒细胞碱性磷酸酶活性增高。血尿酸增高，无 Ph 染色体。

2. 骨髓涂片及活检　活检可见骨髓中大量纤维组织增生是确诊本病的主要依据。骨髓涂片的造血细胞，在早期可呈现增生，但晚期多表现增生正常或低下。

3. 组织化学检查　约有 2 / 3 的慢性病例，粒细胞碱性磷酸酶活性增高而急性型则活性正常。

4. 染色体　约半数患者组显现三体性异常。

七、白细胞减少症和粒细胞缺乏症

外周血白细胞持续低于 4.0×10^9 / L 时，称为白细胞减少症（leukopenia），其中主要是粒细胞减少，当粒细胞绝对值低于 1.8×10^9 / L 时称粒细胞减少症（granulocytopenia），粒细胞中虽包括中性、嗜酸性和嗜碱性粒细胞，但以中性粒细胞占绝大多数，故粒细胞减少症实际上是中性粒细胞减少症（neutropenia）。当白细胞计数低于 2.0×10^9 / L，中性粒细胞绝对值低于 0.5×10^9 / L 时称粒细胞缺乏症（agranulocytosis）。

（一）病因和发病机制

外周血中白细胞中的 60% ~ 70% 为粒细胞，故在多数情况下，白细胞减少也是由粒细胞减少所致。粒细胞减少和缺乏的病因和发病机制大致相同，有以下几种可能。

1. 生成减少　粒细胞在骨髓中生成，原粒、早幼粒及中幼粒都具有分裂、增殖的能力。各种微生物、放射性物质、化学毒物（苯、二硝基甲苯等）、抗癌药、氯霉素、磺胺类药、氨基比林、抗甲状腺药物等均能影响粒细胞代谢，使去氧核糖核酸合成受阻，粒细胞生成减少。当恶性肿瘤细胞浸润骨髓时，粒细胞亦因生成障碍而减少。

2. 破坏增加　在正常情况下，部分粒细胞贮存在骨髓中，成为储备池。当血液或组织中粒细胞破坏超过了自骨髓内的释放数，骨髓虽呈代偿性增生活跃，但贮存池细胞呈明显耗竭状态。粒细胞破坏过多的原因是由于自身免疫性疾病，血清中的白细胞抗体或白细胞凝集素，使粒细胞寿命缩短。此外，亦见于急性感染、败血症和慢性炎症、脾功能亢进等。

3. 分布异常　正常情况下，约有 55% 的粒细胞在血循环中运行，构成循环池。由于外周循环池中的粒细胞大量转移到外周边缘池，聚集于血管壁上，而循环池的粒细胞则相对减少，但骨髓增生正常，白细胞寿命亦无变化，故称为假性粒细胞减少或转移性粒细胞减少。见于疟疾、异体蛋白反应、内毒素血症等。

4. 混合因素　某些疾病造血组织受损与外周血的粒细胞破坏过多可同时存在。可见于恶性组织细胞病、白血病及败血症等。

5. 其他　慢性特发性中性粒细胞减少症，病因未详；家族性慢性白细胞减少症，是一种较良性的白细胞减少，与遗传有关；周期性粒细胞减少症可能因骨髓干细胞的周期性生长抑制，致生成障碍，骨髓中的中性粒细胞贮备缺乏，甚至缺失。发病周期一般为3周左右（15～45天）。

（二）临床表现

1. 白细胞减少症　一般无特殊症状，隐匿起病，多表现一些非特异性症状，如头晕、乏力、四肢酸软、食欲减退、低热等。有些患者容易发生上呼吸道感染、中耳炎、支气管炎、肺炎和泌尿系统感染等，也有并无症状，仅于体检时才被发现。

2. 粒细胞缺乏症　起病急，常突然寒战或畏寒、高热、头痛、关节痛、极度乏力、神志障碍等全身症状严重。常伴有急性咽喉炎、化脓性扁桃体炎、牙龈溃疡、肺炎、直肠炎、肛周脓肿和败血症等严重感染。颌下及颈淋巴结肿痛，少数可有肝脾大和黄疸。本症常由药物或化学毒物引起，预后凶险，可死于感染中毒性休克。

3. 血常规　红细胞及血小板计数正常。

白细胞减少症：白细胞计数减低，多数在（2.0～4.0）×10^9／L，细胞形态无异常，细胞质中偶见中毒颗粒，白细胞分类计数可正常。

粒细胞缺乏症：白细胞总数低于$2.0×10^9$／L，粒细胞绝对计数常在（0.5～1.0）×10^9／L，可低于$0.2×10^9$／L，甚至缺如。胞浆中可见中毒颗粒，细胞质细胞核内可出现空泡。

4. 骨髓象　白细胞减少症常无改变，或出现轻度成熟障碍。粒细胞缺乏症可出现粒系受抑制现象，粒系幼稚细胞减少或成熟障碍。红细胞及巨核细胞系常无改变。

八、脾功能亢进（hypersplenism，简称脾亢）

脾亢是一组临床病理综合征。以脾明显肿大、单项或多项血细胞减少为主要特征，骨髓一系或多系造血细胞相应增生，脾切除后血常规常迅速基本恢复。根据病因明确与否，脾亢又分为原发性和继发性两大类，临床上所见的脾亢大多属于继发性。

1. 血常规　各种血细胞有程度不一的减少，除溶血引发的脾亢外，通常最早发生在血小板和（或）白细胞减少，至晚期才有红细胞及血红蛋白减少，出现全血细胞减少。血细胞减少和脾肿大程度间可不成比例，有时更和原发病的病情有关。当红细胞在脾内破坏增加时，作为代偿，外周血网织红细胞可增多，但由于网织红细胞在脾内较成熟红细胞更易被阻留，故仅轻度增多。

2. 骨髓象　骨髓造血细胞增生活跃或明显活跃，外周血中减少的血细胞系列，在骨髓常呈显著的增生。部分患者可同时出现成熟障碍，主要累及粒细胞系和巨核细胞系，如分叶核细胞减少，巨核细胞形成血小板者少见，此可能和成熟的粒细胞及血小板释放过多有关。

九、传染性单核细胞增多症（IM）

传染性单核细胞增多症是感染引起的以淋巴细胞（属单个核细胞范畴）增多为主要特征的急性临床综合征。

实验室检查：外周血白细胞总数高低不一，多数正常或轻度增高，一般不超过 $20 \times 10^9 / L$。但少数患者可达 $20 \times 10^9 / L$。病程早期中性分叶核细胞增多，此后各种单个核细胞增多，常 > 50%，其中部分为正常淋巴细胞和单核细胞，部分为异型淋巴细胞，患者在病程第4~5天开始出现，第7~10天达高峰，大多数 >20%，1~2个月后逐步消失：少数患者始终不出现异型淋巴细胞。异型淋巴细胞根据形态可分为三型：Ⅰ型（泡沫型），该细胞大小与普通淋巴细胞相似。核为卵圆或肾形，染色质呈粗条索状或块状，与副染色质区分不明显，外观模糊不清，无核仁。胞质量多，深嗜碱性并含有空泡，可见嗜天青颗粒；Ⅱ型（不规则型），细胞较Ⅰ型大，核形态不规则，染色质呈粗条索块状，无核仁。胞质丰富，不规则，弱嗜碱性，不含空泡，可有少数嗜天青颗粒，外形有伪足；Ⅲ型（幼稚型），该型细胞类似原始淋巴细胞，大小与Ⅱ型相似。细胞核形态幼稚，染色质如细网状，可见1~2个核仁，胞质量多，强嗜碱性，有多个空泡。临床上常见Ⅰ、Ⅱ型。异型淋巴细胞也可见于其他病毒感染，但百分比一般在5%以下：异型淋巴细胞的性质现已证实主要为多克隆T淋巴细胞，少数为B淋巴细胞，其过氧化物酶和碱性磷酸酶染色未阴性。其中又以 CD_8^+ T细胞为主，部分为 CD_4^+ T细胞和胍细胞。NK细胞绝对值升高，但其功能下降，并持续至病程数周后恢复。异常的 CD_8^+ T细胞表面表达T细胞的活化标志 CD_{45} RO和IL-2受体。约90%的EBV感染的IM患者在病程的7~21天血中出现嗜异性抗体，可与其他病原鉴别。

十、血小板减少性紫癜

（一）原发性血小板减少性紫癜（idiopathic thrombocytopenic purpura，ITP）

这是一种自身免疫性疾病，也有称为免疫性血小板减少性紫癜。其特点为患者体内产生抗血小板抗体，致使血小板寿命缩短，破坏过多，而骨髓中巨核细胞增多，但巨核细胞的成熟及产血小板的功能则受抑制。临床上分为急性型和慢性型，急性型多见于儿童，慢性型好发于青壮年女性。

1. 血常规　血小板数量减少程度不一，且可有形态异常，如体积增大、形态特殊、颗粒减少、染色过深。除非大量出血，一般无明显贫血和白细胞减少。

2. 骨髓象　骨髓增生明显活跃，儿童患者有时呈极度活跃；红系和粒系细胞增生活跃，细胞比例及形态一般无明显异常；巨核细胞数增多或正常，但胞质中颗粒减少、嗜碱性较强，产板型巨核细胞减少或缺乏，胞质中出现空泡、变性。少数病程较长的难治性ITP患者的巨核细胞数量减少，可能与抗血小板抗体等因素对巨核细胞的抑制作用有关。

（二）继发性血小板减少性紫癜（secondary thrombocytopenic purpura, STP）

这是指有明确的病因或在某些原发病的基础上发生的血小板减少伴随临床出血症候群。它不是一种独立性疾病而是原发病的一种临床表现。其临床特点：由引起血小板减少的原发性疾病的临床表现，有类似ITP的皮肤、黏膜和内脏的出血倾向。

检验：除CFT阳性、BPC减少和BT延长外，可有血块收缩和凝血酶原消耗试验不佳。骨髓象随病因不同而异：再生障碍者，巨核细胞减少；破坏加速和分布异常者，巨核细胞增多；与免疫因素相关者（如SLE等），PAIg增高和血小板寿命缩短。

第四节　血细胞化学染色

一、过氧化物酶染色

（一）原理

血细胞中的过氧化物酶（peroxidase，POX）能分解底物过氧化氢（H_2O_2）产生出新生态氧，进而使无色的联苯胺氧化为蓝色的联苯胺蓝。

（二）结果判断

1. POX主要存在于髓系细胞胞质中。原粒细胞常呈阴性反应，从早幼粒细胞阶段起呈阳性反应，细胞愈成熟POX反应愈强。中性粒细胞阳性率常>98%，积分值在350~400。嗜酸性粒细胞强阳性，嗜碱性粒细胞阴性。

2. 原单核细胞一般呈阴性反应，幼单核细胞和单核细胞呈弱阳性反应。

3. 淋巴细胞、巨核细胞及各阶段幼红细胞均呈阴性反应。

（三）临床意义

主要用于急性粒细胞白血病和急性淋巴细胞白血病的鉴别。急性粒细胞白血病呈强阳性反应；急性淋巴细胞白血病呈阴性反应。但急性单核细胞白血病可呈弱阳性或阴性反应。

二、苏丹黑B（SB）染色

（一）原理

苏丹黑B（sudan black B，SB），是一种能溶解于脂肪中的色素，因此可使细胞内的中性脂肪、磷脂和类固醇着色，着色后即使用脂溶剂如丙酮也不能使其脱色。

（二）结果判断

阳性结果为棕黑色颗粒，定位于胞浆中。

（三）临床意义

SB染色在血细胞中的结果与POX染色所见的结果相似，因此有助于急性白血病细胞分类的鉴别。SB染色灵敏度比POX高，即使较早的原粒细胞有时也能显示阳性反应。

三、中性粒细胞碱性磷酸酶（NAP）染色

（一）原理

血细胞内碱性磷酸酶（alkaline phosphatase）在碱性环境中可水解底物 α-磷酸萘酚钠，释放出 α-萘酚与磷酸钠，后者能偶联重氮盐从而形成有色染料而沉着胞浆中，通过显微镜观察中性粒细胞了解其碱性磷酸酶活性程度。

（二）参考值

健康成人一般的中性粒细胞碱性磷酸酶积分值为13～130。但各个实验室因选用不同的重氮盐和不同批号而异，故各实验室应建立自己的参考值。

（三）临床意义

1. NAP增高见于严重的化脓性感染、类白血病反应、真性红细胞增多症、骨髓纤维化、急性淋巴细胞白血病。慢性粒细胞白血病急性变、多发性骨髓瘤、恶性淋巴瘤、再生障碍性贫血及原发性血小板减少性紫癜等。

2. NAP减低见于慢性粒细胞白血病、急性粒细胞白血病、PNH及恶性组织细胞病等。

3. NAP可用于下列疾病的鉴别诊断：①慢性粒细胞白血病与类白血病反应的鉴别；②PNH与再生障碍性贫血的鉴别；③急性淋巴细胞白血病和急性粒细胞白血病的鉴别。

（四）注意事项

1. 涂片应新鲜，厚薄适宜，及时固定。
2. 染色液应新鲜配制。
3. 每次染色时，最好同时做1份化脓性感染患者血涂片做阳性对照。同时报告待检者和对照者阳性细胞率和积分值。

四、酸性磷酸酶（ACP）染色

（一）原理

在酸性条件下（pH值4.9），细胞中的酸性磷酸酶（acid phosphatase，ACP）将试剂中的甘油磷酸钠水解，释放出磷酸根，与铅作用生成磷酸铅，再与硫化铵作用，生成黑色硫化铅沉淀定位于细胞酶活性存在处。

（二）结果判断

凡有紫红色颗粒者为阳性。

（三）临床意义

1. 协助诊断毛细胞白血病。毛细胞常表现为中度阳性至强阳性，而且具有抗L（+）酒石酸抑制的特征（TRAP）。
2. 区别淋巴细胞的类型。T淋巴细胞经ACP染色常为阳性，因此在约86%的急性T淋巴细胞白血病患者中有90%～99%白血病细胞为阳性。B淋巴细胞白血病ACP染色常为阴性。
3. 鉴别其他细胞。鉴别浆细胞、骨髓瘤细胞（阳性或强阳性）与淋巴细胞（阴性或弱阳性）；传染性单核细胞增多症中异常淋巴细胞（阳性）与正常淋巴细胞（阴性或弱阳性）；高雪（Gaucher）细胞（强阳性）与尼曼-匹克（Niemann-Pick）细胞（阴性）。

（四）注意事项

以前ACP染色硫化铅法，其产物是棕色或棕黑色颗粒。

五、糖原染色（PAS法）

（一）原理

高碘酸（periodic acid）能将细胞内的糖原的乙二醇基的羰键打开氧化成二醛基，后者与雪夫液（Schiff液）作用，使无色品红变成紫红色染料而沉积于含糖原的位置。

（二）结果判断

胞浆中有红色（或紫色）颗粒者为阳性。其判断标准随细胞不同而异。

有核红细胞判断：

"0"胞浆中无红色颗粒。

"+"胞浆中有少数分散阳性颗粒或是呈浅红色，但应比正常红细胞染色深。

"++"胞浆中有1或2个浓的颗粒环，或胞浆呈中等度弥散的红色。

"+++"胞浆中有较粗的颗粒直至小块或大块红色物质。

淋巴细胞判断：

"0"胞浆内无红色颗粒。

"+"胞浆中有一圈PAS阳性颗粒。

"++"胞浆中有两圈PAS阳性颗粒。

"+++"胞浆中有三圈PAS阳性颗粒。

"++++"胞浆中有红色大团块形成。

（三）临床意义

1. 协助红血病、红白血病的诊断与其他类型贫血的鉴别　幼红细胞出现PAS强阳性反应可见于红血病和红白血病、部分严重的缺铁性贫血、重型地中海贫血及一些铁粒幼细胞性贫血。一般认为如能排除后3种疾病而幼红细胞PAS反应强阳性者提示红血病和红白血病的诊断。

2. 有助于鉴别急性白血病的类型　在急性白血病细胞中，若PAS反应呈粗颗粒，甚至大块状，而其胞浆背景又清晰者，以急性淋巴细胞白血病（L_1、L_2型）的可能最大；若PAS反应呈弥漫性阳性而胞浆边缘或伪足处阳性颗粒明显较粗，同时阳性率和积分值又较高者，以急性单核细胞白血病可能性较大；急性粒细胞白血病细胞中PAS反应一般较弱。

3. 鉴别细胞　帮助鉴别Reed-Sternberg细胞（阴性或弱阳性）与不典型巨核细胞（强阳性）；高雪细胞（强阳性）与尼曼-匹克细胞（阴性或胞壁有些阳性）；正常淋巴细胞（阴性或弱阳性）与慢性淋巴细胞白血病、淋巴肉瘤细胞（一般为阳性或强阳性）。

（四）注意事项

1. 过碘酸的质量要保证，过碘酸氧化时间以15~20分钟为宜。时间过短，氧化不足，时间过长也可出现假阳性或假阴性。

2. Schiff液中偏重亚硫酸钠的浓度也较重要。配制时器具必须十分清洁干燥。药用炭可以多加，以便吸附红色。

3. 染色时间和温度应相对恒定。

4. 染好的涂片不能久置，应及时检查，一般8天左右即逐渐褪色。

5. 报告阳性率与积分值时其计算法与NAP相同。

六、酯酶染色

酯酶（esterase）的细胞化学染色方法很多，目前使用特异性酯酶（specific esterase，SE）染色、中性非特异性酯酶染色、酸性非特异性酯酶染色、碱性非特异性酯酶染色。

细胞中酯酶能水解合成的底物萘酚酯（一种萘的衍化物）而释放出萘酚，并迅速与重氮盐偶联，结果在酶活性部位有明亮色彩的沉淀物出现。

固定液和操作：以下所有固定方法均相同。

固定液　将37%甲醛液25 ml、丙酮45 ml和磷酸盐缓冲液30ml（内含 Na_2HPO_4 20mg 及 KH_2PO_4 100mg）混匀，最终pH值约为6.6。血片或骨髓片最好及时固定。可将涂片置固定液中30秒（4~10℃），用蒸馏水冲洗3次，室温空气干燥。如果未能及时固定，允许置室温不超过2周，该涂片中细胞酶活性不会有明显丧失。

（一）特异性酯酶：氯乙酸AS-D萘酚酯酶（NCE）染色

1. 结果判断　阳性反应为红色颗粒，定位于胞浆中。

2. 临床意义　鉴别急性非淋巴细胞白血病类型若白血病细胞大部分强阳性时，提示急性粒细胞、急性早幼粒细胞白血病的可能性很大，慢性粒细胞白血病急粒变时酶活性增强，若全部或近乎全部阴性时，则可能是急性单核细胞白血病。也可用以鉴别嗜碱性细胞（阴性）与肥大细胞（强阳性反应）。

3. 注意事项

（1）氯乙酸萘酚酯酶（NCE）最佳反应pH为7.0~7.6，不被氟化钠所抑制。

（2）严格遵守操作规程，如增加温度和pH值可导致氯乙酸萘酚分解，从而在细胞内产生明显的非特异性酯酶反应。

（二）非特异性酯酶：α-乙酸萘酚酯酶（α-NAE）染色

1. 结果判断　细胞质内棕黄色颗粒为阳性。

2. 临床意义　鉴别急性单核细胞白血病与其他白血病：急性单核细胞白血病常呈较强阳性，其活性可被氟化钠抑制50%以上。急性粒细胞白血病细胞为弱阳性或阳性，急性早幼粒细胞白血病细胞则为强阳性，但两者α-NAE活性被氟化钠抑制小于50%。

3. 注意事项　α-NAE最佳反应pH为6.0~6.3。

（三）非特异性酯酶：α-丁酸萘酚酯酶（α-NBE）染色

1. 结果判断　胞浆内有棕黄色颗粒为阳性。

2. 临床意义　单核细胞和巨噬细胞活性最强，粒细胞一般阴性，故常用于鉴别急性粒细胞白血病和急性单核细胞白血病。

七、铁染色

（一）原理

机体多余的铁以铁蛋白及含铁血黄素的形式储存在单核-吞噬细胞系统中，称细胞外铁。中、晚幼红细胞中也有非血红素的含铁小粒，称细胞内铁或铁粒幼细胞。这些铁与铁氰化钾在酸性溶液中发生反应而成生蓝色铁氰化铁沉淀（普鲁士蓝），定位于含铁的部位。

（二）参考值

正常人骨髓涂片中细胞外铁呈少量至较多的铁粒、铁珠，多数人呈"+"，少数人为"++"。幼红细胞有铁粒的阳性率为20%～40%，多数以中、晚幼红细胞为主。大多数阳性的幼红细胞内只含1～2个细小而无规律的铁粒，仅少数含3～5个铁粒，一般不见含5个以上铁粒的幼红细胞及环形铁粒幼红细胞。

（三）临床意义

1. 鉴别诊断缺铁性贫血与非缺铁性贫血。
2. 能灵敏地反映机体内铁的贮存和利用情况。
3. 诊断铁粒幼细胞性贫血。

（四）注意事项

1. 所用器材必须清洁，事先经除铁处理，尤其是载玻片。亚铁氰化钾-盐酸应用液必须临用时配制。
2. 作细胞外铁检查时，需用含有骨髓小粒的涂片。细胞内铁计数应以中、晚幼红细胞为准。

第五章　体液、排泄物及分泌物检查

第一节　尿液检查

一、尿液标本的收集、保存与处理

（一）尿液标本的种类

1. 晨尿　即清晨起床后的第一次尿标本，为较浓缩和酸化的标本，血细胞、上皮细胞及管型等有形成分相对集中且保存得较好，机体状态较恒定，便于对比不同时间的检测结果变化。适用于可疑或已知泌尿系统疾病的动态观察及早期妊娠试验等。但由于晨尿在膀胱内停留时间过长某些物质易发生变化。因此有人推荐用清晨第二次尿标本检查来取代晨尿。

2. 随机尿（随意一次尿）　即留取任何时间的尿液，适用于门诊、急诊患者。本法留取尿液方便，但易受饮食、运动、用药等影响，可致使浓度或病理临界浓度的物质和有形成分漏检，也可能出现饮食性糖尿或药物如维生素C等的干扰。

3. 餐后尿　通常于午餐后2小时收集患者尿液，此标本对病理性糖尿和蛋白尿的检查更为敏感，因餐后增加了负载，使已降低阈值的肾不能承受。此外由于餐后肝分泌旺盛，促进尿胆原的肠肝循环，而餐后机体出现的碱潮状态也有利于尿胆原的排出。因此，餐后尿适用于尿糖、尿蛋白、尿胆原等检查。

4. 定时尿标本　留尿前先排空膀胱，然后收集一定时间段（通常为3小时、12小时或24小时）的全部尿液于一洁净容器内送检。常用于细胞、管型等有形成分的计数和生化检验。

5. 培养用尿　对肾或尿路感染患者的尿做细菌培养、鉴定以及药物敏感试验的尿标本，常清洗外阴后采集中段尿，以避免外生殖器的细菌污染。必要时导尿于无菌容器内。

（二）收集尿液容器的要求

1. 送检尿标本容器上应有标签，并注明患者的姓名、科别、床号、应用的药物（如维生素C）、收集标本的时间及检测项目。

2. 容器只限一次性使用，应清洁，干燥，不含有干扰实验的物质。做细菌培养时，应使用无菌瓶。

3. 容器至少容纳50ml尿液标本，开口大于4cm，底部要宽，以防止尿液溅出。

4. 对于儿科患者，特别是新生儿，可使用小型、特殊的容器。

二、检查项目

（一）一般性状检查

尿液一般性状检查包括气味、尿量、外观、比重等项目。

1. 气味　正常尿液的气味是由尿液中的酯类和挥发酸共同产生的。新鲜尿具有特殊微弱的芳香气味。尿液搁置过久，可出现氨臭味是由细菌污染繁殖以及尿素分解所致。若新鲜尿即有氨味，见于慢性膀胱炎及慢性尿潴留等；苹果样气味见于糖尿病酮症酸中毒；有机磷中毒患者尿常带蒜臭味；"老鼠尿"样臭味见于苯丙酮尿症；此外进食蒜、葱、韭菜及应用某些药物也可使尿液呈特殊气味。

2. 尿量　一般是指24小时内排出体外的尿液总量。但是，有时也指每小时排出的尿液量。尿量的多少主要取决于肾脏生成尿液的能力和肾脏的浓缩与稀释功能。尿量的变化受机体的内分泌功能、精神因素、活动量、饮水量、环境温度、药物应用、排汗量、年龄、精神因素、活动量等多种因素的影响。因此，即使是健康人，24h尿量的变化也较大。

（1）参考范围　成人为1000～2000ml／24h。

（2）临床意义

1）尿量增多：24小时尿量超出3L称多尿（polyuria）。见于：①水摄入过多：为与大量饮水或输液有关的暂时性多尿；②尿崩症：因垂体分泌抗利尿激素（antidiuretic hormone，ADH）不足（中枢性尿崩症），或各种原因致肾小管、集合管对ADH反应性降低（肾性尿崩症），尿液浓缩功能受损所致。呈持续性低比密多尿，尿量多＞4L／24h；③溶质性利尿：尿中葡萄糖、电解质等溶质增多，渗透压升高，水重吸收减少而致。为高比密或正常比密性多尿。如糖尿病、使用利尿剂或脱水剂等。

2）尿量减少：成人尿量＜400ml／24h或＜17ml／h称少尿（oliguria），而＜100ml／24h则称无尿（anuria）。少尿和无尿为极严重的症状，必须及时诊断出病因和处理。

根据病因可分为：①肾前性：休克、心衰、失水及其他有效循环血量减少的病症，导致肾小球滤过减少；②肾性：各种肾实质疾病都可致，包括肾小球、肾小管、肾间质及肾血管的原发性或继发性病症；③肾后性：尿路结石、狭窄或受压所致梗阻，或排尿功能障碍所致，后者又称假性少尿。

3. 外观　尿液外观包括颜色及透明度。常见的外观改变如下。

（1）血尿：正常人尿红细胞<3个／HP。当尿液内含有一定量的红细胞时，称为血

尿。①肉眼血尿：当每升尿液含血量达到或者超过1ml时，尿液呈淡红色、洗肉水样，雾状或云雾状，混浊外观。含血量较多时，尿液可呈鲜红色、稀血样或混有血凝块；②镜下血尿：尿液中含血量很少，外观变化不明显，经离心沉淀镜检时发现红细胞数>3个／HP。临床上，在排除女性月经污染之外，引起血尿的原因大致可以分为五类：

1）泌尿生殖系统疾病：是引起血尿最常见的原因（约占98%），如肾或尿路结石、结核、肿瘤，各型肾小球肾炎、肾炎、肾盂肾炎、多囊肾、肾下垂、肾血管畸形或病变，以及生殖系统炎症、肿瘤、出血（如前列腺炎、肿瘤、输卵管炎、宫颈癌等）。临床做尿三杯试验，可估计血尿来源（出血部位），如血尿以第一杯为主，多为尿道出血；以第三杯为主，多为膀胱出血；如三杯均有血尿，多见于肾脏或输尿管出血。

2）全身性疾病：包括：①血液病：如白血病、再生障碍性贫血、血小板减低性紫癜、血友病等；②感染性疾病：如感染性心内膜炎、败血症、肾病综合征出血热、高热、重症感冒；③结缔组织疾病：如系统性红斑狼疮、血管炎等；④心血管疾病：如高血压肾病、肾动脉硬化病、心力衰竭、心血管神经症等；⑤内分泌代谢疾病：如痛风、糖尿病等。

3）泌尿系统邻近器官疾病：如急性阑尾炎、急性或慢性盆腔炎、宫外孕、结肠或直肠憩室炎症、恶性肿瘤，以及其他邻近器官疾病侵犯或刺激泌尿道时，也可出现血尿，但血尿程度多较轻。

4）药物毒不良反应：如磺胺类、水杨酸类、抗凝血类、某些抗生素类、汞剂、环磷酰胺等药物，在使用过程中如产生毒副反应时，可见不同程度的血尿。

5）其他：过敏性紫癜肾炎及器官移植（如肾移植）排斥反应后等。

（2）血红蛋白尿：正常血浆中的血红蛋白低于50mg／L，而且与肝珠蛋白形成大分子化合物，不能从肾小球滤过。当发生血管内溶血，血红蛋白超越过肝脏结合珠蛋白的结合能力时，游离的血红蛋白就从肾小球滤出，形成不同程度的血红蛋白尿。在酸性尿中，血红蛋白可氧化成为正铁血红蛋白而呈棕色，如含量甚多则呈棕黑色酱油样外观。血红蛋白尿与血尿不同，离心沉淀后前者上清液仍为红色；血尿时离心后上清透明，镜检时不见红细胞或偶见溶解红细胞之碎屑，隐血试验强阳性。血红蛋白尿还需与卟啉尿鉴别，后者见于卟啉症患者，尿液呈红葡萄酒色。此外碱性尿液中如存在酚红、番泻叶、芦荟等物质，酸性尿液中如存在氨基比林、磺胺等药物均可有不同程度的红色。

（3）肌红蛋白尿：肌红蛋白（Mb）主要存在于心肌和骨骼肌组织中，能通过肾小球滤过膜，由肾脏排泄。正常人血浆中Mb含量很低，尿中含量甚微，故不能从尿中检出。当机体心肌或骨骼肌组织发生严重损伤时，血浆Mb增高，经肾脏排泄，使尿液 Mb检查呈阳性，称为肌红蛋白尿。主要见于：①创伤：如刀伤、枪弹穿通伤、挤压综合征、电击伤、烧伤、手术创伤造成肌肉严重损伤者；②肌肉疾病：如原发性皮肌炎、多发性肌炎、进行性肌萎缩、遗传性肌营养不良等；③心肌梗死：引起心肌组织广泛坏死，肌红蛋白大量释入血液中，从尿液中排出增高。因此，尿肌红蛋白测定可能对心肌梗死的早期诊断有一定参考价值，可望用于鉴别肺心病的诊断（后者尿肌红蛋白多为阴性）；④代谢性疾病：如恶性高热、肌糖原积累病，或者某些中毒性疾病，如海蛇咬伤，或鱼中毒等，有时也可见尿 Mb 增高；⑤缺血性肌损伤：如肢体局部缺血引起肌红蛋白尿，如肌肉剧烈运动后或长途行军后（"行军性"肌红蛋白尿）。惊厥性疾病发作、肌肉疼痛性痉挛发作等，尿中肌红蛋白含量增高。

（4）胆红素尿：当尿中含有大量的结合胆红素所致，外观呈深黄色，振荡后泡沫亦呈黄色，若在空气中久置可因胆红素被氧化为胆绿素而使尿液外观呈棕绿色。胆红素见于阻塞性黄疸和肝细胞性黄疸。服用呋喃唑酮、核黄素后尿液亦可呈黄色，但胆红素定性阴性。服用大剂量熊胆粉、牛黄炎药物时尿液可呈深黄色。

（5）乳糜尿：外观呈不同程度的乳白色，严重者似乳汁。因淋巴循环受阻，从肠道吸收的乳糜液未能经淋巴管引流入血而逆流进入肾，致使肾盂、输尿管处的淋巴管破裂，淋巴液进入尿液中所致。其主要成分为脂肪微粒及卵磷脂、胆固醇、少许纤维蛋白原和白蛋白等。乳糜尿多见于丝虫病，少数可由结核、肿瘤、腹部创伤或手术引起。乳糜尿离心沉淀后外观不变，沉渣中可见少量红细胞和淋巴细胞，丝虫病者偶可于沉渣中查出微丝蚴。乳糜尿需与脓尿或结晶尿等混浊尿相鉴别，后二者经离心后上清转为澄清，而镜检可见多数的白细胞或盐类结晶，结晶尿加热加酸后混浊消失。为确诊乳糜尿还可于尿中加少量乙醚振荡提取，因尿中脂性成分溶于乙醚而使水层混浊程度比原尿减轻。

（6）脓尿：外观呈不同程度的黄白色混浊或含丝状悬浮物，见于泌尿系统感染及前列腺炎、精囊炎。脓尿蛋白定性常为阳性，镜检可见大量脓细胞。

（7）盐类结晶尿：外观呈白色或淡粉红色颗粒状态混浊，尤其是在气温寒冷时常析出沉淀物。尿酸盐加热后混浊消失，磷酸盐、碳酸盐加热后混浊增加，但加乙酸后二者均变清，碳酸盐尿同时产生气泡。

大多数生理性结晶，如磷酸盐类、尿酸盐类、草酸盐类结晶出现无明显临床意义，但含钙结晶出现可能与尿路结石有关。某些病理性结晶出现需要引起注意：①胆红素结晶：见于阻塞性和肝细胞性黄疸患者；②酪氨酸和亮氨酸结晶：可见于急性重型肝炎、白血病、急性磷中毒等大量组织坏死性疾病及糖尿病昏迷患者；③胱氨酸结晶：见于遗传性胱氨酸尿症患者；④胆固醇结晶：肾淀粉样变、尿路感染，以及乳糜尿患者；⑤某些药物结晶：特别是磺胺类药物结晶出现，此类药物有较强的肾毒性，可能会引起肾小管损伤，说明这些药物代谢有问题或出现过饱和状态，需要引起注意。

4. 尿比密　又称尿比重或相对密度，指在 4℃ 条件下同体积尿与纯水的重量比。

（1）参考值晨尿或通常饮食条件下：1.015～1.025；随机尿：1.003～1.035；新生儿：1.002～1.004。

（2）临床意义

1）增高：尿量少而比密增加，常见于急性肾炎、高热、心功能不全、脱水等。尿量多而比密增加常见于糖尿病；

2）减低：常见于慢性肾小球肾炎、肾功能不全、间质性肾炎、肾衰竭影响尿液浓缩功能、尿崩症等；

3）固定：当多次测量（折射计或比密计法）尿比密总固定在1.010左右的低比密状态时，称为等渗尿，提示肾实质严重损害。

（二）化学检查

主要包括酸碱度、尿蛋白、尿糖、酮体、尿胆红素与尿胆原等。

1. 酸碱度

（1）参考值4.6～8.0。

（2）临床意义临床上可以见到以下几种情况：

1）生理性变化

①尿液pH易受食物影响：如进食含蛋白质高的食物过多（如含硫、磷较多的肉类、蛋类等）或饥饿状态等，由尿液排出的酸式磷酸盐和硫酸盐较多，尿pH减低；而进食过多的蔬菜、水果等含碱性物质较多的食品时，尿pH增高（pH>6）。

②进餐后尿pH增高：当机体每次进餐后，由于胃黏膜必然要分泌更多量的盐酸以帮助消化，为保证有足够的H^+和Cl^-进入消化液中，机体通过神经体液调节，使肾小管的泌H^+作用减低和增高Cl^-的重吸收，而使尿液的pH呈一过性增高，称之为碱潮。

③生理活动及药物等的影响：a. 生理活动：包括剧烈运动、饥饿、出汗、应激状态等，夜间入睡后呼吸减慢，体内酸性代谢产物增多等。b. 药物：如氯化钙、氯化铵、氯化钾、稀盐酸等，可使尿液酸化；小苏打、碳酸钾、碳酸镁、枸橼酸钠、酵母制剂等，可使尿液碱化；服用利尿剂可使尿pH增高。c. 尿内含有大量脓、血或细菌污染，分解尿素可使尿液碱化。

2）病理变化

①尿pH减低（酸性尿）见于：a. 酸中毒、慢性肾小球肾炎、发热、服用氯化铵等药物时。b. 代谢性疾病：如糖尿病、痛风、低血钾性碱中毒（肾小管分泌H^+增强，尿酸度增高）等。c. 其他：如白血病、呼吸性酸中毒（因CO_2潴留等尿多呈酸性）。

②尿pH增高（碱性尿）：见于：a. 碱中毒：如呼吸性碱中毒，丢失CO_2过多。b. 严重呕吐：因丢失胃酸过多。c. 尿路感染：如膀胱炎、肾盂肾炎、变形杆菌性尿路感染，由于细菌分解尿素产生氨等。d. 肾小管性酸中毒：肾小球虽滤过正常，但远曲小管形成氨和H^+的交换功能受损。肾小管泌H^+、排H^+及H^+–Na^+，交换能力减低，故产生明显酸中毒，但尿pH呈相对偏碱性，所以pH>6.0。e. 应用利尿剂、进食太多蔬菜、水果等。

3）用药监测：如溶血反应时，口服$NaHCO_3$碱化尿液，促进溶解及排泄血红蛋白；如尿路感染时，使用多种抗生素，需碱化尿液以加强疗效。

2. 尿蛋白 为尿液化学成分检查中最重要的项目之一。正常人的肾小球滤液中存在小分子量的蛋白质，在肾近曲小管时绝大部分又被重吸收，因此终尿中的蛋白质含量很少。

（1）参考值正常人尿蛋白小于40mg／24h尿（20～130mg／24h），成人上限是150～200mg／24h（在非糖尿病患者），下限是10mg／24h，定性试验是阴性。尿清蛋白正常人上限是30mg／24h。超过以上标准称蛋白尿。

（2）临床意义尿液蛋白质检查，除了主要应用于肾脏疾病的诊断、治疗观察、预后之外，还可用于全身性疾病及其他疾病的过筛试验。根据尿蛋白产生的机制可分为以下几类：

1）生理性蛋白尿：泌尿系统无器质性病变，因剧烈运动、发热、紧张等应激状态所致的一过性蛋白尿，又称功能性蛋白尿。多见于青少年，定性试验尿蛋白多不超过1+，定量检查为轻度蛋白尿。

2）体位性蛋白尿：出现于直立尤其脊柱前突体位，而卧位消失的轻、中度蛋白尿，故又称直立性蛋白尿（orthostatic proteinuria）。多见于瘦高体型青少年，可能与直立时肾移位及前突的脊柱压迫致肾淤血和淋巴回流受阻有关。在卧床休息后晨尿蛋白阴性，而晨起活动后尿蛋白阳性，并除外其他可引起蛋白尿的病理情况方可确诊。但追踪调查及肾活检证实，该类人群不少实为无临床表现的局灶性肾小球肾炎及其他早期肾脏疾病患者，故应注意随访。

3）病理性蛋白尿：指因器质性病变，尿内持续出现蛋白。

①肾前性蛋白尿：见于浆细胞病：如多发性骨髓瘤、巨球蛋白血症、浆细胞白血病等。血管内溶血性疾病：如阵发性睡眠性血红蛋白尿症等。大面积肌肉损伤：如挤压伤综合征、电灼伤、多发性肌炎、进行性肌肉萎缩等。酶类增高：如急性单核细胞性白血病尿溶菌酶增高，胰腺炎严重时尿淀粉酶增高等。

②肾性蛋白尿：a. 肾小球性蛋白尿：肾小球因受炎症、毒素等的损害，引起肾小球毛细血管壁通透性增加，滤出较多的血浆蛋白，超过了肾小管重吸收能力所形成的蛋白尿，称为肾小球性蛋白尿。其机制除因肾小球滤过膜的物理性空间构型改变导致"孔径"增大外，还与肾小球滤过膜的各层特别是足突细胞层的唾液酸减少或消失，以致静电屏障作用减弱有关。b. 肾小管性蛋白尿：由于炎症或中毒引起近曲小管对低分子量蛋白质的重吸收功能减退而出现以低分子量蛋白质为主的蛋白尿，称为肾小管性蛋白尿。尿中以β_2微球蛋白、溶菌酶等增多为主，白蛋白正常或轻度增多。单纯性肾小管性蛋白尿，尿蛋白含量较低，一般低于1g／24h。常见于肾盂肾炎、间质性肾炎、肾小管性酸中毒、重金属（汞、镉、铋）中毒，应用庆大霉素、多粘菌素B及肾移植术后等。c. 混合性蛋白尿：肾脏病变如同时累及肾小球及肾小管，产生的蛋白尿称混合性蛋白尿。在尿蛋白电泳的图谱中显示低分子量的β_2MG及中分子量的白蛋白同时增多，而大分子量的蛋白质较少。

③溢出性蛋白尿（特殊形式的蛋白尿）：肾小球和肾小管功能均正常，但由于血浆中含有大量低分子量蛋白质，致使肾小球滤过液中蛋白质超过了肾小管的重吸收能力而产生蛋白尿。如多发性骨髓瘤、巨球蛋白血症患者可出现本-周氏蛋白尿及急性血管内溶血所致Hb尿。

3. 尿糖　临床上出现在尿液中的糖类，主要是葡萄糖尿，偶见乳糖尿、戊糖尿、半乳糖尿等。

（1）参考值　正常人尿内含糖量为0.56～5.0mmol／24h，定性试验为阴性。若定性方法测定尿糖为阳性，此时尿糖水平常达50mg／dl，称为糖尿。

（2）临床意义　尿糖检查，主要是作为糖尿病的筛检和病情判断的检测指标，但尿糖检查时，应同时检测血糖，以提高诊断准确性。

血糖增高性糖尿：

1）摄入性糖尿：①摄入性增多：摄入大量的糖类食品、饮料、糖液时，可引起血糖短暂性增高而导致糖尿；②输入性增多：静脉输注高渗葡萄糖溶液后，可引起尿糖增高。

2）应激性糖尿：由于情绪激动、脑血管意外、脑出血、颅脑外伤等情况下，脑血糖中枢受刺激，导致肾上腺素、胰高血糖素分泌增高，出现暂时性高血糖和一过性糖尿。

3）代谢性糖尿：由于内分泌激素分泌失常，糖代谢发生紊乱引起高血糖所致。典型的代谢性疾病是糖尿病。

糖尿病：①机制：由于胰岛素分泌量相对不足或绝对不足，使体内各组织对葡萄糖的利用率减低，葡萄糖在血液内浓度过高，从尿中排出。尿糖检测是糖尿病诊断、病情判断、治疗果观察及预后的重要指标之一；②典型临床表现：患者常伴有多饮（口渴）、多尿、多食和消瘦等症状。当患者碳水化合物不足、脂肪代谢增强时，可使血和尿中的酮体水平增高，严重时，发生糖尿病酮症酸中毒。重症糖尿病患者，即使清晨空腹尿，尿糖检查也可呈阳性；③尿糖与血糖检测关系：糖尿病如并发肾小球动脉硬化症，则因肾血流量减低，肾小球滤过率减低。

4）内分泌性糖尿：内分泌激素中，除胰岛素使血糖浓度减低外，生长激素、甲状腺素、肾上腺素、糖皮质激素、胰高血糖素等都使血糖增高。①甲状腺功能亢进：简称甲亢，是由多种原因导致甲状腺激素（TH）分泌过多引起的临床综合征。患者食欲亢进、心率加快，从而促进胃肠的蠕动、血流加快，促进糖的吸收引起进餐0～1h后，血糖过高，出现糖尿；但空腹血葡萄糖和餐后2h血糖正常；②垂体前叶功能亢进：如肢端肥大症，由于生长激素分泌过多，引起血糖增高出现糖尿；③嗜铬细胞瘤：由于肾上腺素及去甲肾上腺素的大量分泌，致使磷酸化酶活性增强，促进肝糖原降解为葡萄糖，引起血糖增高而出现糖尿；④Cushing（库欣）综合征：由于大量分泌糖皮质激素，使糖原异生作用旺盛，抑制糖磷酸激酶和对抗胰岛素作用，引起血糖增高，而出现糖尿。

血糖正常性糖尿：又称肾性糖尿。出现糖尿的原因是由于肾小管对滤过液中葡萄糖重吸收能力减低，肾糖阈减低所致的糖尿。例如，①家族性肾性糖尿：为先天性糖尿，如 Fanconi 综合征患者，空腹血糖、糖耐量试验均正常，但由于先天性近曲小管对糖的重吸收功能缺损，空腹尿糖则为阳性；②新生儿糖尿：由肾小管对葡萄糖重吸收功能还不完善所致；③后天获得性肾性糖尿：可见于慢性肾炎、肾病综合征，伴有肾小管损伤者；④妊娠期或哺乳期妇女：因细胞外液容量增高，肾滤过率增高而近曲小管的重吸收能力受到抑制，使肾糖阈减低，出现糖尿；但如出现持久且强阳性尿糖时，应进一步检查原因。

其他糖尿：血液中除葡萄糖外，其他糖类有：乳糖、半乳糖、果糖、戊糖、蔗糖等；这些糖经肾滤过后，也是通过肾小管重吸收，在尿液中含量极微。如果进食过多或受遗传因素影响，体内糖代谢失调后，亦可使血液中浓度增高，易出现相应的糖尿。

1）乳糖尿。有生理性和病理性两种，前者出现在妊娠末期或产后2~5天，后者见于消化不良的乳儿尿中，当乳糖摄取量在100g以上时因缺乏乳糖酶1，则发生乳糖尿。

2）半乳糖尿。先天性半乳糖血症是一种常染色体隐性遗传性疾病。由于缺乏半乳糖-1-磷酸尿苷酰转移酶或半乳糖激酶，不能将食物内半乳糖转化为葡萄糖所致，患儿可出现肝大、肝功损害、生长发育停滞、智力减退、哺乳后不安、拒食、呕吐、腹泻、肾小管功能障碍等，此外还可查出氨基酸尿（精、丝、甘氨酸等）。由半乳糖激酶缺乏所致白内障患者也可出现半乳糖尿。

3）果糖尿。正常人尿液中偶见果糖，摄取大量果糖后尿中可出现暂时性果糖阳性。在肝脏功能障碍时，肝脏对果糖的利用下降，导致血中果糖升高而出现果糖尿。

4）戊糖尿。尿液中出现的主要是L-阿拉伯糖和L-木糖。在食用枣、李子、樱桃及其他果汁等含戊糖多的食品后，一过性地出现在尿液中，后大性戊糖增多症，是因为缺乏从L-木酮糖向木糖醇的转移酶，尿中每日排出木酮糖4~5g。

4. 酮体

（1）参考值尿中酮体（以丙酮计）为0.34~0.85mmol／24h，定性试验为阴性。

（2）临床意义尿酮体检查主要用于糖代谢障碍和脂肪不完全氧化疾病或状态的诊断，强阳性试验结果具有医学决定价值。

1）糖尿病酮症酸中毒：①早期诊断：糖尿病由于未控制或治疗不当，血酮体增高而引起酮症，出现酸中毒或昏迷，尿酮体检查有助于糖尿病酮症酸中毒早期诊断（尿酮体阳性），并能与低血糖、心脑疾病乳酸中毒或高血糖高渗透性糖尿病昏迷相区别（尿酮体阴性）。但应注意的是，当患者肾功能严重损伤肾阈值增高时，尿酮体排出反而减低，甚至完全消失。故当临床高度怀疑为糖尿病酮症酸中毒时，即使尿酮体阴性也不能排除诊断，应进一步检查血酮体等；②治疗检测：糖尿病酮症酸中毒早期病例中，主要酮体成分是β-羟丁酸（一般试带法无法测定），而乙酰乙酸很少或缺乏，此时测得结果可导致对总酮体量估计不足。当糖尿病酮症酸中毒症状缓解之后，β-羟丁酸转变为乙酰乙酸，反而使乙酰乙酸含量比急性期早期增高，此时易造成对病情估计过重。因此，必须注意病程发展，并与临床医生共同分析测定结果。当多次检测尿酮体均为阴性时，可视为疾病好转；③新生儿：出现尿酮体强阳性，怀疑为遗传性疾病。

2）非糖尿病性酮症者：如应激状态、剧烈运动、饥饿、禁食（包括减肥者）过久、饮食缺乏糖类或为高脂肪，感染性疾病如肺炎、伤寒、败血症、结核等发热期，严重腹泻、呕吐包括妊娠反应性、全身麻醉后等均可出现酮尿。

3）中毒：如氯仿、乙醚麻醉后、磷中毒等。服用双胍类降糖药（如苯乙双胍）等，由于药物抑制细胞呼吸，可出现血糖减低而尿酮体阳性的现象。

5. 尿胆红素与尿胆原

（1）参考值正常人尿胆红素含量为≤2mg／L，定性为阴性；尿胆原含量为≤10mg／L，定性为阴性或弱阳性。

（2）临床意义

1）尿胆红素阳性见于：①急性黄疸性肝炎、阻塞性黄疸；②门脉周围炎、纤维化及药物所致的胆汁淤滞；③先天性高胆红素血症Dubin-Johnson综合征和Rotor综合征。

2）尿胆原阳性见于肝细胞性黄疸。

6. 尿亚硝酸盐试验　用尿试纸条法来筛选尿路感染，即尿亚硝酸盐试验（NIT）：尿中革兰阳性细菌把硝酸盐还原成亚硝酸盐，亚硝酸盐与对氨基苯砷酸反应生成重氮化合物，再与苯喹啉结合产生重氮色素，颜色变化与细菌数量不成比例，但阳性结果表示细菌数量在10^5／ml以上。正常人尿液中存在亚硝酸盐，肠杆菌科细菌能将硝酸盐还原为亚硝酸盐。尿路感染多为大肠杆菌、肠杆菌科细菌引起，可呈阳性反应；变形杆菌有时呈弱阳性；其他如粪链球菌、葡萄球菌、结核分枝杆菌则为阴性反应。

7. 尿隐血　用尿试纸条法检测尿隐血（BLD），对少量红细胞（1~3个／HP），就可以显示阳性。输血反应、尿中出现强氧化剂可能呈假阳性，肌红蛋白也会呈阳性反应。若镜下无红细胞的尿隐血阳性，可作为颜色尿的鉴别依据。维生素C浓度超过250mg／L时会造成假阴性。

8. 尿白细胞　高比重尿、淋巴细胞尿、高葡萄糖尿及室温较低时、清蛋白、维生素C、头孢菌素等均可造成尿试纸条法检测白细胞结果偏低或假阴性。

（三）尿沉渣检查

1. 细胞

（1）红细胞

1）参考值非离心尿：平均少于1个／HP；离心尿沉淀物：0~3个／HP。

2）临床意义正常人特别是青少年在剧烈运动、急行军、冷水浴，久站或重体力劳动后可出现暂时性镜下血尿，这种一过性血尿属生理性变化范围。引起血尿的疾病很多，可以归纳为三类原因。

①泌尿系统自身的疾病：泌尿系统各部位的炎症、肿瘤、结核、结石、创伤、肾移植排异、先天性畸形等均可引起不同程度的血尿，如急、慢性肾小球肾炎，肾盂肾炎，泌尿系统感染，肾结石，肾结核等都是引起血尿的常见原因。

②全身其他系统的疾病：主要见于各种原因引起的出血性疾病，如特发性血小板减少性紫癜、血友病、DIC、再生障碍性贫血和白血病合并有血小板减少时；某些免疫性疾病如系统性红斑狼疮等也可发生血尿。

③泌尿系统附近器官的疾病：如前列腺炎、精囊炎、盆腔炎等患者尿中也偶尔见到红细胞。

（2）白细胞

1）参考值正常人尿沉渣镜检白细胞不超过5个／HP。

2）临床意义

①泌尿系统有炎症时均可见到尿中白细胞增多，尤其在细菌感染时为甚，如急、慢性肾盂肾炎、膀胱炎、尿道炎、前列腺炎、肾结核等。

②女性阴道炎或宫颈炎、附件炎时可因分泌物进入尿中，而见白细胞增多，常伴有大量扁平的上皮细胞。

③肾移植后如发生排异反应，尿中可出现大量淋巴及单核细胞。

④尿液白细胞中单核细胞增多，可见于药物性急性间质性肾炎及新月形肾小球肾炎；急性肾小管坏死时单核细胞减少或消失。

⑤尿中出现多量嗜酸性粒细胞时称为嗜酸性粒细胞尿，可见于某些急性间质性肾炎患者、药物所致变态反应，在尿道炎等泌尿系统其他部位的非特异性炎症时，也可出现嗜酸性粒细胞尿。

（3）上皮细胞

临床意义

1）扁平鳞状上皮细胞：正常尿中可见少量扁平上皮细胞，这种细胞大而扁平，胞质宽阔呈多角形，含有小而明显的圆形或椭圆形的核。妇女尿中可成片出现，无临床意义，如同时伴有大量白细胞应注意泌尿生殖系炎症，如膀胱、尿道炎等。在肾盂肾炎时也增多，肾盂、输尿管结石时也可见到。

2）移行上皮细胞：正常时少见，有多种形态，如呈尾状称尾状上皮，含有一个圆形或椭圆的核，胞质多而核小，在肾盂、输尿管或膀胱颈部炎症时可成片脱落，但其形态随脱落部位而稍有区别。

3）肾小管上皮细胞：来自肾小管，比中性粒细胞大1.5～2倍，含一个较大的圆形胞核，核膜很厚，因此细胞核突出易见，在尿中易变性呈不规则的钝角状。胞质中有小空泡、颗粒或脂肪小滴，这种细胞在正常人尿中极为少见，在急性肾小管肾炎时可见到；急性肾小管坏死的多尿期可大量出现。肾移植后如出现排异反应亦可见脱落成片的肾小管上皮细胞。

4）非典型细胞：尿中如见脱落细胞时，应注意用染色方法来鉴别非典型细胞，如老年无痛性血尿出现的恶性肿瘤细胞等。

5）人巨细胞病毒（HCMV）包涵体：HCMV为一种疱疹病毒，含双股DNA，可通过输血、器官移植等造成感染。婴儿可经胎盘、哺乳等感染，在尿中可见含HCMV包涵体的上皮细胞，此外还可用PCR技术检测尿中是否有HCMV-DNA。

2. 管型（casts）是尿液中的蛋白质，或细胞，或碎片在肾小管、集合管内凝固而形成的圆柱状蛋白聚体。

管型的种类及临床意义

1）透明管型：透明管型主要由T-H蛋白构成，也有白蛋白及氯化钠参与。为无色透明、内部结构均匀无细胞的圆柱状体，较细长，两端钝圆，偶尔含有少量颗粒。观察透明管型应将显微镜视野调暗，否则易漏检。在正常人浓缩尿中偶尔可见到。在剧烈运动、发热、麻醉时可一过性增多。在肾病综合征、慢性肾炎、恶性高血压及心力衰竭时可见增多。

2）细胞管型：管型内常含有细胞和细胞碎片等物质，常以蛋白为基质而嵌入，其所含细胞量超过管型体积的1／3时称为细胞管型，按其所含细胞可分为：

①红细胞管型：为蛋白基质中嵌入红细胞所致，红细胞常互相粘连而无明显的细胞界限，有时甚至残损不全。当红细胞形态完整时易于识别，有时可因溶血在染色后仅见红细胞残影，如红细胞已崩解破坏，使管型基质呈红褐色后称"血液管型"或"血红蛋白管型"。尿中见到红细胞管型，提示肾单位内有出血，可见于急性肾小球肾炎、慢性肾炎急性发作。血红蛋白管型也可见于血型不合输血后溶血反应时及急性肾小管坏死、肾出血、肾移植术后产生排异反应时。在系统性红斑狼疮、肾梗死、肾静脉血栓形成等情况时红细胞管型也可能是唯一的表现。

②白细胞管型：管型内含有白细胞，由退化变性坏死的白细胞聚集而成，可单独存在，或与上皮细胞管型、红细胞管型并存，过氧化物酶染色呈阳性，此种管型表示肾实质有细菌感染性病变。可结合有无感染症状给予诊断，常见于急性肾盂肾炎、间质性肾炎等，在红斑狼疮肾炎患者亦可见到。

③肾上皮细胞管型：管型内含肾小管上皮细胞。酯酶染色呈阳性，过氧化物酶染色呈阴性，借此可与白细胞管型鉴别。此类管型常见于肾小管病变如急性肾小管坏死、子痫、重金属、化学物质、药物中毒、肾移植后排异反应及肾淀粉样变性等。

④有时管型中的细胞成分难以区别，可笼统称为细胞管型，必要时可借助化学染色来区别，在DIC时，尿中可出现血小板管型，可用相差显微镜或经抗血小板膜糖蛋白的McAb加以区别。

3. 结晶尿 为在离心沉淀后，在显微镜下观察到含有形态各异的盐类结晶的尿。尿液中是否析出结晶，取决于该物质在尿液中的溶解度、pH、温度及胶体状况等因素。

（1）酸性尿内常见的结晶体

1）尿酸结晶：在目视下类似红砂细粒，常沉积在尿液容器底层。在显微镜下可见呈黄色或暗棕红色的菱形、三棱形、长方形、斜方形的结晶体。发现此结晶体一般无临床意义，若经常出现并伴有红细胞，则有膀胱或肾结石的可能，或机体尿酸代谢障碍。

2）草酸钙结晶：为无色方形闪烁发光的八面体，有时呈菱形、哑铃形或饼形，此类结晶可形成结石。

3）非结晶形尿酸盐：淡黄红色沉淀物。镜下呈微黄色或无色的细颗粒状，加热或加碱可使之溶解，一般无临床意义。

4）亮氨酸与酪氨酸结晶：为蛋白质分解产物。亮氨酸结晶镜下为淡黄色小球形或油滴状，折光性强，并有辐射及同心纹；酪氨酸结晶为略带黑色的细针状结晶，常成束成团。正常尿中不存在，见于急性磷、氯仿中毒，急性重型肝炎及肝硬化等。

5）胱氨酸结晶：为蛋白质分解产物。为无色、六边形、边缘清晰、折光性强的板状结晶。在正常尿内少见，但在蛋白质分解代谢异常（胱氨酸病）时，尿中可大量出现并有可能形成结石。

（2）碱性尿内常见的结晶体

1）三联磷酸盐结晶：较常见。镜下呈无色透明闪光的屋顶形或棱柱形结晶，有时可呈羽状或羊齿草叶形，临床意义较少。

2）尿酸铵结晶：黄褐色不透明，常呈刺球形或树根状，为尿酸与游离铵结合而产生。在新鲜尿中出现应考虑可能存在膀胱的细菌感染。

3）非晶形磷酸盐：肉眼见为白色沉淀物。镜下呈淡灰黑色的细颗粒，加酸可以溶解，无临床意义。

（3）磺胺药物结晶：磺胺药物种类甚多，其结晶体形状各异，如哑铃状（磺胺噻唑）、紧扎的束麦杆状或贝壳状（磺胺嘧啶）等，结晶体多在肾小管析出。如在新鲜尿中查到大量磺胺结晶，同时与红细胞或管型并存，多表示肾已受磺胺药物损害，应立即停药，大量饮水，服用碱性药物使尿液碱化，以保护肾不受进一步损害。

4. 病原体　用无菌操作取得的新鲜尿液，经过培养后，进行形态染色鉴定，如镜下可查见大肠杆菌或葡萄球菌（肾盂肾炎、膀胱炎）、结核杆菌（肾结核）、淋球菌（淋病）等。

三、尿细胞计数

（一）Addis尿沉渣计数

计数12小时尿沉渣中有机物的数量，是尿沉渣有机物定量检查方法。

1. 标本收集　留取夜间12h尿标本，如酸性尿液中因尿酸盐结晶析出而浑浊，可将尿液连瓶浸入温水（不高于37℃）中片刻，使其溶解，如碱性尿液中磷酸盐结晶析出而浑浊，可加1%醋酸1～2滴，纠正至刚呈酸性，使磷酸盐消失。

2. 参考值　红细胞<50万／12小时；白细胞<100万／12小时；管型（透明）<5000／12小时。

3. 临床意义　各类肾炎患者尿液中的细胞和管型数，可由轻度至显著增加。肾盂肾炎、尿路感染和前列腺炎时白细胞增高显著。

（二）1小时尿细胞排泄率测定

患者正常工作、学习、不限制饮食，准确留取下午3小时的全部尿液，按上法计数后除以3而得出1小时细胞排泄率。

1. 参考值　男性红细胞<3万／小时，白细胞<7万／小时；女性红细胞<4万／小时，白细胞<14万／小时。

2. 临床意义　肾盂肾炎白细胞排出增多，可达40万／小时，急性肾小球肾炎红细胞排出增多，可达20万／小时。

第二节　粪便检查

一、粪便标本采集

粪便的采集直接影响到检验结果的准确性，应根据粪便不同的检验目的分别采取不同的采集方法。

1. 一般情况下采集自然排出的粪便3～5g，置于干燥洁净容器内，不得混有尿液及其他物质；如需做细菌学检查则应将标本置于加盖无菌容器内立即送检。

2. 外观无异常标本应多点取样送检；对于脓血便，应挑取脓血及黏液部分送检。

3. 因很多肠道原虫及虫卵具有周期性排出现象，故对于某些寄生虫及虫卵的初筛，需连续3天送检。检查肠道原虫滋养体，应立即送检，并注意保温。

4. 采用化学法检测粪便隐血时，应禁食肉类3天，并禁服铁剂及维生素C等可干扰试验的药物。

5. 患者无粪便排出又必须检测时，可经肛门指诊或采便管拭取标本。

二、检查内容及其临床意义

（一）一般性状检查

正常粪便为成形软便，黄褐色，外附有少量蜡样光泽的黏液，有粪臭。粪便一般形状受食物性质、量的影响很大，应注意与病理情况相区别。一般性状检查有助于腹泻、吸收不良综合征、痢疾、阻塞性黄疸、胃肠道出血和寄生虫感染等疾病的诊断，具有重要的临床意义。

1. 量　正常成人排便次数不等，但以每日1次多见；排便量为100～250g，肉食者较素食者少。病理情况下，如排便次数减少、每次排量增大，多见于肠道上部的疾病；相反，如排便次数增多、每次排量减少，多为肠道下部的疾病。

2. 性状　正常成人是成形状软便。病理情况下，粪便的形状和硬度发生改变，常可提示相应的一类疾病。

（1）稀水样便：因肠蠕动亢进或分泌增多所致，见于各种感染性腹泻或非感染性腹泻，尤其是急性肠炎。小儿肠炎时可因肠蠕动加快，以致胆绿素来不及转变为粪胆素而呈绿色稀水样；大量黄色稀水样便并含有膜状物应考虑到伪膜性肠炎；艾滋病患者伴发肠道隐孢子虫感染时可排出大量稀水样便。

（2）黏液脓血便：正常粪便内有少许黏液，明显增多以致肉眼可见视为异常。细菌性痢疾粪便多为黏液脓血便，以黏液脓血为主，可无粪质；阿米巴痢疾患者粪便呈暗红色果酱样，以血为主，粪质较多，有特殊腥味，此时要注意与食入大量咖啡、巧克力后的酱色粪便鉴别；溃疡性结肠炎、Crohn病等常可见黏液脓血便。

（3）柏油样便：粪便呈褐色或黑色，质软，富有光泽，隐血试验阳性为柏油样便。这是由于上消化道出血，红细胞经胃酸破坏后的降解产物与肠内产生的硫化物，在细菌作用下变成硫化铁而呈黑色；光泽则因硫化铁刺激小肠分泌过多黏液所致。上消化道出血50～70ml可出现柏油样便，服用药用炭、枸橼酸铋钾及铁剂等也可以排黑色便，但无光泽且隐血试验阴性。

（4）鲜血便：见于肠道下部出血，如直肠、结肠息肉和肿瘤，肛裂及痔疮等。过多食用西瓜、西红柿、红辣椒亦可出现红色，应注意鉴别。

（5）米泔水样便：呈白色淘米水样，量多且含黏液片块，见于霍乱、副霍乱患者。

（6）白陶土样便：粪便呈灰白色，这是由于各种原因引起胆管梗阻，进入肠道的胆汁减少或阙如，使粪胆素生成减少所致，主要见于阻塞性黄疸。行钡餐造影术后，因排出硫酸钡也可使粪便呈灰白色。

（7）异形样便：便秘可见球形硬便，直肠或肛门狭窄可见扁平带状便。

（8）乳凝块状便：婴儿粪便中见有黄白色乳凝块，亦可能见蛋花样便，提示脂肪或酪蛋白消化不完全，常见于消化不良、婴儿腹泻。

3. 结石　粪便中排出的结石主要是胆结石，较大者肉眼可见，见于使用排石药物或碎石术后。

4. 气味　正常粪便有臭味，主要由细菌作用的产物吲哚、硫化氢、粪臭素等引起。粪便恶臭见于慢性肠炎、胰腺疾病、消化道大出血、结肠或直肠癌溃烂或重症痢疾；鱼腥味见于阿米巴性肠炎；酸臭味见于脂肪酸分解或糖类异常发酵。

5. pH　正常人粪便的pH为6.9～7.2，细菌性痢疾、血吸虫病粪便常呈碱性，阿米巴痢疾粪便常呈酸性。

6. 寄生虫　虫体肠道寄生虫感染可从粪便排出蛔虫、蛲虫、钩虫、绦虫等虫体或节片，粪便寄生虫检查有助于寄生虫感染的确诊。

（二）显微镜检查

粪便直接涂片显微镜检查是临床常规检验项目，可以从中发现病理成分，如各种细胞、寄生虫卵、真菌、细菌、原虫等，并可通过观察各种食物残渣以了解消化吸收功能。

1. 细胞　正常粪便偶尔可见中性粒细胞，上皮细胞不易见到。正常粪便无红细胞。这些细胞的增加常见于各种原因引起的炎症，如细菌性痢疾、阿米巴痢疾、结肠炎等。

2. 淀粉颗粒　正常粪便中少见，在消化不良腹泻者可见，或在慢性胰腺炎的患者可见大量淀粉颗粒，由淀粉酶缺少之故；正常粪便中可见少量结合脂肪酸，偶见少量脂肪球；正常粪便中亦少见横纹肌纤维，当消化不良时排出量增加，如慢性胰腺炎，各种胰酶分泌不足，糖类、脂肪、蛋白质、消化障碍，自粪便中排出量也增多。此外肠蠕动增加、消化不良、腹泻等亦可见大量脂肪球。正常粪便中较为常见的残渣为植物细胞，量增加见于肠蠕动亢进、腹泻患者。

3. 寄生虫卵　粪便中检查到寄生虫卵是诊断寄生虫感染的最常用手段。常见的有蛔虫卵、钩虫卵、蛲虫卵、华支睾吸虫卵等。可通过集卵法或直接涂片法镜检，查见夏科-雷登结晶，常提示有虫卵。由于易与植物细胞形态混淆，因此需要结合临床以确定诊断。

4. 原虫　肠道原虫感染常见的有阿米巴原虫滋养体，常见于急性阿米巴痢疾的脓血便中；隐孢子虫为肠道寄生虫，为AIDS患者及儿童腹泻的重要病原；蓝氏贾第鞭毛虫主要引起儿童慢性腹泻。为了提高检出率，目前已经应用免疫学和分子生物学的技术进行检测，同时改进了染色方法。

（三）化学检查

1. 隐血试验（occult blood test，OBT）

临床意义

（1）阳性：见于消化道出血，如消化道溃疡（活动期）、消化道肿瘤（胃癌、肠癌、肝癌、胆道肿瘤等）、肝硬化合并食道、胃底静脉破裂、出血性胃炎等。

（2）假阳性：药物（服铁剂）、食物（吃猪肝、动物血，菠菜等）使潜血可出现假阳性，应进一步复查。

2. 胆色素检查

（1）粪胆红素检查：正常粪便中无胆红素，在乳幼儿因正常肠道菌群尚未建立或成人大量应用抗生素之后，或因腹泻等肠蠕动加速，使胆红素未被或来不及被肠道细菌还原时，粪便呈深黄色，胆红素定性试验呈阳性。

（2）粪胆原与粪胆素检查：胆道梗阻时粪胆素减少或缺如，粪便呈淡黄或白陶土色，氯化汞粪胆素试验为阴性反应；溶血性疾病由于粪胆素含量增多，致粪色加深；肝细胞性黄疸粪胆素可减少，也可增多，视肝内梗阻情况而定。

（四）细菌学检查

正常人粪便中含有大量细菌，主要是革兰阴性杆菌，这些细菌在正常肠道内不致病，当机体免疫力降低或肠道发生病理改变时，就可侵入不同部位引起疾病。

有时直接涂片可查找到细菌，如伪膜性肠炎，涂片染色可查到葡萄球菌、念珠菌等。霍乱患者可通过直接涂片查到霍乱弧菌，并可以通过悬滴法观察细菌形态和运动方式。

第三节　唾液检查

一、一般性状检查

（一）量

排痰量以ml／24h计，健康人一般无痰或少量泡沫状痰。患者的排痰量依病种和病情而异，急性呼吸系统感染者较慢性炎症时痰少；细菌性炎症较病毒感染痰多；支气管扩张、慢性支气管炎、肺脓肿、空洞型肺结核和肺水肿患者痰量可显著增多，甚至超过100ml／24h，在治疗过程中，如果痰量减少，一般表示病情好转。

（二）颜色

正常痰液为无色或灰白色。病理情况下，痰的颜色改变可反映存在某些呼吸系统的疾病，但特异性差。

1. 红色、棕红色　因存在红细胞或血红蛋白所致，见于肺癌、肺结核、支气管扩张、急性肺水肿。痰中带鲜红血，经常见于肺结核早期或病灶播散。铁锈色痰多见于大叶性肺炎、肺梗死。粉红色泡沫痰常为左心功能不全、肺淤血致毛细血管通透性增加，造成急性肺水肿的特征性表现。

2. 黄色、黄绿色　因存在大量脓细胞所致，见于肺炎、肺脓肿、支气管扩张、慢性支气管炎、肺结核。黄绿色常为铜绿假单胞菌感染或干酪样肺炎的特征性表现。

3. 烂桃样灰黄色　因肺组织坏死所致，见于肺吸虫病。

4. 棕褐色　见于慢性充血性心力衰竭肺淤血、阿米巴性肝脓肿、穿过隔膜后与肺相通的阿米巴肺脓肿。

5. 灰色、黑色　因吸入大量尘埃或烟雾所致，见于矿工、锅炉工和长期吸烟者。

（三）气味

正常人新咳出的痰液无特殊气味。血性痰可带血腥气味，肺脓肿、晚期肺癌、支气管扩张合并感染患者的痰液常有恶臭，膈下脓肿与肺沟通时患者的痰液可有粪臭味。

（四）性状和异物

痰液的不同性状和异物的出现提示某些病理过程，有助于临床诊断。痰液的不同性状主要如下。

1. 浆液性　稀薄的泡沫样痰液，见于肺水肿等。

2. 黏液性　无色透明或灰色黏稠痰，见于急性支气管炎、支气管哮喘等。

3. 脓液　将痰液静置，从上到下可分为泡沫、黏液和脓性坏死组织三层，见于支气管扩张、肺脓肿、进行性肺结核等。

4. 血性　呼吸道黏膜损伤、肺毛细血管破损等造成的出血，见于支气管扩张、肺癌、肺梗死等。异物主要有：

（1）支气管管型（bronchial cast）：是纤维蛋白、黏液和白细胞等在支气管内凝聚而成的树枝状物，含血红蛋白，呈灰白色或棕红色。其直径与形成部位的支气管内径相关，一般较短，亦有长达15cm的。在刚咳出的痰液中常卷曲成团，放入生理盐水中后即可展开，呈现典型的树枝形。见于纤维蛋白性支气管炎、肺炎链球菌性肺炎和累及支气管的白喉患者。

（2）痰栓：是肺组织坏死的崩解产生，形似干酪或豆腐渣，多见于肺坏疽、腐败性支气管炎、肺结核等患者痰中。

（3）硫黄样颗粒：是放线菌的菌线团，呈淡黄色或灰白色，形似硫黄粗枝大叶，约粟粒大小，压片镜检可见密集的菌丝呈放状排列，常见于肺防线菌病。

（4）肺钙石（lung calculus）：为肺结核干酪样物质的钙化产生，亦可由侵入肺内的异物钙化而成。

（5）库施曼螺旋体（Curschmann spiral）：系小支气管分泌的黏液，为淡黄色或灰白色富有弹性的丝状物，常卷曲成团。见于支气管哮喘和某些慢性支气管炎患者。

（6）寄生虫：有时在痰内可检出寄生虫，如卫氏并殖吸虫、蛔蚴和钩蚴等，需用显微镜进一步确认。

异常的变化主要有：粪臭味多见于膈下脓肿与肺相通时；恶臭味见于肺脓肿、支气管扩张、晚期恶性肿瘤的痰液；血性痰有血腥味见于肺结核、肺癌、支气管扩张等；黏液样痰见于支气管炎、哮喘、早期肺炎；脓性痰见于支气管扩张、肺脓肿、脓胸、空洞型肺结核；支气管哮喘发作时为白色泡沫样痰，急性肺水肿痰液为粉红色泡沫样。

二、显微镜检查

（一）直接涂片检查

可进行红细胞、白细胞、上皮细胞、肺泡巨噬细胞、寄生虫及虫卵检查。正常痰液内可见少量白细胞，中性粒细胞或脓细胞增多见于呼吸道化脓性炎症或有混合感染；嗜酸性粒细胞增多见于支气管哮喘、过敏性支气管炎、肺吸虫病等；淋巴细胞增多见于肺结核患者。脓性痰液中可见少量红细胞，呼吸道疾病及出血性疾病可见多量红细胞。正常痰液中可有少量来自口腔的鳞状上皮细胞和来自呼吸道的柱状上皮细胞，在炎症或其他呼吸系统疾病时可大量增加。吞噬炭粒的肺泡巨噬细胞被称为炭末细胞，见于炭末沉积症及吸入大量烟尘者；吞噬含铁血黄素者被称为含铁血黄素细胞，又称为心力衰竭细胞，见于心力衰竭引起的肺淤血、肺梗死及肺出血患者。在痰中找到肺吸虫可诊断肺吸虫病，找到溶组织阿米巴滋养体可诊断为阿米巴肺脓肿或阿米巴肝脓肿穿破入肺。偶可见钩虫蚴、蛔虫蚴或肺包囊虫的棘球蚴等。

（二）涂片染色检查

痰涂片染色后能更清楚地显示细胞结构和细菌特征等，临床应用价值较大。可用HE或巴氏染色检查癌细胞，Wright染色识别各种血细胞、上皮细胞、癌细胞，嗜酸性粒细胞直接染色可评价肺吸虫患者的治疗效果，Gram染色或抗酸染色检查细菌等。

三、细菌培养

呼吸系统为开放性器官，上呼吸道有多种常居菌寄生。被检标本要求晨起清水漱口后，咳出呼吸道深处的痰液，或通过支气管镜直接取分泌物送检。

1. 肺炎链球菌通常可引起大叶性肺炎，但也可致小叶性肺炎。近年来，由于抗生素的大量应用，耐药性金黄色葡萄球菌引起的肺炎有所增加；肺炎克雷伯氏菌、溶血性链球菌、流感嗜血杆菌引起的则较少见；少数肺炎也可由大肠埃希氏菌及军团病杆菌等革兰阴性杆菌引起。

2. 中毒性肺炎多为肺炎链球菌引起。

3. 新生儿肺炎、产前或产时感染者，以病毒、大肠埃希菌、铜绿色假单胞菌、变形杆菌为最常见；而产后感染者，则以金黄色葡萄球菌、链球菌、肺炎链球菌为多见。

4. 肺脓肿是由多种化脓性细菌所引起，亦可由厌氧菌引起。

5. 肺真菌病可检出各种真菌，其中以白色念珠菌和放线菌为多见。

第四节　脑脊液检查

一、一般性状检查

1.　压力测定　正常人侧卧位的初压为70~180mmH$_2$O（0.69~1.76kPa），随呼吸波动在10mmH$_2$O之内，坐位可为卧位的1倍左右。也可根据脑脊液从穿刺针滴出的滴速来估计压力的高低：如每分钟45~60滴，表示颅内压大致正常；每分钟60滴以上则提示颅内压增高。颅内压增高常见于脑肿瘤和脑膜或脑实质有炎症。若压力低于正常可做动力试验，以了解蛛网膜下隙有无梗阻。压力降低见于脊髓—蛛网膜下隙阻塞、脱水、循环衰竭等患者。

2.　颜色　正常脑脊液是无色透明的液体。在病理情况下，脑脊液可呈不同颜色改变。

（1）红色：常由于各种出血引起的，脑脊液中出现多量的红细胞，主要由于穿刺损伤出血、蛛网膜下隙或脑室出血引起。前者在留取三管标本时，第一管为血性，以后两管颜色逐渐变淡，红细胞计数结果也依次减少，经离心后上清液呈无色透明。当蛛网膜下隙或脑室出血时，三管均呈红色，离心后旧清液显淡红色或黄色。红细胞在某些脑脊液中5分钟后，即可出现皱缩现象，因此红细胞皱缩现象不能用以鉴别陈旧性或新鲜出血。

（2）黄色：又称黄变症，见于陈旧性蛛网膜下隙出血及脑出血，椎管梗阻，脑脊髓肿瘤及严重的结核性脑膜炎，重症黄疸。

1）出血性黄变症：脑、脊髓出血（特别是蛛网膜下隙出血）以后，进入脑脊液内的RBC破坏、溶解，使Hb分解，胆红素增加，因而产生黄变症。RBC多大于10×10^9/L以上。深的黄变症常为蛛网膜下隙出血的结果，出血4~8小时即呈黄色，48小时最深，至3周左右消失。持续时间取决于以下因素：出血的严重程度、RBC的溶解速度、溶血的分解产物的多少、对脑脊液循环的影响、个体的特异性。

2）淤滞性黄变症：颅内静脉血液循环和脑脊液循环有淤滞时红细胞从血管内渗出，产生脑脊液黄变症。当脑膜、大脑实质毛细血管内淤滞时，脑脊液可呈黄变症。

3）梗阻性黄变症：椎管梗阻（如髓外肿瘤），同时脑脊液蛋白显著增高。当蛋白超过1.5g/L时，呈黄变症。黄变的程度与脑脊液中蛋白的含量成正比，且梗阻部位越低，黄变越明显。

4）黄疸性黄变症：重症黄疸、黄疸型传染性肝炎、肝硬化、钩端螺旋体病、胆道梗阻、新生儿溶血性疾患，由于脑脊液中胆红素增高，可呈黄变症。一般脑脊液内胆红素浓度超过8.5μmol／L（0.5mg／L）时脑脊液即黄染。

5）其他色素：脑脊液中含有其他色素，如黄色素、类胡萝卜素、脂色素黑色素存在，可使脑脊液呈黄变症。

（3）白色或灰白色：多因白细胞增加所致，常见于化脓性脑膜炎。

（4）褐色或黑色：见于中枢神经系统黑色素肉瘤或黑色素瘤。

（5）绿色绿脓杆菌性脑膜炎、急性脑炎双球菌脑膜炎、甲型链球菌性脑膜炎。

（6）米汤样混浊脑膜炎双球菌性脑膜炎。

3. 透明度　正常脑脊液应清晰透明。病毒性脑炎、神经梅毒等疾病的脑脊液也可呈透明外观。脑脊液中白细胞如超过300×10^6／L时可变为混浊；蛋白质含量增加或含有大量细菌、真菌等也可使其混浊；结核性脑膜炎常呈毛玻璃样微混；而化脓性脑膜炎常呈明显混浊。填写报告时用"清晰透明""微浑""浑浊"等描述。

4. 凝块或薄膜　收集脑脊液于试管内，静置12～24小时，正常脑脊液不形成薄膜、凝块和沉淀物。若脑脊液内蛋白质包括纤维蛋白多于10g／L即可出现凝块或沉淀物，结核性脑膜炎的脑脊液静置12～24小时后，可见表面有纤维网膜形成，取此膜涂片检查结核杆菌，阳性率较高。蛛网膜下隙梗死时脑脊液呈黄色胶冻状。填写报告时可用"无凝块""有凝块""有薄膜""胶冻状"等描述。

5. 比重　健康人脑脊液比重为1.006～1.008。脑脊液比密增高见于颅内炎症；比密降低见于脑脊液分泌增多。

（二）化学检查

1. 酸碱度测定　正常脑脊液pH为7.31～7.34。由于血脑屏障对CO_2和HCO_3^-，通透性不同，CO_2较易透过血脑屏障，HCO_3^-则难以透过血脑屏障，导致脑脊液中 PCO_2高于动脉血而HCO_3^-浓度低于动脉血。因此，正常脑脊液pH低于动脉血。脑脊液 pH相对稳定，全身酸碱平衡紊乱对它的影响甚小。但在中枢神经系统炎症时，脑脊液 pH低于正常，化脓性脑膜炎时脑脊液的pH明显降低，在测定脑脊液的pH的同时测定骑脊液中乳酸含量，对判断病情变化更有参考价值。

2. 蛋白质检查　正常脑脊液中蛋白含量甚微。病理状态下脑脊液中蛋白质有不同程度增加，通过对脑脊液中蛋白质检查，协助对神经系统疾病的诊断。

（1）蛋白质定性试验（Pandy试验）

1）原理：脑脊液中蛋白质与苯酚结合生成不溶性蛋白盐而出现浑浊或沉淀，此法比较敏感，当总蛋白量超过0.25 g／L时可呈弱阳性反应。

2）参考值：正常人多为阴性或弱阳性。

3）临床意义：见蛋白定量试验。

（2）蛋白定量试验

1）原理：脑脊液中蛋白质与生物碱等蛋白沉淀剂作用产生浑浊，其浊度与蛋白质含量成正比，用光电比色计或分光光度计进行比浊，即可测得蛋白质含量。

2）参考值：儿童（腰椎穿刺）　　　　0.20～0.40g／L。

成人（腰椎穿刺）　　　　0.20～0.45g／L。

小脑延髓池穿刺　　　　0.10～0.25g／L。

脑室穿刺　　　　0.05～0.15g／L。

3）临床意义：①脑脊液蛋白含量增加见于：神经系统感染性疾病：由于血-脑脊液屏障破坏和中枢神经系统实质炎症所引起，如化脓性脑膜炎、结核性脑膜炎时，脑膜和脉络丛毛细血管通透性增加，血-脑脊液屏障受损，使蛋白质进入脑脊液。颅内占位性病变：脑脊液循环受阻所致，见于脑肿瘤、脑脓肿及颅内血肿。颅内和蛛网膜下隙出血：血性脑脊液可使蛋白含量增高，见于高血压合并动脉硬化、脑血管畸形、动脉瘤等。蛛网膜下隙梗阻。脑血栓形成或栓塞；中毒性脑病：尿毒症、伤寒、肺炎等中毒状态；注射化学药物引起的无菌性脑膜炎等；②分离性蛋白增高：脑脊液球蛋白增高而清蛋白正常，见于颅脑损伤、急性淋巴细胞脉络丛脑膜炎、中枢神经系统急性炎症及脱髓鞘疾病；清蛋白显著增高而球蛋白正常，见于脑梗死、高血压脑病、椎管内肿瘤等；③蛋白细胞分离：脑脊液蛋白质增高而细胞数正常，多见于吉兰-巴雷综合征、椎管内脊髓肿瘤、梗阻性脑积水。

3. 葡萄糖检查

（1）原理：脑脊液中含有一定量的葡萄糖，它相当于血糖的60%左右。当发生某些疾病波及神经系统时，脑脊液中葡萄糖含量将发生相应变化。

（2）参考值：成人：2.5～4.5mmol／L。

儿童：2.8～4.5mmol／L。

脑脊液／血浆葡萄糖比率0.3～0.9。

（3）临床意义

1）脑脊液中葡萄糖的含量降低：常见于：①神经系统感染性疾病：主要见于化脓性脑膜炎、结核性脑膜炎和真菌性脑膜炎等。因细菌、真菌和破坏的细胞释放出葡萄糖分解酶，使葡萄糖被消耗，导致脑脊液葡萄糖含量降低。脑脊液葡萄糖含量越低，患者预后越差；②颅内肿瘤：常见于髓母细胞瘤、多形性胶质母细胞瘤、星形细胞瘤、脑膜瘤及脑膜肉瘤等。因癌细胞代谢活跃，透过血-脑脊液屏障的葡萄糖被迅速酵解所致；③各种原因引起的低血糖可使脑脊液葡萄糖含量降低。

2）脑脊液葡萄糖含量增高：常见于病毒性神经系统感染、脑出血、下丘脑损害、糖尿病等。

4. 氯化物检查

（1）原理：脑脊液中含有一定量的氯化物。当发生某些疾病涉及中枢神经系统时，脑脊液中氯化物含量将发生改变。

（2）参考值：120～130mmol／L

（3）临床意义

1）降低：脑部细菌性或真菌性感染，细菌性脑膜炎，特别是结核性脑膜炎，其减少更为显著。体内氯化物的异常丢失（呕吐、腹泻、水肿等）及摄入氯化物过少（长期饥饿、限制氯化物摄入量）。

2）升高：病毒感染（病毒性脑炎、脑膜炎或脊髓炎）、高氯血症（氯化物排泄减少、肾功能不全、尿毒症氯化物摄入过多、静脉滴注）；过度换气而致碱中毒；患肾炎、尿毒症时，脑脊液中氯化物可见升高。

3）正常：除正常人外，患病毒性脑炎、脑脓肿、神经梅毒、脊髓灰质炎、脑肿瘤、淋巴细胞脉络丛脑膜炎时脑脊液中氯化物含量也可正常。

5. 酶学检查　脑脊液中含有乳酸脱氢酶（LD）、肌酸激酶（CK）、天冬氨酸氨基转移酶（AST）、丙氨酸氨基转移酶（ALT）等多种酶类。正常情况下血清酶不能透过血脑屏障，因此脑脊液中各种酶的含量远低于血清。血脑屏障通透性增高、各种原因引起的脑组织损伤、脑肿瘤、颅内压增高等均可导致脑脊液各种酶含量增高。

（1）天冬氨酸氨基转移酶

1）参考值：< 20U／L。

2）临床意义：某些伴有脑组织坏死及血脑屏障通透性增高的疾病，AST从脑组织释放到脑脊液中使其活性增高。脑脊液AST活性增高可见于脑血管病、脑萎缩、中毒性脑病、中枢神经系统转移癌等。

（2）乳酸脱氢酶

1）参考值：成人LD< 40U／L，新生儿<70U／L。脑脊液LD／血清LD<0.1。

2）临床意义：由于测定方法的不同，目前脑脊液LD尚无一致公认的参考值。一般以脑脊液LD与血清LD比值小于0.1作为判断标准。脑组织损伤、感染等脑脊液中 LD均可增高。细菌性脑膜炎脑脊液LD明显增高。治疗效果欠佳的化脓性脑膜炎脑脊液LD无明显减低甚至进一步增高。因此，测定脑脊液LD变化可作为判断化脓性脑膜炎疗效和预后的指标。脑脊液中LD同工酶分析结果表明，血脑屏障受损时，脑脊液中 LD同工酶以LD_2、LD_3增高为主，如粒细胞增加则以LD_4、LD_5增高为主。

（3）肌酸激酶

1）参考值：0.5～2U／L。

2）临床意义：CK主要存在于骨骼肌、心肌和脑组织中，在某些伴有脑实质破坏的中枢神经系统疾病，脑组织中CK释放到脑脊液中使脑脊液CK活性增高。其主要成分为CK-BB。近来认为测定脑脊液中CK-BB可作为心脏停搏患者大脑损伤的指标。脑脊液中CK增高可见于脑梗死、脱髓鞘疾病、炎症或脑缺氧等。

（4）腺苷脱氨酶（ADA）

1）参考值：0～8U／L

2）临床意义：腺苷脱氨酶来自T淋巴细胞。结核性脑膜炎患者脑脊液中ADA增高程度明显高于其他性质的脑膜炎，因此测定脑脊液中ADA可用于结核性脑膜炎的诊断及鉴别诊断。

（5）溶菌酶：是一种广泛分布于人体各种器官与组织及血液、唾液、泪液中的碱性蛋白质。溶菌酶的重要来源是中性粒细胞、单核细胞及吞噬细胞的溶酶体。溶菌酶作为一种非特异性的免疫因素，在一定条件下可水解细菌胞壁的糖苷键从而使细菌囊壁破裂。溶菌酶的检测方法有平板法、比浊法及电泳法。目前最常用平板法。

1）原理：溶菌酶使微球菌胞壁破坏而溶解。溶菌环的直径与标本中溶菌酶含量的对数呈直线关系。

2）参考值：无或含量甚微。

3）临床意义：在细菌性脑膜炎，如化脓性或结核性脑膜炎患者脑脊液中，溶菌酶含量增高；结核性脑膜炎患者脑脊液中，溶菌酶增高的程度明显高于化脓性脑膜炎且随病情变化而增减，病情恶化时脑脊液中溶菌酶增高，病性缓解时随之下降，治愈后可下降至零。因此测定脑脊液中溶菌酶含量可用于结核性脑膜炎的鉴别诊断及预后判断。

（三）显微镜检查

1. 细胞计数　在正常情况下，脑脊液中的细胞数基本上是恒定不变的。当发生某些疾病时，细胞数变化很大，在诊断上有重要意义。脑脊液细胞计数包括红细胞、白细胞和嗜酸性粒细胞直接计数，以及白细胞分类，其中以白细胞计数和白细胞分类最为重要。

（1）参考值范围：成人（$0 \sim 8$）$\times 10^6 / L$；儿童（$0 \sim 15$）$\times 10^6 / L$。

（2）临床意义

1）轻度白细胞增加（$13 \sim 30$）$\times 10^6 / L$：可见于非感染性脑膜炎、病毒性脑炎、脑瘤；也可见于慢性退行性病变、多发性硬化症或腮腺炎并发脑膜脑炎。

2）中度白细胞增加（$31 \sim 200$）$\times 10^6 / L$：可见于脊髓前角灰质炎、乙型脑炎、神经梅毒、淋巴细胞脉络丛脑膜炎、病毒性脑炎。在出现结核性脑膜炎和隐球菌性脑膜炎时，常中度增加，或增加甚多。

3）白细胞剧烈增加：在出现急性化脓性脑膜炎、流行性脑脊髓膜炎、脑脓肿等病时，白细胞可增加到（$1000 \sim 10000$）$\times 10^6 / L$。

4）红细胞计数：如果脑脊液中含少量红细胞，可能是穿刺损伤所致；如果含有成千上万个红细胞，则多可能是中枢神经系统出血性疾病。

2. 细胞分类。白细胞总数超过正常数值，则需做白细胞分类。脑脊液中白细胞分为中性粒细胞、淋巴细胞和内皮细胞（包括单核细胞）三类。

（1）参考值：正常脑脊液中多为淋巴细胞及单核细胞，两者之比为7：3。

（2）临床意义：在白细胞超过正常值、对其进行分类后，可有以下几种情况。

1）中性粒细胞增多：常见于急性细菌性感染或慢性感染急性发作时。还可见于脊髓灰质炎早期及结核性脑膜炎早期。

2）淋巴细胞增多：常见于结核性脑膜炎、化脓性脑膜炎经过治疗后，以及布氏杆菌脑膜炎、脑脓肿和脑膜附近感染、脑和脑膜的病毒性感染、真菌感染、立克次体感染、螺旋体感染、疫苗接种后或感染后脑脊髓炎，也可见于寄生虫感染、脱髓鞘病、脑瘤、结节病和白塞氏综合征等。

3）嗜酸性细胞增多：常见于脑寄生虫病，如脑囊虫病、旋毛虫病、棘球蚴病，血吸虫病、肺吸虫病、弓形体病和锥虫病。

（四）病原学检查

1. 微生物学检查　脑脊液标本应立即离心沉淀，取沉淀物涂片2张分别做革兰染色和亚甲蓝染色后进行显微镜检查。在化脓性脑膜炎，革兰染色显微镜检查的阳性率可达6%～90%。混浊标本可采用不离心标本直接涂片法，当脑脊液中细菌数少于1000个／μl时可出现假阳性结果。检查新型隐球菌可取脑脊液离心沉淀物用印度墨汁染色后显微镜检查，也可用经过滤处理的市售优质细颗粒墨汁染色检查。

2. 细菌培养　临床疑为中枢神经系统感染性疾病的患者，在进行腰穿采集脑脊液标本时就应当想到脑脊液的细菌培养。脑脊液细菌分离培养中常见菌有脑膜炎奈瑟菌、链球菌、葡萄球菌、大肠埃希菌、流感嗜血杆菌及产气肠杆菌等。脑脊液细菌分离培养及药物敏感试验是确定中枢神经系统感染性疾病病原因子及选择治疗药物的主要依据。

3. 寄生虫学检查　正常脑脊液中无病原体。如在脑脊液离心沉淀物中发现血吸虫卵或肺吸虫卵，则可诊断为脑型血吸虫病或脑型肺吸虫病。此外脑脊液中还可能检出阿米巴、弓形体，在非洲锥虫病患者的脑脊液中可检出锥虫。

第五节　生殖系统体液检查

一、阴道分泌物检查

（一）标本采集

采集标本前，24小时内应禁止性交、盆浴、局部用药及阴道灌洗等。根据不同的检验目的可自不同部位取材。一般采用消毒刮板、吸管、棉拭子自阴道深部或子宫穹窿后部、宫颈管口等部位采集分泌物，浸入盛有生理盐水1～2ml的试管内，立即送检。分泌物制成生理盐水涂片后，用95%乙醇固定，经吉姆萨、革兰或巴氏染色，以进行病原微生物、肿瘤细胞筛查。

（二）一般性状检查

正常阴道分泌物为白色稀糊状，一般无气味，量多少不等，与雌激素水平高低及生殖器官充血状态有关。近排卵期白带量多，清澈透明、稀薄；排卵期2～3天后白带量少、混浊、黏稠；行经前量又增加；妊娠期白带量较多。白带异常可表现为色、质、量的改变。

（三）阴道清洁度检查

阴道清洁度是以阴道杆菌、上皮细胞、白细胞（或脓细胞）和杂菌的多少来分度的，是阴道炎症和生育期妇女卵巢性激素分泌功能的判断指标。用生理盐水将阴道分泌物制成涂片，在高倍镜镜检下，按下表进行分度。

阴道分泌物清洁度分度

清洁度	阴道杆菌	球菌	上皮细胞	脓细胞或白细胞
I	4 +	–	4 +	0～5/HP
II	2 +	–	2 +	0～15/HP
III	–	2 +	–	15～30/HP
IV	–	4 +	–	>30/HP

清洁度 I～II 度为正常，III～IV 度为异常，大多数为阴道炎，同时常可发现病原菌、真菌或滴虫等病原体。在卵巢功能不足、雌激素减低时，阴道上皮增生较差，糖原减少，阴道杆菌也少，易感染杂菌，也可使阴道清洁度变差。

（四）原虫检查

引起阴道感染的原虫主要有阴道毛滴虫，可致滴虫性阴道炎。患者外阴灼热痛、瘙痒，阴道分泌物呈稀脓性或泡沫状，将此分泌物采用生理盐水悬滴法置于低倍显微镜下观察，可见波动状或螺旋状运动的虫体将周围白细胞或上皮细胞推动。在高倍镜下可见虫体为8～45μm，呈颈宽尾尖倒置梨形，大小多为白细胞的2～3倍，虫体顶端有前鞭毛4根，后端有后鞭毛一根，体侧有波动膜，借以移动。此时阴道分泌物的清洁度为III、IV度。阴道滴虫适宜在25～42℃活动生长繁殖，故检查时应注意保温，方可观察到滴虫的活动。阴道分泌物中查到阴道分泌物滴虫是诊断滴虫性阴道炎的依据，近年来采用阴道毛滴虫单抗制的胶乳免疫凝集法试剂盒可提高滴虫性阴道炎的诊断率。除滴虫外，偶见溶组织内阿米巴和微丝蚴感染。

（五）真菌检查

正常情况下阴道真菌在阴道中存在而无害，在阴道抵抗力降低时容易发病。真菌性阴道炎以找到真菌为诊断依据，阴道真菌多为白色假丝酵母菌，偶见阴道纤毛菌、放线菌等，采用悬滴法于低倍镜下可见到白色假丝酵母菌的卵圆形孢子和假菌丝。如取阴道分泌物涂片并进行Gram染色后在油镜下观察，可见到卵圆形Gram阳性孢子或与出芽细胞相连接的假菌丝成链状及分枝状。

1. 直接涂片法　于玻片上加2.5mol／L KOH溶液1滴，将阴道分泌物与其混匀涂片，加盖片于低倍和高倍镜下观察。低倍镜下真菌呈发丝状或发丝团状。高倍镜，下可见单个散在或成群状、链状的卵圆形，无色透明的孢子，常为芽状或链状分支样。可疑时应选择适宜培养基进行培养鉴定。

2. 浓集法　取阴道分泌物1ml于清洁干燥的试管中，再加入等量的2.5mol／LKOH溶液混匀，放37℃水浴3～5分钟后取出，以RCF40g（500r／min）离心3分钟，取管底沉淀物涂片观察。也可使涂片干燥后做革兰染色或瑞特染色，于油镜下观察，以提高阳性检出率。

（六）病毒

1. 单纯疱疹病毒　单纯疱疹病毒（HSV）有2个血清型，HSV–Ⅰ和HSV–Ⅱ型。引起的生殖道感染的以Ⅱ型为主。由于阴道分泌物检查阳性率低，病毒培养操作复杂费时，近年来对HSV的检查主要采用荧光抗体检查或分子生物方法诊断，特别是利用 HSV基因组中特异性强的DNA片段HSV–Ⅰ和HSV–Ⅱ，胸苷激酶的寡核苷酸探针和RNA探针进行分子杂交，可快速而灵敏地对HSV感染做出诊断。

2. 人巨细胞病毒（HCMV）　HCMV是先天感染的主要病原。故孕妇阴道分泌物巨细胞病毒检查对孕期监测尤其重要，常用宫颈拭子采取分泌物送检。HCMV实验室诊断方法除传统的病毒分离法外，光镜检测包涵体阳性率极低，电镜可直接见到典型的疱疹病毒类形态结构，但无特异性，目前可采用CC–ABC法，即将标本接种于人胚肺成纤维细胞培养细胞，使病毒在敏感细胞中增生，培养2天后收获，再用针对HCMV早期抗原的单克隆抗体，利用生物素亲和素放大作用染色鉴定。亦可用HCMV、DNA片段或RNA探针与样品进行斑点杂交，夹心杂交或PCR后勤部的分子杂交来检测，临床最常用的方法是用ELISA法检测孕妇血清HCMV–IGM来诊断活动性感染。

3. 人乳头状病毒（HPV）　HPV目前鉴别有50余型。引起女性生殖道感染的有23型，其中最主要的有6、11、16、18、31、33型。目前常采用ABC法以兔抗HPV为一抗，生物素标记的羊抗兔IgG为二抗检测病毒抗原。或采用病毒相应的寡核苷酸探针，与阴道分泌物中提取的DNA进行斑点杂交或夹心杂交进行检测。如采用PCR技术则可检测极微量的HPV（106个细胞中有一个感染细胞）。

（七）衣原体

泌尿生殖道沙眼衣原体感染是目前很常见的性传播疾病之一，由于感染后无特异症状，易造成该病流行，引起女性急性阴道炎和宫颈炎。衣原体感染的白带为脓性黏液，与细菌感染的脓性白带不同。取脓性分泌物涂片，吉姆萨染色，有进时可见到细胞内包涵体，但阳性率很低。目前应用较多的是荧光标记的单克隆抗体的直接荧光抗体法，可快速确定系何种血清型衣原体敏感。20世纪80年代发展的DNA探针技术，可检出沙眼衣原体的15个血清型，而与其他细菌、病毒、立克次体等无交叉反应，敏感性和特异性均为95%左右。DNA探针方法对泌尿生殖道衣原体疾病的诊断、流行病学调查和无症状衣原体携带者的诊断很有意义。

（八）淋病奈瑟菌

淋病奈瑟菌的检查首先采用涂片法，以宫颈管内分泌物涂片的阳性率最高，为100%；阴道上1/3部分为84%；阴道口处为35%。一般需将宫颈表面脓液拭去，用棉拭子插入宫颈管1厘米深处停留10~30秒，旋转一周取出，将分泌物涂在玻片上，革兰染色后油镜检查，找革兰阴道性双球菌，形似肾或咖啡豆状，凹面相对，除散在于白细胞之间外，还可见其被吞噬于中性粒细胞胞质之内，因淋病奈瑟菌对各种理化因子抵抗力弱，涂片法可被漏诊，必要时可进行淋病奈瑟菌培养，且有利于菌株分型和药过敏试验。近年来采用单克隆抗体技术生产的淋病抗血清，可与受检查者宫颈分泌物中的淋病奈瑟菌结合，采用免疫荧光技术，在30分钟内即可准确得出结果。比培养法快，比涂片法准确，较易掌握。此外，运用PCR技术也可对淋病奈瑟菌过少、杂菌过多的标本进行诊断。

（九）梅毒螺旋体

梅毒螺旋体（TP）做血清非特异性反应是临床诊断的重要手段，但进行直接涂片染色检查更简便快捷，结果可靠，尤其适用一期或二期梅毒的检查。一期和二期梅毒患者受损的皮肤黏膜和肿大的淋巴结中含有梅毒螺旋体，取渗出液或穿刺液做涂片，在暗视野显微镜下进行检查。如见到纤细螺旋状，长6~16μm，有8~14个螺旋，运动缓慢，或绕轴旋转，或伸缩移动，可报告阳性。此类患者，结合血清学不加热血清反应素试验（LTSR）或快速血浆反应素环状卡片试验（RPR），效果更良好，可为临床诊断提供可靠依据。

（十）其他病原微生物检查

涂片革兰染色检查淋病双球菌、类白喉杆菌、葡萄球菌、链球菌、大肠杆菌、枯草杆菌等。需细菌培养并经鉴定才能确定诊断。

二、精液检查

（一）一般性状检查

1. 颜色和透明度　刚射出的精液呈灰白色或乳白色，待自行液化后，呈半透明稍浑浊。长时间未排精者射出的精液可略带淡黄色。鲜红或暗红的血性精液，见于生殖系统的炎症、结核和肿瘤；脓性精液见于精囊炎和前列腺炎。

2. 量　正常人一次排精量为3~5ml。精液减少可见于：

（1）当前列腺和精囊病变时，尤其是结核性疾患时，精液可减少，甚至完全无精液排出。

（2）排泄管道梗阻：如输精管先天性发育不全或炎性狭窄等。

（3）精液潴留于异常部位：如尿道憩室和逆行排精。

（4）如已数日未排精，量仍少于1.5ml，也视为不正常，但不一定影响生育。当其他检查仍正常时，也不能仅以此点视为不育症的原因。

3. 正常精液　具有栗子花和石楠花的特殊气味，由前列腺液产生。

4. 黏稠度和液化时间　刚排出的精液呈胶冻状，放置30分钟后，80%的精液能自行液化。如精液黏稠度低似米汤样，可因精子量减少所致，见于生殖系统炎症。前列腺炎时，因纤溶酶遭破坏，可使液化延缓或不液化，抑制精子的活动力而影响生育。

5. pH　一般用pH试纸进行检测。将一滴混匀的精液在pH试纸上均匀展开，30秒内，与标准带进行比较读出其pH。无论使用哪种pH试纸，在使用前都应该用标准核查其准确性。

正常精液pH为7.2～8.0。

临床意义：当附属性腺或者附睾有急性感染性疾病时，精液的pH可以大于8.0。当输精管阻塞或先天性精囊腺缺如时，均可导致精液pH降低。分析射出的第一部分精液，因大部分为前列腺液，所以pH偏低。当前列腺液缺乏时精液pH偏碱。细菌污染和含有死精子的精液，可能会产生氨（NH_3）从而使精液pH呈碱性。测定精液pH应在精液液化后立即测定，因为精液放置时间较长会影响pH测定结果。另外，精液pH过低，可影响其对阴道pH的调节作用，影响精子在阴道及宫颈部的活力。

（二）显微镜检查

1. 精子活动率检测　正常精子的活力一般在Ⅲ级（活动较好，有中速运动，但波形运动较多）以上。

临床意义：如果0级（死精子，无活动能力，加温后仍不活动）和Ⅰ级（活动不良，精子原地旋转、摆动或抖动，运动缓慢）精子在40%以上，常为男性不育症的重要原因之一。

2. 精子活动力检测　精子活动力，是指精子活动的强度，活动不良或不活动的精子增多，是导致不育的重要原因之一。精子活动分级（WHO）如下：

0级　死精子。

Ⅰ级　活动不良，原地打转或向前运动微弱。

Ⅱ级　活动一般，曲线向前中等运动。

Ⅲ级　活动良好，呈直线向前快速运动。

临床意义：精子活动力下降常见于精索静脉曲张、泌尿生殖系的非特异性感染（如大肠埃希菌感染），另外，某些代谢药、抗疟药、雌激素、氮芥等也可使精子活动力下降。

3. 精子计数　通过精子计数可求得精子浓度，乘以精液量还可求得一次射精排出的精子总数。正常成年男性的精子数量个体间差异较大，精子浓度为（50～100）×10^9／L，少于20×10^9／L为少精子症。正常人一次射精的排精总数≥400×10^6。精子计数少于20×10^9／L或一次排精总数少于100×10^6个为不正常，见于精索静脉曲张、铅金属等有害物质污染、大剂量放射线及某些药物的影响。精液多次未查到精子为无精症，主要见于睾丸生精功能低下、先天性输精管与精囊缺陷、输精管阻塞。输精管结扎术2个月后精液中应无精子，否则说明手术失败。人从50岁开始精子数量减少以至逐步消失。

4. 精子形态检查　通常用于精子形态学检查的方法有两种，一种是制成新鲜湿片后用相差显微镜观察；另一种是将精子固定、染色后用亮视野光显微镜观察。两种方法检查的精子形态无明显差别，染色后精子头可能稍有缩小。精索静脉曲张患者的畸形精子增多，提示精子在成熟时已进入精液；或静脉回流不畅造成阴囊内温度过高和睾丸组织缺氧；或血液带有毒性代谢产物从肾或肾上腺静脉逆流至睾丸，上述原因均有损于精子形态。精液中凝集精子增多，提示生殖系统感染或免疫功能异常。当睾丸曲细精管生精功能受到药物或其他因素影响或伤害时，精液中可出现较多未成熟的精细胞。

5. 精液细胞检查　正常精液中可见少量白细胞，但无红细胞。精液中白细胞增多，常见于精囊炎、前列腺炎及结核等。精液中红细胞增多，常见于精囊结核、前列腺癌等。精液中若查到癌细胞，对生殖系统癌症有诊断意义。

6. 精液酸碱度检查　精液pH测定值应在射精后1小时内完成，放置时间延长可致pH下降。正常精液偏碱性，pH为7.7～8.5。若精液pH＜7.0多见于少精或无精症，常反映输精管阻塞、先天性精囊腺缺如或附睾病变等。若精液pH＞8.0常见于泌尿系统的急性感染，如精囊炎、前列腺炎等。

（三）生化及免疫检查

1. 精液酸性磷酸酶（ACP）　精液中的酸性磷酸酶几乎全部来自前列腺，属前列腺酸性磷酸酶，因此测定精液中ACP有助于了解前列腺功能和对前列腺疾病的诊断。精液酸性磷酸含量增高，常见于前列腺增生或早期前列腺恶性肿瘤患者。精液酸性磷酸酶含量降低，常见于前列腺炎患者。精液酸性磷酸酶检测是法医鉴定有无精液最敏感的方法。

2. 精浆果糖测定　精液中的果糖来自精囊液，由精囊所分泌，是精子的主要能量来源。其含量的高低直接影响精子的活力。精浆果糖含量的测定是诊断男性不育、评价附属腺功能和睾丸内分泌的指标之一。先天性两侧输精管或精囊腺缺如、两侧输精管完全阻塞或逆行射精患者的果糖为阴性；精囊炎和雄性激素分泌不足患者的精浆果糖含量降低，果糖不足导致精子运动能量缺乏，甚至导致不育。

3. 抗精子抗体（AsAb）测定　精子的抗原性很强，不仅可引起异种免疫和同种异体免疫，其器官特异性抗原尚可引起自身抗精子抗体的产生，当精管阻塞、睾丸损伤与炎症、附睾等副性腺感染时均可使精子抗原进入血液循环或淋巴系统，激活免疫系统而引起免疫应答，产生自身抗精子抗体。AsAb检测对不育原因的检查有着重要意义。存在于血清或生殖道分泌液中的AsAb可抑制精子的活动，干扰精子的运行，阻碍精子穿透及精卵结合，使受精过程发生障碍。即使已经受精，也可能影响发育中的胚胎，造成免疫性流产。不育夫妇的AsAb阳性者占25%～30%。

4. 精液精子顶体酶　此酶存在于精子顶体内，是一种蛋白水解酶，在受精过程中起重要作用。精子顶体酶活力与精子密度及精子顶体完整率呈正相关，其活力不足可导致男性不育。

5. 精液乳酸脱氢酶-X（LDH-X）　精液中有6种乳酸脱氢酶的同工酶，其中LDH-X活性最强，约相当于LDH总活性的1／3。LD-X是存在于精原细胞、精子细胞和精子线粒体中的特异酶，具有组织特异性，对精子生成、代谢、获能、活动能力和受精过程均有重要作用。LDH-X具有睾丸及精子的组织特异性，是精子运动获能的关键酶，该酶检测可作为诊断男性不育症有价值的指标。睾丸萎缩患者LDH-X活性降低，服用棉酚也可抑制此酶活性。

三、前列腺液检查

（一）一般性状检查

正常前列腺液外观呈淡乳白色半透明的液体。轻度前列腺炎时，外观常无明显变化。化脓所致的前列腺炎或精囊炎时，分泌物浓稠，外观呈脓性或脓血性液体。前列腺癌时常呈不同程度的血性液体。正常前列腺液，1次量为数滴至2ml，前列腺炎时，则显著减少甚至无液可采。正常前列腺液，为弱酸性，pH6.3～6.5；50岁以后pH略增高；如混入较多精囊液，pH可增高。

（二）化学检查

正常前列腺液，化学成分复杂。当前列腺发生疾病时，可检测前列腺液某些化学成分，其含量的变化可用作鉴别诊断及疗效判断的依据。前列腺炎时，锌含量明显降低，其余检查结果均增高；前列腺肥大时，锌含量变化不大或稍有增高，其余结果均增高；前列腺癌时，锌含量降低，而其余结果均明显增高；所以检测前列腺液的化学成分，特别是锌含量的变化，可作为患者鉴别的依据之一。

（三）显微镜检查

1. 卵磷脂小体　正常前列腺液中卵磷脂小体呈圆形或卵圆形，折光性强，大小不均，均匀分布于满视野。前列腺炎时卵磷脂小体减少，分布不均，有成簇分布现象，严重者卵磷脂小体可消失，这是巨噬细胞吞噬大量脂类的结果。

2. 红细胞 正常前列腺液中偶见红细胞，少于5个／HP。在前列腺炎、结核、结石和恶性肿瘤时可见红细胞增多，但应排除前列腺按摩时导致的出血。

3. 白细胞 正常前列腺液中白细胞<10个／HP，呈散在分布。若>10个／HP，而且成簇分布，则为慢性前列腺炎的指征之一。超过15个／HP可结合临床症状诊断为前列腺炎。

4. 前列腺颗粒细胞 胞体较大，含卵磷脂颗粒较多，可能是吞噬了卵磷脂颗粒的巨噬细胞。正常前列腺液中此种细胞不超过1个／HP，前列腺炎时明显增多或伴有大量脓细胞，正常老年人的前列腺液中也可见此种细胞增多。

5. 滴虫 见于滴虫性前列腺炎。

6. 淀粉颗粒 淀粉颗粒为圆形或卵圆形，具有同心圆线纹的层状结构，颜色呈微黄色或褪色，其中心常含有碳酸钙沉积物。淀粉颗粒如与胆固醇结合可形成结石。前列腺液中的淀粉样小体随年龄增长呈递增趋势，但无临床意义。

7. 精子 可能因精囊受挤压而排出，而非存在泌尿生殖系统疾病，因此并无临床意义。

8. 细菌 前列腺患者，其前列腺液内可以找到细菌。以葡萄球菌为常见，链球菌次之，此外，在前列腺结核患者中，可以查到结核杆菌，如已确诊生殖系统结核时，不宜做此项检查，以防引起扩散。

第六章　临床常用生物化学检查

第一节　血浆蛋白检测

一、总蛋白（TP）

（一）参考值

紫外吸收光度法、散射折光法、免疫比浊法、双缩脲法、定氮法：60～80g／L。

（二）临床意义

1. 血清总蛋白浓度增高

（1）血清中水分减少，而使总蛋白浓度相对增高。凡体内水分排出大于水分的摄入时，均可引起血浆浓缩，尤其是急性失水时（如呕吐、腹泻、高热等）变化更为显著，血清总蛋白浓度有时可达100～150g／L。休克时，由于毛细血管通透性的变化，血浆也可发生浓缩。慢性肾上腺皮质功能减退患者，由于钠的丢失而致继发性水分丢失，血浆也可出现浓缩现象；

（2）血清蛋白合成增加，大多数发生在多发性骨髓瘤患者，此时主要是球蛋白增加，其量可超过50g／L，总蛋白可超过100g／L。

2. 血清总蛋白及清蛋白降低

（1）肝细胞损害影响总蛋白与清蛋白合成：常见肝脏疾病有亚急性重症肝炎，慢性中度以上持续性肝炎、肝硬化、肝癌等。清蛋白减少常伴有球蛋白增加，清蛋白含量与有功能的肝细胞数量呈正比，清蛋白持续下降，提示肝细胞坏死进行性加重，预后不良；治疗后清蛋白上升，提示肝细胞再生，治疗有效。血清总蛋白< 60g／L或清蛋白< 25 g／L称为低蛋白血症，临床上常出现严重水肿及胸腔积液、腹腔积液；

（2）营养不良：如蛋白质摄入不足或消化吸收不良；

（3）蛋白丢失过多：如肾病综合征（大量肾小球性蛋白尿）、蛋白丢失性肠病、严重烧伤、急性大失血等；

（4）消耗增加：慢性消耗性疾病，如重症结核、甲状腺功能亢进及恶性肿瘤等；

（5）血清水分增加：如水钠潴留或静脉补充过多的晶体溶液。先天性低清蛋白血症较为少见。

二、白蛋白（ALB或A）

（一）参考值

免疫透射比浊法或免疫散射比浊法：40～50g／L。

（二）临床意义

1. 血浆白蛋白浓度可以受饮食中蛋白质摄入量影响，在一定程度上可以作为个体营养状态的评价指标。

2. 人血白蛋白浓度增高常见于：严重失水，血浆浓缩所致，此时并非蛋白绝对量增多。临床上尚未发现单纯白蛋白浓度增高的疾病，而以白蛋白浓度降低为多见。

3. 低蛋白血症

（1）慢性白蛋白浓度降低主要由于肝脏合成白蛋白功能障碍、腹腔积液形成时白蛋白的丢失和肾病时尿液中的丢失，严重时白蛋白浓度可低于 10g／L。白蛋白浓度低于20g／L时，由于胶体渗透压的下降，常可见到水肿等现象。

（2）营养不良或吸收不良。

（3）消耗增加，如严重结核、恶性肿瘤、甲状腺功能亢进等慢性消耗性疾病。

（4）白蛋白的异常丢失，如肾病综合征、慢性肾小球肾炎、糖尿病、系统性红斑狼疮、烧伤及渗出性皮炎、急性大出血、蛋白丢失性胃肠病等。

三、球蛋白（G）

（一）参考值

20～30g／L。

（二）临床意义

1. 球蛋白增多　常以γ-球蛋白增高为主，可见于：
（1）炎症或感染反应：结核病、疟疾、血吸虫病、麻风病、黑热病等；
（2）自身免疫性疾病：系统性红斑狼疮、风湿热、类风湿性关节炎、肝硬化、硬皮病等；
（3）多发性骨髓瘤、淋巴瘤、巨球蛋白血症。

2. 球蛋白浓度降低　球蛋白浓度降低主要是合成减少。正常婴儿出生后至3岁内，由于肝脏和免疫系统尚未发育完全，球蛋白浓度较低，属于生理性低球蛋白血症。肾上腺皮质激素和其他免疫抑制剂有抑制免疫功能的作用，会导致球蛋白合成减少。

四、白蛋白／球蛋白比值（A／G）

（一）参考值

1.5～2.5。

（二）临床意义

A／G降低常见于肝硬化、慢性肾炎、多发性骨髓瘤、巨球蛋白血症、结缔组织病等。增高一般少见，主要见于低球蛋白血症或先天性无γ-球蛋白血症。

五、前白蛋白（PA）

（一）参考值

免疫透射比浊法或免疫散射比浊法：0.2～0.4g／L。

（二）临床意义

增高见于肾病综合征、霍奇金病。降低见于各种肝脏疾病，可作为肝功能损害的早期指标，比白蛋白和转铁蛋白具有更高的敏感性；此外，在急性炎症、恶性肿瘤时其血浓度亦下降，严重营养不良时可完全阙如，其评价标准：200～400mg／L为正常，100～150mg／L轻度缺乏，50～100mg／L中度缺乏，<50mg／L严重缺乏。

六、铜蓝蛋白（CP，CER）

（一）参考值

免疫散射比浊法或免疫透射比浊法：0.2～0.4g／L。

（二）临床意义

血浆CP增高见于重症感染、胆道梗阻、恶性肿瘤、甲状腺功能亢进、风湿病、贫血、创伤等。其最特殊的作用在于协助肝豆状核变性（Wilson）的诊断，即患者血浆CP含量明显下降，而伴有血浆可透析的铜含量增加。血浆CP在营养不良、严重肝病及肾病综合征时亦往往下降。

七、α-抗胰蛋白酶（α-AT）

（一）参考值

免疫透射比浊法或免疫散射比浊法：0.9～1.5g／L。

（二）临床意义

1. 浓度增高见于下列情况：①急、慢性感染性疾病；②恶性肿瘤；③其他疾病，如脑外伤、系统性红斑狼疮、甲状腺炎等；④外科手术后、妊娠、妇女长期服用避孕药。

2. 浓度降低见于下列情况：①丢失过多，如肾病综合征、蛋白丢失性胃肠病；②肝脏疾病导致的合成减少；③分解代谢增强，如急性呼吸窘迫综合征、急性胰腺炎、肺气肿、甲状腺功能亢进等；④遗传性 α–AT缺乏症。

八、C反应蛋白（CRP）

（一）参考值

免疫比浊法或荧光免疫法：<0.6mg／L。

（二）临床意义

1. 作为急性时相反应的一个极灵敏的指标，血浆中CRP浓度在急性心肌梗死、创伤、感染、炎症、外科手术、肿瘤浸润时迅速显著地增高，可达正常水平的2000倍。结合临床病史，有助于随访病程。

2. 作为风湿病的病情观察指标，急性期和活动期CRP升高，病情好转时降低：可随访风湿病、系统性红斑狼疮、白血病等。

3. 预测心肌梗死的相对危险度。

第二节　血糖及其代谢物测定

一、概述

临床上所称的血糖一般是特指血液中的葡萄糖。在正常情况下，空腹血糖的浓度维持在3.89～6.11mmol／L（70～110mg／L）范围内。血液中除葡萄糖外，还含有果糖、半乳糖、甘露糖、乳糖、蔗糖等。

体内各组织细胞活动所需的能量大部分来自葡萄糖，所以血糖必须保持一定水平才能维持体内各器官和组织的需要。血糖的浓度稳定取决于血液中葡萄糖的来源和去路的平衡。若这种平衡被打破，将会导致血糖浓度的异常升高或降低，而表现出高血糖症或低血糖症。

（一）糖代谢概述

1. 糖代谢　主要是指葡萄糖在体内的复杂代谢过程，包括分解代谢和合成代谢。不同种类细胞中的糖代谢途径有所不同。分解代谢有糖酵解、糖有氧氧化和磷酸戊糖途径等。葡萄糖又可经合成代谢途径合成糖原，储存在肝脏或肌肉组织。另外非糖物质如乳酸、丙氨酸等经糖异生转变成葡萄糖或糖原。糖的多种代谢途径受机体的代谢状况，尤其是能量需求和氧供充足与否等因素的影响。

糖是机体供能的主要物质之一，人类摄取食物中以糖类最多，占总热量的50%~70%。在氧供应充足的条件下，糖经有氧氧化分解产生ATP供能。糖、脂肪和蛋白质在体内均可供能，以糖为主，乙酰辅酶A（acetyl-CoA）是三大营养物质共同的中间代谢点，三羧酸循环（tricarboxylic acid cycle，TCA cycle）是其分解代谢的共同途径，释放的能量均以ATP形式储存。

葡萄糖经肠道吸收入血，以葡萄糖形式运送到全身组织器官的细胞，氧化供能或以糖原形式或转变成脂肪储存。糖进入细胞是一个复杂的过程，胰岛素是促使其通过细胞膜进入细胞内的关键活性物质。

2. 血糖　是指血液中的葡萄糖。正常人血糖浓度相对恒定在一定范围内，依赖于体内激素等因素对血糖的调节作用，使血糖的来源及去路达到动态平衡。糖代谢的途径中的磷酸戊糖旁路，可生成NADPH，后者是保持红细胞膜完整性、合成脂类及胆固醇、参与机体氧化还原反应的重要辅酶。

（二）糖代谢的调节

血糖浓度能维持相对恒定是由于机体内存在一套高效的调节机制，精细地控制着血糖的来源与去路，使之达到动态平衡。在动态平衡的调节中，神经、内分泌因素及某些体液调节因子起着决定性作用。

二、糖代谢紊乱的检测

糖代谢紊乱是糖类物质及相关的酶、受体和基因突变所致代谢障碍的综合表现。糖代谢异常涉及蛋白质、脂肪、水及电解质等代谢紊乱。检测血糖、糖代谢中间产物以及调节糖代谢的相关激素，可以诊断或协助诊断糖代谢紊乱的相关疾病。

（一）空腹葡萄糖检测

临床上所称的血糖（blood sugar）专指血液中的葡萄糖而言。每个个体全天血糖含量随进食、活动等情况会有波动。一般在空腹时的血糖水平较为恒定。临床检测时采用葡萄糖氧化酶的方法可以特异地测出真实的血糖浓度。

1. 参考值　葡萄糖氧化酶法、己糖激酶法（HK）、邻甲苯胺法：3.9~6.4mmol/L。

2. 临床意义　血糖浓度受神经系统和激素的调节而保持相对稳定。当这些调节失去原有的相对平衡时，则出现高血糖或低血糖。

（1）血糖增高：根据空腹血糖增高程度不同分为：轻度（7.0~8.3mmol/L）；中度（8.4~10.1mmol/L）；重度（>10.1mmol/L）；当血糖水平超过肾糖阈值（9mmol/L）时即可出现尿糖阳性。

血糖升高见于下列情况：①糖尿病：如Ⅰ型、Ⅱ型及其他类型糖尿病；②内分泌疾病：如巨人症、肢端肥大症、皮质醇增多症、甲状腺功能亢进症、嗜铬细胞瘤、胰高血糖素瘤等；③应激性高血糖：如颅脑损伤、颅内压增高、脑卒中、心肌梗死等；④药物影响：如噻嗪类利尿药、口服避孕药；⑤肝源性血糖升高：如严重的肝病变，导致肝脏功能障碍，使葡萄糖不能转化为肝糖原贮存而出现餐后高血糖；⑥胰腺病变：如胰腺炎、胰腺癌、胰外伤、胰大部分切除等；⑦其他病理性升高：妊娠呕吐、脱水、缺氧、窒息、麻醉等；⑧生理性增高：如餐后1～2小时、高糖饮食、情绪激动；⑨医源性因素：如大量服用激素等。

（2）血糖降低：血糖低于3.9mmol／L即为血糖降低，分为轻度降低为3.4～3.9mmol／L，中度降低为2.2～2.8mmol／L，重度降低为1.7mmol／L或更低。

血糖降低见于下列情况：①生理性或暂时性低血糖降低见于饥饿、妊娠、哺乳、剧烈运动后、注射胰岛素后和服用降糖药后；②胰岛素分泌过多如胰岛β细胞瘤、胰腺腺瘤；③血糖升高激素分泌减少，垂体前叶功能减退、肾上腺皮质功能减退、甲状腺功能减退等；④肝糖原贮存不足，长期营养不良、严重肝炎、肝硬化、肝癌、急性黄色肝萎缩、糖原累积病、磷及砒霜中毒等；⑤机体对糖的利用增加，胰岛素用量过多、口服降糖药用量过大、甲状腺切除术后等；⑥其他，长时间不能进食的疾病、乙醇中毒。

（二）口服葡萄糖耐量试验

1. 参考值　　空腹血糖3.9～6.7mmol／L。

服糖1小时血糖7.8～9.0mmol／L。

服糖2小时后血糖恢复正常。

服糖3小时后血糖恢复空腹水平。

各次尿糖均为阴性。

2. 临床意义

（1）糖尿病诊断的依据：因采用单纯血糖检测诊断糖尿病会遗漏大约30％的患者。因此，负荷后的血糖检测是临床糖尿病诊断的依据之一。

（2）糖代谢紊乱阶段的指示：糖代谢紊乱的发生是一个动态变化的过程，可分为不同阶段，通过OGTY可以监测糖代谢是处于正常、糖尿病前（pre diabetes）状态或是糖尿病。①正常糖耐量：2h-PG<7.8mmol／L；②糖耐量减退（impaired glucose tolerance，IGT）：　2h-PG≥7.8mmol／L，但<11.1mmol／L；③糖尿病：2h-PG≥11.1mmol／L。

（三）糖化血红蛋白检测

1. 参考值　　按GHb占总Hb的百分比计算。比色法为1.41％±0.11；蛋白电泳法为5.6％～7.5％；微柱法为4.1％～6.8％。

2. 临床意义

（1）糖化血红蛋白主要用于监控糖尿病患者血糖水平的控制程度，反映过去6～8周的平均血糖水平。当糖尿病患者血糖控制不佳时，糖化血红蛋白浓度可升高至正常的

2倍以上。它与血糖水平有很好的相关性，因此可以将HbAlc的值通过公式转换成估计平均血糖值（estimated average glucose，eAG），便于临床医生和患者对HbAlc结果的理解和应用。糖尿病的治疗目标是将HbAlc降至非糖尿病水平。对于胰岛素治疗的糖尿病患者，应将GHb作为常规检测指标，至少每3个月检测1次。在某些临床状态下如糖尿病妊娠或调整治疗时，应更频繁地（每4周1次）监测可及时提供有价值的信息。

（2）对糖尿病诊断的意义：WHO还没有将HbAlc作为糖尿病的诊断指标，但是糖尿病国际专家委员会2009年发表专题报告建议将其作为诊断指标。

（3）对鉴别糖尿病性高血糖及应激性高血糖有价值，前者GHb水平增高，后者正常。

（四）糖化血清蛋白测定

1. 参考值　（1.9±0.25）mmol／L。

2. 临床意义

（1）血清蛋白半衰期较短，约17天。本试验可有效地反映患者过去1～2周内平均血糖的水平。

（2）本试验不受临时血糖浓度波动的影响，故为临床糖尿病患者的诊断和较长时间血糖控制水平的研究提供了一个很好的指标，同一患者前后连续检测结果的比较更有价值。

（五）尿液葡萄糖测定

己糖激酶法和葡萄糖氧化酶–氧速率法测定尿液中葡萄糖含量，最特异、最准确。根据测定氧消耗量（如氧电极法）的葡萄糖氧化酶法，也属可靠的方法。葡萄糖氧化酶和过氧化物酶耦联法（GOD–POD法），不适合做尿液中葡萄糖测定，因尿液中各种还原性物质（如尿酸等）含量较高，会消耗葡萄糖氧化酶反应中产生的过氧化氢，降低呈色反应，从而引起负误差。邻甲苯胺法、GOD–氧速率法是能够常规测定尿液中葡萄糖的满意方法。

（六）血乳酸分光光度法测定

1. 参考值　全血：0.5～1.7mmol／L。

血浆：0.5～2.24mmol／L。

2. 临床意义

（1）乳酸是体内无氧糖酵解的最终产物，组织缺氧时机体产生的过多乳酸从血液循环进入肝脏，由肝脏处理，激烈运动时，可出现生理性乳酸增高。

（2）组织严重缺氧可导致三羧酸循环中丙酮酸需氧氧化的障碍，丙酮酸还原成乳酸的酵解作用增强，血中乳酸与丙酮酸比值增高及乳酸增加，甚至高达25 mmol／L。这种极值的出现标志着细胞氧化过程的恶化，并与显著的呼吸增强、虚弱、疲劳、恍惚及最后昏迷相联系。即使酸中毒及低氧血症已得到处理，此种高乳酸血症常为不可逆的，见于休克的不可逆期、无酮中毒的糖尿病昏迷和各种疾病的终末期。

（3）在休克、心失代偿、血液病和肺功能不全时，常见的低氧血症同时有高乳酸血症，在低氧血症及原发条件处理后常是可逆的。在肝脏灌注量降低的病例，乳酸由肝的移除显著降低，亦会出现乳酸中毒。

（4）充血性心力衰竭、严重肝脏疾病均可使血液丙酮酸的浓度升高。

（七）D-3-羟丁酸测定

1. 参考值　空腹水平：0.03～0.3mmol／L。

2. 临床意义　酮血症的诊断对指导胰岛素治疗最有价值，较血糖和尿酮体检查提供更多的临床信息。糖尿病患者酮体产生过多，会导致酮症酸中毒，因乙酰乙酸和β-羟丁酸可产生大量的H^+，使血液pH降低和碳酸氢盐减少；同时，患者大量电解质丢失，导致昏迷。

（八）血清丙酮酸测定

1. 参考范围　分光光度法：安静状态下静脉血丙酮酸含量为0.03～0.10mmol／L。

2. 临床意义　升高：维生素B_1缺乏症者，因维生素B_1缺乏使丙酮酸氧化障碍，导致血丙酮酸增高；糖尿病、充血性心力衰竭、严重腹泻等消化性障碍、严重感染和肝病时也可有血丙酮酸增高，并伴有高乳酸血症。

（九）血酮体测定

1. 参考范围　以丙酮计，血浆酮体定量<0.05mmol／L，尿酮体20～50mg／dL（定性阴性）。

2. 临床意义　升高：糖尿病酮症酸中毒（ketoacidosis）、各种原因所致的长期饥饿、妊娠毒血症、饮食中缺少糖类或营养不良等。

第三节　血脂及脂蛋白测定

血浆脂质简称血脂，包括三酰甘油（triacylglycerol／triglyceride，TG）、总胆固醇（total cholesterol，TC）、磷脂（phospholipid，PL）和游离脂肪酸（free fatty acid，FFA）等；TC是游离胆固醇（free cholesterol，FC）和胆固醇酯（cholesterol ester，CE）的总和。血浆脂质以脂蛋白和乳糜微粒的形式存在于血液中。

一、血清脂质检测

（一）血清总胆固醇（TC）测定

1. 参考值　化学法和酶法：TC在5.20mmol／L以下为合适范围，5.23～5.69mmol／L属于边缘性增高，5.72mmol／L以上即为升高。

2. 临床意义

（1）血清CHO增高：见于脂肪肝，肝脏肿瘤等，后者因其压迫胆管可使胆固醇随胆汁排出的量少，血清中CHO量增高。肝外疾患如甲低、严重糖尿病、动脉粥样硬化、肾病综合征等也可见CHO增高。妊娠中后期CHO升高。家族性高CHO血症时，CHO可见显著升高。

（2）血清CHO减少：常见于严重肝实质性病变，如急性重型肝炎。肝硬化，这是因为CHO肝脏合成减少。某些肝外疾患如甲亢、恶性贫血、溶血性贫血感染和营养不良也可见CHO降低。

（二）三酰甘油（TG）测定

1. 参考值　荧光法或酶法为0.56～1.70mmol／L；≤1.70mmol／L为适合水平，＞1.70mmol／L为升高。

2. 临床意义　生理性因素如生活条件和饮食方式、年龄、性别等影响较大。高脂肪饮食后TG升高，一般餐后2～4小时达高峰，8小时后基本恢复空腹水平；运动不足、肥胖可使TG升高；成年后随年龄上升TG水平上升（中青年男性高于女性，50岁后女性高于男性）。人群中血清TG水平呈明显的正偏态分布。

病理性升高见于：轻至中度升高者（2.26～5.63mmoL／L即200～500mg／dL）患冠心病的危险性增加；重度升高（≥5.63mmol／L即500mg／dL）时，常可伴发急性胰腺炎。

病理性降低见于：低TG血症指TG<0.56mmol／L，原发性者见于无β-脂蛋白血症和低β-脂蛋白血症，为遗传性疾病；继发性者见于继发性脂质代谢异常，如消化道疾病（肝疾患、吸收不良综合征）、内分泌疾患（甲状腺功能亢进症、慢性肾上腺皮质功能不全）、癌症晚期、恶病质及肝素等药物的应用。

（三）血清总磷脂（PL）测定

1. 参考值　成人血清磷脂一般为41.98～71.04mmol／L（130～220mg／dL），平均56.8mmol／L（176mg／dL），最高80.7mmol／L（250 mg／dL）。

2. 临床意义　血清磷脂的高低与胆固醇密切相关，正常人胆固醇／磷脂比值平均为0.94。当胆固醇水平随着年龄或饮食条件的改变而上升时，磷脂也同时上升。病理状态下高胆固醇血症通常也有高磷脂血症，不过磷脂上升程度落后于胆固醇，故胆固醇／

磷脂比值高于1.0。

二、血清脂蛋白检测

脂蛋白（lipoprotein）是一类运输脂质的大分子物质。根据脂蛋白密度高低采用超速离心法可将脂蛋白分成4组：乳糜微粒（CM），极低密度脂蛋白（VLDL），低密度脂蛋白（LDL），和高密度脂蛋白（HDL）。当一种或多种血浆脂蛋白浓度超过了正常的限度就出现高脂蛋白血症。高脂蛋白血症可分为原发和继发两种。原发性高脂血症是由于常染色体显性或隐性基因缺陷，或为更常见的较弱的多基因影响和环境因素所致，继发性高脂血症为疾病所引起的脂代谢异常，决定高脂血症是否是原发，需排除继发原因，决定原发高脂血症是否有遗传基础，依赖于证明直系亲属同样也患有高脂血症。

（一）脂蛋白电泳测定

1. 参考值

电泳法：乳糜微粒（CM）为阴性，α-脂蛋白（α-LP）（HDL为主）为30% ~ 40%，β-脂蛋白（β-LP）（LDL为主）为50% ~ 60%，前β-脂蛋白（Pre β-LP）为13% ~ 25%。

2. 临床意义

LP（a）增高：①缺血性心脑血管疾病、高脂血症、动脉粥样硬化、冠心病、脑梗死患者LP（a）水平明显增高，与高血压、吸烟、饮酒及其他血脂无相关性；②Lp（a）作为一种急性时相蛋白，在心肌梗死、外科手术、急性创伤和急性炎症时明显增高；③肾病综合征、尿毒症及肝癌以外的恶性肿瘤，LP（a）也可升高。肝脏疾病时LP（a）减低。

（二）高密度脂蛋白胆固醇（HDL-C）测定

1. 参考值　影响HDL-C水平的因素很多，加之测定方法和被测人群的不同，HDL-C参考值的报道差异较大。我国关于《血脂异常防治建议》中提出，HDL-C合适范围为>1.00mmol／L。

2. 临床意义　随着HDL-C水平降低，缺血性心血管病发病危险增加，HDL-C<1.04mmol／L的人群与HDL-C≥1.55mmol／L的人群相比，缺血性心血管病危险增加50%。

影响血浆（清）HDL-C水平的因素很多，主要有：①年龄和性别（儿童时期男女HDL-C水平相同；青春期男性开始下降，至18 ~ 19岁达最低点，以后男性低于女性，女性绝经后与男性接近）；②种族（黑人比白人HDL-C高，美国人高于中国人，中国人与日本人、欧洲人接近）；③饮食（高糖及素食时HDL-C降低）；④肥胖（肥胖者常有TG升高，同时伴有HDL-C降低）；⑤饮酒与吸烟（饮酒使HDL-C升高，而吸烟使HDL-C减低）；⑥运动（长期足量的运动使HDL-C升高）；⑦药物［睾酮等雄性激素、降脂药中的普罗布考（probucol）、β受体阻滞剂（普萘洛尔）、噻嗪类利尿药等，使HDL-C降低；雌激素类药物、烟酸和苯氧乙酸类降脂药（gemfibrozil、苯扎贝特）、洛伐他汀、苯妥英钠等，使HDL-C升高］；⑧疾病［对于女性代谢综合征患者而言，HDL-C水平边缘性降低普遍存在。因此，HDL-C<1.29mmoL／L（50mg／dL）是诊断代谢综合征的指标］。

（三）低密度脂蛋白胆固醇（LDL-C）测定

1. 参考值　化学法测定（沉淀分离后测胆固醇和用酶法直接测定）：LDL-C水平随年龄增高而上升，青年与中年男性高于女性，老年前期与老年期女性高于男性。中老年男女平均值为2.7～3.2mmol／L。我国《血脂异常防治建议》规定，LDL-C合适范围为<3.12mmol／L，边缘升高（危险阈值）为3.15～3.61mmol／L，升高为>3.64mmol／L。NCEP ATPⅢ明确要求，高脂血症患者血LDL-C的治疗目标值定为2.6 mmol／L以下。

2. 临床意义　见于家族性高胆固醇血症（TC增高，LDL-C增高，伴有HDL-C减低），Ⅱa型高脂蛋白血症（TC增高，LDL-C增高，TG正常或轻度增高）。

（四）脂蛋白（a）测定

1. 参考值　免疫学方法：酶联免疫吸附试验或免疫比浊分析和自动化生化分析仪检测，健康成人血清<300mg／L。

2. 临床意义　生理性改变：同一个体的LP（a）水平相当恒定，不同个体间差异很大。LP（a）水平主要由遗传因素决定，基本不受性别、年龄、饮食、营养和环境的影响；亦有报道女性闭经后有上升趋势，新生儿为成人水平的1／10，6个月后达成人水平；妊娠期妇女LP（a）出现生理性变动；黑人LP（a）水平明显高于白种人和黄种人。

病理性增高见于：①缺血性心、脑血管疾病；②心肌梗死、外科手术、急性创伤和急性炎症，LP（a）和其他急性时相蛋白一样增高；③肾病综合征和尿毒症；④除了肝癌以外的恶性肿瘤；⑤糖尿病肾病。

病理性减低见于：肝脏疾病（慢性肝炎除外），因为LP（a）合成于肝脏。

升高是心血管疾病的独立危险因素，临床多用于协助健康咨询和判断心血管疾病危险。

三、血清载脂蛋白A1和载脂蛋白B检测

1. 参考值　Apo-A1：男为（1.42±0.17）g／L，女为（1.45±0.14）g／L。
　　　　　　Apo-B：男为（1.01±0.21）g／L，女为（1.07±0.23）g／L。

2. 临床意义　与AS和CHD关系最密切的是Apo-Al和apoB。Apo-Al随年龄波动较小，女性稍高于男性，但差异不明显；80岁以后男女Apo-Al均下降；Apo-Al为存在于HDL中的主要载脂蛋白，影响其血浆水平的因素同HDL。Apo-B主要存在了于LDL中，不论男性

或女性，血浆中Apo-B水平均随年龄增高而上升，至70岁以后Apo-B不再上升或开始下降；正常情况下，Apo-B水平随TC和LDL-C水平变动，故50岁以前男性高于女性，50岁以后女性高于男性。我国人Apo-Al水平与美国人接近，Apo-B水平低于欧美人。

Apo-Al和Apo-B测定直接反映HDL和LDL水平，反映HDL和LDL颗粒的多少。脂蛋白中的胆固醇含量在病理情况下可发生变化，因而HDL-CT LDL-C测定不能代替 apoAI和Apo-B。一般认为AS和CHD时Apo-Al下降、Apo-B升高，特别是CHD时Apo-B升高比TC、LDL-C升高更有意义；而脑血管病时以Apo-Al和HDL-C下降更为明显，而Apo-Al往往正常，脑出血时Apo-B还可能偏低。有人主张Apo-B／Apo-Al比值可以代替 LDL-C／HDL-C比值作为AS的指标。

Apo-Al降低还见于乙醇性肝炎、高α-脂蛋白血症、Tanger症；Apo-Al升高还见于肝脏疾病、肝外胆道阻塞、人工透析。Apo-B增高还见于Ⅱ型高脂血症、胆汁淤滞、肾病、甲状腺功能低下；Apo-B减低还见于肝脏疾病和甲状腺功能亢进。

第四节　血清电解质和微量元素的测定

临床上检测的电解质主要是K^+、Na^+和Cl^-。目前，离子选择电极法（ISE）是临床实验室中用来检测Na^+、K^+和Cl^-最普遍的方法。虽然Na^+、K^+和Cl^-的内在浓度稳定，但由于离子在血细胞和血浆中的浓度有很大差别，尤其是K^+。当使用血浆标本时，一定要注意避免溶血，而且应在获得标本后迅速分离血细胞。

一、血清钾离子检测

（一）参考值

血钾为3.5～5.1mmol／L。

低于3.5 mmol／L为低血钾症，高于5.5 mmol／L为高血钾症。

（二）临床意义

1. 低血钾症　见于：

（1）肾上腺皮质功能亢进，长期使用肾上腺皮质激素，醛固酮增多症。

（2）严重呕吐，腹泻，不能进食而又未能及时足量补充钾；长期使用排钾利尿剂；家族性周期性麻痹发作期。

（3）细胞外钾进入细胞内，如静脉输入大量葡萄糖及胰岛素。尿钾降低：肾上腺皮质功能减退症（艾迪生病），选择性醛固酮缺乏症等。

2. 高血钾症　见于：

（1）肾上腺皮质功能减退，急性肠梗阻。

（2）肾功能不全，尿毒症，少尿引起的排钾减少。

（3）细胞内钾转移至细胞外如溶血，烧伤，酸中毒。

（4）静脉补钾浓度太高，速度太快或静脉输入大量库存血。尿钾增高：肾上腺皮质功能亢进（库欣综合征），肾动脉狭窄性高血压。

二、血清钠离子检测

（一）参考值

血清钠为136～145 mmol／L。

血清钠＜135mmol／L为低钠血症，血清钠＞147mmol／L为高钠血症。

（二）临床意义

1. 血钠过多　常见于：

（1）体内钠潴留可使血清钠增高，但常伴有水潴留，从而使血清钠仍在正常范围。此时体内钠总量仍过多，临床表现为水肿。潴留性水肿常见于心脏病、心力衰竭、肝硬化、肾病等。

（2）肾上腺皮质功能亢进症，如库欣综合征、原发性醛固酮增多症。由于这些激素具有潴钠排钾的作用、肾小管重吸收钠增加，使血钠增高。

（3）脑性高血钠症，如脑外伤、脑血管意外、垂体肿瘤等症，均有血钠增高。

（4）注射过多的去氧皮质酮。

（5）钠进量过多。

（6）高渗性脱水症，失水大于失钠，使血清钠相应地增高。

2. 血钠减低　常见于：

（1）胃肠道失钠是临床上最常见的缺钠性脱水的原因。腹泻、呕吐等可丢失大量的消化液而发生缺钠。若仅补水而未注意补钠易发生低钠血症。

（2）尿路失钠，即所谓失盐性肾炎。

（3）肾上腺皮质功能不全，如艾迪生病和西蒙病时，尿中排钠增多。

（4）神经垂体功能减退；如尿崩症等，肾小管回收水钠不足、尿钠排出增多。

（5）皮肤失钠：大量出汗后，如只补充水分，不补充盐分，可造成缺钠；大面积皮肤烧伤，伤口失液，也可造成缺钠。

（6）糖尿病患者多尿，在排出大量糖和水分的同时排出大量钠。

（7）应用利尿剂治疗后，使大量钠离子从尿路排出。

（8）胸、腹腔积液放液量过大，可使体内缺钠。

三、血清、体液氯离子检测

氯离子是血浆中主要的阴离子，主要调节酸碱平衡，渗透压及水电平衡，并参与胃酸生成。高氯或低氯血症往往与高钠或低钠血症并存。体液中氯离子检测同样具有很高的诊断价值。

（一）参考值

血清（浆）氯化物：96~108mmol／L。

脑脊液氯化物：120~132mmol／L。

尿液氯化物：170~250mmol／24h。

（二）临床意义

1. 血清（浆）氯化物增高　氯在体内的变化基本与钠平衡。在代谢性酸中毒时，细胞外的碳酸氢钠减少，为了维持电解质平衡，含氯量随之增加，其所增加的氯是由于肾小管回吸收氯相对大于钠所致。临床上高钠血症常见于伴有高氯血症，由于失水大于失盐，氯化物浓度相对增高；还见于注射过量生理盐水等。

2. 血清（浆）氯化物减低　临床上低氯血症较为多见。在代谢性碱中毒时，碳酸氢根过多，在钠含量正常情况下必须排出氯以维持电解质平衡；还有在氯化钠的异常丢失或摄入减少时，如严重呕吐、腹泻、胃液、胰液或胆汁大量丢失，长期限制氯化钠的摄入，如艾迪生病，加压素分泌增多的稀释性低钠、低氯血症。

3. 脑脊液低氯症　脑脊液为细胞外液的一部分，低钠血症均伴有脑脊液低氯症。重症结核性脑膜炎时，氯化物含量显著降低；化脓性脑膜炎时偶见减少；普通型脊髓灰质炎与病毒性脑炎时基本正常。

4. 尿液氯化物排泄量的增减情况，基本上同尿钠一致。

四、血钙与离子钙测定

（一）参考值

比色法：总钙为2.25~2.58mmol／L；离子选择电极法：离子钙为1.10~1.34mmol／L。总钙低于2.25mmol／L为低血钙症，高于2.58mmol／L为高血钙症。

（二）临床意义

1. 高钙血症

（1）甲状旁腺功能亢进症：有原发性和继发性两种。后者继发于佝偻病、软骨病和慢性肾衰竭。

（2）维生素D过多症：血清钙、磷均增高，钙质沉积于肾脏可发展成肾脏钙化病。

（3）多发性骨髓瘤：血钙增高常因球蛋白增高而同钙结合增多。

（4）肿瘤的广泛骨转移：血钙中度增高，血磷正常或略高，尿钙排泄增多和尿中羟脯氨酸排泄增多反映骨质胶原的分解。

（5）艾迪生病。

（6）结节病：由于肠道过量吸收钙，而使血钙增高，血磷略高。

2. 低钙血症

（1）甲状旁腺功能减退症。

（2）佝偻病：常发生于一岁半以上的幼儿，其血清钙多在1.9～2.4mmol／L，偏低或接近正常。

（3）软骨病：血清钙偏低，1.9～2.1mmol／L。血清磷偏低，0.8～1.1mmol／L。

（4）吸收不良性低钙血症有严重的乳糜泻时，常有低血钙和隐性搐搦症，因饮食中的血钙与不吸收的脂肪酸生成钙皂而排出所致。

（5）慢性肾炎、尿毒症：由于无机磷滞留，血清磷增高而钙下降，但不发生手足搐搦，因为血浆蛋白减低，使非扩散性钙减低，离子化钙反因酸中毒而相应增高。

（6）大量输用枸橼酸盐抗凝血可引起低血钙的手足搐搦症，尤其是当血钙已偏低（如慢性肾炎）时。

五、血无机磷测定

（一）参考值

成人为0.97～1.61mmol／L；儿童为1.29～1.94mmol／L。

（二）临床意义

1. 增高

（1）甲状旁腺功能减退症：本病常因甲状腺手术不慎伤及甲状旁腺或其血管，使激素分泌减少，肾小管对磷的重吸收失去控制而增强吸收，致使血磷增高。

（2）假性甲状旁腺功能减退症也伴有血清磷增高。

（3）维生素D过多症：维生素D促进肠道吸收钙磷，过多时血清钙磷均可增高。

（4）肾功能不全或肾衰竭、尿毒症或慢性肾炎晚期等磷酸盐排泄障碍，而使血磷滞留。

（5）多发性骨髓瘤：血磷可轻度增高。

（6）骨折愈合期。

2. 减低

（1）甲状旁腺功能亢进症：肾小管重吸收磷受抑制而减弱，尿磷排泄增多而致血磷减低。

（2）佝偻病或软骨病：由于维生素D缺乏，钙吸收减少，刺激甲状旁腺功能亢进，使尿磷排泄增多而血磷减少。

（3）糖利用增加：连续静脉注射葡萄糖，同时注射胰岛素的治疗措施，或患胰腺瘤伴有胰岛素增多症，使糖的利用增加。糖代谢必须经过磷酸化作用，因而需要大量无机磷酸盐，致使血磷下降。

（4）肾小管变性病变使肾小管重吸收功能发生障碍，尿中丢失大量无机盐，血磷减低，如Fanconi综合征。

（5）乳糜泻等：由于肠内有多量脂肪存在，抑制钙磷吸收，使血磷减低。

六、血清镁离子测定

（一）参考值

0.7～1.10mmol／L

（二）临床意义

高镁血症的一个主要原因是使用硫酸镁治疗过量。低镁血症常与低钙血症同在，或与丢失过多、摄入过少等有关。

1. 血清镁降低　镁摄入过少和丢失过多都可产生低镁血症。其最主要的原因是长期进食不好，长期消化液丢失和长期只靠输液而无镁的补充。镁缺乏的症状表现为神经肌肉和心脏的兴奋性升高。

2. 血清镁增高

（1）高镁血症的一个主要原因是服用治疗剂（如硫酸镁）过量。肾功能不全，特别是尿少的患者接受镁剂治疗后容易发生镁中毒（当血清镁离子高于3 mmol／L时，通常就会出现中毒症状）。镁过多的症状表现为拮抗神经冲动传递，导致肌肉无力。

（2）尿毒症、急性和慢性肾衰竭、慢性肾小球肾炎。

（3）内分泌疾病，如甲状腺功能减退症，甲状旁腺功能减退症，艾迪生病和糖尿病昏迷。

（4）多发性骨髓瘤，严重脱水，红斑狼疮等。

七、微量元素–血清铜测定

（一）参考值

成年男性：10.99～21.98μmmol／L（70～1140μg／dl）。

成年女性：12.56～23.55μmmol／L（80～150μg／dl）。

（二）临床意义

1. 血清铜与血清铁的比值　可以鉴别黄疸性疾病。铁／铜比值大于1者多为传染性肝炎，小于1者多为阻塞性黄疸。恶性肿瘤血清铜含量增高，铁／铜比值小于1。

2. 血清铜增高　常见于甲状腺功能亢进，巨幼红细胞性及再生障碍性贫血、色素沉着病、珠蛋白生成障碍性贫血、结缔组织病、霍奇金病及其他恶性肿瘤等，还可见于口服避孕药、雌激素治疗、肾透析等情况。

3. 血清铜降低　肝豆状核变性（威尔逊病）时，由于铜蓝蛋白合成减低，血清铜总量降低，而尿铜则增高；血清铜减低还可见于某些缺铁性贫血，烧伤患者及其他各种原因引起的低蛋白血症等。

八、微量元素－血清锌测定

（一）参考值

成人血清锌：9.0～20.7μmmol／L（59～135μg／l）。

（二）临床意义

青少年、婴儿、孕妇、癌症和烧伤患者是缺锌的高危人群。肾病、胃肠病和酗酒也可缺锌。肢体或口腔皮肤损害、腹泻、厌食、脱发、严重生长迟缓、容易激动、易感染等综合征可出现在缺锌的各个阶段。在轻度缺锌阶段可有嗜睡、生长迟缓、食欲低下、皮肤改变等。

1. 血清锌降低　常见于乙醇中毒性肝硬化、原发性肝癌、胃肠吸收障碍、慢性肾病，以及其他慢性消耗性疾病。

2. 血清锌增高　见于工业污染引起的急性锌中毒。

九、血清铁及总铁结合力测定

（一）参考值

1. 成年男性血清铁　11～30μmol／L（60～170μg／dl）；成年女性血清铁：9～27μmol／L（50～150μg／dl）。

2. 成年男性血清总铁结合力　50～77μmol／L（280～430μg／dl）；成年女性血清总铁结合力：54～77μmol／L（300～430μg／dl）。

（二）临床意义

1. 血清铁降低
（1）体内总铁不足，如营养不良、铁摄入不足或胃肠道病变、缺铁性贫血。
（2）铁丢失增加，如泌尿道、生殖道、胃肠道的慢性长期失血。
（3）铁的需要量增加，如妊娠及婴儿生长期、感染、尿毒症、恶病质等。
2. 血清铁增高　见于血色素沉着症（含铁血黄素沉着症）、溶血性贫血（从红细胞中释放的铁增加）、肝坏死（贮存铁从肝脏放出）、铅中毒、再生障碍性贫血等。
3. 血清总铁结合力增高　见于各种缺铁性贫血，运铁蛋白合成增强。
4. 血清总铁结合力降低　见于遗传性转铁蛋白缺乏症，肾病、尿毒症转铁蛋白丢失，肝硬化、血色沉着症贮存铁蛋白缺乏。

第五节　血气分析与酸碱平衡

一、血液气体指标

多用电极法，一般仅测定血中氧气、pH和二氧化碳，其他各项指标是应用公式计算求得。

（一）反映酸碱状态的主要指标

1. 血红蛋白　主要功能是运输氧和二氧化碳，同时又是很重要的缓冲物，血红蛋白携带氧时偏酸。在计算各种参数时，血红蛋白均有影响。

2. 血酸碱度

（1）参考值动脉或毛细血管动脉化血pH7.35～7.45或H^+浓度35～45 nmol／L；静脉血较动脉血pH低0.05～0.10。

（2）临床意义血液pH主要取决于HCO_3^-与H_2CO_3的比值。动脉血pH是判断酸碱平衡调节中机体代偿程度最重要的指标，它反映体内吸收性和代谢性调节综合作用的结果。pH在7.1～7.3是严重的失代偿性酸中毒（酸血症），而pH>7.45为失代偿性碱中毒（碱血症）；pH <6.80或>7.80为病理耐受极限。但pH的应用有局限性：①pH只能决定是否有酸血症或碱血症，pH正常不能排除有无酸碱失衡，可能还存在代偿性酸碱失衡或复合性酸碱失衡；②单凭pH本身不能区分酸碱平衡紊乱的类型，不能区别是代谢性还是呼吸性酸碱失衡，进一步测定PCO_2，计算出H_2CO_3和HCO_3是非常必要的。

3. 血二氧化碳分压（aterial blood carbon dioxide partial pressure，PCO_2）

（1）参考值动脉血二氧化碳分压（$PaCO_2$）4.7～6.0kPa　（35～45mmHg），平均为5.3kPa　（40mmHg），以H_2CO_3计为1.05～1.3mmol／L；静脉血可较动脉血高0.8～0.9kPa（6～7mmHg），但因采血的静脉部位不同，而可有很大的差别。

（2）临床意义高于参考值的称为高碳酸血症或呼吸性酸中毒；低于参考值为低碳酸血症或呼吸性碱中毒。$PaCO_2$大于8.0kPa为严重的呼吸性酸中毒；大于10.6kPa则可发生呼吸中枢严重抑制，甚至呼吸中枢麻痹。在代谢性碱中毒或代谢性酸中毒时，由于肺的代偿作用，$PaCO_2$也可升高或降低，但幅度都较小。结合其他检查，可用以确定有无呼吸性酸中毒或呼吸性碱中毒。

4. 碳酸氢盐（HCO_3^-）　HCO_3^-反映转运二氧化碳的量，是血清中二氧化碳的化学结合形式。在血中实际测得的碳酸氢盐称实际碳酸氢盐（actual bicarbonate，AB），它受肺和肾功能的影响；用标准条件平衡所测的碳酸氢盐称标准碳酸氢盐（standard bi-carbonate，SB），它不受呼吸的影响，所以能代表代谢对酸碱平衡的作用，代表HCO_3^-在血中的缓冲能力。

（1）参考值22～27mmol／L，平均24mmol／L。

（2）临床意义

1）SB的增减反映代谢因素：SB在代谢性酸中毒时降低，在代谢性碱中毒时升高。但在呼吸性酸中毒和呼吸性碱中毒时，由于肾脏的代偿，也可以发生继发性增高或降低。SB作为代谢变化的较好指标，但不能表明体内HCO_3^-的实际量。

2）AB受呼吸和代谢两方面因素的影响：正常情况下PCO_2为40mmHg时AB=SB，如果AB>SB，则表明$PaCO_2$>40mmHg，可见于呼吸性酸中毒及代偿后的代谢性碱中毒；反之AB<SB，则表明$PaCO_2$<40mmHg，见于呼吸性碱中毒或代偿后的代谢性酸中毒。

3）在酸碱失衡诊断上应把AB与SB两个指标结合起来分析更有参考价值。AB与SB两者皆正常，为酸碱平衡正常；AB与SB两者均低于正常，为代谢性酸中毒失代偿；AB与SB两者均高于正常，为代谢性碱中毒失代偿；AB>SB提示CO_2潴留，多见于通气功能不足并致的呼吸性酸中毒；AB<SB提示CO_2排出过多，见于通气过度所致的呼吸性碱中毒。

5. 缓冲碱（buffer base，BB）

（1）参考值42～46mmol／L。

（2）临床意义在血浆蛋白和血红蛋白稳定的情况下，BB增高提示代谢性碱中毒，BB减少提示代谢性酸中毒。如BB降低而HCO_3^-正常，则提示患者有HCO_3^-以外的碱储备不足，如低蛋白血症、贫血等。

6. 碱剩余或碱不足（base excess，BE，base deficit，BD）

（1）参考值±3 mmol／L。

（2）临床意义＞+3mmol／L提示代谢性碱中毒；BE负值增大，＜−3 mmol／L提示代谢性酸中毒。

7. 二氧化碳结合力（carbon dioxide combining power，CO_2CP）

（1）参考值22～31mmol／L，平均27 mmol／L。

（2）临床意义与SB相当。CO_2CP降低提示代谢性酸中毒，或呼吸性碱中毒肾脏的代偿反应；CO_2CP增高提示代谢性碱中毒，或呼吸性酸中毒肾脏的代偿结果。测定CO_2CP只需采集静脉血标本，因此在无血气分析仪条件下可用此指标判断酸碱紊乱。

8. 二氧化碳总量（total carbon dioxide，TCO_2）

（1）参考值24～32mmol／L。

（2）临床意义基本和CO_2CP相同。

上述HCO_3^-、CO_2CP、SB、BB、BE等指标均反映体内酸碱状态，但体内酸碱状态受H^+代谢和呼吸两方面因素的影响，加之代偿机制、缓冲功能等使各项指标具有一定的局限性。HCO_3^-和BE近年来为各实验室较多采用的代谢性指标，但仍有不足之处，临床应注意综合分析。

（二）反映氧合状态的指标

1. 动脉血氧分压（aterial oxygen partial pressure，PaO_2）　血浆中物理溶解的氧分子产生的分压力。

（1）参考值10.6～13.3kPa（80～100mmHg）。

（2）临床意义检查目的是判断有无缺氧及缺氧的程度。PaO_2降低提示低氧血症；PaO_2降至8.0kPa以下，机体已近失代偿边缘，是诊断呼吸衰竭的标准。

2. 氧含量

（1）参考值动脉血150～230ml／L；静脉血110～180ml／L。部位不同，静脉血氧含量可有很大的差别。同一人的动脉血氧含量约比静脉血氧含量高50ml／L，男性比女性高。

（2）临床意义增加PO_2可提高氧的溶解量，如高压氧舱治疗，可将溶解氧量提高到30～50ml／L。动脉血、静脉血氧含量都降低见于各类贫血、空气稀薄、供氧不足、呼吸道受压或阻塞、肺炎、肺水肿和右向左分流的先天性心脏病等；静脉血氧含量降低见于局部血液淤滞、休克、心力衰竭等。当氰化物中毒时，由于组织摄氧能力降低，静脉血氧含量可不减少。当动静脉瘘时，其向心端血氧含量增加。巨肢症者，患病肢体血氧含量明显高于正常肢体。当心导管检查时，由于上腔静脉的血来自头部和上肢，含氧量较下肢血的氧含量低，可相差10～30mL，冠状静脉窦含氧量最低；因右心血来自以上几处，有层流存在，所以右心室各部的氧含量有差别。正常的差限度是：右心房与上腔静脉差小于19ml／L；右心房与右心室差小于9ml／L；肺动脉与右心室差小于5ml／L。如差值超过此限，可能存在心内左向右的分流，故可将此差值作为诊断房间隔缺损、室间隔缺损和动脉导管未闭等先天性心脏病的依据。

3. 氧容量

（1）参考值16～24mol／L。

（2）临床意义测定氧容量的目的主要用于计算血氧饱和度。

4. 动脉血氧饱和度（arterial oxygen saturation，SaO_2）

临床意义：降低见于肺通气或换气功能障碍的疾病，如肺炎、肺气肿等。

5. 肺泡-动脉氧分压差（difference betweenalveloar arterial oxygen partial pressure，$A-aDO_2$）

（1）参考值吸空气时为2.7kPa（20mmHg）；吸纯氧时低于6.7kPa（50mmHg）。随着年龄增长而升高，成人一般小于2.0kPa（15mmHg），高龄者达3.2kPa（24mmHg），但不超过4.0kPa（30mmHg），儿童为6.7kPa（50mmHg）。

（2）临床意义$A-aDO_2$是反映换气功能的指标，是肺部受累导致缺氧的标志。$A-aDO_2$增大，提示肺脏受累所致氧合障碍，同时伴有PaO_2降低，临床可见于ARDS、肺间质纤维化等疾病；而肺外病变如呼吸中枢和神经-肌肉疾病等所致的缺氧，只有 PaO_2 降低而无A-aDO_2增大。

6. 氧解离曲线（oxygen dissociation curve，ODC） 是反映PaO_2与SaO_2间关系的曲线。曲线呈S型，分为上部平坦段和下部陡直段两部分。PaO_2在8.0kPa（60mmHg）以上时，曲线平坦，PaO_2变化对SaO_2影响不大。在肺泡环境中 PaO_2较高，只需达到9.3kPa（70mmHg）以上，SaO_2大于90%，有利于血红蛋白氧合。PaO_2在8.0kPa以下，曲线陡直，PaO_2稍有降低，SaO_2即可大幅度下降。在组织环境中PaO_2较低，有利于氧合血红蛋白解离，释放更多的氧供组织需要。氧解离曲线受H^+浓度、PCO_2、温度、细胞内2，3-DPG等因素的影响。当它们升高时，曲线右移，有利于氧的释放；反之，曲线左移，血红蛋白与氧结合紧密，加重组织缺氧。

7. P_{50}在标准条件下（pH7.40、体温37℃、PCO_2 5.3kPa、BE为0），SaO_2在50%时的PaO_2值

（1）参考值3.5kPa（26.5mmHg）。

（2）临床意义P_{50}反映血红蛋白与氧的亲和力，是内呼吸的一个指标。P_{50}也受H^+浓度、PCO_2、温度、2，3-DPG等因素的影响。上述指标升高时，P_{50}增大，氧解离曲线右移，血红蛋白与氧的亲和力降低，释氧增多。此时尽管SaO_2低，但组织仍无明显缺氧；反之，P_{50}降低，曲线左移，血红蛋白与氧亲和力增加，氧不易释出，即使SaO_2增高，也不易改善组织缺氧。

二、酸碱平衡紊乱的类型

很多疾病都可以导致体内酸碱平衡紊乱，诊断时首先应了解疾病发生经过、临床表现，然后结合血气分析各项指标综合分析是原发性还是继发性改变、是单纯型还是复合型酸碱紊乱。

（一）单纯型酸碱紊乱

1. 呼吸性酸中毒 是指因呼吸功能障碍导致原发的血浆$PaCO_2$升高所致H^+浓度增加，pH下降的病理生理过程。常见于多种呼吸系统疾病如慢性阻塞性肺病、哮喘、胸廓畸形、呼吸肌麻痹、异物阻塞，以及其他可以累及呼吸系统的疾病均可降低肺泡通气量，致CO_2潴留，产生呼吸性酸中毒。

实验室检查：急性呼吸性酸中毒时，$PaCO_2$增高，pH下降，AB正常或略升高、BE基本正常。肾脏代偿时，$PaCO_2$每升高1.0mmHg（0.133kPa），HCO_3^-约可增加0.07mmol／L；慢性呼吸性酸中毒时，$PaCO_2$增高，pH正常或降低，AB升高，AB>SB，BE正值增大。$PaCO_2$每升高1.0mmHg（0.133kPa），HCO_3^-经代偿后约可增加0.3～0.4mmol／L（平均0.35mmol／L）。但肾脏代偿有一定的限度，急性呼吸性酸中毒时，HCO_3^-不超过32mmol／L，慢性呼吸性酸中毒时HCO_3^-不超过45 mmol／L。

2. 呼吸性碱中毒

（1）慢性呼吸性碱中毒：病因：慢性肺间质纤维化患者长期缺氧或长期人工呼吸机使用不当等情况。实验室检查：$PaCO_2$下降，pH正常或升高，HCO_3^-降低，AB小于SB，BE负值增大；尿中Cl^-、NH_4^+排出减少，尿pH增高；血中酮体和乳酸可增加。

（2）急性呼吸性碱中毒：病因：①肺部疾患：支气管哮喘发作期、ARDS、急性间质性肺炎、重症肺炎等；②呼吸机使用不当；③中枢神经系统疾患，如脑外伤、脑炎、脑血管意外等；④其他：癔症、甲亢、发热及应用呼吸中枢兴奋药等均可导致过度通气、二氧化碳排出过多。实验室检查：$PaCO_2$降低，pH升高，HCO_3^-轻度下降，BE不变；由于肾小管排H^+减少，血清K^+可轻度降低；由于pH升高，蛋白结合Ca^{2+}增加，血清游离钙浓度下降，是呼吸性碱中毒时出现感觉异常、肌肉纤颤以致抽搐的原因。

3. 代谢性酸中毒

（1）高AG型代谢性酸中毒：任何固定酸（乳酸或酮体、硫酸、磷酸等）的血浓度增加都可导致高AG型代谢性酸中毒，见于乳酸性酸中毒，各种原因如休克、心搏骤停、肺水肿、重度贫血、严重肝病、糖尿病、白血病等导致的缺氧均可引起乳酸性酸中毒；酮症酸中毒，常见于糖尿病、饥饿和乙醇中毒等；非挥发性酸排泄障碍，见于急性、慢性肾衰竭时，硫酸、磷酸等不能从尿中排泄，在体内蓄积致AG增高；水杨酸中毒，因治疗或意外情况摄入大量水杨酸类药物（如阿司匹林）。实验室检查：HCO_3^-减少，pH降低，SB减少，BE负值增大，$PaCO_2$轻度降低或正常；血Cl^-无变化；因H^+向细胞内转移，K^+移至细胞外，血K^+升高。

（2）正常AG型代谢性酸中毒：当血浆HCO_3^-浓度降低而同时伴有血Cl^-代偿性升高时，则表现正常AG型高氯性酸中毒，见于：①消化道丢失HCO_3^-严重腹泻、小肠和胆道瘘管、肠吸引术等；②肾脏疾病：轻或中度肾衰竭、近端和远端小管性酸中毒；③药物：碳酸酐酶抑制剂（如乙酰唑胺）、含氯或成酸性药物（如氯化铵、盐酸精氨酸）、输注大量生理盐水使体内HCO_3^-稀释，血Cl^-升高。实验室检查：HCO_3^-减少，pH降低，血Cl^-代偿性增高。

4. 代谢性碱中毒　是指原发的血浆HCO_3^-升高而引起的一系列病理生理过程。当体液中H^+和Cl^-丧失或HCO_3^-含量增加，均可引起代谢性碱中毒。临床常见的原因包括大量丢失胃液、严重低血钾或低血氯、库欣综合征等致经肾脏丢失H^+以及输入过多碱性物质等。

实验室检查：AB、SB、BB增高，pH接近正常，BE正值增大，$PaCO_2$上升。机体失代偿时，$PaCO_2$反而降低或正常，pH上升。

（二）混合型酸碱平衡紊乱

1. 酸碱一致的混合型

（1）呼吸性酸中毒合并代谢性酸中毒：病因：心搏、呼吸骤停，慢性阻塞性肺病并发休克、糖尿病酮症、肾衰竭。实验室检查：pH显著降低；两种酸中毒使$PaCO_2$和HCO_3^-向相反方向移动，最终结果取决于哪种酸碱紊乱占优势，较常见$PaCO_2$升高，HCO_3^-降低，在慢性呼吸性酸中毒时已有继发性HCO_3^-增加，合并代谢性酸中毒时，HCO_3^-亦可能在正常范围；BE负值增大；血Cl^-正常或偏高，血K^+升高；尿液呈强酸性。

（2）呼吸性碱中毒合并代谢性碱中毒：病因：肝功能衰竭、败血症和严重创伤等因高血氨、细菌毒素、疼痛等刺激呼吸中枢而发生通气过度，加之应用利尿剂不当或呕吐等；剧烈呕吐导致代谢性碱中毒，同时合并感染、高热致过度通气时；慢性呼吸性酸中毒患者体内HCO_3^-代偿性增多，此时采用机械通气不当使二氧化碳排出过多。实验室检查：pH明显升高；$PaCO_2$和HCO_3^-分别向相反方向移动，最终结果取决于哪种酸碱紊乱占优势，常见$PaCO_2$降低，HCO_3^-升高；BE正值增大；血Cl^-降低，血K^+降低；尿液呈强碱性。

2. 酸碱混合型

（1）呼吸性酸中毒合并代谢性碱中毒：合并代谢性碱中毒原因均属医源性，如使用利尿剂或糖皮质激素不当引起低钾；纠正酸中毒时补充碱性药物过量；人工机械通气改善肺泡通气过度，使二氧化碳排出过快，$PaCO_2$迅速下降，而慢性呼吸性酸中毒使代偿增加的HCO_3^-不能相应较快地从肾脏排出，致HCO_3^-增多等。实验室检查：两种酸碱紊乱使pH向相反方向移动，最终结果取决于哪种紊乱占优势，常见pH升高大于或等于7.40；$PaCO_2$和HCO_3^-都显著升高，HCO_3^-超过预计代偿增加的限度（慢性呼吸性酸中毒时，实测HCO_3^-大于$24+\Delta PaCO_2 \times 0.35 +5.58$，$\Delta PaCO_2$为实测值与预计值间的差值）；BE正值明显增大；血$K^+$、血$Cl^-$明显降低，血$Na^+$和$Mg^{2+}$亦可降低；由低钾继发的代谢性碱中毒，肾小管仍加强泌H^+，尿液呈反常性酸性改变。

（2）呼吸性碱中毒合并代谢性酸中毒：见于引起肺泡通气过度的疾病（如重症肺炎、弥漫性间质性肺病、重症发热或人工机械通气不当等），因持续严重缺氧或合并休克、糖尿病酮症、肾衰竭等，使乳酸或酮酸产生增多，固定酸排出减少，都可致代谢性酸中毒。实验室检查：两种酸碱紊乱使pH向相反方向移动，最终结果取决于哪种紊乱占优势，常见pH升高或接近正常；$PaCO_2$和HCO_3^-显著降低；血K^+正常，血Cl^-增高或正常，血Na^+正常；AG多增大。

（3）代谢性酸中毒合并代谢性碱中毒：见于尿毒症或糖尿病患者因频繁呕吐而大量丢失H^+和Cl^-；剧烈呕吐伴有严重腹泻时。实验室检查：两种酸碱紊乱使pH、$PaCO_2$和HCO_3^-都向相应方向移动，最终结果取决于哪种紊乱占优势，故pH、$PaCO_2$和HCO_3^-可升高、降低，也可正常，临床分析时应注意。

（4）不存在呼吸性酸中毒合并呼吸性碱中毒这种酸碱紊乱类型，因为不可能在同一患者身上同时发生二氧化碳过多或过少。

无论是单纯型还是混合型酸碱平衡紊乱都不是一成不变的。由于病情的发展，治疗措施的影响，原有的酸碱平衡紊乱可以被纠正，也可能转化或合并其他类型的酸碱平衡紊乱。因此，在诊断和处理时，应密切结合病史，定期作出及时、准确的判断，提出合理的治疗方案。

第六节 肝病的实验诊断

一、胆红素代谢功能检查

（一）血清总胆红素（STB）与血清结合胆红素（SDB）测定

1. 参考值 成人总胆红素$3.4 \sim 17.1 \mu mol / L$，结合胆红素$0 \sim 6.8 \mu mol / L$，非结合胆红素$1.7 \sim 10.2 \mu mol / L$。

2. 临床意义 血清总胆红素能准确反映黄疸的程度。结合胆红素、非结合胆红素定量对鉴别黄疸的类型有主要意义。

（1）高胆红素血症的病因：临床上有不少疾病，如溶血、肝内外阻塞时，引起血清胆红素大于$342 \mu mol / L$时，称为高胆红素血症。高胆红素血症往往引起皮肤或眼膜变黄，称为黄疸症。高胆红素血症根据增加的胆红素类型可分三种。

1）未结合胆红素血症：溶血性黄疸病的总胆红素$> 85.5 \mu mol / L$（$5mg / dL$），而非结合胆红素占80%以上，大多数属于溶血性疾病。

2）结合胆红素血症：结合胆红素增加，尿胆红素呈阳性反应，多因胆汁滞留引起。

3）未结合及结合胆红素血症：两种胆红素均增加，肝炎、肝硬化的黄疸症多属此型。临床上，大多数的黄疸症属于此型。

（2）胆红素代谢异常的病因：胆红素代谢异常有以下几种。

1）Gilbert综合征：肝细胞运送缺陷，造成胆红素无法进入肝细胞膜内进行代谢，也可能因尿苷二磷酸葡萄糖醛酸基转移酶（UDPG转移酶）活性减少。血清胆红素少于$34.2 \mu mol / L$（$2mg / dL$），大部分属于非结合型胆红素。

2）Crigler-Najjar综合征：又称为先天性UDPG转移酶缺乏症。为极少见的严重的胆红素脑病，血中胆红素高达$342 \sim 855 \mu mol / L$（$20 \sim 50mg / dL$）。50%婴儿在1年内死亡，余者有脑损伤后遗症。

3）Dubin-Johnson综合征：结合型胆红素无法从肝细胞进入胆小管排出，而增加于血清中者，为先天性黄疸病，又称为家族性慢性原因不明黄疸症（familial chronic idiopathic jaundice）。

4）新生儿黄疸症（neonatal jaundice）：新生儿黄疸的原因，除上述先天性因素外，最常见有下面2种：①新生儿生理性黄疸（physiological jaundice of newborn）UDPG

转移酶在初生期数天内较为不足，以致形成新生儿的生理性黄疸。血清胆红素在3~6天内增加达205.2μmol／L（12mg／dL），早产儿甚至高达256.5μmol／L（15mg／dL），但7~10天即逐渐恢复正常。血清未结合型胆红素占总胆红素的80%以上；②新生儿溶血性疾病（hemolytic disease of the newborn，HDN）少数Rh或ABO血型不合造成溶血，血清胆红素迅速增加，白蛋白无法完全结合，以致过多的未结合型胆红素（＞342μmol／L）进入脑细胞中，基底神经核（basal ganglia）的脑细胞核被胆红素染成黄色，引起神经系统的损伤，称之为胆红素脑病（kernicterus）。

新生儿黄疸的认定标准如下：①出生第1天即有黄疸；②出生后，每天胆红素以85.5μmol／L（5mg／dL）增加；③3~5天，足月胆红素超过205.2μmol／L（12mg／L），早产儿胆红素超过273.6μmol／L（16mg／dL）；④1周后胆红素仍超过171μmol／L（10mg／dL）。

（二）尿胆红素定性试验

1. 参考值　健康人尿胆红素呈阴性反应。

2. 临床意义　一般血液中直接胆红素增高，当其含量超过肾阈（＞34μmol／L）时，可以自尿中排出。阳性多见于肝细胞性黄疸（急性黄疸型肝炎、黄疸出血型钩端螺旋体病）及阻塞性黄疸（胆石症、胰头癌）。溶血性黄疸由于结合胆红素多不增高，尿内无胆红素，故本试验一般呈阴性反应。

（三）尿胆原定性试验

1. 参考值　　定量：0.84~4.2μmol／24h。
　　　　　　　定性：阴性或弱阳性。

2. 临床意义　尿内尿胆原在生理情况下仅有微量，但受进食和尿液酸碱度的影响，在餐后或碱性尿中，由于肾小管对尿胆原重吸收减少和肠道尿胆原生成增加，故尿中尿胆原稍增加；相反在酸性尿中则减少。若晨尿稀释4倍以上仍呈阳性，则为尿胆原增多。

（1）尿胆原增多：

1）肝细胞受损，如病毒性肝炎，药物或中毒性肝损害及某些门脉性肝硬化患者；

2）循环中红细胞破坏增加及红细胞前体细胞在骨髓内破坏增加，如溶血性贫血及巨幼细胞贫血；

3）内出血时由于胆红素生成增加，尿胆原排出随之增加；充血性心力衰竭伴肝淤血时，影响胆汁中尿胆原转运及再分泌，进入血中的尿胆原增加；

4）其他，如肠梗阻、顽固性便秘，使肠道对尿胆原回吸收增加，使尿中尿胆原排出增加。

（2）尿胆原减少或阙如：

1）胆道梗阻，如胆石症、胆管肿瘤、胰头癌、Vater壶腹癌等，完全梗阻时尿胆原阙如，不完全梗阻时则减少，同时伴有尿胆红素增加；

2）新生儿及长期服用广谱抗生素时，由于肠道细菌缺乏或受到药物抑制，使尿胆原生成减少。

二、血清酶及同工酶检查

（一）血清氨基转移酶及其同工酶测定

1. 血清氨基转移酶

（1）参考值范围

	比色法（Karmen法）	连续监测法（37℃）
ALT	5～25卡门单位	10～40U／L
AST	8～25卡门单位	10～40U／L

ALT／AST≤1

（2）临床意义

1）急性病毒性肝炎：ALT与AST均显著升高，可达正常上限的20～50倍，甚至100倍，但ALT升高更明显，ALT／AST>1，是诊断病毒性肝炎重要检测手段。在肝炎病毒感染后1～2周，转氨酶达高峰，在第3周到第5周逐渐下降，ALT／AST比值逐渐恢复正常。在急性肝炎恢复期，如转氨酶活性不能降至正常或再上升，提示急性病毒性肝炎转为慢性。急性重症肝炎时，病程初期转氨酶升高，以AST升高明显，如在症状恶化时，黄疸进行性加深，酶活性反而降低，即出现"酶胆分离"现象，提示肝细胞严重坏死，预后不佳。

2）慢性病毒性肝炎：转氨酶轻度上升（100～200U／L）或正常，ALT／AST>1，若AST升高较ALT显著，即ALT／AST<1，提示慢性肝炎可能进入活动期。

3）乙醇性肝病、药物性肝炎、脂肪肝、肝癌等非病毒性肝病：转氨酶轻度升高或正常，且ALT／AST<1。乙醇性肝病AST显著升高，ALT几近正常，可能因为乙醇具有线粒体毒性及乙醇抑制吡哆醛活性有关。

4）肝硬化：转氨酶活性取决于肝细胞进行性坏死程度，终末期肝硬化转氨酶活性正常或降低。

5）肝内、外胆汁淤积：转氨酶活性通常正常或轻度上升。

6）急性心肌梗死后6～8h，AST增高，18～24h达高峰，其值可达参考值上限的4～10倍，与心肌坏死范围和程度有关，4～5天后恢复，若再次增高提示梗死范围扩大或新的梗死发生。

7）其他疾病：如骨骼肌疾病（皮肌炎、进行性肌萎缩）肺梗死、肾梗死、胰腺炎、休克及传染性单核细胞增多症，转氨酶轻度升高（50～200U／L）。

2. AST同工酶

（1）原理：在肝细胞中有2种AST同工酶，存在于胞质组分者称为上清液AST（ASTs），存在于线粒体中者称为线粒体AST（ASTm）。正常血清中大部分为ASTs，ASTm仅占10%以下，当肝细胞受到轻度损害，线粒体未遭破坏，血清中ASTs漏出增加，而ASTm正常。如肝细胞严重损害，线粒体遭到破坏，此时血清中ASTm升高，因此ASTm升高表明肝细胞坏死严重。

（2）临床意义：轻、中度急性肝炎，血清中AST轻度升高，其中以ASTs上升为主，ASTm正常；重症肝炎、爆发性肝炎、乙醇性肝病时血清中ASTm升高。

（二）碱性磷酸酶及其同工酶测定

1. 碱性磷酸酶（ALP）

（1）参考值磷酸对硝基苯酚连续监测法（30℃）：成人40～110U／L，儿童<250U／L。

（2）临床意义

1）ALP在妊娠妇女、儿童可出现正常生理性增高。

2）骨骼疾病如佝偻病、成骨细胞瘤、骨折恢复期等，血清ALP均可增高。

3）阻塞性黄疸时，血清ALP明显增高，其增高的程度与阻塞的程度、持续的时间成正比。

4）肝脏疾患如急性或慢性黄疸性肝炎、原发性或转移性肝癌、胆汁性肝硬化等，血清ALP也可增高。

5）当急性重型肝炎出现酶-胆分离现象，血清ALP也随之下降。

2. 碱性磷酸酶同工酶

（1）参考值正常人血清中以ALP2为主，占总ALP的90%，出现少量ALP3；发育中儿童ALP3增多，占总ALP的60%以上；妊娠晚期ALP4增多，占总ALP的40%～60%；血型为B型和O型者可有微量ALP5。

（2）临床意义

1）在胆汁淤积性黄疸，尤其是癌性梗阻时，100%出现ALP1，且ALP1>ALP2。

2）急性肝炎时，ALP2明显增加，ALP1轻度增加，且ALP1<ALP2。

3）80%以上的肝硬化患者，ALP5明显增加，可达总ALP的40%以上，但不出现ALP1。

（三）γ-谷氨酰转移酶及同工酶测定

1. γ-谷氨酰转移酶

（1）参考值硝基苯酚连续监测法（37℃）：<50U／L。

（2）临床意义

1）胆管阻塞性疾病：原发性胆汁性肝硬化、硬化性胆管炎等所致的慢性胆汁淤积，肝癌时由于肝内阻塞，诱使肝细胞产生多量GGT，同时癌细胞也合成GGT，均可使GGT明显升高，可达参考值上限的10倍以上。

2）急、慢性病毒性肝炎、肝硬化：急性肝炎时，GGT呈中度升高，慢性肝炎、肝硬化的非活动期，酶活性正常，若GGT持续升高，提示病变活动或病情恶化。

3）急、慢性乙醇性肝炎、药物性肝炎：GGT呈明显或中度以上升高（300～1000U／L），ALT和AST仅轻度增高，甚至正常。酗酒者戒酒后GGT可随之下降。

4）其他：脂肪肝、胰腺炎、胰腺肿瘤、前列腺肿瘤等GGT可轻度增加。

2. GGT同工酶。血清中GGT同工酶有3种形式GGT1（高分子质量形式）、GGT2（中分子质量形式）和GGT3（低分子质量复合物），但缺少理想方法加以测定。GGT1存在于正常血清、胆管阻塞及恶性浸润性肝病中，GGT2存在于肝脏疾病中，GGT3无重要意义。

（四）单胺氧化酶测定

1. 参考值　成人正常值为：伊藤法<30单位。

中野法23～49单位。

2. 临床意义　血清MAO活性与体内结缔组织增生呈正相关，因此临床上常用MAO活性测定来观察肝脏纤维化程度，80%以上的肝硬化患者MAO明显增高。急性肝炎若MAO增高较明显，提示存在急性重型肝炎，是肝细胞质中线粒体遭到破坏、MAO释放入血之故；慢性活动性肝炎约有半数患者MAO增高。MAO增高还可见于糖尿病、甲状腺功能亢进症和心功能不全所致肝淤血等病。

三、血清总胆汁酸测定

（一）参考值

禁食成人血清：1～7μmol／L（3.5±1.75）。

（二）临床意义

肝胆系统与肠道处于正常状态时，胆汁酸的合成、分泌、排泄及肝肠循环都处于动态平衡，又因肝肠循环基本上属于"封闭式"的，故血液中胆汁酸的含量极微。当肝胆有疾病时，循环血液中的胆汁酸含量即有不同程度的增加。目前，胆汁酸的测定已被广泛用于临床，并认为是一种灵敏的肝功能试验。

1. 空腹血清胆汁酸测定的意义

（1）肝硬化：胆汁酸的测定对肝硬化的诊断有较高价值，且较常规肝功能试验灵敏。因胆酸的合成减少，故胆酸与鹅脱氧胆酸之比<1。

（2）慢性肝炎：胆汁酸在指示疾病的活动上较常规肝功能试验灵敏可靠。当疾病复发时，胆汁酸先于AST升高。亦有人报道在慢性肝炎恢复期时，胆汁酸恢复正常较常规肝功能试验晚。

（3）急性病毒性肝炎：急性肝炎早期，血清中胆汁酸含量增高。胆酸与鹅脱氧胆酸之比>1，表示有胆汁淤积。有人认为总胆汁酸>100mg／L，且以胆酸含量为主，常提示胆汁淤积性黄疸。

2. 餐后2h血清胆汁酸测定的临床意义　空腹血清胆汁酸测定对肝病的诊断有一定意义，但也有重叠现象，不利于鉴别诊断。测定餐后2小时血清中胆汁酸浓度更敏感，因餐后胆囊收缩，大量胆汁排入肠中，再经过肝肠循环回到肝脏，肝细胞轻度损害时胆汁酸清除率即下降，餐后2小时血中胆汁酸仍维持高水平，从而可观察肝细胞的微小变化，对早期肝病的诊断极有价值。当回肠切除、炎症或旁路时，患者血清胆固醇减少，餐后因回肠末端重吸收引起的胆汁酸不出现升高，此可作为回肠吸收的指征。

3. 胆汁酸耐量试验的临床意义　Cowen提出胆汁酸耐量试验较其他试验更灵敏。急性肝病时，耐量试验的异常率可达100%，慢性肝病时达92%。

四、血氨测定

（一）参考值

谷氨酸脱氢酶法：$11 \sim 35 \mu mol／L$。

（二）临床意义

1. 严重肝病时常有门脉高压、胃肠道黏膜水肿、运动迟缓，使肠内蛋白质及其水解产物等含氮物质受细菌作用，产生大量氨而被吸收。被吸收的大量氨一方面通过门体分流途径进入体循环，另一方面进入肝的氨因肝功能严重损害，不能将氨经鸟氨酸循环合成无毒的尿素，使一部分氨未经处理而进入体循环，导致血氨升高。

2. 慢性肝病可造成营养不良，使肌肉中的蛋白质和支链氨基酸分解代谢加强，造成以谷氨酰胺进入体循环，导致血氨升高。

3. 肝硬化腹腔积液患者长期服用利尿剂，可引起水电解质紊乱及酸碱平衡失调，碱中毒能增高氨的浓度，因为在碱性条件中有利于$NH_4^+ \rightarrow NH_3 + H^+$，氨与$NH_4^+$不同，氨可以自由通过细胞膜，若细胞内pH较血液和组织间液低时，细胞内NH_3回扩散受阻，使氨在组织细胞中蓄积。

第七节 心肌疾病的实验诊断

一、肌酸激酶测定

（一）参考值

连续监测法：男性为38～174U／L；女性为26～140U／L。

（二）临床意义

1. CK是心肌梗死患者血清中出现最早的酶之一。急性心肌梗死（AMI）2～4h开始增高，12～24h达高峰，2～4天后恢复正常水平。因此是心肌梗死诊断的重要指标，较AST，LD的特异性高。

2. 病毒性心肌炎也有明显增高，对诊断和预后有参考价值。

3. 脑血管意外、脑膜炎、甲状腺功能低下、肺梗死等均可升高。

4. 骨骼肌疾病，如进行性肌营养不良、皮肌炎、多发性肌炎、骨骼肌损伤等增高。

二、肌酸激酶同工酶测定

（一）参考值

速率法：0～25 U／L。

（二）临床意义

1. CK-MB升高常被认为心肌损害特异性指标，对心肌梗死早期诊断很有价值。

2. CK-BB增高可见于脑外伤，脑血管意外，脑手术后等。

3. CK-MM增高可见于肌肉损伤及肌内注射后，是骨骼肌损伤的特异性指标。

三、乳酸脱氢酶测定

（一）参考值

速率法（30℃）为95～200U／L。

（二）临床意义

LD升高常见于：

1. 心肌梗死 心肌梗死后9～20小时开始上升，36～60小时达到高峰，持续6～10天恢复正常（比AST、CK持续时间长），因此可作为急性心肌梗死后期的辅助诊断指标。

2. 肝脏疾病　急性肝炎，慢性活动性肝炎，肝癌，肝硬化，阻塞性黄疸等。

3. 血液病　如白血病、贫血、恶性淋巴瘤等。

4. 骨骼肌损伤、进行性肌萎缩、肺梗死等。

5. 恶性肿瘤转移所致胸、腹腔积液中乳酸脱氢酶活力往往升高。

四、乳酸脱氢酶同工酶测定

（一）参考值

圆盘电泳法：LD_1为32.7±4.6%，LD_2为45.1±3.53%，LD_3为18.5±2.96%，LD_4为2.9±0.89%，LD_5为0.85±0.55%。

（二）临床意义

1. LD升高而且$LD_1>LD_2$，可见于心肌损伤、急性心肌梗死、心肌病、溶血性贫血、恶性贫血、肺栓塞等。

2. LD_5升高而且$LD_5>LD_4$，可见于肝硬化、肝癌、急性肝炎、肌炎、骨骼肌损伤。

3. $LD_5>LD_4$都升高，以LD_4更明显，可见于阻塞性黄疸。

五、血清α-羟丁酸脱氢酶活性测定

（一）参考值

健康成年人：72~182U／L（37℃）。

（二）临床意义

临床上测定血清α-HBD活性可用于心肌梗死的诊断和鉴别诊断。α-HBD与AST、LD、CK及其同工酶CK-MB一起构成了心肌酶谱，可帮助诊断心肌梗死。肝病和心肌病均能引起LD活性增高，计算α-HBD／LD比值可帮助诊断肝病（比值增高）和心肌病（比值降低）。

六、血清肌红蛋白测定

临床意义：血清肌红蛋白主要用于心肌梗死的早期诊断，比血清心肌型肌酸激酶同工酶（CK-MB）的灵敏度高，发病早期即可采集标本，发病24h达高峰。血清肌红蛋白水平还可用于神经肌肉疾病如肌营养不良、肌萎缩和多肌炎等的诊断。心脏外科手术患者血清Mb升高，可作为判断心肌损伤程度及愈合情况的一项客观指标。

七、血清肌钙蛋白测定

（一）参考值

0.1~0.2μg／L。

（二）临床意义

心肌肌钙蛋白T（cTnT）：急性心肌梗死（AMI）后2小时能在血清中测出，存在时间较长，浓度较高，是评价心肌微量坏死的敏感指标，4～6小时有较高的阳性预告值（90%）。一般认为cTnT>0.51μg／L即存在心肌损伤。cTnT检测不受溶栓剂、梗死部位、年龄及性别影响。

cTnT对不稳定型心绞痛患者心肌轻度损伤时的特异性和敏感性均优于CK–MB，手术期心肌细胞损伤时cTnT较CK–MB更特异。

心肌肌钙蛋白I（cTnI）对AMI早期诊断价值与CTnT同。

第八节　肾脏疾病的实验诊断

一、肾小球功能检查

（一）内生肌酐清除率测定

1. 参考值　成人为80～120ml／min，老年人随年龄增长，有自然下降趋势。

2. 临床意义

（1）及早发现肾脏损害：急性、慢性肾小球损害、肾血流减少等均可使内生肌酐清除率降低，且较其他检查如尿素氮、肌酐等为早。

（2）肾小球滤过功能损害的观测：肾功能不全代偿期Ccr在50～80ml／min；肾功能不全失代偿期Ccr在20～50ml／min；肾衰竭期（尿毒症早期）Ccr为10～20ml／min；尿毒症晚期或肾衰竭终末期Ccr< 10ml／min。

（3）指导治疗：慢性肾衰竭Ccr<30～40ml／min，应开始限制蛋白质摄入；<30ml／min，氢氯噻嗪等利尿治疗常无效，不宜应用；<10ml／min应结合临床进行肾替代治疗，对袢利尿剂（如呋塞米、依他尼酸钠）的反应也已极差。此外，肾衰竭时凡由肾代谢或以肾排出的药物也可根据Ccr降低的程度来调节用药剂量和决定用药的时间间隔。

（二）血清肌酐测定

1. 参考值　全血肌酐为88.4～176.8μmol／L；血清或血浆肌酐，男性为53～106μmol／L，女性为44～97μmol／L。

2. 临床意义

（1）肌酐经肾小球滤过后不被肾小管重吸收，通过肾小管排泄。在肾脏疾病血清肌酐值通常不升高，直至肾脏实质性损害时，血清肌酐值才增高。在正常肾血流条件下，肌酐值如升高至176～353μmol／L（2～4mg／dl），提示为中度至严重的肾损害所以，血肌酐测定对晚期肾脏病临床意义较大。

（2）心功能不全时血液流经肾脏减少，致使肌酐排出减少，造成血肌酐升高。

（3）血肌酐与尿素同时测定，两者均升高表示肾功能严重受损，若仅有尿素而血肌酐在正常范围内，则可能为肾外因素引起。

（4）血中的肌酐由外源性和内源性两类组成，主要由肾小球滤过，肾小管重吸收。内源性肌酐由肌肉产生，每天生成量相当恒定，在外源性肌酐摄入量稳定下，血液中肌酐的浓度取决于肾小球的滤过功能。当肾实质受损时，血中肌酐浓度升高，这是检验肾小球滤过功能的重要指标。

（5）增高：①各种原发性和继发性肾脏损害，急、慢性肾功能不全；②心功能不全时血液流经肾脏减少，引起肌酐排出减少，造成血肌酐升高；③血肌酐与尿素氮同时测定，两者都升高，表示肾功能严重受损，若仅有尿素氮升高，而血肌酐在正常范围内，则可能为肾外因素引起。

（6）降低：肌肉萎缩时血肌酐降低。

（三）血清尿素氮测定

1. 参考值　成人为3.2～7.1mmol／L，婴儿、儿童为1.8～6.5mmol／L。

2. 临床意义　各种肾脏疾患均可使BUN增高，且可受肾外因素影响，故BUN并不是肾功能的特异指标。

血液尿素浓度受多种因素的影响，分生理性因素和病理性因素两个方面。

（1）生理因素：高蛋白饮食引起血清尿素浓度和尿液排出量显著升高。血清尿素浓度男性比女性平均高0.3～0.5mmol／L，随着年龄的增加有增高的倾向。成人的日间生理变动平均为0.63mmol／L。妊娠妇女由于血容量增加，尿素浓度比非孕妇低。

（2）病理因素：常见于肾脏因素，非肾脏因素次之。血液尿素增加的原因可分为肾前性、肾性及肾后性三个方面：

1）肾前性：最重要的原因是失水引起的血液浓缩。血液浓缩可引起肾血流量减少、肾小球滤过率减低而使血尿素氮潴留。这种情况可见于剧烈呕吐、幽门梗阻、肠梗阻和长期腹泻等。

2）肾性：急性肾小球肾炎、肾病晚期、肾衰竭、慢性肾盂肾炎及中毒性肾炎都可出现血液中尿素含量增高。

3）肾后性：如前列腺肿大、尿路结石、尿道狭窄、膀胱肿瘤致使尿道受压等都可能使尿路阻塞引起血液中尿素含量增加。

血尿素减少较为少见，常常表示严重的肝病，如肝炎合并广泛性肝坏死。

异常结果分析：血中尿素主要经肾小球滤过，从小便中排出体外，当肾小球受损时，滤过率降低，血中尿素升高。所以，尿素是反映肾小球滤过功能的重要指标。

（四）血β$_2$-微球蛋白的测定

1. 参考值正常人血中β$_2$-M为0.8~2.4mg／L，平均约1.5mg／L。

2. 临床意义血清BMG浓度增高可反映肾小球滤过率（GFR）降低或体内合成增多。尿中BMG浓度增高时表明肾小管再吸收功能降低，因而可早期发现肾小管功能损害。还可用于肾移植术后成活情况、糖尿病肾病、肾功能不全、痛风肾，以及某些恶性肿瘤的诊断和治疗监测。

（五）血清尿酸测定

1. 原理　尿酸是机体内嘌呤代谢的最终产物，由肾小球滤过，在近端肾小管中98%~100%被重吸收。当肾小球滤过功能受损时，尿酸即潴留于血中，是肾小球滤过功能受损的早期指标。

2. 参考值　男性为268~488mmol／L，女性为178~387mmol／L。

3. 临床意义

（1）增高：①肾脏疾病如急慢性肾炎可升高，其他肾脏疾病的晚期如肾结核，肾盂肾炎，肾盂积水等也可升高；②痛风是核蛋白和嘌呤代谢失调所致，其患者血尿酸可明显升高；③白血病及其他恶性肿瘤，由于恶性细胞增生周期快、核酸分解加强，因此血中尿酸升高。肿瘤化疗后血尿酸升高更明显。子痫患者也可升高。

（2）降低：恶性贫血，范科尼综合征血尿酸降低。

二、肾小管功能试验

（一）肾脏浓缩和稀释功能试验

1. 参考值　正常人24小时尿量为1000~2000ml；昼尿量与夜尿量之比为（3~4）：1；12小时夜尿量不应超过750ml；尿液最高比重应在1.020以上；最高比重与最低比重之差，不应少于0.009。

2. 临床意义

（1）少尿加高比重尿见于血容量不足引起的肾前性少尿；

（2）多尿（>2500ml／24h），低比重尿，夜尿增多，或比重固定在1.010，表明肾小管浓缩功能差，见于慢性肾炎、慢性肾衰竭、慢性肾盂肾炎、痛风肾损害、急性肾衰竭多尿期或其他继发性肾小管间质疾病。

（二）尿渗量（尿渗透压）测定

1. 参考值　正常人禁饮后尿渗量为600~1000mOsm／kgH$_2$O，平均800mOsm／kgH$_2$O；血浆渗量为275~305mOsm／kgH$_2$O，平均300mOsm／kgH$_2$O。尿／血浆渗量比值为（3~4.5）：1。

2. 临床意义

（1）判断肾浓缩功能：禁饮尿渗量在300mOsm／kgH$_2$O左右时，即与正常血浆渗量相同，称为等渗尿；若＜300mOsm／kgH$_2$O，称低渗尿；正常人禁水8小时后尿渗量＜600mOsm／kgH$_2$O，再加尿／血浆渗量比值等于或小于1，均表明肾浓缩功能障碍。见于慢性肾盂肾炎、多囊肾、尿酸性肾病等慢性间质性病变时，也可见于慢性肾炎后期，以及急、慢性肾衰竭累及肾小管和间质；

（2）一次性尿渗量检测用于鉴别肾前性、肾性少尿。肾前性少尿时，肾小管浓缩功能完好，故尿渗量较高，常＞450mOsm／kgH$_2$O；肾小管坏死致肾性少尿时，尿渗量降低，常＜350mOsm／kgH$_2$O。

三、尿微量蛋白的测定

（一）尿微量白蛋白测定

1. 参考值　24h尿白蛋白含量（5.24±3.13）mg／24h，晨尿白蛋白含量（1.38±0.95）mg。

2. 临床意义　测尿中白蛋白可了解肾小球有否损伤，是肾小球受损诊断的最灵敏方法，可鉴别糖尿病肾病与高血压肾病，监测对肾小球有损伤的药物等。

（二）尿α$_1$-微球蛋白（α$_1$-Microglobulin，α$_1$M）

1. 临床意义　用于评价近曲小管对滤过的微小蛋白重吸收的功能和容量。肝细胞和淋巴细胞可合成α$_1$M，其相对分子量在25～33KD，等电点pH为3.6～4.4。α$_1$M也称作蛋白质HC，据报道有免疫抑制性，它对抗原诱导的淋巴细胞的激活和嗜中性白细胞的向化性具有抑制作用。部分α$_1$M在血清中以游离分子状态出现。也有一部分处于IgA和蛋白结合状态中。

2. 参考值　痕量（透射浊度法）。

（三）尿β$_2$-微球蛋白

尿β$_2$-微球蛋白的测定见"血清β$_2$-微球蛋白的测定"。

临床意义β$_2$-微球蛋白（β$_2$-MG）：经典肾小管标记蛋白，可直接反映肾小管功能；血β$_2$-微球蛋白升高：肾小球滤过功能差，见于早期肾小球病变，急、慢性肾炎，慢性肾功能不全等病症以及长期血透患者；也见于淋巴细胞性白血病、胃淋巴瘤、血管性鼻淋巴瘤、黑色素瘤等肿瘤疾病。

（四）尿微量转铁蛋白（MTF）

1. 方法和原理　免疫透射比浊法。

2. 临床意义　肾小球选择通透性指标，尿转铁蛋白升高：见于糖尿病肾病、高血压早期肾损伤，以及肾外肾炎、链感肾炎、肾盂肾炎等各种肾炎。

（五）免疫球蛋白IgG测定

临床意义血IgG（U-IgG）：肾小球选择通透性指标。

尿IgG（U-IgG）：肾功能恶化和预后不良。

（六）维生素结合蛋白

1. 参考值　101±38.8μg／gCr（酶连免疫法）。

2. 临床意义　肾脏疾病时，肾小球滤过率降低和肾小管功能失调可导致尿中RBP显著升高。在对肾小管功能评价中，Bernard氏发现测定尿中RBP的含量要较β₂-微球蛋白更为稳定。并较血肌酐、尿素氮、菊粉清除率更准确和灵敏，更能早期发现肾小管功能损害。

（七）尿N-乙酰-β-氨基葡萄糖苷酶测定（NAG）

是检测肾损伤，特别是肾小管缺血、坏死的敏感指标。

1. 参考值0～22u／g Cr。

2. 临床意义病理性增高见于各种肾实质性病变，肾移植排异反应，肾毒性药物使用过多。某些肾小球肾炎、肾病综合征也有部分升高。

第九节　其他血清酶类测定

一、酸性磷酸酶测定

（一）参考值

1. 比色测定法　0.5～1.9U／L。

2. 速率法

血清总酸性磷酸酶男<6.6 U／L，女<5.5 U／L（37℃）。

前列腺酸性磷酸酶<2.6 U／L。

前列腺酸性磷酸酶=总酸性磷酸酶-非前列腺酸性磷酸酶。

（二）临床意义

增高见于：

1. 前列腺癌特别是转移性前列腺癌，ACP明显增高，而PAP对前列腺癌的诊断更敏感。

2. 前列腺肥大，前列腺炎，血清ACP可增高。

3. 变形性骨炎，甲状旁腺功能亢进，溶血性疾病，急慢性粒细胞性白血病，急性尿潴留等，ACP也可增高。

二、淀粉酶测定

（一）参考值

尿液为＜800U／L；血清为20～220U／L。

（二）临床意义

1. 急性胰腺炎，血清淀粉酶可明显增高，但持续时间不长，一般腹痛8h开始升高，12～24小时达高峰，48～72小时开始下降，3～5天恢复正常。

2. 慢性胰腺炎，胰腺肿瘤，流行性腮腺炎，唾液腺化脓，以及急性腹膜炎，阑尾炎时均可轻度增高。

3. 尿淀粉酶约于起病后12～24小时开始升高，下降较血清淀粉酶慢。肾功能严重障碍时，血清中淀粉酶升高，而尿淀粉酶降低。

4. 降低见于肝硬化，肝衰竭等。

三、血清脂肪酶测定

（一）参考值

健康成年人：0～7U／L。

（二）临床意义

胰腺是血清脂肪酶的主要来源，故急性胰腺炎患者常见血清脂肪酶增高，血清淀粉酶也有增加，但后者在病程中持续时间较短，尤其是在患病后期，测定血清脂肪酶活力可辅助诊断急性胰腺炎。胰腺癌患者有近半数血清脂肪酶活力增加。慢性胰腺炎偶见增加。

四、超氧化物歧化酶测定

（一）参考值

比色法：555～633μg／（g·Hb）。

（二）临床意义

SOD与抗氧化、抗衰老和抗辐射损伤有关。
增高：见于高血压、高血脂、冠心病等。
降低：见于老年人、肝硬化、肝癌、免疫复合物病。

五、血清β–N–乙酰氨基葡萄糖苷酶测定

（一）参考值

健康成年人：血清NAG活性（21.54 ± 6.4） U／L；尿液16.1 U／L肌酐。

（二）临床意义

正常情况下，NAG不能通过肾小球滤过，在肾脏损害时，尿中此酶活性可明显增高，后者是肾小管损害的较敏感的指标，故对肾损伤的诊断及受损程度的判断有非常高的临床价值。在肾移植患者，测定尿中NAG活力对排斥反应的早期发现很有帮助，一般在临床各种症状及体征出现前1～3天尿NAG即升高。

六、胆碱酯酶测定

（一）参考值

酶法：782～1494U／L。

（二）临床意义

血清胆碱酯酶测定的临床意义在于酶活力降低。肝脏合成PChE，故肝实质细胞损害时降低。有机磷毒剂是AChE及PChE的强烈抑制剂，测定血清ChE与测定全血ChE一样，是协助有机磷中毒诊断及预后估计的重要手段。

七、血清5'–核苷酸酶（5'-NT）

（一）参考值

比色法：2～17 U／L，儿童稍低。

（二）临床意义

1. 血清5'-核苷酸酶广泛存在于肝胆组织中，增高主要见与肝胆系统疾病。

2. 在骨骼疾病时不升高，因此可以对ALP升高进行鉴别。两者活性同时增高，提示为肝胆疾病；ALP增高而5'-核苷酸酶正常，提示为骨骼系统疾病。

3. 对黄疸原因的判断；阻塞性黄疸时5'-核苷酸酶可以高出6倍以上，肝细胞性黄疸一般升高不超过3倍。

4. 某些药物，如阿司匹林、吲哚美辛、磺胺类药物、林可霉素、苯唑西林、雄性激素、雌性激素等可使5'-核苷酸酶升高。

八、血清单胺氧化酶（MAO）

（一）参考值

伊藤法：30U。

（二）临床意义

1. MAO参与胶原成熟的最后架桥形成阶段，使胶原和弹性硬蛋白结合，因此是肝硬化诊断指标之一，其增高与肝实质的纤维化程度有一定的关系。

2. 大部分重症肝硬化和伴有肝硬化的肝癌、急性重型肝炎患者等MAO增高。慢性中、重度肝炎患者中50% MAO升高，提示有肝细胞坏死和纤维化形成。

3. 糖尿病、系统性硬化症、甲状腺功能亢进、肢端肥大症及各种胶原病、心力衰竭、心功能不全引起的心源性肝硬化或肝窦长期高压等MAO可升高。

九、胰蛋白酶（Try）

（一）参考值

RIA：0.1～0.5mg／L。

（二）临床意义

胰蛋白酶是胰分泌的主要消化酶之一，主要是用于诊断胰腺功能。增高见于急、慢性胰腺炎、胰腺癌。此外，慢性肾衰竭、胆囊炎、十二指肠溃疡穿孔等疾病时也可升高。

十、葡萄糖-6-磷酸脱氢酶（G-6-PD）

葡萄糖-6-磷酸脱氢酶测定主要用于溶血性贫血的诊断。

（一）参考值

$20～33\mu mol／L$。

（二）临床意义

葡萄糖-6-磷酸脱氢酶减少主要见于G-6-PD缺乏症；是指红细胞G-6-PD活性降低和（或）酶性质改变导致的溶血性贫血，临床可表现为先天性非球形红细胞性溶血性贫血、新生儿黄疸、蚕豆病、药物性溶血、感染性溶血等。

十一、血清醛缩酶（ALD）

血清醛缩酶在正常血清中含量恒定，在组织细胞内含量较多，当组织破坏时可释放入血液。可用于各种肿瘤检查，酶活性与肿瘤组织破坏程度相一致。

十二、神经元特异性烯醇化酶（NSE）

（一）参考值

RIA法：15μg／L，EIA法：12μg／L。

（二）临床意义

1. 由神经原因引起的肌肉萎缩时增高，重症肌无力、脊髓灰质炎、多发性硬化时此酶均升高，可有助于鉴别诊断。

2. 各种肿瘤、急性病毒性肝炎、慢性肝炎、肝硬化、急性心肌梗死、进行性肌营养不良、烧伤等疾病时可增高。

十三、亮氨酸氨基肽酶（LAP）

（一）参考值

比色法：27～50U／L。

（二）临床意义

增高见于：①肝胆疾病，如肝癌，肝硬化、胆道癌；良性胆道梗阻、胆囊炎、胆石症、胆汁淤积、脂肪肝；②胰腺疾病，如急性胰腺炎时轻度升高，胰腺癌时明显升高；③其他疾病，如心肌梗死、长期饮酒、皮质激素和促皮质激素使用时、严重烧伤、白血病、肿瘤等。

十四、脯氨酰羟化酶（PH）

（一）参考值

比色法：（39.5±11.87）μg／L。

（二）临床意义

增高见于：①转移性肝癌pH大部分正常，而原发性肝癌则增高；②肝硬化、血吸虫性肝纤维化时明显增高，肝细胞坏死伴胶原纤维合成亢进，慢性中度、重度肝炎因伴有肝细胞坏死及假小叶形成均可增高，而急性肝炎、轻型慢性肝炎则大多正常；③慢性肝炎、肝硬化pH活性进行性增高，提示肝细胞坏死及纤维化加重，若治疗后pH下降提示治疗有效，可作为随访和预后判断的指标。

第十节 维生素、氨基酸测定

一、维生素测定

（一）血清维生素A

1. 参考值 $0.5 \sim 2.1 \mu mol / L$。
2. 临床意义

（1）增高：见于婴儿自发性高钙血症、维生素A中毒、慢性肾小球肾炎、肾病综合征、糖尿病、黏液性水肿等。

（2）降低：见于夜盲症、眼干燥症、肝炎、肝硬化、胰腺功能降低、吸收不良综合征等。

（二）维生素B_1

1. 参考值 荧光分析法，血清$156.2 \sim 252.6nmol / L$（$4.7 \sim 7.6 \mu g / dl$），尿液$0.33 \sim 1.65 \mu mol / 24h$（$100 \sim 500 \mu g / 24h$）。负荷试验：口服维生素$B_1$5mg后，收集4h的尿液，排出的维生素$B_1$大于$200 \mu g$为正常，$100 \sim 200 \mu g$为不足，低于$100 \mu g$为缺乏。全血转酮醇酶活性及TTP效应：全血转酮醇酶活性戊糖消失为$12.08 \pm 1.54 \mu mol /$（$h \cdot ml$全血），庚酮糖生成为$2.44 \pm 0.54 \mu mol /$（$h \cdot ml$全血），TTP效应$0 \sim 15\%$。

2. 临床意义 血清维生素B_1减少见于脚气病、小肠吸收不良综合征、慢性营养不良、乙醇中毒、长期腹泻等。在维生素B_1缺乏症的临床症状出现之前，全血转酮醇酶活性已明显降低；戊糖消失约为$5 \mu mol /$（$h \cdot ml$全血），庚糖生成约为$1 \mu mol /$（$h \cdot ml$全血），TTP效应大于16%；若TTP效应大于或等于25%，则可确诊为维生素Bi缺乏。血清维生素B. 增高见于白血病、真性红细胞增多症。尿液维生素B_1低于$0.3 \mu mol / 24h$（$90 \mu g / 24h$）为维生素B_1不足，低于$0.13 \mu mol / 24h$（$40 \mu g / 24h$）为维生素B_1缺乏。

（三）维生素B_2

1. 参考值 荧光分析法，血浆$0.07 \sim 0.11nmol / L$（$2.5 \sim 4.0 \mu g / dl$），尿液$24 \sim 81$ $\mu mol / mol$肌酐（$80 \sim 269 \mu g / g$肌酐）或$150 \sim 200 \mu g / d$。饱和试验：口服5mg维生素B_2后4小时，尿中排出维生素B_2大于0.8mg。

2. 临床意义 血浆维生素B_2小于$0.04nmol / L$（$1.5 \mu g / dl$）、尿液维生素B_2低于8.1 $\mu mol / mol$肌酐（$27 \mu g / g$肌酐）、饱和试验尿中维生素B_2排出量小于0.4mg，表示维生

素B$_2$缺乏，临床上有唇炎、口角炎、舌炎、角膜混浊、结膜炎、阴囊炎等表现，见于乙醇中毒、糙皮病、甲亢、慢性消耗性疾病、维生素B$_2$摄入不足、胃肠道吸收障碍等。

（四）维生素B$_6$

1. 参考值　酶法：120～540μmol／L。

2. 临床意义

（1）维生素B$_6$降低可引起贫血、惊厥、结膜炎、舌炎、脂溢性皮炎、神经炎、免疫力低下等症状。

（2）孕期缺乏维生素B$_6$，常引起婴儿体重不足、生长缓慢、智力发育迟缓、痉挛、贫血等现象。

（3）长期使用异烟肼的患者，可引起维生素B$_6$缺乏，表现为惊厥、中枢兴奋不安、失眠等症状。

（五）血清维生素B$_{12}$

1. 参考值　放射免疫法：200～900μg／ml。

　　　　　微生物法：160～925pg／ml。

2. 临床意义

（1）减少：见于巨幼红细胞性贫血、恶性贫血、萎缩性胃炎、胃大部或全部切除后、慢性胰腺炎、肠吸收功能障碍、营养不良、妊娠等。

（2）增加：见于急性肝炎、肝坏死等肝细胞急性损伤。

（六）维生素C

1. 参考值　比色法：30～11μmol／L。

2. 临床意义

（1）当维生素C缺乏时胶原蛋白合成障碍，导致微血管壁通透性和脆性增加，易破裂出血，主要表现为皮肤黏膜、皮下组织、肌肉及骨膜下组织发生出血现象，临床上称为坏血酸病。

（2）维生素C有助于骨骼的钙质密实、牙齿的发育、口腔健康、维护正常视力、促进伤口愈合、预防心脑血管疾病、降低妊娠并发症的危险。

（3）降低见于风湿热、结核、恶性肿瘤、胃肠道疾病的吸收障碍、肝脏疾病、肾脏疾病；服用阿司匹林或乙醚麻醉后排泄增多、磺胺类药物的应用等。

（七）血浆维生素D

1. 参考值　竞争蛋白结合法：10～150μmol／L。

2. 临床意义

（1）增高：长期服用过多的维生素D可发生中毒，早期中毒症状有异常口干舌燥、眼睛疼痛、皮肤痒、恶心、疲倦、呕吐、消化紊乱、尿频、肌肉和骨头疼痛等。晚期中毒症状有骨质疏松、体重下降、肌肉和软组织石灰化、肾衰竭等。

（2）降低：婴幼儿易发生佝偻病，成人特别是孕妇和哺乳期妇女易发生骨质软化症。

（八）血清维生素E

1. 参考值　荧光法：11.6～46.4μmol／L。

2. 临床意义

（1）增高：见于肾炎。

（2）降低：见于病毒性肝炎初期、溶血性贫血、肌肉老化等。

（九）血清维生素K

1. 参考值　荧光法、高效液相色谱法：1.1～4.4μmol／L。

2. 临床意义　维生素K缺乏主要表现为凝血时间延长，易发生皮下及胃肠道出血。

（十）叶酸

1. 参考值　放射免疫法、高效液相色谱法：血清叶酸6～21μg／L，红细胞叶酸100～600μg／L。

2. 临床意义　降低：见于营养性巨幼细胞性贫血。

二、氨基酸测定

（一）苯丙氨酸

1. 参考值

荧光显色法：成人为46～109μmol／L；新生儿为73～206μmol／L。

离子交换层析法：成人为37～88μmol／L；新生儿为42～110μmol／L。

2. 临床意义　增高常见于高苯丙氨酸血症、苯丙酮尿症、先天性氨基酸代谢障碍性疾病、肝脏疾病、充血性心功能不全、外伤及严重感染，以及其他如继发新生儿酪氨酸血症、四氢生物蝶呤缺乏症等。

（二）亮氨酸、异亮氨酸

1. 参考值　气相色谱结合质谱分析法：亮氨酸15～30mg／L；异亮氨酸8～15mg／L。

2. 临床意义

（1）血浆中亮氨酸、异亮氨酸升高常见于：①高亮氨酸-异亮氨酸血症，为一种少见的氨基酸代谢病；②枫糖尿症时，血中和尿中均有亮氨酸、异亮氨酸，以及缬氨酸浓度升高。

（2）血浆中亮氨酸、异亮氨酸降低常见于：①亮氨酸降低常见于婴儿腹泻；②异亮氨酸降低可见于婴儿腹泻、慢性肾衰竭等。

（三）缬氨酸

1. 参考值　气相色谱结合质谱分析法：血浆20~30mg／L。

2. 临床意义

（1）血浆中缬氨酸浓度增高称为高缬氨酸血症，见于：①婴幼儿高缬氨酸血症，血浆和尿中缬氨酸浓度升高，但无酮酸尿症，比较罕见；②枫糖尿症为一种常见的支链氨基酸代谢病，同时可伴有血和尿中的异亮氨酸和亮氨酸浓度升高。

（2）减低常见于：蛋白质营养不良、类癌综合征、慢性肾衰竭、婴儿腹泻等。

（四）酪氨酸

1. 参考值

荧光法：成人为0.44~0.72mmol／L。

酪氨氧化酶法：早产婴儿为3.9~13.3mmol／L；新生儿为0.88~2.04mmol／L。

2. 临床意义

（1）低于正常范围：常见于苯丙酮尿症患者、多囊肾、低温慢性肾衰竭、类癌综合征、重症甲状腺功能减退症等疾病时亦可降低。

（2）高于正常范围：常见于遗传性高酪氨酸血症患儿、常染色体隐性遗传的遗传性酪性酪氨酸血症、Horner综合征及新生儿酪氨酸血症、肝脏疾病、充血性心功能不全、甲状腺功能亢进症。

（五）甘氨酸

1. 参考值　120~554μmol／L。

2. 临床意义

（1）减低：常见于糖尿病、痛风等。

（2）增高：常见于特发性高甘氨酸血症、败血症、低血糖症、血氨增高等。

（六）丝氨酸

1. 参考值　65~193μmol／L。

2. 临床意义

（1）增高见于：痛风、婴儿腹泻。

（2）减低见于：糖尿病。

（七）羟脯氨酸

1. 参考值　男：0~42μmol／L，女：0~35μmol／L。

2. 临床意义

（1）增高见于：肢端肥大症、甲状腺功能亢进症、甲状旁腺功能亢进症、糖尿病、多发性骨折、软组织创伤等。

（2）降低见于：侏儒症、甲状腺功能减退症、单纯性肥胖等。

（八）脯氨酸

1. 参考值　102～336μmol／L。

2. 临床意义　增高见于：遗传性高脯氨酸血症。

（九）组氨酸

1. 参考值　32～107μmol／L。

2. 临床意义

（1）增高见于：组氨酸血症。

（2）减低见于：类风湿性关节炎。

（十）同型半胱氨酸

1. 参考值　HPLC法或分光光度法：血浆10～15μmol／L，有报道建议将血浆<16μmol／L定为正常；16～31μmol／L定为中度升高，>100μmol／L为重度增加。

2. 临床意义　增高常见于：

（1）高同型半胱氨酸血症：高同型半胱氨酸血症中，血中同型半胱氨酸浓度升高和高血压、高血脂、高血糖、吸烟、酗酒等一样被认为是心脑血管的危险因素之一。

（2）心脑血管疾病：同型半胱氨酸现在被认为和心脑血管疾病密切相关，且同型半胱氨酸增加常与同型半胱氨酸尿症相伴。同型半胱氨酸还与性别和年龄等有关，随着年龄增长，同型半胱氨酸有增加的趋势。

（3）肾衰竭。

第十一节　激素测定

一、甲状腺激素检测

（一）甲状腺素和游离甲状腺素测定

1. 参考值　T_4为65～155nmol／L；FT_4为10～30pmol／L。

2. 临床意义

（1）甲状腺素增高：甲状腺功能亢进、某些急性甲状腺炎、肝炎、肥胖等疾病时T_4可增高。妊娠、服用雌激素可使TBG增高，导致T_4升高。

（2）甲状腺素减少：甲状腺功能减退、肾病综合征、慢性肝炎、胃肠道丢失蛋白过多等疾病时T_4可减少。甲状腺功能正常的患者服用苯妥英或卡马西平可使血清T_4或游离T$_4$降低30%。

对于甲状腺功能紊乱的诊断，T$_4$不能提供充足的信息。在分析T$_4$浓度变化时应结合TBG变化加以考虑。

（二）三碘甲状腺原氨酸和游离三碘甲状腺原氨酸测定

1. 参考值　RIA：T$_3$为1.6～3.0nmol／L；FT$_3$为4～10pmol／L。

2. 临床意义

（1）T$_3$和FT$_3$是判定甲状腺功能的基本试验。甲亢时T$_3$和FT$_3$升高；甲减时T$_3$和FT$_3$降低。FT$_3$对甲亢的诊断较为敏感，是诊断T$_3$型甲亢特异的指标。

（2）观察甲亢和甲减药物治疗的效果。

（3）与T$_4$同时测定：可作为T$_3$型及T$_4$型甲亢鉴别的特异方法。T$_3$型甲亢T$_3$升高，T$_4$正常；T$_4$型甲亢T$_4$升高，T$_3$正常。

（4）T$_3$中毒、缺碘甲状腺肿、甲状腺结合球蛋白（TBG）增高患者T$_3$增高；甲减、TBG减少患者T$_3$降低。

（5）妊娠、雌激素、口服避孕药，能使T$_3$升高；雄激素、肢端肥大症、肝硬化、肾病综合征及某些药物（水杨酸、保泰松等）能使T$_3$降低。

（6）总T$_3$升高见于甲亢患者，且早于总T$_4$升高，在甲亢早期或复发初期，T$_3$可在T$_4$尚未高时就已升高。总T$_3$降低：常见于甲低，但不如T$_4$敏感。

（7）游离T$_3$和T$_4$不受血液中TBG改变的影响，故直接测定游离T$_3$和T$_4$对了解甲状腺功能比总T$_3$和总T$_4$意义更大。增高：常见于甲亢；降低：见于甲低。

（8）反T$_3$升高见于甲亢，且比T$_3$和T$_3$灵敏。当用抗甲状腺药物治疗时，T$_3$下降较快，而反T$_3$下降缓慢，当T$_3$和反T$_3$都正常，表示用药适当，如果反T$_3$和T$_4$均低于正常，表示用药量过大。另外有许多非甲状腺疾病，如慢性肝炎、肝硬化、肾衰竭、心脑血管疾病、糖尿病等可见反T$_3$也有增高。降低：常见于甲低。

（三）血清甲状腺结合球蛋白测定

1. 参考值　RIA：血清TBG为15～34mg／L。

2. 临床意义　主要用于评估TSH水平或临床症状与T$_4$、T$_3$浓度不相符合的情况，或评估fF$_4$与T$_4$之间不能解释的差异。血浆TBG升高可导致T$_4$、T$_3$的假性升高，此时TSH可正常。通过计算T$_4$（μg／L）／TBG（mg／L）比值可消除因TBG升高导致的T$_4$假性升高，若此比值在3.1～4.5，提示甲状腺功能正常，比值在0.2～2.0，应考虑存在甲减，而比值在7.6～14.8时，则应考虑为甲亢。先天性TBG紊乱，可能部分或完全缺乏TBG，或TBG升高。

（四）甲状腺^{131}碘（^{131}I）吸收率

^{131}碘进入甲状腺后能放射出γ射线，测出甲状腺对^{131}I的摄取率即可了解甲状腺的

功能状态，以此可辅助诊断甲状腺疾病。

1. 实验方法　测定时间稍有差别，有些医院采用口服^{131}I后6小时1次测定；有些医院于口服后3小时及24小时测定2次。一般情况下吸碘曲线为渐升型。也可采用静脉注射法于静脉内注入2～10μg^{131}I后，连续记录吸收^{131}I曲线10分钟，正常人呈缓慢上升型，平均为0.86%（0～4.5%）。本法除节省检查时间外，因其反映了碘离子的运转机制，故适用于服用抗甲状腺药物者。

2. 临床意义

（1）摄^{131}I率增高：摄取率3h>25%或24h>45%即为增高，常见于下列情况：

1）甲状腺功能亢进症：除摄^{131}I率增加外，还可出现摄取高峰向前移（正常情况下在24h出现高峰），高峰的提前出现于3～6小时。因此口服法多采用2、3、4小时测定法。如3h^{131}I吸收率>25%，4h>30%，24h>47%，即有诊断意义。口服法试验的结果受硫脲类药物的影响，故服药期间不宜用此法检测。

2）地方性甲状腺肿：地方性甲状腺肿主要由缺碘而致，缺碘时甲状腺激素合成不足，TSH分泌则增多。此外，缺碘时血中甲状腺激素升高的主要部分是T$_3$。其含碘量较T$_4$少但生物适性较强，故早期患者可无甲状腺功能减退表现。缺碘的晚期因长期过度的TSH刺激，甲状腺上皮细胞的功能趋向衰竭，可导致甲状腺功能减退症。由于缺碘和TSH增高，故地方性甲状腺肿和患者^{131}I吸收率明显增高，但与甲状腺功能亢进症不同的是，其吸收碘的高峰不前移。

3）散发性单纯性甲状腺肿：本病与缺碘无明确关系。多种病因使甲状腺激素的生理需要或甲状腺激素合成发生障碍，均可使本病患者发生相对或绝对甲状腺激素不足，导致TSH分泌增加与甲状腺^{131}I吸收增多。与甲状腺功能亢进症不同的是本病的^{131}I吸收率试验的吸收高峰不前移。

4）先天性甲状腺功能减低：如耳聋–甲状腺肿综合征。

5）药物影响：口服雌激素类避孕药后可见摄^{131}I率增高。

（2）摄^{131}I率减低：3h<5%或24h<15%即为减低，见于：

1）原发性甲状腺功能减退症：甲状腺^{131}I吸收率明显降低，通常24h^{131}I吸收率<15%，严重者近于0。

2）继发性甲状腺功能减退症。

3）亚急性非化脓性甲状腺炎。

4）药物与食物因素：摄入含碘药物、含碘食物及抑制甲状腺摄取^{131}I的激素等。

（五）甲状腺^{99m}锝（^{99m}Tc）吸收率

^{99m}Tc进入甲状腺后不参与合成甲状腺激素，正常人甲状腺^{99m}Tc吸收率比^{131}I吸收率低得多。但本法在甲亢诊断方面与^{131}I吸收率的可靠性相似。

临床意义：甲亢患者的平均^{99m}Tc吸收率与正常人群有极显著差异，故可完全代替

^{131}I吸收率的测定来诊断甲状腺功能亢进症。本法具备以下优点：①可同时观察甲状腺的形态、大小和结构；②所用^{99m}Tc的放射强度仅为^{131}I常用检查量的放射强度的1／80；③不受抗甲状腺药物的影响。

二、甲状旁腺检测

（一）血清甲状旁腺激素（PTH）

1. 参考值

测定N末端测定法：8～24mg／L。

测定C末端测定法：50～330mg／L。

2. 临床意义

（1）降低可见于：甲状旁腺功能减退症。如仅为血浆PTH水平低于正常值，并不能据此做出甲状旁腺功能减退症的诊断，需结合其他临床情况进行全面分析。甲状旁腺切除术可引起甲状旁腺功能减退，但若免疫测定法可在血清中检出PTH，则这种减少可能是暂时性的。

（2）增高见于：①血浆PTH水平正常或略高，如患者同时存在低血钙和高血磷，则可考虑为假性甲状旁腺功能减退症。该病的发病机制为靶器官（骨或肾）对PTH反应低下或无反应；②血浆PTH明显高于正常，若此时血清钙浓度的升高也不能抑制甲状旁腺激素的分泌，可能为原发性甲状旁腺功能亢进；③异位性甲状旁腺亢进，激素可能由甲状旁腺之外的其他异位肿瘤所分泌，如肾癌和支气管癌时PTH增高，但它不受血钙浓度的影响；④继发性甲状旁腺功能亢进，可见于慢性肾病（其浓度达正常值上限的10倍）、假性甲状旁腺功能减退症等；⑤第三期甲状旁腺功能亢进，长期继发性甲状旁腺功能亢进后，可能出现自主的甲状旁腺功能亢进。

（二）血清降钙素（CT）

1. 参考值　男性＜14ng／L；女性＜28ng／L。

2. 临床意义

（1）增高见于：①甲状腺髓样癌，此种癌起源于甲状腺滤泡旁细胞，可产生多处生物活性物质，其中以降钙素为主。患者血清降钙素水平高于正常几十倍到几百倍。如进行肿瘤切除治疗则降钙素水平可恢复正常；②肺小细胞癌，此种癌可产生多种激素，其中也包括降钙素。血清降钙素水平与肺小细胞癌的活动程度明显相关，病变广泛的患者其降钙素的水平明显升高。缓解时可降低到正常水平，复发后再次升高，故降钙素测定有助于发现此症，也可作为临床估计本病发展变化的指标；③肾衰竭患者常升高；④新生儿、儿童和孕妇因骨骼更新快，故血清CT水平可升高；⑤其他，卓艾综合征、慢性肾衰竭、恶性贫血、假性甲状旁腺功能减退、高钙血症等。

（2）降低见于：①成年妇女CT水平较男性为低，且随年龄的增加而降低，停经妇女降低更明显；②甲状腺全切除者在血中测不到CT。

（三）钙耐量试验

1. 参考值　3.24～3.49mmol／L。

2. 临床意义　静脉滴注钙盐后可造成血钙水平突然骤升，通过反馈机制抑制甲状旁腺素分泌，并从而导致尿磷排出减少，血磷水平升高。甲状旁腺功能亢进症患者的甲状旁腺基本或完全失去对血钙水平升高的正常反馈效应，静脉滴注钙盐不能抑制甲状旁腺的分泌功能，因而使血清甲状腺素仍处于高水平状态，尿磷排出量减少的程度亦低于正常人。

（四）磷清除率

1. 参考值　6.3～15.5ml／min。

2. 临床意义

（1）升高见于：甲状旁腺功能亢进症。

（2）降低见于：甲状旁腺功能减退症。

三、胰岛素检测

（一）血清胰岛素

1. 参考值　成人：29～172μmol／L（4～24μU／ml），>60岁：42～243pmoL／L（6～35μU／ml）。

2. 临床意义

（1）增高见于：胰岛细胞瘤、肢端肥大症、库欣综合征、嗜铬细胞瘤、甲状腺功能亢进症、肥胖症、肝脏疾病、感染、胰岛素治疗期间、肾功能障碍、家族性高胰岛素血症等。

（2）降低见于：1型糖尿病、嗜铬细胞瘤、醛固酮增多症、垂体功能低下、胰腺炎、胰腺切除术后等。

（二）血清胰岛素释放试验

1. 参考值　空腹：（20.0±13.58）μU／ml（1μU=0.04ng）；1h：（102.76±49.9）μU／ml（最大量）；2h：（76.52±41.67）μU／ml；3h：（44.93±30.88）μU／ml。

2. 临床意义　胰岛素释放试验是一种用于检查胰岛功能的试验。通过此试验可以将糖尿病分为1型糖尿病（胰岛素依赖型）与2型糖尿病（非胰岛素依赖型）。1型糖尿病患者的胰岛β细胞分泌胰岛素的数量减少或缺乏，因此胰岛素治疗有效。2型糖尿病胰岛素的含量可能正常或稍低。

（三）血清胰高血糖素（PG）

1. 参考值　50～150nmol／L（0.78～1.89ng／ml）。

2. 临床意义

（1）增高见于：糖尿病、胰高血糖素瘤、肢端肥大症、库欣综合征、甲状腺功能减退症、肝硬化、肾功能不全等。

（2）降低见于：特发性胰高血糖素缺乏症、胰腺切除后等。

（四）血清C肽（C-peptide）

1. 参考值　265～1324pmol／L。

2. 临床意义　测定血液中C肽水平，再结合血糖和胰岛素释放试验，有助于糖尿病的分型和指导临床治疗，1型糖尿病患者空腹血清胰岛素和C肽值均低于正常值，口服葡萄糖后无高峰出现；2型糖尿病患者的C肽和胰岛素可正常或稍高，刺激后高峰延迟出现。用胰岛素治疗的患者，若血中C肽值不太低，并对试验餐有一定的反应能力，说明胰岛B细胞有一定的贮备能力，可考虑减量甚至停用胰岛素；若C肽值太低，则仍需使用胰岛素治疗。

（1）增高见于：胰岛细胞瘤、服用类固醇激素、胰岛素抵抗状态等。

（2）降低见于：Ⅰ型糖尿病。

四、性腺激素检测

（一）睾酮测定

1. 参考值　RIA，成年男性10.4～34.6nmol／L（3.0～10.0ng／ml），成年女性0.7～3.1nmol／L（0.2～0.9ng／ml）。女性睾酮水平还受月经周期及妊娠的影响。

2. 临床意义

（1）升高：①睾丸间质细胞瘤；②性早熟：包括真性性早熟和假性性早熟；③先天性肾上腺皮质增生症：21-羟化酶缺乏症和11-羟化酶缺乏症；④肾上腺皮质功能亢进症：如腺癌可出现睾酮水平明显升高；⑤多囊卵巢综合征：大部分患者的睾酮水平升高；⑥其他：雄激素类药物、女性肥胖、中晚期妊娠等，可见睾酮水平稍有升高。

（2）降低：①klinefelter综合征：也称原发性小睾丸症，系由染色体异常所致；②睾丸不发育症（testicular agenesis）：睾酮水平极低；重者，其睾酮水平与女性相当；③Kallmann综合征：也称嗅神经-性发育不全综合征，系家族性促性腺激素缺乏所致；④男性Turner综合征：为常染色体显性遗传病，睾酮水平降低，但促性腺激素水平升高；⑤Laurence-Moon-Biedl综合征：为常染色体隐性遗传病，睾酮及促性腺激素水平均低；⑥其他：如睾丸炎症、肿瘤、外伤、放射损伤、高泌乳素血症等，均可见血睾酮水平降低。

（二）雌二醇测定

1. 参考值 男性为50～200pmol／L。女性卵泡期为94～433pmol／L；黄体期为499～1580pmol／L；排卵期为704～2200pmol／L；绝经期为40～100pmol／L。

2. 临床意义

（1）增高：卵巢肿瘤，原发性或继发性性早熟。男性女性化，妊娠期妇女，肝硬化患者。

（2）减少：原发性或继发性卵巢功能不全，卵巢切除后，下丘脑病变，垂体前叶功能减退。

（三）血浆雌三醇测定

1. 参考值 男性为52～135.3nmol／L；女性卵泡期为62.4～132.1nmol／L。

2. 临床意义

（1）作为高危妊娠生化监控的一个主要指标。

（2）E_3主要对子宫颈和阴道作用明显，妊娠晚期血浆E_3含量变化反映胎儿胎盘功能。

（3）增高常见于先天性肾上腺增生所致的对胎儿男性化的影响，双胎妊娠及孕妇肝功能损害。降低可见于胎儿宫内死亡、先兆子痫、无脑儿及严重母子血型不合等。

（四）黄体酮测定

1. 参考值 RIA：非孕妇女卵泡期（早）为（0.7±0.1）μg／L，卵泡期（晚）为（0.4±0.1）μg／L；排卵期为（1.6±0.2）μg／L；黄体期（早）为（11.6±1.5）μg／L，黄体期（晚）为（5.7±1.1）μg／L。

2. 临床意义 正常妇女月经周期中，黄体期最高，卵泡期最低，妊娠时，黄体酮从第7周开始升高，至35周达高峰。

（1）升高：见于葡萄胎、妊高征、糖尿病孕妇、多胎妊娠、原发性高血压、卵巢颗粒层膜细胞瘤、卵巢脂肪样瘤等。

（2）降低：见于原发性和继发性闭经、无排卵型功能性出血、黄体功能不全、多囊卵巢综合征、妊娠胎盘功能不良、胎儿发育迟缓、死胎等。

五、垂体激素的测定

（一）血清促甲状腺激素（TSH）测定

1. 参考值 电化学发光法：0.27～4.2μU／ml。

2. 临床意义 原发性甲状腺功能低下时由于T_3、T_4分泌减少，负反馈刺激垂体分泌TSH增加。甲状腺功能低下治疗（服用甲状腺素）时，TSH的浓度也将明显发生变化，故测定血清TSH浓度可作为疗效的判断指标。甲状腺摘除术后、放射性碘治疗后或服用抗甲状腺药物时，T_3、T_4水平降低，TSH增加。甲状腺功能亢进时由于T_3、T_4分泌增加，反馈调节使垂体分泌TSH减少。继发性甲状腺功能低下时TSH多降低。

（二）血浆促肾上腺皮质激素（ACTH）测定

1. **参考值**　正常成人血浆ACTH的水平呈现昼夜规律，其峰值在早晨6~8时，为5.5~22.2pmol／L；最低值在晚上6~11时，一般<11.1pmol／L。应激、妊娠和月经周期均可使ACTH分泌增加，浓度可达133.2pmol／L。因ACTH的分泌是以脉冲方式释放，对单次结果不能做出肯定解释。

2. **临床意义**　ACTH检测可用于鉴别诊断皮质醇增多症（皮质醇增多症必须通过皮质醇检测或相应的功能试验确诊）、肾上腺皮质功能减退及疑有异位ACTH分泌（如肿瘤患者伴低钾和代谢性碱中毒；任何小细胞肺癌患者临床无皮质醇增多症的体征）。ACTH依赖性皮质醇增多症（如下丘脑–垂体性库欣综合征）时，血浆ACTH水平在参考范围上限或轻度升高，夜间ACTH多>15ng／L。ACTH不依赖性皮质醇增多症（如肾上腺皮质肿瘤致库欣综合征）时，夜间皮质醇增多（>150μg／L）伴ACTH阙如（＜5ng／L）。异位ACTH综合征或原发性肾上腺皮质功能减退时，血浆ACTH水平常常显著升高（>100ng／L）。继发性肾上腺皮质功能减退时，皮质醇和ACTH水平都降低。肾上腺糖皮质激素治疗可使ACTH迅速降低。

3. **注意事项**　标本采集最好在上午8时进行，空腹，EDTA或肝素抗凝，由于ACTH不稳定，血标本应立即放于冰浴中，低温离心取血浆，–20℃保存待测。

（三）血浆泌乳素（PRL）测定

1. **参考值**　正常成年男性：0.28~0.72nmol／L，成年女性：0.24~0.96nmol／L；孕妇、口服避孕药或哺乳妇女PRL水平较一般成年女性高，绝经后女性的PRL水平下降。

2. **临床意义**

血浆PRL水平增高常见于：

（1）垂体肿瘤，肢端肥大症及原发性甲低。

（2）恶性肿瘤可异位分泌PRL，如支气管肺癌、卵巢癌及绒毛膜上皮癌等。

（3）某些药物如氯丙嗪、口服避孕药及大剂量雌激素均可致PRL水平增高。

（四）胰岛素测定

1. **参考值**　正常成人4~12U／ml。

2. **临床意义**　血清胰岛素测定，对糖尿病、低血糖症、皮质醇症，胰岛细胞瘤及某些代谢性疾病具有重要的诊断价值。

六、血浆前列腺素F_{2a}（PG F_{2a}）

1. **方法和原理**　TRIFMA法测定。

前列腺素（prostaglandin，PG）类化合物是一组20个碳原子组成的脂肪酸，不能直接标记或包被固相，故先必须将其与多聚赖氨酸经化学偶联结合，生成衍生物，再进行Eu^{3+}链抗生物素蛋白标记。以BAS-双抗体夹心法测血浆中PGF_{2a}含量。

2. 临床意义

（1）前列腺素F_{2a}有收缩血管的作用，主要作用于血管壁的PG受体，抑制腺苷酸环化酶，使cAMP浓度降低，导致血管收缩。

（2）PGF_{2a}可引起速发型变态反应，主要可导致支气管痉挛及黏液分泌。

（3）另外PGF_{2a}能引起肺血管和支气管平滑肌收缩，临床可引起内毒素性休克。

（4）PGF_{2a}在恶性肿瘤的发病机制方面，如皮肤癌的促发过程中起一定作用。

七、环核苷酸测定

1. 参考值　血浆cAMP：15.8 ± 2.8pmol／ml；血浆cGMP：4.75 ± 0.32pmol／ml；cAMP／cGMP比值为5.20 ± 0.64。

2. 临床意义　目前认为，cAMP与cGMP是互相拮抗的一对物质，在正常生理状态下，组织或血浆中的两者浓度比值保持相对恒定，两者比例失调是某些疾病的发病机制的一项客观指标。目前在临床上主要用于肿瘤、心血管疾病、免疫、甲亢、肺结核、糖尿病、慢性肾炎尿毒症及甲低的辅助诊断指标。

八、肽类激素测定

（一）血清促胃液素测定

1. 参考值　正常成人空腹血清$1.6 \sim 15.2$pmol／L，餐后为$15.7 \sim 51.4$pmol／L。

2. 临床意义　结果升高常见于促胃液素瘤、慢性肾衰竭、胰岛素瘤等；结果降低常见于甲低、浅表性胃炎、十二指肠溃疡和胃切除术后等。

（二）血浆心房钠尿肽测定

1. 方法和原理测定方法　参考胰岛素测定。

2. 临床意义　增高常见于心血管系统疾病，如高血压、冠心病、心脏功能不全、室上性心动过速、心脏起搏等，肝硬化也见增高；降低常见于甲亢、心房颤动等。

第七章　临床病原学检查

第一节　细菌感染的病原学检查

在自然界，细菌的种类和数量都非常多，与医学有关的原核生物主要有：具有坚硬细胞壁的革兰阴性菌或阳性菌、菌体柔软的螺旋体（treponema）或钩端螺旋体（leptospira）、缺少细胞壁的支原体（mycoplasma）、在细胞内生长的立克次体（rickettsia）和衣原体（chlamydia）、细胞壁成分与其他菌明显不同的原始细菌（archeobacteria）及放线菌（actinomycetes）都属于细菌范畴。

一、细菌的鉴定工作的原则

1. 简单的方法不可忽视，除细心观察菌落特点、生长特性外，革兰染色、氧化酶、凝固酶应首选。

2. 必须用细菌的纯培养物作生化反应，最好用一个菌落接种全部生化反应管，如果一个细菌菌落不够，可以采用纯化方法得到细菌培养物。

3. 选用合理的生化反应项目

（1）区别两个细菌，如选择两项试验，一个阳性反应，另一个试验为阴性。阳性反应的阳性概率应>0.9，阴性反应的细菌阳性概率应<0.1，只有这样这个试验才有价值。如在肠杆菌科鉴定中只要进苯丙氨酸脱氨酶即可将变形菌属分出。

（2）挑选简便的试验：欲鉴定一个细菌，可能有多种特异性好的方法，从中精选一两个方法即达目的，多选试验是多余的。如链球菌属中"群"的区分试验只作CAMP（+）即可分出B群链球菌。

（3）选用复合培养基：在肠杆菌科的鉴定中普遍选用双糖铁尿素培养基，因为在这种复合培养基中一举多得，底层与斜面观察葡萄糖与乳糖被分解的情况；观察细菌是否产生H_2S；观察细菌对尿素的分解情况；观察动力。

（4）测定细菌的一种特性可能有几种方法，必须注意的是，方法不同其阳性率和敏感性亦不同。例如，测定细菌产H_2S与否，最敏感的方法是用醋酸铅试纸法，此法阳性菌株在双糖铁尿素培养基上不一定阳性。

二、细菌检验标本培养前的预处理

（一）标本的采集时间

同一种疾病的不同病程，细菌在体内分布是不同的，实验室应与临床医护合作，抓紧有利时机在发热初起或发热高峰期采集标本。一切细菌培养的标本都应在用抗生素之前采集。为了减少抗生素类药物的负面影响，在血培养瓶中加入适当的试剂以中和抗生素在血瓶中对细菌的影响，如使用硫酸镁、青霉素酶、PABA（对氨基苯甲酸）等。

（二）标本的正确采集

正确采集标本是细菌实验诊断的第一步，留取标本的质量关系到实验诊断的结果正确与否。根据各种细菌所致感染病的病程确定标本采集的时间、部位和种类。所有采集的标本均置于无菌或清洁容器中，不能接触消毒剂和抗菌药物。标本必须注明姓名、年龄、性别、采集日期、临床诊断、检验项目等。标本采集后应按要求处理，立即送往细菌实验室，对于烈性传染病材料的运送需专人护送。

1. 血液　疑为菌血症、败血症和脓毒血症患者，尽量在抗菌药物使用前采集血标本作培养，如已用抗菌药物治疗者则在下次用药前采集。对间歇性寒战或发热者应在寒战或体温高峰到来之前0.5～1小时采集，或在寒战或发热后1小时采集。采样以无菌法由肘静脉穿刺，成人每次5～10ml，婴儿和儿童为1～2ml，血液置于盛有抗凝剂聚茴香脑磺酸钠无菌瓶中送检。由于大多数菌血症呈周期性，故血标本也需在24小时内周期性收集，一般24小时内收集2～3次血标本分别培养。

检测特异性抗体采用血清标本。将采集血液置无菌试管中，自然凝固、血块收缩后吸取血清，56℃加热30分钟以灭活补体成分。灭活血清保存于-20℃。

2. 脑脊液与其他无菌液体　腰椎穿刺无菌采集脑脊液，脑脊液通常离心3000rpm／10min，取沉淀作显微镜检查。引起脑膜炎的病原体脑膜炎奈瑟菌、肺炎链球菌、流感嗜血杆菌等其抵抗力弱，不耐冷、容易死亡，故采集的脑脊液应立即保温送检或床边接种。胸水、腹水和心包液等因标本含菌量少宜采集较大量标本送检以保证检出率。

3. 尿液　外尿道寄居有正常菌群，故采集尿液时更应注意无菌操作，常用清洁中段尿作为送检标本。对于厌氧菌的培养，采用膀胱穿刺法收集、无菌厌氧小瓶运送。捧尿困难者可导尿，但应避免多次导尿所致尿路感染。

4. 呼吸道标本　鼻咽拭子、痰、通过气管收集的标本均可作为呼吸道标本。后者可避免正常菌群污染，为下呼吸道感染病原学诊断的理想标本。鼻咽拭子和鼻咽洗液可供鼻病毒、呼吸道合胞病毒、肺炎衣原体、溶血性链球菌等病原学诊断。不合格的痰标本（白细胞≤10个／低倍镜视野、扁平上皮细胞≥25个／低倍镜视野）富含上呼吸道正常菌群，在病原学诊断时需加以注意。

5. 粪便　取含脓、血或黏液粪便置于清洁容器中尽快（不宜超过2小时）送检，排便困难者或婴幼儿可用直肠拭子采集置于运送容器中尽快送检。由于粪便中含有种类繁多正常菌群，通常使用选择培养基分离致病菌。一次粪便培养阴性不能完全排除胃肠道病原菌的存在，对于传染性腹泻患者需3次送检粪便进行细菌培养。对疑为寄生虫感染者，应尽快运送水样便，以保持原虫滋养体活力；若不及时送检，粪便标本置于含10%甲醛和聚乙烯醇的小螺口塑料容器内保存。

6. 泌尿生殖道标本　根据不同疾病的特征及检验项目采集不同标本，如性传播性疾病常取尿道口分泌物、外阴糜烂面病灶边缘分泌物、阴道宫颈口分泌物和前列腺液等。盆腔脓肿者则于直肠子宫陷凹处穿刺脓液。怀疑支原体感染的标本不应使用木柄拭子，因为木质对该病原体有毒性作用。除淋病奈瑟菌保温送检外，所有标本收集后4℃保存直至培养。

7. 创伤、组织和脓肿标本　对损伤范围较大的创伤，应从不同部位采集多份标本。采集部位首先应清除污物，以碘酒、乙醇消毒皮肤，防止表面污染菌混入标本影响检测结果。开放性脓肿的采集，用无菌棉拭采取脓液及病灶深部分泌物。封闭性脓肿，则以无菌干燥注射器穿刺抽取；疑为厌氧菌感染者，取脓液后立即排净注射器内空气，针头插入无菌橡皮塞送检，否则标本接触空气导致厌氧菌死亡而降低临床分离率。

三、细菌的生化反应试验

（一）细菌对糖醇苷类代谢试验

1. 糖发酵试验　通过检查细菌对加在培养基中糖的发酵、产酸产气的能力来鉴定细菌，可用于细菌的科间鉴别、属间鉴别、种间鉴别。

2. 氧化-发酵试验（O-F试验）

（1）试验目的：主要用于非发酵的革兰阴性杆菌属与肠杆菌科的区别，O-F试验也可作微球菌科的属间鉴别。

（2）O-F试验培养基（Hugh-leifson二氏培养基）成分：蛋白胨2g，指示剂BTB（溴麝香草酚蓝）0.03g，葡萄糖10g，KH_2PO_4 0.3g，NaCl 15g，蒸馏水1000 ml加热溶解，调pH为7.1，加琼脂3g，加热使琼脂溶解，分装中试管（13mm×125mm）每管6ml、加塞、高压灭菌104kPa，15min。

（3）方法与结果判定：取试验菌作深层穿刺，35℃培养24～48h观察结果。各种细菌对O-F培养基的三种反应形式。

1）上层黄色，中层和下层绿色为氧化类型。

2）上层黄色，中层下层亦为黄色为发酵类型。

3）上、中、下层均为绿色为不分解糖类型。

3. V-P（Voges-Proskauer）试验

（1）试验目的：检查某些细菌发酵糖，产生乙酰甲基甲醇的能力。此实验用于细菌的属间鉴定，有助于细菌种间鉴定。

（2）试验方法

1）O-Meara氏法

试剂：向10ml 40% KOH水溶液中加入肌酐0.03g，溶解后即可使用，有效期4周。

方法：将试验菌接种于葡萄糖蛋白胨水中，35℃培养24～48h，再按培养基：试剂 = 10：1，滴加O'Meara试剂，混匀，37℃ 4h。红色为阳性。

2）贝利脱氏法（Barritt method）

试剂：甲液6% α－萘酚酒精溶液；乙液40% KOH。

方法：将被检菌接种于葡萄糖蛋白胨水中35℃培养24h，再按每2ml培养基，甲液1ml乙液0.4ml混合，立刻或数分钟内出现红色为阳性，若不显红色，应再置35℃4h后再判断结果。本法较O-Meara氏法敏感。

注意事项：①试剂必须用已知阳性菌和阴性菌作对照。②加入O-Meara试剂后应充分混合，使乙酰甲基甲醇氧化，易于获得阳性应。③试剂中的40% KOH易吸收CO_2，每次通入量不可过多；否则与α－萘酚反应生成古铜色，干扰红色判定。④已知V-P反应阳性菌，偶尔也可出现阴性，此情况加热更可出现红色。⑤本试验除出现红色为阳性外其他颜色均为阴性。

3. 甲基红（MR）试验

（1）试验目的：检查细菌发酵葡萄糖产酸的能力，用于鉴别细菌。

（2）试剂与培养

试剂：0.1g甲基红（Methyl Red）指示剂溶解在300ml 95%乙醇中，补蒸馏水至500ml。

培养基：称多价蛋白胨7g、葡萄糖5g、K_2HPO_4 5g，加水1000ml加热溶解，分装，每支试管（13mm×125mm）5ml，高压121℃10min，冷后保存在冰箱中备用。

（3）方法：将待测菌接种在培养基中，培养37℃24～48h，用无菌手续倾出2.5ml培养基，滴加MR指示剂5～6滴，立刻判定结果，红色为阳性。

（4）注意事项

1）培养基中蛋白胨影响MR试验结果，所以对培养基用蛋白胨要有选择并作质控。

2）孵育时间对试验结果影响很大，多加葡萄糖和菌量对缩短时间关系不大。

4. 七叶苷水解试验

（1）试验目的：用于D群链球菌与其他非D群链球菌的鉴别，粪肠球菌（D群）能水解七叶苷，并耐受胆汁；有助于肠杆菌科的鉴定克雷伯菌属，肠杆菌属，沙雷菌属水解七叶苷。

（2）培养基：七叶苷培养基，七叶苷胆汁培养基。

成分：蛋白胨5g、牛肉浸膏3g、胆汁40g、七叶苷1.0g、琼脂15g、柠檬酸铁0.5g、蒸馏水1000ml、加热溶解，充分混合，调pH 7.2高压灭菌103.4kPa 15min，做成斜面，保存冰箱中备用。

（3）方法与注意事项：将被检菌或（肉汤纯培养菌）接种到斜面上，37℃培养1~24h，变黑或深棕色为阳性。阴性者要继续培养72h。在胆汁七叶苷培养基上生长，并水解七叶苷，是大多数D群链球菌的共性。它是鉴定粪肠球菌的重要试验。其他群的链球菌大多数不能在胆汁七叶苷培养基上生长。

5. β-半乳糖苷酶试验

（1）试验目的：鉴别乳糖延迟发酵菌和不发酵乳糖菌；有助于种的鉴别。

（2）试剂：缓冲液6.9g $NaH_2PO_4 \cdot H_2O$ 溶于45 ml蒸馏水中，用0.75mol／L NaOH调pH 7.6，再加水至50ml，保存冰箱备用，使用时如有结晶可加温溶解。

0.75／L ONPG溶液：ONPG 80mg溶于15ml蒸馏水中，再加入缓冲液5ml，置4℃保存，此试剂应该无色，如出现黄色应弃之不用。

（3）方法：取1环在三糖铁培养基上18h生长的菌苔，于0.25ml灭菌生理盐水中制成浓菌悬液，再加入1滴甲苯，并充分振荡使菌酶释放，将试管置37℃加热5min，加入0.25ml、0.75 mol／L的ONPG试剂，于37℃水浴中20分钟、3小时、18小时、24小时观察结果。

（4）结果：在20~30分钟显黄色为阳性反应。迅速及迟缓分解乳糖的细菌ONPG（+）。不发酵乳糖的细菌如沙门菌属，变形菌属ONPG均为（-）。

6. 葡萄糖酸盐氧化试验

（1）试验目的：葡萄糖酸盐氧化试验主要用于肠杆菌科各属间的鉴别。本试验要配合其他试验对鉴定细菌才更有价值。该试验也用于假单胞菌的鉴定。

（2）培养基：改良Haynes培养基：胰胨1.5g、酵母浸膏1.0g、K_2HPO_4 1.0g、葡萄糖酸钾40g、水1000ml，溶解后调pH 7.0，69kPa 15 min。

（3）方法：取上述培养基的48小时培养液1ml，加班氏糖定性试剂1ml，加热至沸1分钟，冷后观察结果，出现黄或砖红色沉淀为（+）。

（二）蛋白质和氨基酸的代谢试验

1. 靛基质（吲哚）试验

（1）试验目的：用于肠杆菌科的属间鉴别埃希氏菌属一般为阳性；爱德华氏菌属（+）；沙门氏菌属（-）；克雷伯菌属（-）；用于属内鉴定在变形菌属中靛基质（+）的是普通变形杆菌；靛基质（-）的是奇异变形杆菌。

（2）培养基：蛋白胨水试剂：

Kovacs氏试剂（柯凡克试剂）

对二甲氨基苯甲醛

10g戊醇或异戊醇

150ml浓HCl 50ml

欧利希氏试剂（Ehrlich reagent）

对二甲氨基苯甲醛

1g无水乙醇

95 ml浓HCl 20ml

先将对二甲氨基苯甲醛溶于戊醇或乙醇中，然后加HCl。

（3）方法：挑取纯培养物接种蛋白胨水中，35℃培养1~2天，然后沿管壁徐徐加入Kovacs试剂或Ehrlich试剂0.5ml，使分为两层，两层接触处红色环为阳性。

（4）注意事项：蛋白胨中必须含有色氨酸，否则会出现假阴性。

色氨酸酶活性最适宜pH 7.4~7.8。如pH <7.4容易发生阴性。

有些细菌（如黄杆菌）产吲哚少，必须用二甲苯或乙醚浓缩再与试剂反应。试剂要保存在磨口棕色玻璃瓶内。

不要用含葡萄糖的蛋白胨水做本试验，因为吲哚（+）的细菌都分解葡萄糖产酸。由于产酸抑制细菌生长，或抑制酶活性，容易出现假阴性。

2. 氨基酸脱羧酶试验

（1）试验目的：检查细菌使氨基酸脱羧基形成胺导致培养基变碱的能力，常用的氨基酸有赖氨酸、鸟氨酸和精氨酸，分述如下：

赖氨酸脱羧酶：用于属内鉴定；用于弧菌科3个菌属的鉴定；用于链球菌属的鉴定；精氨酸脱羧酶（－）的是肠球菌属。

（2）培养基（Moeller's脱羧酶基础培养基）

成分；蛋白胨5g、牛肉浸膏5g、溴甲酚紫0.01 g、甲酚红0.005g吡哆醛0.005g、葡萄糖0.5g、蒸馏水1000ml。加热慢慢溶解培养基呈深亮紫色，pH6。按1%浓度加入所要求的氨基酸［1%L（+）=盐酸赖氨酸；1%L（+）盐酸鸟氨酸；1%L（+）单盐酸精氨酸。若使用DL型氨基酸时则应该用2%浓度，因为细菌仅对L（+）氨基酸起作用］。做L（+）精氨酸和L（+）赖氨酸时不用调pH。做鸟氨酸培养基时灭菌前要调pH。欲将含100ml鸟氨酸培养基，调到pH6，大约需1mol／L的NaOH 4.6ml。分装，每支试管4ml。高压灭菌69kPa 15min，冷后置冰箱备用。

微量发酵管法：将脱羧酶试验用氨基酸培养基封于微量发酵管中消毒后备用。

（3）方法：以无菌手续将待测菌接种到所需培养基中，作肠杆科菌种鉴定时，在培养基上可以覆盖灭菌的液状石蜡，37℃培养18~24h。

（4）观察结果

阳性：初期由于细菌发酵葡萄糖产酸，若继续培养，氨基酸经脱羧产胺，使培养基变碱，指示剂改变颜色，呈紫色。

阴性：黄色；或保持原培养基颜色。

指示剂的变色阈

溴甲酚紫：酸性为黄色（pH5.2）；紫色（pH6.8）。甲酚红：黄色pH7.2（酸性）

红色pH8.2。

（5）注意事项：若孵育24h，出现紫色痕迹可判定为阳性。如培养数天，可再向培养基中加入溴甲酚紫3～5滴以证实之。不含氨基酸的对照管孵育18～24h后仍保持黄色，说明有细菌生长，发酵葡萄糖，产酸pH 5.2。如对照管仍为紫色，则所有氨基酸脱羧酶试验全部无效。

3. 精氨酸双水解酶试验

（1）试验原理：精氨酸经2次水解，第1步生成瓜氨酸和氨，第2步在瓜氨酸酶作用下加水生成鸟氨酸和CO_2；鸟氨酸又在鸟氨酸脱羧酸作用下脱羧变为腐胺。

（2）培养基与方法：本试验所用培养基为向上述Moeller's基础培养基中加入1% L（+）单盐酸精氨酸即可。方法：将被检菌接种于培养基中，肠杆菌科应覆盖灭菌液状石蜡，假单胞菌不加石蜡，培养24h或72h。

（3）结果判断：指示剂转变颜色为阳性。即溴甲酚紫pH6.8紫色，甲酚红pH8.2红色。如果精氨酸二步水解与脱羧同时进行，培养基pH急剧改变显甲酚红的红色，为双水解途径。如果培养基pH变化比较缓慢，可能是脱羧酶途径分解精氨酸产胺。

4. 尿素酶试验

（1）试验目的：本试验是鉴定细菌常用项目。用于肠杆菌科属间鉴定；用于属内种的鉴别；在非发酵菌鉴定上也具有重要意义。

（2）培养基：尿素培养基中有尿素肉汤、尿素琼脂斜面、尿素纸条等。一般要配制成复合培养基，如双糖铁尿素培养基。

（3）方法：将被测菌接种于相应的培养基上，35℃培养18～24h，观察结果，阴性时继续观察72h。

（4）结果：细菌分解尿素后使培养基变碱，酚红指示剂由黄变红为阳性，不变为阴性。

（5）注意事项：尿素培养基是依靠变碱（指示剂改变颜色），证明尿素酶的存在。铜绿假单胞菌利用培养基蛋白胨也产碱（NH_3）也使指示剂改变颜色，造成假阳性，因此本试验缺乏特异性。尿素酶为一种结构酶。阳性反应pH变化可因接种菌量的不同或变形杆菌中酶活性不同而不同。

5. 苯丙氨酸脱氨酶试验

（1）试验目的：用于属间鉴别；用于种间鉴别。

（2）试剂与培养基

试剂：10%三氯化铁水溶液。

培养基：DL-苯丙氨酸2g、NaCl 5.0g、酵母浸膏3.0g、Na_2PO_4 1.0g蒸馏水1000ml微热溶解，调pH7.3，加琼脂12g，溶解琼脂，趁热分装小试管中，每管4ml，高压灭菌，103.4kPa 15 min凝固成长斜面，置冰箱保存。

（3）方法：从三糖铁或克氏铁琼脂斜面上取18～24h培养物，大量接种在培养基的斜面上，孵育18～24h，滴加10% FeCl₃试剂3～5滴，慢慢转动试管使试剂布满斜面，5min内出现绿色为阳性。介绍一种快速方法：称2.0gDL-苯丙氨酸，用pH7.4磷酸盐缓冲液溶解成100ml，然后用此试剂浸泡1cm²大小滤纸片。用此纸片蘸菌落，37℃15min往菌落处滴加10% FeCl₃立即观察结果（1～2min褪色），显绿色为阳性。

6. 硫化氢试验

（1）试验目的：肠杆菌科的沙门菌属，爱德华氏菌属，枸橼酸杆菌属和变形杆菌属中绝大多数细菌硫化氢阳性，其他菌属阴性。拟杆菌属中的口腔拟杆菌（＋）其他拟杆菌通常为（－）。

（2）培养基：用于H_2S检查的培养基有克氏铁琼脂（KIA），三糖铁琼脂（TSI）和硫化物吲哚动力琼脂（SIM）或营养肉汤均可选用。

（3）方法：将待测细菌接种在上述培养基上，35℃培养1～2天，观察结果。培养基底部或沿穿刺线周围变黑为阳性。

7. 明胶液化试验

（1）实验目的：用与属间鉴别、种间鉴别。

（2）培养基：明胶液化用培养基详见培养基的制备。

（3）方法：将被检菌穿刺接种于明胶培养基，室温培养7天，每天观察一次，出现溶化为阳性，如果南方气温很高培养基自行溶化时，可将培养基置冰箱内30min，不再凝固为阳性。

8. 凝固血清液化试验

（1）试验目的：分离培养白喉棒状杆菌观察色素和凝固蛋白能力。

（2）培养基：吕氏血清斜面培养基。

（3）试验方法：将被检细菌接种于吕氏血清斜面上，35℃孵育数日，观察结果，斜面出现凹陷、液化为阳性。

（4）注意事项：分装试管时应，避免发生气泡；间歇灭菌时，升温不宜过快，不得>85℃。向培养基加入5%～10%的甘油，则白喉棒状杆菌的异染颗粒更为明显。

（三）碳源和氮源利用试验

1. 枸橼酸盐利用试验

（1）试验目的：用于肠杆菌科属间鉴别及细菌种属间鉴别。

（2）培养基

| NaCl | 5g | 硫酸镁（$MgSO_4 \cdot 7H_2O$） | 0.2g |
| 枸橼酸钠 | 5g | 磷酸二氢氨 | 1g |

加水900ml加热溶解，调pH为6.8，过滤，加入溴麝香草酚蓝。指示剂（称溴麝香草酚蓝0.08g溶于20%乙醇100ml；或称溴麝香草酚蓝0.08g置100ml容量瓶中，加0.05mol／L NaOH 3.2ml补水至刻度），分装试管，每管2ml，高压灭菌103.43kPa 15min。如果在分

装前加入琼脂15g，高压灭菌103.43kPa 15min，分装每管3ml，趁热摆成斜面，此培养基则为西蒙氏枸橼酸盐琼脂培养基。

（3）方法：用接种环取20h肉汤培养物接种，35℃培养4天，逐日观察颜色反应，并记录之。

（4）结果：在西蒙氏（Simmons）枸橼酸盐斜面上有细菌生长，培养基变蓝为阳性，斜面上无细菌生长，培养基仍为绿色为阴性。如果使用柯氏枸橼酸盐培养基，斜面上有细菌生长，培养基变红为阳性；斜面无细菌生长，培养基仍为淡黄色为阴性。

（5）注意事项：当挑取同一培养物接种一组生化试验时，应先接种枸橼酸盐培养基，因葡萄糖的带人，可导致假阳性。接种的菌量要合适，菌量过少，容易造成假阴性；菌量过多又易致假阳性。培养要在24小时以上才可判断结果。有些枸橼酸盐阳性菌培养48小时以上才使培养基变色。

2. 丙二酸盐利用试验

（1）试验目的：主要用于菌属的鉴定。

（2）培养基：酵母浸膏1g，硫酸铵2g，磷酸氢二钾0.6g，磷酸二氢钾0.4g，氯化钠2g，丙二酸钠3g，蒸馏水1000ml。加热溶解，凉后调pH6.7，指示剂（0.25%溴麝香草酚蓝20%乙醇液）10ml加入上述培养基中，分装试管，每管3~5ml，高压灭菌103.43kPa 15min（溴麝香草酚蓝变色范围：pH6.7绿色，pH7.6蓝色）。

（3）方法：挑取纯培养物接种于上述培养基中，35℃孵育，每隔24~48h观察一次结果。阳性：整个培养基由痕迹蓝到深蓝色。阴性；绿色。

（4）注意事项：培养不足48h不得做出阴性判断。在Leifson设计的丙二酸盐培养基中，丙二酸钠是细菌可利用的唯一碳源；硫酸铵为氮源，将导致碱性增强。微量酵母浸膏0.1%，微量葡萄糖0.025%对刺激细菌生长是必要的营养物质。在配制培养基时可酌情加入。

3. 醋酸钠利用试验

（1）试验目的：本试验主要用于肠杆菌科鉴定。

（2）培养基：NaCl 5g、醋酸钠2g、硫酸镁0.2g、磷酸氢铵1g，磷酸氢二钾（无水）1g，加水1000ml加温助溶，调pH6.7±0.2，加溴酚蓝0.08g，加琼脂20g，加热使琼脂溶化，然后分装每管（13mm×100mm）3ml。高压灭菌103.43kPa 15min，趁热摆成斜面。

（3）方法与判断结果：将被检菌制成盐水悬液，取一白金环接种到醋酸盐琼脂斜面上，37℃培养7天，每天观察1次。阳性：斜面上有细菌生长，培养基由绿变为蓝色。

4. 马尿酸水解试验

（1）试验目的：主要区别B群链球菌和A群、D群链球菌，在厌氧菌鉴定上马尿酸水解试验也有一定价值。

（2）方法

1）三氯化铁法

①培养基，马尿酸钠1g、肉汤100ml，混合溶解后分装试管，每管（13mm×110mm）3ml，高压灭菌103.43kPa，15min。

②方法；取纯培养菌接种于培养基中，于35℃培养48h，离心沉淀1500rpm／1～15min，取上清液0.8ml，加12% $FeCl_3$，2%盐酸溶液0.2ml混合出现稳定的沉淀为阳性。有沉淀物但一经摇动又溶解为阴性。B群链球菌（+）。

③原理：苯甲酸钠与$FeCl_3$结合，形成苯甲酸铁沉淀。

2）茚三酮法

①试剂：1%马尿酸钠水溶液茚三酮试剂：3.5g茚三酮溶于100ml的丙酮，丁酮（1：1）中。室温保存半年有效。

②方法：将0.4ml被检菌液与等量的1%马尿酸钠混合，置35℃培养2h，加0.2ml茚三酮，混匀出现紫色为阳性。

5. 有机酸盐利用试验

（1）试验目的：用于肠杆菌科鉴定。

（2）培养基

基础培养基蛋白胨10g，0.1mol／L NaOH 8.5ml，蒸馏水1000ml，2g／L溴麝香草酚蓝12ml。

有关的有机酸：10g／L右旋酒石酸钾钠 　（d）

10g／L枸橼酸钠 　　　　（ci）

5 g／L左旋酒石酸 　　　（1）

5 g／L消旋酒石酸 　　　（i）

1%黏液酸 　　　　　　（Mu）

首先配制好基础培养基，然后分别加入上述有机酸，用5 mol／L的NaOH调pH至7.4各种有机酸分别分装试管15mm×130mm，每管4ml，高压灭菌103.43kPa，15分钟。如d为酒石酸；ci为枸橼酸；1为左旋酒石酸；i为消旋酒石酸；Mu为黏液酸。枸橼酸如末注明旋光性即为右旋。

（3）方法：用接种环取20h肉汤培养物分别接种到d，ci，l，i，Mu经35℃培养14天，每天观察反应并记录。培养结束时向酒石酸盐和枸橼酸盐管中加入0.5ml醋酸铅饱和水溶液，Mu管不加，仅靠颜色变化判定结果。

（4）结果判定

阳性：开始为蓝色，其后由黄绿变白色，加入醋酸铅仅有少量沉淀。

阴性；仍为蓝色，加入醋酸铅后有大量沉淀。

如欲准确测定反应发生日期，则应同时接种数管，并于第4日、5日、7日、8日和14日分别加入醋酸铅试剂。

6. 乙酰胺利用试验

（1）目的：非发酵菌有一种脱酰胺酶，可使乙酰胺脱酰胺作用释放氨，使培养基变碱。此试验可用于非发酵菌的鉴别。

（2）培养基：乙酰胺琼脂（见培养基的制备）。

（3）方法：将被检菌画线接种在乙酰胺琼脂斜面35℃培养24h观察结果。如果被检菌在接种画线部分由绿变蓝为阳性。不生长或稍有生长，培养基颜色不变为阴性。

（4）注意事项：如培养24h为（－），应将培养基再放置24h，必要时要保留7天。

7. 唯一碳源试验

（1）目的：此用于唯一碳源试验。也用于假单胞菌鉴定。

（2）培养基

改良Hutner氏培养基：

溶液A：pH8.6moI／L磷酸盐缓冲液。

溶液B：100g／L（NH₄）₂SO₄。

溶液C：含有下列成分：

亚硝基三乙酸	10g
$MgSO_4 \cdot 7H_2O$	29.56g
$CaCl_2 \cdot H_2O$	3.335g
$ZnSO_4 \cdot 7H_2O$	1.095g
$FeSO_4 \cdot 7H_2O$	0.6g
$MnSO_4 \cdot 7H_2O$	154mg
$CuSO_4 \cdot 5H_2O$	39.2mg
$Co（NO_3）_2 \cdot 6H_2O$	24.8mg
硼砂	17.7mg
钼酸铵	9.26mg

蒸馏水加至1000ml，加入硫酸数滴，使沉淀产生。

制法：溶液A 4ml，溶液B 0.2ml，溶液C 2ml，待试物0.5～1g，加蒸馏水到100ml，调整pH至6.8。如果加入琼脂（2%），可倾注平板供试验用。

（3）待试物质：各种糖类、有机酸和氨基酸。

（4）方法：用盐水菌悬液分别在含有不同待试物的培养基上接种，置室温下培养并观察结果。亦可将菌悬液涂布在不含待测物的基础培养基上，然后将待测物分别配制成溶液，分别滴在培养基不同部位、培养（室温）并进行比较。

（5）结果判定：观察3～10天，看有无细菌生长，并与对照培养基比较，有细菌生长的待试物即为该菌生长的唯一碳源。

8. 唯一氮源试验

（1）目的：证明该待试物是可供该细菌生长所需的唯一氮源。

（2）培养基（无氮基本培养基）

葡萄糖	5g
枸橼酸钠	1g
醋酸钠	1g
琥珀酸钠	1g
乳酸钠	1g
葡萄糖酸钙	1g

蒸馏水1000ml，充分混合溶解后调pH至7.2，分装后置高压灭菌器内55.16kPa 20min。

（3）待试物：KNO_3、$(NH_4)_2SO_4$、酪蛋白水解物、酵母浸膏、牛肉膏、配成0.5%~1%无菌溶液，分别加到上述基本培养基中。

（4）方法：以盐水菌悬液分别接种到含有不同待试物的培养基中，置适宜温度中培养，观察有无细菌生长。有细菌生长的待试物培养基中的待试物即为某种细菌生长的唯一氮源。

（四）酶类试验及溶菌抑菌试验

1. 脂酶试验

（1）方法：脂酶试验有2种方法。

染料法：培养基中加入维多利亚蓝与脂肪结合成无色化合物，如果细菌有脂肪酶可以分解脂肪，则维多利亚蓝释出，显蓝色。将被试菌接种于维多利亚蓝脂肪培养基上，35℃培养24h，培养基由粉红变蓝色为阳性。

脂酶培养基（明胶和脂酶试验用培养基）

蛋白胨10g，NaCl 5g，$CaCl_2 \cdot 2H_2O$ 0.2g明胶4g，蒸馏水加至1000ml，调pH7.0加琼脂12g，高压灭菌103.43kPa 15min冷至60℃左右加入无菌吐温-80℃×10ml，倾注平板每板10ml。将被检菌接种于上述培养基上35℃培养18~24h，脂酶阳性者在菌落周围出现不透明晕或沉淀环。

2. 卵磷脂酶试验

（1）目的：用于厌氧菌鉴定。

（2）培养基：胰酪胨40g，$Na_2HPO_4$5g，NaCl2g，葡萄糖2g，50mg/ml $MgSO_4$ 0.2ml，蒸馏水1000ml，加热溶解调pH7.4，加琼脂20g，高压灭菌103.43kPa 15分钟，冷至60℃加入无菌的50%卵黄盐水100ml，轻轻混匀，倾注平皿。

（3）方法：将被检菌接种于卵黄平皿上，35℃培养3~6h，产卵磷脂酶的细菌3h，在菌落周围形成乳白色混浊环，6h环扩大到5~6mm。

3. 磷酸酶试验

（1）目的：鉴别致病葡萄球菌，有助于肠杆菌属鉴别。

（2）培养基：1000ml溶化营养琼脂培养基冷到5℃时，加入过滤除菌的10g／L磷酸酚酞溶液1ml。摇匀，倾注平皿。

（3）方法（Bray and King氏法）：取被检菌的纯培养物接种于上述平皿，35℃培养18～24h，于平皿盖内加1滴浓氨水熏片刻。如有酚酞释出，菌落则变为粉红色。

4. DNA酶试验（DNase）

（1）试验目的：有助于鉴定不能产生明显血浆凝固酶阳性的金黄色葡萄球菌和表皮葡萄球菌，前者（+）。区分克雷伯菌属和沙雷菌属，克雷伯菌（-），沙雷菌属（+）。

（2）培养基：DNA 0.2g，植物蛋白胨0.5g，胰蛋白胨1.5g，NaCl 0.5g，蒸馏水100ml，加热溶解调pH7.3，加琼脂1.5g，高压灭菌103.43kPa 15min，冷至50℃左右时倾注平皿，室温过夜后置塑料袋中放冰箱保存。

吐温–80为聚氧乙烯油酸山梨醇酯，吐温–20则为聚氧乙烯月桂酸山梨醇酯。

（3）方法：将被检菌点状接种在培养基上，每个平皿可点种4～6个菌种，35℃角养18～24h每次试验同时做阳性菌（黏质沙雷菌）和阴性菌（大肠埃希氏菌或产气量杆菌）对孵育结束后加1mol／L HCl 2～3ml于培养皿内，盖上盖，等待几分钟后判走结果。

（4）结果：阳性：DNA水解后产生的核苷酸可溶于HCl，在菌落周围出现清晰区带，区带的宽窄与DNA酶活性有关。阴性：DNA未被分解，菌落周围没有清晰区带，DNA不溶于HCl，整个培养基呈雾状。

（5）注意事项：DNA酶是一种胞外酶，Ca^{2+}是激动剂；DNA酶活性与底物pH有关，葡萄球菌的DNA酶最适pH为8.6～9.0；沙雷菌属的DNaSe为7.0～10.0，最适宜pH为7.0；有些表皮葡萄球菌也可产生少量DNaSe但耐热100℃ 15min。

5. 凝固酶试验

（1）目的：鉴定金黄色葡萄球菌。

（2）方法

玻片法：取新鲜人或兔血浆及盐水各1滴，分别置于玻片两端，挑取被测菌的菌落，分别与盐水和血浆混合立即观察结果。阳性：血浆中有明显颗粒状或絮状，盐水中无自凝现象。阴性：血浆与盐水中均无明显变化。

试管法：于无菌试管中加入0.5ml人或兔血浆，再加0.5ml葡萄球菌的18～24h肉汤培养物（或一接种环纯菌），轻轻转动试管，于水浴中3～4h观察结果，凝固者为阳性。若4h仍不凝固则为阴性。

（3）注意事项：若被检菌为陈旧的肉汤培养物（超过24h），或生长不良，凝固酶活性低的菌株，可呈假阴性。不能使用甘露醇食盐琼脂上的菌落做凝固酶试验。使用枸橼酸盐抗凝的血浆应用前应加入5U／ml肝素，以防止利用枸橼酸盐细菌产生的假阳性。试管法检测凝固酶时不要振动或摇动试管，因为凝固酶初期的凝块易破坏，如凝块被破坏即使再继续孵育也不再形成凝集，导致假阴性。若血浆灭活或加防腐剂可能对试管法有影响，而对玻片法影响不大。

6. 链激酶试验

（1）目的：鉴别链球菌属

（2）方法：取健康人血浆0.2ml加入无菌盐水0.8ml加被检菌18～24h肉汤培养物0.5ml，混合，加入的2.5／L氯化钙溶液0.25 ml，置37℃水浴中。

（3）结果：观察血浆凝固时间，从血浆凝固起计时，观察血浆凝固到溶化的时间。血浆凝固溶化的时间长短与细菌含链激酶活性与含量有关。强阳性者可在15min内完全溶解。24h仍不溶解者为阴性。

7. 氧化酶试验

（1）目的：用于奈瑟菌属鉴定；区别肠杆菌科细菌（－）与假单胞菌属（＋）；气单胞菌属（＋）；用于种间的鉴定。

（2）试剂：10g／L盐酸四甲基对苯二胺水溶液，或盐酸二甲基对苯二胺水溶液，盛于棕色瓶内，置冰箱保存可用2周，置冰盒内冻结可保存几个月。

（3）方法：滴管吸试剂直接滴在被测试菌的菌落上，阳性时菌落立即变红、深红，10～30min呈棕黑紫色。

（4）注意事项：试验应避免含铁物质或含铁培养基，遇铁出现假阳性；本试剂不稳定，在空气中易氧化，试剂出现沉淀时应弃之不用。

8. 触酶试验（过氧化氢酶）

（1）目的：用于鉴定链球菌属及用于厌氧菌的鉴定。

（2）试剂：3%过氧化氢水溶液（新鲜配制）。

（3）方法：挑取固体培养基上的菌落Ⅰ接种环，置于洁净试管内（或玻片上）滴加3%过氧化氢液2～3滴，立即观察结果：阳性：30s内有大量气泡产生；阴性：无任何气泡产生。

（4）注意事项：触酶试验不宜用血琼脂平板上的菌落因为红细胞内含有触酶，会出现假阳性，最好用营养琼脂培养基上的菌落。本试验必须用18～24h培养物，陈旧的培养菌可能使触酶失活，造成假阴性。不要用铁或白金质接种环搅拌，因为铁或白金也会催化$2H_2O_2$生成$2H_2O + O_2$的反应。

9. 胆汁溶菌试验

（1）试验目的：主要用于链球菌属菌群鉴定，化脓链球菌中肺炎链球菌被胆汁溶解。

（2）方法：取被检菌的18～24h肉汤培养物，加入100g／L去氧胆酸钠溶液0.1ml（或纯牛胆汁0.1ml）。另取同一培养物1ml与生理盐水0.1ml置于另一试管作为对照，混匀，置35℃水浴10～15分钟观察结果。胆盐管培养物变透明，对照管仍均匀混浊，表明试验菌已被胆盐溶解。取100g／L胆盐液一接种环，滴加在血琼脂平皿被检菌的菌落上，置35℃ 30分钟，判定结果，肺炎链球菌的菌落被溶解而消失，其他链球菌的菌落不变。

（3）注意事项：制备菌悬液时最好用pH7.0的缓冲液或盐水，过酸可使去氧胆酸钠形成沉淀，影响试验结果。制备好的细菌悬液要在30min内用完。溶菌速度与温度有关，所以每次试验都要控温在35℃。

10. CAMP试验（Christie Atkins Munch Petersen test）

（1）目的：鉴定B群链球菌。

（2）方法：在血琼脂平板上，接种一条金黄色葡萄球菌的画线再将被测菌与金葡画线垂直角度接种一短线，两条细菌线相距5～10mm，两线不得相交，每次试验要同时用B群链球菌做阳性和用A或D群链球菌，作阴性质控对照。

（3）结果：在被检菌接种线与金黄色葡萄球菌接种线之间有一个矢状加强溶血区为阳性，阳性结果的判读要参考质控株的溶血情况。

11. 硝酸盐还原试验

（1）目的：此试验应用在肠杆菌科细菌和非发酵菌、假单胞菌及厌氧菌鉴定上。用于奈瑟氏菌属鉴定上。厌氧菌鉴定上本试验亦为主要试验之一。

（2）培养基：所用的培养基有两种类型，硝酸盐肉汤和硝酸盐琼脂（pH6.8）。

硝酸盐肉汤：牛肉浸膏3g，硝酸钾1g，蒸馏水1000ml，调pH7.0，分装11mm×110mm小试管每管3ml，倒置杜汉氏管，高压灭菌103.43kPa 15min。

硝酸盐琼脂斜面：牛肉膏3g，硝酸钾1g，蒸馏水1000ml，调pH6.8，琼脂15g，高压灭菌103.45kPa 15min趁热分装，每管5ml，摆成斜面。保存冰箱备用。

（3）试剂

甲液：对氨基苯磺酸0.8g，5mol／L醋酸100ml，混合溶解，可微热助溶。

乙液：α-萘胺（或二甲基α-萘胺0.6g）0.5g，5mol／L醋酸100ml混合溶解，置棕色瓶中保存。

（4）方法：从双糖铁或其他适合的培养基上，挑取18～24h的纯培养物大量接种到硝酸盐肉汤中，如接种硝酸盐琼脂斜面应先划斜面后穿刺底层。同时做2个质控管，一管为大肠埃希氏菌（＋），另一管做乙酸钙不动杆菌（－）。同时置35℃12～24h。首先观察气体产生情况，若有气体产生，又除外是非发酵菌则为脱硝（＋）。有气体产生，细菌为发酵菌，按第一反应步骤进行。若无气体按第二反应步骤进行。第一反应步骤：直接把两种试剂各5滴加到硝酸盐培养基中，轻轻混合，在1～2min内变红为（＋）：若无颜色变化按第二反应步骤进行。第二反应步骤：向上述第一反应步骤培养基中加入少量（约20mg）锌粉，混匀5～10min内观察结果。

结果解释：气体产生；如果试验菌是非发酵菌，报告为脱硝化作用产生N_2或N_2O、NO。如果试验菌是发酵菌，气体是H_2，必须做第一步反应，无气体产生也做第一反应步骤。

1）第一反应步骤：阳性：在1～2min内产生红色；阴性；按第二反应步骤检查有无未被还原的硝酸盐（NO_3）。

2）第二反应步骤：阳性；无颜色变化，在培养基中无NO_2，但有脱硝化作用产生的N_2或NH_3（用纳氏试剂检测显黄色）；阴性：锌粉还原NO_3成NO_2在5～10min内出现红色，证实培养基中有未被细菌还原的NO_3。

（5）注意事项：本试验很敏感，一定要用未接种细菌的培养基做空白试验，以确定培养基中有无亚硝酸盐。产生的颜色反应不稳定，很快就褪色，应立即观察结果。当细菌产生NO_2很多时，加入试剂之后出现棕褐色亦为阳性。

（五）抑菌实验及其他

1. Optochin（乙基氢化羟基奎宁）试验

（1）目的：Optochin是一种毒性很强的药物，它对肺炎链球菌的抑制作用可能是干扰叶酸的生物合成。此实验对肺炎链球菌敏感，对其他链球菌则不敏感。故用于肺炎链球菌诊断。

（2）药敏纸片的制备：准确称取10mg Optochin溶于10ml水中，溶解后吸出1ml加入200片直径6mm的灭菌滤纸片中，37℃烘干备用，每个纸片含有Optochin 5μg。

（3）方法：将被检菌的肉汤培养物用无菌棉棒均匀涂在血平板上，将药纸片平置接种处，35℃培养18～24h观察结果。

结果：抑菌环>15mm为敏感，<15mm为不敏感。肺炎链球菌敏感，其他链球菌不敏感。

（4）注意事项：Optochin纸片保存冰箱中有效期9个月；一个血平板可以做4株细菌试验。

2. 杆菌肽敏感试验

（1）目的：A群链球菌对杆菌肽几乎100%敏感，而其他群链球菌对杆菌肽通常耐药，可以用本试验鉴定链球菌。

（2）药敏纸片的制备：将直径6mm的滤纸片，浸于杆菌肽溶液内，使每片最终含0.04U的杆菌肽。在干燥器内迅速干燥，储于冰箱备用。

（3）方法：在血平板上，用无菌棉拭子将被检菌的肉汤培养物涂布接种后，用无菌镊子取杆菌肽纸片平贴于接种菌上，培养18～24h观察。

结果：抑菌环>10mm为敏感，<10mm为耐药。

（4）结果：A群链球菌敏感、非A群链球菌耐药。

3. O／129抑制试验

（1）目的：O／129即二氨基喋啶，该药对弧菌属细菌有抑制作用，而对气单胞菌属则无抑制作用。利用O／129抑制试验作属间鉴别。

（2）药敏纸片制备：准确称取二氨基二异丙基喋啶（2，4-Diamino 6，7-diiso

propyl pteridine）8.0mg，溶于10ml无水乙醇中。吸出此液1ml，加入80片直径6mm的滤纸片中，使其充分吸收，37℃烘干备用。每片含10μg的O／129。

（3）方法：将被检菌的胨水培养物，均匀涂布在碱性琼脂平板上，用镊子夹取一片贴于涂布区中央，35℃培养8～24h，观察结果。

（4）结果：出现抑菌环就是阳性，无抑菌环为阴性。

4. 细菌动力试验（TTC半固体）

（1）试验目的：通过检查细菌有无动力，用于属间鉴定和用于属内鉴定。

（2）培养基：牛肉浸膏3g，蛋白胨10g，NaCl 5g，蒸馏水1000ml。煮沸溶解，冷后调pH为7.3。加琼脂4g，加入2，3，5三苯基四唑化氯（TTC）50mg，高压灭菌103.43 kPa 15min，无菌分装每管（12mm×130mm）5ml，直立冷却，冰箱保存，有效期2个月。

（3）方法与结果：用穿刺针接种后培养37℃18～24h，观察结果：阳性（有动力）有动力的细菌生长离开穿刺线，扩散到整个培养基，使培养基成浅粉红色混浊，云雾状。阴性（无动力）细菌沿穿刺线生长，形成一条明显的红色线。

（4）注意事项：TTC对某些细菌有抑制作用，浓度不宜过大。鞭毛是细菌的运动器官，剧烈振荡会破坏鞭毛或使鞭毛脱落变假阴性。观察细菌的动力孵育温度很重要，有的细菌在22℃动力（+），而到37℃培养时却（−）。

四、细菌形态与染色

（一）细菌染色方法

1. 革兰（Gram）染色法　　Gram染色法是1884年丹麦病理学家C·Gram首创的。该染色法把所有细菌分成两大类，即细菌不被脱色，保留初染颜色（紫色）称革兰阳性菌G⁺。细菌被乙醇脱色后被复染成红色者为革兰阴性菌G⁻。

（1）染色液

结晶紫染液：称结晶紫4～8g，溶于95%乙醇中为饱和液，再取饱和液20ml，与10g／L草酸铵水溶液80ml混合。

媒染液：（卢戈氏碘液）称碘化钾2g，溶于10ml水中，再加碘片1g，待碘全部溶解再补水到200ml。

脱色剂：95%乙醇或乙醇丙酮混合液（95%乙醇70ml，丙酮30ml）。脱色效果后者好，反应准确。

复染液：沙黄液（25 g／L，沙黄乙醇液10ml，加蒸馏水90ml配成）。或者用稀释苯酚复红液（取抗酸染色用苯酚复红液用水稀释10倍即成）。

（2）操作方法：将结晶紫染液滴在已固定好的涂片上染1min。水洗（小水流）。滴加卢戈氏碘液媒染1min水洗。用脱色剂脱色，摇动玻片至紫色脱净为止，约0.5～1min水洗。用复染液复染0.5min。水洗、待干、镜检。

（3）影响革兰染色效果的各种因素：革兰染色结果受染色技术，培养基成分和细菌本身情况的影响。如pH改变时，细菌的电荷改变，染色结果也随之发生变化。脱色时间过长，G^+菌也可变为G^-若乙醇浓度被稀释到70%左右时，脱色作用增强，也容易把G^+菌染成G^-菌。涂片太厚的部分，阴性菌未被很好的脱色，可以呈现G^+菌。幼龄菌核酸含量较多，革兰阳性程度较强，老龄菌时容易把G^+菌染成G^-，这可能由于核酸含量降低，细菌处于衰老状态及自溶的缘故。培养基成分的影响：在缺镁的培养基中生长的G^+菌可能成为G^-菌。一项试验发现，当培养基中含大量葡萄糖、硫酸镁、NaCl时，大肠埃希菌能变为G^+。培养基中增加磷酸盐浓度时，G^+菌的数目增加。在Dubos培养基中加入苯吲哚时，核糖核酸的合成被抑制，鸟型结核分枝杆菌经青霉素和紫外线照射，容易使G^+菌变为G^-菌。结晶紫与草酸铵溶液混合后不能保存太久，如沉淀应弃之不用。

2. 姜–尼氏（Ziehl–Neelsen）抗酸染色法

（1）染色液：苯酚复红液：为碱性复红（Basic–fuchsin）4g，溶解于95%酒精100ml内，称碱性复红乙醇饱和液。取碱性复红饱和液10ml与50g／L苯酚水溶液90ml混合。3%盐酸酒精液吕弗勒（Loeffler）碱性亚甲蓝溶液：称取亚甲蓝（亚甲蓝，甲基蓝）2g溶于95%乙醇100ml中，为饱和液。取饱和液30ml加入蒸馏水100ml及100g／L KOH水溶液0.1ml。

（2）操作方法：脓汁、痰等制成涂片，自然干燥后通过火焰固定。用片夹夹住玻片，滴加碱性复红苯酚染色液，以微火加热，时时保持染液冒热气，切勿煮沸和烧干，随时滴加染液染5min。冷却后，水洗去多余染料。用3%盐酸酒精脱色至几乎无红色，水洗后用碱性亚甲蓝复染1min。水洗、干燥、镜检，抗酸菌显红色。

（3）影响染色结果的有关因素；

每张玻片只能涂1份标本，不得涂2份以上，以免染色过程中菌体脱落，造成交叉污染。用过的玻片要彻底清洗，最好一次性使用。接种环也要经火烧、水煮、火烧，免得污染。吸水纸不宜反复使用，以免污染。

抗酸染色不宜用染色缸，镜检时发现阳性结果之后，一定要用擦镜纸擦拭镜头。滴香柏油时玻璃棒不得与标本接触。

涂厚片时要延长脱色时间，脱色要彻底。渐变为G^-和非抗酸性。

3. 金胺染色法

（1）染色液

金胺"O"染液：称取金胺"O" 0.1g溶于10ml 95%酒精中，另取3ml苯酚加在87ml蒸馏水中，将此两液混合，有沉淀不妨碍使用，不必过滤，置棕色瓶中保存。

（2）染色方法涂片干燥固定，加金胺"O"染液，染色15min，水洗。0.5%盐酸酒精脱色3min，水洗，用0.5%高锰酸钾处理1分钟，水洗、待干、荧光显微镜检查。荧光菌（＋），显黄荧光。

（3）注意事项：一般用高倍镜扫描，有利于对抗酸菌菌体特征的辨认。每次观察前要调好光源，并用阳性菌做质控。为减少视力疲劳可使用蓝色光源滤片。

4. 奈瑟氏（Neisser）异染颗粒染色法

（1）染色液

甲液：称取亚甲蓝1g，溶于2ml的95%乙醇后，加冰醋酸5ml及蒸馏水95ml混合过滤。

乙液：俾斯麦褐1g，溶于10ml 95%乙醇后，加蒸馏水至100ml，混合溶解后过滤。

（2）染色方法

涂片经加热固定后甲液染1min，水洗。

乙液染0.5min水洗，待干后镜检。

结果；菌体染成黄褐色，异染颗粒染成深紫色。

5. 细菌鞭毛染色法（改良Ryu氏法）

（1）染色液

甲液：5%苯酚10ml，鞣酸2g，饱和硫酸铝钾（明矾）液10ml混匀。

乙液：结晶紫乙醇饱和液。

应用液；甲液10ml，乙液1ml混合后过滤室温保存。

（2）染色方法：染好鞭毛首先要让有鞭毛菌的鞭毛发育好（在肉汤中移种2~3次），再移种血平板，不要用带抑制剂的培养基上的细菌。玻片要用新的并在用前以95%乙醇浸泡过夜，以干净纱布擦干。在玻片上滴蒸馏水2滴（1张涂片可做2个标本），以接种环挑血平板上菌落少许，将细菌点在蒸馏水顶部，只允许点一下，不让太多的菌进入水中，不要搅拌，以免鞭毛脱落。涂片在室温自然干燥。不要固定，直接滴加染色液，染1~15min后，用细水流冲洗，以免影响镜检。涂片自然干燥，镜检从边缘开始，边缘细菌较少，鞭毛易伸展，容易观察鞭毛。

结果：菌体与鞭毛为红色，菌体较鞭毛颜色深。染色时间长鞭毛粗。

6. 荚膜染色法

（1）黑斯氏荚膜染色法（Hiss）

染色液：结晶紫染色液（结晶紫饱和酒精液5ml，加95m1200g／L硫酸铜水溶液）。

染色方法：制作荚膜染色涂片，空气中自然干燥，滴加结晶紫液，在火焰上略微加热至冒热气为止，维持2min。用硫酸铜溶液洗去结晶紫，不用水洗，待干后镜检。菌体及周围背景呈紫色，菌体周围一圈淡紫色或无色荚膜。

湿墨汁负染色法：在洁净的载物玻片上，滴加1滴高级绘图墨汁，挑取少量细菌与之充分混合，加盖一片清洁盖片。结果：背景灰色，菌体较暗，菌体周围有一明亮透明圈即为荚膜。荚膜是包在细菌壁外的一层（厚约200nm）疏松、黏液状或胶质状物质。其成分通常是多糖，也有多肽或其他物质。由于荚膜的含水量在90%以上，制片时不可加热固定，以免荚膜皱缩变形。

7. 细菌的芽孢染色法

（1）染色液：苯酚复红液；碱性亚甲蓝液。

（2）染色方法：涂片、干燥、固定、滴加苯酚复红于涂片上，微火加热使染液冒热气，不干涸，维持5min，冷后水洗；用95%乙醇脱色2min水洗；碱性亚甲蓝复染0.5min水洗，待干镜检。

（3）结果：芽孢呈红色；菌体呈蓝色。

8. 潘本汉染色法

（1）染液配制

姜–尼氏苯酚复红溶液（见抗酸染色法）。

复染液蔷薇酸1g溶于100ml无水乙醇内，加亚甲蓝至饱和（约2g），室温4h，不时摇动，以使其充分饱和，滤纸过滤，再加入甘油20ml，混合备用。

（2）染色方法

涂片干燥固定后，加苯酚复红覆盖涂膜，徐徐加热染2min，倾去多余染液，切勿水洗。加复染液，边滴边倾去，重复4~5次，水洗待干，镜检。结核分枝杆菌红色；耻垢分枝杆菌染成蓝色。

五、细菌的培养基

（一）营养培养基

1. 血液琼脂（血平板）

（1）成分

牛肉膏	3~5g	琼脂	20~25g
蛋白胨	10g	蒸馏水	1000ml
NaCl	5g		

（2）方法：于1000ml水中加入上述成分，加热煮沸使其溶解（防止外溢），并补足由于蒸发失去的水分，趁热调pH到7.6，定量分装于烧瓶内（每瓶100ml），高压灭菌103.43kPa 15min。当冷至50℃左右时，以无菌手续加入脱纤维羊血（临用前应在37℃水浴中预温）8~10ml，轻轻摇匀，勿使有气泡，倾注于无菌平皿内（直径9mm）每个平皿分装13~15ml。待凝固后，于37℃培养18~24h如无细菌生长，置冰箱中备用。

（3）用途：供分离培养营养要求较高的细菌。

（4）注意事项：制备血平板时，温度必须适宜，琼脂应冷至5℃左右，如温度过高，可使血液变色不易观察溶血，温度过低，琼脂凝固与血液不易混合。使用的血液以羊血，兔血为好，不宜使用人血，因人血中有抗体、补体不利细菌生长。羊血对链球菌、葡萄球菌的溶血比较满意，但可抑制脑膜炎奈瑟菌与嗜血杆菌的生长。

2. 巧克力琼脂平板

（1）成分：与血平板相同。

（2）方法：与血平板制法相同，但在加入血液后，须再置85℃水浴中

10～15min，使血液由鲜红色变为巧克力色。取出，当冷却至50℃时倾注平板，经无菌试验后，保存冰箱中备用。

（3）用途：供脑脊液标本分离培养脑膜炎奈瑟菌，嗜血杆菌和链球菌属细菌用。用于淋病奈色菌的分离培养。

（二）增菌培养基与细菌保存液

1. 兔血肉汤增菌培养基

（1）成分

牛肉膏	10g	硫酸铝钾（明矾）	0.3g
NaCl	5g	K_2HPO_4	1.0g
蛋白胨	15g	蒸馏水	1000ml

（2）方法：将上述成分溶解于水中，加热溶解，矫正pH到7.8。视需要分装、高压灭菌68.95kPa 20min。临用前加入无菌脱纤维兔血，用量为2%浓度。无菌分装至无菌小试管中，2ml／管。置37℃培养24h，证明无菌后方可应用。

（3）用途：供链球菌、肺炎链球菌、脑膜炎奈瑟菌及流感嗜感血杆菌的增菌培养用。

2. 血培养用增菌肉汤

（1）成分

酵母浸膏	3g	K_2HPO_4	2g
枸橼酸钠	3g	247g／L $MgSO_4$	20ml
葡萄糖	3g	牛肉汤	1000ml
5 g／L对氨基苯甲酸	5ml		

（2）方法：上述成分除葡萄糖与硫酸镁外混合，加热溶解、矫正pH至7.6、再煮沸5min用滤纸过滤，分装每瓶50ml，包扎瓶口，高压灭菌68.95kPa20min。将葡萄糖配成150g／L水溶液，$MgSO_4$配成247g／L水溶液，高压灭菌55.16kPa15min。于每50ml无菌肉汤内加入灭菌葡萄糖及硫酸镁水溶液各1ml，混匀，37℃培养2d，证明无菌生长后即可应用。

（3）用途：供血液增菌培养用。

（4）注意事项：枸橼酸钠为抗凝剂，不使血液凝固，因此可减少白细胞对细菌的吞噬作用。对应用青霉素治疗的患者血培养时，应加入青霉素酶100U／50ml肉汤培养基，以破坏青霉素。

3. 副溶血弧菌的增菌液——高盐胨水

（1）成分

蛋白胨	20g	结晶紫溶液（1：1000）	5ml
NaCI	40g	蒸馏水	1000ml

（2）方法：将蛋白胨、氯化钠置于蒸馏水中加热助溶。矫正pH8.3～9.0、继续加热15min，用滤纸过滤。加入结晶紫溶液，混合后分装试管（18mm×8mm）每管10ml高压灭菌103.43kPa 15min。冷后置冰箱保存备用。

（3）用途：本增菌液含较高浓度的氯化钠，pH也较高，抑制非嗜盐性细菌生长，有利于副溶血性弧菌的生长，经6小时培养，该菌即发育繁殖，结晶紫抑制G⁺细菌发育生长。于高盐胨水中加入2%琼指即为高盐琼脂培养基。

4. 碱性胨水

（1）成分

蛋白胨	10g	蒸馏水	1000ml
NaCl	5g		

（2）方法：先将蛋白胨、氯化钠溶于水中，煮沸待冷。用0.1mol／L NaOH调pH至8.4。过滤，分装试管18mm×180mm，每管10ml，高压灭菌103.43kPa 15min。

（3）用途：供粪便，肛门拭子增菌，培养弧菌属霍乱弧菌用。如在此培养基1000ml中加入10g／L，亚碲酸钾1～2ml，选择性更强。本培养基pH较高，故能抑制其他细菌生长，有利于霍乱弧菌的生长。

（三）选择培养基

1. 麦康凯（Mac conkey）琼脂培养基

（1）成分

蛋白胨	20g	琼脂	18g
乳糖	10g	0.5%中性红水溶液	5ml
NaCl	5g		
胆盐	5g	蒸馏水	1000ml

（2）方法：除乳糖、中性红外，其余成分均溶解于水中。加15% NaOH 2ml，矫正pH为7.2。加入乳糖与中性红，高压灭菌68.95 kPa 20min，冷至50℃时倾注平皿，贮存冰箱备用。

（3）用途：用于分离培养肠道致病菌。

（4）附注：胆盐能抑制部分非致病菌生长，也可抑制G⁺细菌生长，促进某些G⁻细菌病原菌的生长。在本培养基中加入乳糖与中性红指示剂，所以能分解乳糖的细菌（如大肠埃希菌）菌落为红色，不分解乳糖的细菌，菌落不呈红色，两者很容易区分。

2. 伊红–亚甲蓝（EMB）培养基

（1）成分

蛋白胨	10g	伊红Y	0.4g
乳糖	5g	亚甲蓝	0.065g
蔗糖	5g	K_2HPO_4	2g

琼脂　　　18g　　　　　　蒸馏水　　　1000ml

（2）方法：将蛋白胨、糖、盐溶于水，加热、冷后调pH为7.4。加入琼脂、染料后混合均匀、高压灭菌68.95kPa 20min，冷却至50℃倾注平皿，凝固后置冰箱内保存备用。

（3）用途：此培养基为弱选择性培养基，供分离肠道致病菌用。

（4）附注：伊红与亚甲蓝在培养基中起指示剂作用，加大肠埃希菌分解乳糖、蔗糖使培养基的pH下降，伊红与亚甲蓝结合成紫黑或紫红色化合物，故菌落紫黑或紫红色，具有金属光泽。不分解乳糖的细菌菌落为无色。伊红与美蓝两种染料还有抑制革兰阳性细菌的作用。

3. SS琼脂培养基

（1）成分

牛肉浸膏	5g
蛋白胨（Difco）	5g
乳糖	10g
3号胆盐	8.5g
硫代硫酸钠	8.5g
枸橼酸铁	1g
煌绿	0.33mg
中性红	0.025g
琼脂	13.5g
蒸馏水	1000ml。

（2）方法：将除煌绿，中性红外的所有各成分溶解于蒸馏水中，加热溶解。调pH至7.2，用绒布过滤，补足失去的水分。继续煮沸10min后加入煌绿、中性红（因用量太小，可先配成1g／L煌绿，10 g／L中性红溶液后按实际需要量计算加入，如配1000ml培养加入，1g／L的煌绿0.33ml即可）。混合、倾注平板、凝固后将平板置37℃30min后备用。

（3）用途：用于粪便标本培养沙门菌和志贺氏菌属。

（4）附注：SS培养基为强选择培养基之一，成分较多，但大体为营养物，抑制物和促进目的菌生长物质及指示剂，这些成分都不可少，否则达不到强选择作用。

营养物：牛肉膏、蛋白胨。

抑制物：煌绿、胆盐、硫代硫酸钠、枸橼酸钠等均可抑制非致病菌生长。

鉴别用糖：乳糖。

指示剂：中性红。

大肠埃希菌能分解乳糖，而多数致病菌不分解乳糖，从而达到初步鉴定的目的。大肠埃希氏菌分解乳糖产酸，中性红显示红色菌落，产生的酸与胆盐结合，生成胆酸沉淀所以菌落中心混浊。沙门菌与志贺菌不分解乳糖，所以为黄色菌落，因无胆酸的沉淀，菌落透明。枸橼酸铁能使细菌产生的H_2S生成FeS，使菌落中心呈黑色硫代硫酸钠有缓和胆盐对志贺菌及沙门菌的毒害作用，并能中和煌绿与中性红染料的毒性。

4. 中国蓝培养基

（1）成分

牛膏汤琼脂（pH7.4）	100ml
10 g／L中国蓝水溶液	1ml（灭菌）
10g／L玫瑰红酸乙醇液	1ml
乳糖	1g

（2）方法：将乳糖1.0g置于已灭菌的肉膏汤琼脂瓶内，加热溶化琼脂后混匀，煮沸（沸水溶15min）。当冷至50℃左右时，加入中国蓝与玫瑰红酸溶液混合，立即倾注平板。

（3）用途：为弱选择培养基，供分离培养肠道致病菌用。

（4）附注：中国蓝在酸性溶液中呈蓝色，在碱性中微蓝至无色。玫瑰红酸在酸性时呈黄色，碱性时呈红色。此培养基pH7.4应呈紫色。过碱呈鲜红色，过酸呈蓝色均不适用。玫瑰红酸抑制G^+细菌生长，但对大肠埃希菌没有抑制作用，故接种粪便标本时宜少不宜多。多数肠道致病菌不分解乳糖，其菌落为透明或半透明、淡红色；大肠埃希氏菌分解乳糖产酸形成大而浑浊的蓝色菌落。

5. Hektoen enteric（HE）琼脂培养基

（1）成分

际胨	12g	硫代硫酸钠	5g
乳糖	12g	酵母浸膏	3g
蔗糖	12g	酸性复红	0.1g
琼脂	14g	Ⅲ号胆盐	9g
水扬苷	2g	溴麝香草酚蓝	65mg
NaCl	5g	蒸馏水	1000ml

枸橼酸铁铵11.5g

（2）方法：除琼脂、溴麝香草酚蓝及酸性复红外，其余成分加热溶解于水中，校正pH至7.5，加入琼脂及酸性复红和溴麝香草酚蓝，浸泡10min，缓慢加热至沸，琼脂溶解，冷至60℃左右即可倾注平板，此培养基不能高压灭菌。

（3）用途：用于肠道致病菌的分离培养。

附注：志贺菌属、普罗菲登斯菌属形成绿色、湿润、隆起的菌落。沙门菌属形成蓝色、有或无黑色中心的菌落。假单胞菌形成绿色或浅褐色、扁平不规则菌落。共生菌落为橙红色。

6. 分离培养霍乱弧菌用碱性胆盐琼脂培养基

（1）成分

蛋白胨　20g　　牛肉膏　5g

NaCl　　5g　　胆盐　　2.5g

琼脂　　20g　　蒸馏水　1000ml。

（2）方法：将上述成分于水中溶解（加热），用大号烧杯加150g／L，NaOH约6ml矫正pH为8.2～8.4。高压灭菌103.43 kPa 15min，留置灭菌器内。次日将凝固的琼脂倒出，切去底部沉淀，再加热融化，以绒布过滤。矫正pH至8.2～8.4，高压灭菌103.43kPa 15min，冷至50℃左右倾注平板。保存冰箱备用。

（3）用途：分离培养霍乱弧菌用。

7. 庆大霉素碱性胆盐琼脂培养基

（1）成分：每100ml pH8.4的碱性胆盐琼脂中含下列成分。

无水亚硫酸钠　0.3g　　庆大霉素　　　　　30～50U

枸橼酸钠　　　1.0g　　多黏菌素B或多黏素E　300U

蔗糖　　　　　1.0g

（2）方法：将无水亚硫酸钠12g枸橼酸钠40g，蔗糖40g分别溶解于100ml水中，置沸水中15～20min（简称SCS）。庆大霉素200U／ml，用灭菌蒸馏水配制。多黏菌素B 1200 U／ml，用灭菌蒸馏水配制，1周内用完。将100ml pH 8.4的碱性胆盐琼脂加热融化，当冷至50℃左右时加入SCS 2.5ml，上述2种抗生素各0.25 ml，混匀，倾注平板，置冰箱中贮存备用。

（3）用途：供粪便分离培养霍乱弧菌用。

（4）附注：培养基中胆盐能抑制G^+球菌生长，亚硫酸钠，枸橼酸钠有刺激霍乱弧菌生长作用。庆大霉素抑制粪便标本中的大肠埃希氏菌，若低于0.3 U／ml抑菌作用不明显，若高于0.5 U／ml霍乱弧菌亦受一定的抑制。多黏菌素B或E，可使大肠埃希氏菌受抑，而有利于霍乱弧菌生长。

8. 分离培养致病性大肠埃希氏菌的山梨醇琼脂培养基

（1）成分

山梨醇　10g　　蒸馏水　1000ml

蛋白胨　10g　　0.5／L煌绿水溶液　1ml

K_2HPO_4 2g　　4g／L溴麝香草酚蓝　10ml

琼脂　　25g

（2）方法：将蛋白胨、山梨醇、无水磷酸氢二钾，琼脂加入水中，加热解，矫正pH至7.4，然后，加入煌绿和溴麝香草酚蓝水溶液，混匀。高压灭菌55.16kPa 15min，取出冷至50～60℃倾注平板，凝固后置冰箱备用。

（3）用途：分离培养致病性大肠埃希菌用。

（4）附注：普通大肠埃希菌大多数发酵山梨醇产酸，使菌落呈黄色。致病性大肠埃希氏菌不分解山梨醇株，菌落呈绿色或浅蓝色，但孵育24～48h菌落变为黄绿、黄色。在判断时应引起注意。

4g／L溴麝香草酚蓝的配制方法：称取溴麝香草酚蓝0.4g，加0.1mol NaOH6.4ml研磨其使溶解，加水至100ml。

9. 双糖铁尿素培养基

（1）成分

底层：

蛋白胨	20g	NaCl	5g
葡萄糖	1～2g	蒸馏水	1000ml
琼脂	3～5g	4g／L酚红水溶液	6ml

上层：

蛋白胨	20g	硫代硫酸钠	0.2g
乳糖	10g	20g／L尿素	15ml
NaCl	5g	4g／L酚红水溶液	6ml
琼脂	15g	蒸馏水	950ml
硫酸亚铁	0.2g		

（2）方法

底层：除葡萄糖与指示剂外，将其他成分混合于水中，加热溶解，矫正pH至7.8，过滤，加入葡萄糖与酚红，混匀，分装于12mm×100mm试管内每管约1.5ml，高压灭菌55.16kPa 15min，趁热直立，待凝固后备用。

上层：除尿素、指示剂及乳糖外，将其他成分混合于水中，加热溶解矫正pH为7.6，加入乳糖与指示剂，混匀高压灭菌68.95kPa 10min，趁热取出、以无菌技术加入尿素，混匀，以无菌手续分装于已凝固的底层上，立即置成斜面，应留约1cm的直立段，勿使底层露出表面。无菌试验后置冰箱中备用。

（3）用途：鉴别肠道杆菌，初步观察生化反应的复合培养基。糖分解；底层含葡萄糖，斜面含乳糖，如为大肠埃希氏菌分解葡萄糖与乳糖产酸，使pH降低，故酚红指示剂显色，斜面与底层均为黄色，底层可见气泡。如为沙门菌属、志贺菌属分解葡萄糖而不分解乳糖。因此底层呈黄色、斜面呈红色。硫化氢的产生：细菌分解蛋白质产生H_2S，与硫酸亚铁作用形成黑色硫化铁。尿素分解：若细菌分解尿素，使整个培养基呈碱性而显红色。动力观察：底层为半固体，有动力的细菌沿穿刺线向四周扩散生长，无动力的细菌沿穿刺线生长。

10. 双糖铁培养基（克氏双糖铁培养基KIA）

（1）成分

| NaCl | 5g | 硫酸亚铁 | 0.2g |
| 葡萄糖 | 1g | 硫代硫酸钠 | 0.2g |

乳糖	10g	4g／L酚红水溶液	6ml
牛肉膏	3g	蒸馏水	1000ml
琼脂	16g	蛋白胨	10g

（2）方法：除糖类与指示剂外，其他成分混合于水中，加热溶解。调pH至7.4～7.6，再加糖类与指示剂混合，过滤。分装12mm×120mm小试管，每管4ml。高压灭菌68.95kPa 15min，趁热取出，立即制成斜面，斜面与底层需各占一半为宜。本培养基与双糖铁尿素比较，制备手续简单不易污染。

（3）用途：鉴别肠道杆菌用。

（4）附注：葡萄糖、乳糖分解情况：细菌分解葡萄糖、乳糖产酸产气，使斜面与底层均呈黄色并有气泡。若细菌不分解乳糖，只分解葡萄糖产酸使pH下降，因此斜面与底层均先呈黄色，但因葡萄糖含量少，所生成的少量酸可因接触空气而氧化，并因细菌生长繁殖利用含氮物生成碱性化合物，使斜面又变成红色。底层由于处于缺氧状态，细菌分解葡萄糖产生的酸一时不被氧化，所以培养基底层为黄色。细菌产生H_2S时与培养基中的硫酸亚铁作用，形成黑色的硫化铁。

六、血液及骨髓的细菌学检验

1. 标本采集　必须严格的无菌操作，封闭式接种于肉汤增菌瓶内，这样操作污染较少。厌氧菌占菌血症10%，要做厌氧培养。对大量使用抗生素仍有败血症迹象者要加做L型菌培养。

2. 采血时间　应在治疗前，并在发热时做培养，对已用药物而不能中止的患者，应在下次用药之前采集标本做培养。如伤寒应在发热一周内采血；化脓性脑膜炎等在发热1～2日内采血；亚急性细菌性心内膜炎也应于寒战、高热时采血，或用多次采血法，即每隔1～2h抽血1次，连续3～4次，或24h内抽3～4次血做培养，如此可获较高的阳性检出率。

3. 采血部位　一般均可采静脉血液做培养，为提高阳性率，亚急性细菌性心内膜炎患者可采动脉血培养。对外周血培养阴性或病程后期的伤寒或布氏菌病患者，可抽取骨髓做培养。

4. 采血量　一般约为培养基液体量的1／10，即50ml肉汤抽血量为5ml。但是，有些特殊情况，如休克患者或幼儿采血有困难时，采血量应不少于2ml。

5. 培养步骤

（1）将已接种标本的增菌培养瓶，立即置于36～37℃温箱中孵育18～20h，在血平板上盲目接种1次，然后每日早晚各观察1次。当血培养基生长细菌时可有数种不同的表现：肉汤均匀混浊，视为有菌生长。若有凝脓样混浊，可能是葡萄球菌。若肉汤均匀混浊，培养液表面有气泡时，可能是需氧性革兰阴性杆菌。上述两种情况，瓶底的血液均呈暗红色。有溶血现象，血培养层上面出现颗粒状生长，可能是溶血性细菌，多为β

溶血性链球菌。表面形成菌膜，培养液微混浊，可能是非发酵菌群。若培养菌液清晰，底层明显溶血，而上层的菌膜较厚时，可能是枯草杆菌。凡是培养液瓶内有混浊，产生气泡，溶血，颗粒状，表面形成菌膜，产生色素（如绿色）等现象之一者，均表示有细菌生长。应立即分离于血琼脂平板，并做药物敏感试验，必要时接种双糖铁琼脂，涂片，做革兰染色，并将结果立刻通知临床。增菌培养液清晰透明而无上述现象者，则表示培养阴性，应继续放35℃至7天。

（2）盲目移种：除肉眼观察无细菌生长外，必须在5天、7天移种于血琼脂平板上分离培养，血平板可以观察溶血，但要加巧克力平板以免漏掉嗜血杆菌。分离培养皿平板上仍无菌生长，可做血培养未生长需氧菌报告。厌氧菌和L型细菌培养应放10～14天后，方可报告血培养阴性。

6. 临床意义。正常人血液及骨髓内是无菌的，一旦从血液或骨髓标本中检出细菌排除污染均应迅速报告，为临床诊断菌血症、败血症或脓毒血症提供可靠依据。致病菌的检出可确定临床诊断，如伤寒或副伤寒沙门菌等。同时要主动地进行药物敏感试验，提供用药依据，以利于治疗。

七、脑脊液标本的细菌学检验

1. 标本采集　脑脊液的标本采集由临床医师以无菌方法穿刺腰椎，小脑延髓池或脑室收集3～5ml，盛于无菌试管内，做厌氧菌培养的标本注入无菌的厌氧小瓶内。标本采集后应立即送检，冬季最好保温（35～37℃），因为某些病原菌如脑膜炎奈瑟菌在低温时容易死亡，离体后迅速自溶。如果单做培养时，可采取床边接种法，以提高阳性检出率。

2. 脑脊液细菌学检验

（1）直接涂片检查

1）一般细菌涂片检查：脑脊液以3000rpm离心沉淀10～15min，倾去上清液（上清液可做生化试验用），取沉淀物先做培养后在玻片上做薄而均匀的涂片，自然干燥后，固定，进行革兰染色，镜检。根据镜检细菌的形态和染色特性；可做出初步报告。

①如查见革兰阴性双球菌、肾形、凹面相对，大小着色常常不一致。在细胞数量甚多的脑脊液标本中，细菌数量甚少，常位于细胞内，但在早期患者的脑脊液中细胞数量较少时，也可见到较多的双球菌位于细胞外。上述两种情况均可报告为"找到革兰阴性双球菌"位于细胞内（外）"形似脑膜炎奈氏菌"。

②如查见革兰阳性双球菌，瓜子形，在菌体的周围有明显的荚膜，可报告为"找到革兰阳性双球菌，形似肺炎链球菌"。

③如查见革兰阳性链球菌，菌体排列呈链状，甚至长链状，在菌体周围可出现微荚膜，可报告为"找到革兰阳性链球菌"。

④如查见革兰阳性葡萄状球菌，菌体排列呈典型的葡萄状，可报告为"找到革兰

阳性葡萄球菌"。

⑤如查见革兰阴性，多形性，菌体大小不一，有杆状或长丝状，可报告为"找到革兰阴性杆菌，形似流感嗜血杆菌"。有条件时，以b型流感杆菌抗血清做荚膜肿胀试验，阳性者可报告为"荚膜肿胀试验检出b型流感嗜血杆菌"。

⑥如查见小而规则的革兰阳性杆菌，单个或呈V形排列，应做运动性检查，出现翻滚式运动者，可报告为"找到革兰阳性杆菌，形似产单核李斯特菌"。

⑦其他则根据细菌形态、排列及染色性，加以描述其特征，可报告"找到革兰×性××菌"。

2）结核分枝杆菌涂片检查：与其他细菌性脑膜炎不同，脑膜炎的脑脊液不混浊或微浊。脑脊液以4000rpm离心沉淀30min，倾去上清液，将沉淀物做小而集中的涂片：或将脑脊液静置于室温18~24h，待形成纤维网后，取此网；置于玻片上，使其展开，待干后进行抗酸染色和荧光金胺染色。如查见红色直或弯曲的杆菌或荧光显微镜下查见亮黄色具有荧光的杆菌时，可报告"找到抗酸杆菌"。

3）新型隐球菌涂片检查，取脑脊液的沉淀物1滴，于清洁玻片上，再取优质墨汁1滴混合，覆加盖片，先用低倍镜镜检，若有明显肥厚荚膜的酵母样菌体时，再转高倍镜仔细观察细菌形态，若在暗视野的黑色背景中发现无色发亮酵母样菌体，并有明显肥大的荚膜时，可报告"找到形似新型隐球菌"。亦可用甲苯胺蓝（0.1%）染色法：新型隐球菌菌体呈红色，圆球状，荚膜不着色，白细胞深蓝色。

（2）培养检查

1）一般细菌培养：主要适用于脑脊液内的链球菌属、葡萄球菌属、奈瑟氏菌属、布兰汉氏菌属、嗜血杆菌属及肠杆菌科和非发酵菌群等分离培养。培养基的选择有兔血斜面、羊血平板、巧克力平板、卵黄双抗培养基，麦康凯平板和葡萄糖牛肉汤增菌液。接种量应为0.01~0.5ml的脑脊液沉淀物。分别种于两种以培养基（羊血平板和巧克力平板）各三个，分别放置35℃、37℃含5%~10% CO_2，25℃的环境，孵育24~48h，每天观察生长情况。无菌生长者可报告"无细菌生长"。有细菌生长时，根据菌落形态，染色镜检结果，按各类属生化特性进行鉴定，并做药物敏感试验。报告："有××细菌生长"及药敏试验结果。

2）结核分枝杆菌的培养：取脑脊液沉淀物约0.2ml，接种于改良罗氏或小川培养基上，置于35~37℃培养，每周观察一次生长情况。一个月后无菌生长时，可报告"未生长抗酸性细菌"。若生长淡黄色，较干燥的小凸起的菌落，应先行抗酸染色。若为红色的细菌（抗酸染色阳性）则按结核菌的生物特性进行鉴定分型，报告："有××结核菌生长"。

3）厌氧菌培养：同血液的厌氧菌培养方法。

4）其他微生物的培养：如真菌、螺旋体及病毒等引起的脑膜炎，将按各自的生物学特性进行检验。

3. 脑脊液中的某些抗原物质的检验。可利用特异抗体来测定相应的抗原物质的存在与否，一般采用凝集反应、沉淀反应、补体结合反应。有条件的实验室可采用琼脂扩散法、对流电泳法、荧光抗体法、放射免疫等方法来测定脑脊液中的相应抗原的存在。

4. 临床意义　正常人的脑脊液是无菌的，故在脑脊液中检出细菌（排除标本污染）都应视为致病菌。由于引起脑膜炎的细菌种类不同，而传播途径、治疗、处理及预防和预后均不同，因此，必须经细菌学检验以确定病原体。故脑脊液的细菌学检查具有十分重要的意义。

八、痰液及支气管分泌物的细菌学检验

1. 涂片检查

（1）一般细菌涂片检查：挑取痰液中脓性或带血部分，以小竹签卷取，涂成均匀薄膜片，室温自然干燥，革兰染色、镜检，报告方法参阅本章脑脊液的细菌学检验。

（2）结核分枝杆菌涂片和集菌法检查

1）直接涂片检查：采集干酪样部分和脓性部分，做厚膜和薄膜痰涂片各一张，行抗酸染色和荧光染色，镜检发现典型的抗酸阳性分枝杆菌或荧光阳性分枝杆菌，可报告"找到抗酸杆菌或荧光分枝杆菌，"同时根据查见的抗酸杆菌数目多少进行报告。

2）集菌法检查：常用的有碱消化沉淀法，酸消化浓缩法和苯漂浮法等。现介绍沉淀法下：将痰液5ml左右加入1% NaOH 20ml，连同容器（须能耐高热者）进行高压灭菌，103.43kPa加压20min或煮沸30min，促其液化；然后以4000～10000rpm离心沉淀30min，倾去上清液，取沉淀物涂成薄膜或厚膜片，行抗酸或荧光染色镜检。只能确定有抗酸杆菌或无抗酸杆菌。

（3）念珠菌及真菌涂片检查：挑取脓性或带血部分痰液少许，最好挑取其中带灰色小薄片的部分，涂于玻片中央，滴加10% KOH液1～2滴，混合后加盖片，在火焰上微温，待溶解后用显微镜观察未染色的膜片，观察后再揭开盖玻片，待干，固定，做革兰染色检查。

白色念珠菌：在新鲜湿片中，低倍镜观察可见成群的卵圆形，生芽或不生芽，薄壁的酵母样大细胞，有时尚能见到由于生芽后所形成的假菌丝，革兰染色阳性，可报告："找到酵母样菌，形似念珠菌。"

真菌：在新鲜湿片中，可见到有隔或无隔的菌丝体，甚至有类似菌丝的碎片和许多小而圆的孢子，散在于部分或整个视野中，革兰阳性的菌丝体，或着色不均，可报告："找到真菌丝及孢子。"根据菌丝及袍子特征也可初步判定为某类真菌。

（4）厌氧菌涂片检查：涂片、染色同一般细菌。显微镜下根据形态和染色性，不能确定为厌氧菌，但是，镜下注意观察，带芽孢的革兰阳性杆菌或两端尖的革兰阴性杆菌时，有厌氧菌的可能性。如果痰液标本有特殊恶臭，涂片出现较多的同类形态的革兰阴性无芽孢杆菌时，有可能是类杆菌。

（5）放线菌及奴卡氏菌涂片检查：将痰液倒入洁净平皿内，用生理盐水洗涤数次，如含血液，则加蒸馏水溶解红细胞。然后挑取黄色颗粒或不透明的着色斑点置玻片上，覆加盖玻片，轻轻挤压，在高倍镜下观察其结构。如发现中央为交织的菌丝，菌丝的末端排列呈放线状，末端较粗呈杆状时，揭去盖玻片，待干后行革兰及抗酸染色，镜检。

2. 细菌培养

（1）一般细菌培养

1）培养基的选择：痰中细菌很多，要选择合适的培养基，才会有好结果。最好选用羊血琼脂平板、麦康凯琼脂平板或SS琼脂平板。

2）培养步骤：挑取黏液性、脓性或带血的痰液一接种环，画线接种于血平板及麦康凯或SS平板上。或用无菌生理盐水洗涤痰液，以除去表面杂菌，然后取一接种环标本，做画线接种于血平板及SS琼脂平板。置35℃或37℃的5%～10% CO_2环境中孵育18～24h，观察菌落特点，分别将各种类型的菌落做涂片、染色及触酶和氧化酶试验。根据试验结果，做出初步鉴定，然后再按各类属细菌的生物学特征进行鉴定之。

3）报告方式：检出致病菌时除报告致病菌外，还要报告正常菌的存在情况。通常以甲型链球菌与奈瑟菌作为正常菌存在的指标。报告的各种细菌应该注明各自所占的比例，如甲型链球菌（＋）、奈瑟氏菌（＋），肺炎克雷伯氏菌（＋＋），此报告说明肺炎克雷伯菌数量上占优势，诊断为病原菌。未检出数病菌时，应报告正常菌群。

（2）结核分枝杆菌培养：氢氧化钠法和硫酸消化法两种方法为前处理痰标本结棱培养常用方法。

培养方法：将处理的痰消化液接种于结核杆菌培养基上，置35～37℃培养，每周观察一次，至4～6周，未生长者报告"无结核分枝杆菌生长"。若在某周观察有菌生长时，应涂片，行抗酸染色，抗酸染色阳性。结合菌落和形态特点、生长速度、色泽、温度的要求做必要的鉴定试验，最好能将结核菌分出型别。

（3）厌氧菌培养

1）培养基的选择：选用厌氧性血平板、卡那、万古霉素血平板，硫乙醇酸盐液体培养基及组织块厌氧培养基等。

2）厌氧环境：根据实验室的条件选用物理换气法或化学法（厌氧培养袋或厌氧培养箱）。总之能达到厌氧环境即可。

3）培养步骤：经无氧条件下采集的痰液标本要立即接种于厌氧培养基上，置厌氧环境中35～37℃，24～48h培养，根据菌落及革兰染色特征，可初步鉴定。然后再将各种菌分别做35℃需氧和厌氧环境培养，需氧不生长而厌氧环境生长者，即可确定为厌氧菌。依菌落和染色性，菌体形态等特点，可按各类属厌氧菌的生物学特性进行鉴定之。

（4）奴卡氏菌培养

1）培养基选择：羊血琼脂平板和沙保劳氏琼脂培养基。

2）培养步骤：取经洗涤后的痰液，大量接种于羊血琼脂平板和沙保劳氏琼脂培养基上，经35℃含5%～10%CO_2中培养。奴卡氏菌生长较慢，经48～72h，血平板上如见粗糙皱褶的白色，黄色和橘黄色菌落，并有凹陷于琼脂样生长，不易刮取和乳化，涂片为革兰染色阳性丝团状杆菌，且具有抗酸性，按奴卡氏菌种间鉴定之。若2～3周后无菌生长者可弃去。

（5）嗜肺军团菌的培养

1）培养基的选择：可选择药用炭酵母琼脂（CYE）；弗-高二氏（F-G）培养基；猪肺浸汁军团菌选择培养基。

2）培养步骤：

①取气管分泌液或痰液，接种于CYE和F-G平板上，其中一区点种，另一区做画线分离。也可将标本1ml先接种于豚鼠腹腔或0.5ml接种于鸡胚卵黄囊。待豚鼠出现症状后，解剖取脾或肝组织磨碎制成悬液，接种于鸡胚卵黄囊或CYE平板上。鸡胚卵黄囊于接种后4～5天制成浆液，再接种于CYE等平板上。除上述嗜肺性军团菌选择培养基之外，再接种于羊血平板作为阴性对照。

②将接种的各种平板放置在35～37℃含2.5% CO_2的潮湿环境中，每天观察1次，到2周。军团菌需4～5天方见菌落生长，开始菌落很小，数日后增大至1～2mm，菌落呈灰白色，有不平的乳状凸起物，具有光泽，比较黏。在F-G培养基上需10天方能生长，为白色针尖状菌落，浓密区在紫外线下（360nm）可见黄色荧光，在立体显微镜下可见菌落呈雕花玻璃样结构。血平板培养在25℃或42℃时，均无菌落生长，为阴性对照。这时取上述的菌落做常规的革兰染色，其结果是不易着色呈阴性的多形性杆菌，最后再用直接荧光抗体染色和血清学凝集试验分型等鉴定之。

（6）常见的致病菌及临床意义：呼吸系统感染的患者，检出病原菌机会相当高。但具有明确诊断价值的致病菌，如结核杆菌、炭疽芽孢杆菌、鼠疫耶尔森菌、百日咳鲍特氏菌、嗜肺军团菌、产毒白喉棒状菌等，其他菌必须区分是病原菌，还是正常菌群，此点就应结合临床症状，或反复几次的检验分析比较，如多次分离培养均得到同一菌的优势生长，可以考虑为病原菌。或者在痰液标本中出现较多的某一种细菌群的优势地位甚至纯培养，可以认为是条件致病菌。

九、尿液标本的细菌学检验

1. 检验方法

（1）一般方法

1）一般细菌涂片：以无菌操作吸取尿液10～15ml，放置无菌试管内，经3000rpm，离心30min后，倾去上清液，取其沉渣制成涂片，革兰染色镜检，如发现有革兰阳性或阴性细菌，即可做出报告。

2）淋球菌涂片：取晨尿（第一次）10～15ml，离心沉淀，将沉渣涂于两张洁净玻片上。制成薄片，经火焰固定后，一张做革兰染色，另一张以吕氏美兰染色镜检。如查见革兰阴性双球菌，呈肾形，存在于细胞内或细胞外，即可报告："找到革兰阴性双球菌。"

3）念珠菌涂片：将尿液离心沉淀后，取沉淀物于洁净玻片上，覆以盖玻片，略加压力使成薄片，直接用高倍镜观察。如沉淀太多，可滴加10%NaOH使之溶解后，再做镜检。也可制成薄片，干后经火焰固定，革兰染色、油镜检查。如发现有发亮的生芽孢子和假菌丝，且革兰染色为阳性，即可报告：找到酵母样菌。

4）涂片的细菌计数：以微量加样器取尿液10μl置洁净玻片上涂成3～5mm直径的薄涂片，革兰氏染色，按表1方式进行细菌计数。

涂片中细菌与菌落的计数估计表

每个油镜视野细菌的平均数	相当菌落数/ml
<1个	10^5
1～2个	10^6
3～7个	10^7
>8个	10^8

（2）培养

1）一般细菌培养：将尿液的另一部分沉渣搅拌后，用接种环接种在分离培养基上。用于分离培养的培养基多选用血琼脂平板和EMB平板，肠球菌、葡萄球菌、α溶血性链球菌均能发育，因此有助于分离培养。一般细菌培养24h后，可观察结果。根据菌落性状及涂片镜检的结果，选择相应方法做进一步鉴定，48h无细菌生长，可报告"48h培养无细菌生长"。

2）淋病奈氏菌培养：①培养基的选择；可选择赛马二氏平板，（Thayar-Martin）、巧克力平板，或于上述平板中加入万古霉素（3μg／ml）粘菌素（7.5μg／ml）及制霉菌素（12.5μg／ml）；②培养步骤：取0.1～0.5ml尿沉渣画线接种于上述预温的分离平板上，置35～37℃含5%～10% CO_2环境中培养，次日观察结果。如有小而隆起、湿润、透明的菌落，涂片革兰染色，镜检为革兰阴性双球菌，氧化酶试验为阳性时，可按淋病奈瑟氏菌鉴定之。如无生长应继续培养至48h后弃之，报告为"无淋病奈瑟氏菌生长"。

3）结核分枝杆菌培养：尿液沉淀后，取其尿沉渣进行前处理，培养步骤及报告方式同痰液及支气管分泌物的结核分枝杆菌培养。

4）厌氧菌的培养：取膀胱穿刺所得的尿液或其尿沉渣0.5～10ml，接种于厌氧增菌液体培养基，如硫乙醇酸钠培养基等，同时画线接种于厌氧血琼脂平板上，按厌氧菌检验程序进行培养鉴定之。

5）尿液中的菌落计数：尿液的菌落计数常用定量培养，根据菌落数目计算细菌个数，判断感染或污染。一般认为1万以下／ml多为污染（指杂菌数而言），病原菌如沙门氏菌或结核分枝杆菌等除外，在1万～10万／ml为可疑，10万以上／ml可确定为感染。常用的菌落计数均为定量接种，其方法较多。

2. 尿液细菌学检验的临床意义。尿液的细菌学检验，可以反映肾脏、膀胱、尿道、前列腺及其生殖系统的炎症变化。如果尿中检出沙门氏菌或结核杆菌时，即可确定为病原菌，而检出B群链球菌、克雷伯氏菌属、肠杆菌属、沙雷氏菌属、变形杆菌属、埃希氏菌属、金黄色葡萄球菌及非发酵菌群等，一般认为可能是尿路感染的病原菌，但也可能是污染菌，这时就应结合临床确定之。目前，一般认为采取清洁中段尿，其细菌数相当于10^5／ml以上，可以认为是尿路感染的病原菌，但是菌数在10^5／ml以下的病例，则不能完全排除尿路感染。其原因有以下几个方面：

（1）应用抗生素等药物，大多数抗生素经尿排出体外，所以尿液的抗生素浓度较高，大多数细菌停留在10^4／ml。长期应用抗生素，细菌容易变成L型，尿培养时，如做高渗培养基。

（2）尿浓度有较大变化时，如通过利尿剂的使用，饮入大量的水分及大量的输液等因素使尿液稀释，营养成分下降，以致细菌发育迟缓等，使一定量尿液中细菌数相对减少。此外，一般细菌在适宜的范围内能够很好地发育，但在尿液的pH5.0以下或pH8.5以上则发育迟缓，甚至死亡。

（3）尿频时，膀胱内的细菌停留时间短，则细菌数少。

（4）采尿时外阴部的消毒剂混入尿中，可杀死一定数量的细菌。若泌尿系统感染，而菌数少时，必须考虑上述因素的影响。事实上确诊为慢性肾盂肾炎的患者，尿中细菌数不到10^5／ml也并不少见。

十、粪便的细菌学检验

1. 直接涂片检查　粪便的涂片检查只适用有形态及染色特征的细菌，如弧菌属、分枝杆菌和葡萄球菌属，甚至真菌的检查，肠杆菌科和非发酵菌群等因无形态特征，一般不必做涂片检查。

（1）弧菌属霍乱菌的涂片检查

1）悬滴检查：取患者粪便制成悬滴标本，覆以盖玻片（或用压滴法）在高倍镜下观察细菌的动力。弧菌属（霍乱弧菌）均呈现极活泼的运动。常具有穿梭状，镜检如发现许多形态典型，运动活泼的弧菌，可根据运动特征，可疑弧菌，在上述悬滴标本中加1滴霍乱弧菌诊断血清后，若原运动活泼现象停止，为制动试验阳性可初步诊断。

2）染色检查：取米泔样粪便或絮状物，黏液部分涂片两张，干燥后用甲醇或乙醇固定，分别用革兰染色及1／10～1／5稀苯酚复红染色，油镜检查，有无革兰阴性，呈鱼群样排列，菌体弯曲的弧菌。

（2）葡萄球菌涂片检查：疑似葡萄球菌伪膜性肠炎的患者，可取水样便或肠黏膜样絮状物进行涂片，经革兰染色，镜检常可查见革兰阳性，排列呈葡萄状球菌，大量出现时，可报告为"革兰阳性球菌，形似葡萄球菌"。

（3）难辨梭菌的涂片检查：取疑似抗生素伪膜性肠炎患者粪便涂片，若发现革兰阳性粗大杆菌，有卵圆形芽孢位于菌体一端，可报告"找到似难辨梭菌样细菌"。

2. 培养检查

培养基的选择

（1）运送培养基：卡里-布莱尔（Cary-Blair）培养基；甘油缓冲液培养基。

（2）选择性低的鉴别培养基：麦康凯琼脂；伊红美兰琼脂；中国蓝琼脂；远腾氏琼脂；去氧胆酸盐琼脂。

（3）选择性高的鉴定培养基：SS琼脂；木糖赖氨酸去氧胆酸盐琼脂（XLD）；海克通（Hextoen）肠道琼脂（HE）；去氧胆酸盐-枸橼酸盐琼脂（DCA）；亚硫酸铋琼脂（BSA）；亮绿琼脂（BGA）等。

（4）选择性增菌培养基；亚碲酸盐肉汤；四硫黄酸肉汤；CN肉汤。对粪便标本做细菌培养时，要求包含一种选择性低的平板和一种选择性高的平板进行分离培养。必要时按培养的目的菌，要求再配上相应培养基分离培养。一般常用平板为：SS琼脂和麦康凯琼脂（或伊红美兰琼脂）；DCA和麦康凯；HE和麦康凯。必要时再加选择性增菌培养基。

十一、脓液及感染分泌液的细菌学检验

1. 标本采集

（1）应先用无菌生理盐水拭净病灶表面，再采取标本，以免影响检验结果。

（2）一般用无菌棉拭子采取脓汁及病灶深部的分泌物。瘘管可用无菌手续取组织块或碎片，放入无菌管内加塞后立即送检。

（3）脓汁标本以无菌注射器抽取脓液为好，也可在切开排脓时以无菌棉拭拭取，也可以将沾有脓汁的最内层敷料放入无菌容器内送检。

（4）厌氧感染的脓汁标本常有腐臭，应以无菌针管抽取深部脓液，排出多余空气，针尖插入无菌胶塞中立即送检。或将脓汁液注入封闭式的厌氧瓶内，或床边直接种于厌氧培养基中。如果一时来不及送检或接种时，可放在温室下短暂保存，或种于液体及半固体厌氧培养基中保存。不要冷藏，因冷藏对某些厌氧菌有害，而且在低温时氧的溶解度较高。

（5）放线菌的标本可用无菌棉拭子挤压瘘管，选取流出脓液中的"硫黄颗粒"盛于试管内送检。或将灭菌纱布条塞入瘘管内，次日取出送检。

2. 细菌学检验

（1）涂片检查

1）取脓汁或分泌物涂成薄片，其后的检查步骤同痰标本的一般菌和结核分枝杆菌的涂片检查。

2）放线菌检查：将脓液或纱布条经无菌蒸馏水洗涤后，寻找硫黄颗粒置玻璃上压碎后镜检。

3）淋病奈氏菌涂片：观察有无典型细菌，在细胞内还是细胞外，根据标本来源即可初步判断。

4）破伤风与气性坏疽梭菌均为粗大革兰阳性杆菌，注意芽孢及在菌体位置。

（2）细菌培养

1）一般细菌培养：培养基的选择；血琼脂平板、麦康凯琼脂平板和肉汤增菌管。

培养步骤：取脓液或分泌物直接画线接种血琼脂平板和麦康凯琼脂平板，较大量种于增菌管内，置35℃培养18～24h，根据培养基上各种类型菌落，行涂片、染色、氧化酶和触酶试验，按其各类属细菌的特性分别进行鉴定。报告方式：有××菌生长，或无一般需氧菌生长。

2）炭疽杆菌培养：培养基的选择：血琼脂平板。培养步骤：取似炭疽的水泡或脓液画线接种于上述培养基内，置35℃培养18～24h，如见有边缘不规则、毛茸状、灰白色、卷曲状、不溶血的较大菌落，涂片染色为革兰阳性，两端截平的大肠杆菌，可按炭疽杆菌鉴定之。报告方式，有炭疽芽孢杆菌生长，或无炭疽芽孢杆菌生长。

十二、生殖道分泌物的细菌学检验

1. 标本采集

（1）阴道、子宫颈及前列腺分泌液应由专科医师采取，放于无菌试管内，立即送检。女性生殖道厌氧菌培养的标本采集：盆腔脓肿在消毒阴道后，由直肠子宫凹陷处抽取，针头插在无菌胶塞上送检。子宫分泌物用无菌导管抽取，导管外套以一层保护膜，插入子宫后再戳穿外膜抽取分泌液。

（2）溃疡面取标本：先以无菌生理盐水擦溃疡面，然后用带有无菌橡皮手套的手指轻轻挤压，以细长毛细管采集组织液少许，或者以清洁玻片印片，涂片革兰染色。

2. 细菌学检验

（1）直接涂片检查

1）一般细菌及淋病奈瑟氏菌的涂片检查。

2）杜克雷氏嗜血杆菌涂片检查：取分泌物涂片，革兰染色、镜检。如查见有十分细小的革兰阴性杆菌，单独存在或成丛，可报告"找到革兰阴性杆菌，形似杜克雷氏嗜血杆菌"。

3）结核分枝杆菌涂片检查：参阅痰标本涂片检查。

4）螺旋体、性病淋巴肉芽肿及念珠菌的涂片检查：参见性传播疾病检验。

（2）细菌培养

1）一般细菌及淋病奈瑟氏菌的培养：参阅本章尿液标本的细菌培养。

2）结核分枝杆菌的培养：参阅痰标本结核杆菌的培养。

3）其他细菌如念珠菌培养：请参阅有关章节培养进行。

第二节　病毒感染的病原学检查

一、检测项目

（一）显微镜检查

1. 光学显微镜检查　苏木素–伊红染色，观察病灶组织细胞内包涵体的染色特性和在细胞内的位置（胞核内或胞质内），属非常规方法。

2. 电子显微镜检查　用电子显微镜观察经负染色标本或经石蜡包埋超薄切片中的病毒体形态是病毒快速诊断的一种方法；由于技术要求高、仪器昂贵，只适用于难以用普通方法分离培养的病毒，如轮状病毒、甲型肝炎病毒、亚急性硬化性全脑炎病毒等感染的检查。

（二）病毒分离鉴定

以细胞培养应用最多，是病毒感染常规的诊断方法。根据病毒属和种的特性，选择适合其增生的细胞系。识别病毒增生的指标如下。

1. 致细胞病变作用（CPE）　观察细胞变圆、肿胀，巨核细胞形成和细胞内包涵体，确定病毒是否增生；根据细胞病变的速率和出现病变的细胞谱可初步诊断感染的病毒种类。

2. 红细胞吸附　不产生细胞病变的具有血凝素的病毒有吸附豚鼠或鸡红细胞特征，借助该指标对正黏病毒和副黏病毒具有诊断价值。

3. 干扰现象　不产生细胞病变又不产生红细胞吸附的病毒，可干扰接种到同一细胞培养基的另一种病毒增生称干扰现象，常用干扰现象检测风疹病毒和鼻病毒。

4. 空斑形成　由病毒从感染细胞扩散到邻近细胞所产生的感染灶，经由中性红染色后，由于感染细胞的退行性变，不吸收中性红成为无色区域的空斑，根据空斑形成可初步做出病毒感染诊断，再用血清学方法作出鉴定。高效价单克隆抗体的免疫荧光染色为最佳方法，此外尚可用血凝抑制、补体结合及中和试验。

（三）抗原检测

适用于血清型别较少、常规细胞培养不能增生的病毒。用病毒特异性抗体通过免疫荧光、免疫酶等免疫方法检测病毒的抗原。在保证一定量的抗原和高效价特异抗体前提下，诊断可在1天内完成。该技术不要求有完整的病毒体存在，是快速实用的方法。

（四）核酸检测

用核酸杂交技术可检测不能在细胞培养中生长的病毒，其特异性比检测抗原方法更高，但敏感性低于细胞培养。可用于巨细胞病毒、人乳头瘤病毒、人类免疫缺陷病毒等的检测。PCR具有高度敏感性，目前已用于检测临床标本中的人类免疫缺陷病病毒Ⅰ型、人乳头瘤病毒、丙型肝炎病毒核酸等，但必须注意交叉污染带来的假阳性结果。

（五）抗体检测

尽管抗体检查是目前临床实验室诊断病毒感染的主要方法，但它不如细胞培养、电镜和抗原检测能及时得到结果，往往用于回顾性诊断。但对于不能在常规细胞培养中快速复制的病毒如EB病毒、风疹病毒、麻疹病毒、肝炎病毒的感染诊断仍选择用血清学方法。另外，血清学试验可测定机体的免疫状况。

二、病毒感染检查项目的选择和应用

病毒分离和血清学检查是病毒感染诊断的常规实验室方法，光学显微镜和电子显微镜仅被选择性使用。对于那些能在细胞培养中复制病毒的感染，采集合格标本后，选择恰当细胞系进行接种，根据病毒增生指标识别，以血清学方法进行鉴定。对于不能在细胞培养中快速复制的病毒，利用细胞培养和抗原检测组合，即低速离心接种有病毒的细胞培养瓶，经16~20h孵育后，用单克隆抗体染色，可早期、快速诊断病毒感染，如巨细胞病毒感染。那些不能在细胞培养中增生的病毒则使用核酸检测方法，快速提供检测结果，但它不能证明标本中病毒是具有感染性的。尽管过去认为血清学检查是实验室诊断病毒感染的主要手段，但更应注意是否能及时得到感染的信息，对那些可能新出现的病毒，只有用分离方法取得最好的诊断结果。

第三节　性传播疾病检测

一、淋病的检测

淋球菌实验室检查包括涂片，培养检查淋球菌、抗原检测，药敏试验及PPNG测定，基因诊断。

（一）涂片检查

取患者尿道分泌物或宫颈分泌物，做革兰染色，在多形核白细胞内找到革兰阴性双球菌。涂片对有大量脓性分泌物的单纯淋菌性前尿道炎患者，此法阳性率在90%左右，可以初步诊断。女性宫颈分泌物中杂菌多，敏感性和特异性较差，阳性率仅为50%～60%，且有假阳性，因此世界卫生组织推荐用培养法检查女患者。慢性淋病由于分泌物中淋球菌较少，阳性率低，因此要取前列腺按摩液，以提高检出率。咽部涂片发现革兰阴性双球菌不能诊断淋病，因为其他奈瑟菌属在咽部是正常的菌群。另外对症状不典型的涂片阳性应做进一步检查。

（二）培养检查

淋球菌培养是诊断的重要佐证，培养法对症状很轻或无症状的男性、女性患者都是较敏感的方法，只要培养阳性就可确诊，在基因诊断问世以前，培养是世界卫生组织推荐的筛选淋病的唯一方法。目前国外推荐选择培养基有改良的Thayer-Martin（TM）培养基和New York City（NYC）培养基。国内采用巧克力琼脂或血琼脂培养基，均含有抗生素，可选择地抑制许多其他细菌生长。在36℃，70%湿度，含5%～10% CO_2（烛缸）环境中培养，24～48h观察结果。培养后还需进行菌落形态，革兰染色，氧化酶试验和糖发酵试验等鉴定。培养阳性率男性为80%～95%，女性为80%～90%。

（三）抗原检测

1. 固相酶免疫试验（EIA）　EIA可用来检测临床标本中的淋球菌抗原，在流行率很高的地区而又不能做培养或标本需长时间远送时使用，可以在妇女人群中用来诊断淋球菌感染。

2. 直接免疫荧光试验　通过检测淋球菌外膜蛋白I的单克隆抗体做直接免疫荧光试验。但目前在男女两性标本的敏感不高，特异性差，加之实验人员的判断水平，故该实验尚不能推荐用来诊断淋球菌感染。

（四）基因诊断

1. 淋球菌的基因探针诊断　淋球菌的基因探针诊断，所用的探针有：质粒DNA探针，染色体基因探针和rRNA基因探针。

2. 淋球菌的基因扩增检测　PCR技术和连接酶链反应的出现进一步提高了检测淋球菌的灵敏性，它具有快速、灵敏、特异、简便的优点，可以直接检测临床标本中极微量的病原体。

（五）药敏试验

在培养阳性后进一步做药敏试验。用纸片扩散法做敏感试验，或用琼脂平皿稀释法测定最小抑菌浓度（MIC），用以指导选用抗生素。

二、尖锐湿疣的检测

（一）细胞学检查

细胞学检查主要是通过观察外生殖器和／或肛门等部位脱落的上皮细胞或尖锐湿疣病变组织染色后细胞形态的变化，以判断是否有尖锐湿疣亚临床表现或尖锐湿疣。

1. 检查方法　最常用于细胞学检查的方法是巴氏涂片法。女性患者取外阴和／或阴道分泌物，男性患者多采用病灶刮片或用生理盐水摩擦病灶涂片、尿道口印片，以获取脱落的上皮细胞，然后待干，经巴氏染色后进行细胞学检查。

2. 结果判断　在光学显微镜下观察凹空细胞（见组织病理检查中）。若见到凹空细胞则为阳性。除凹空细胞外，还可见到病毒包涵体和角化不良细胞。病毒包涵体特征为在脱落的上皮细胞核内或核旁胞质内可见圆形、椭圆形大小不等均质红染质块。角化不良细胞特征为细胞深伊红染色，核小而浓染。

3. 临床评价　细胞检查找到凹空细胞对诊断尖锐湿疣有重要意义。有报道巴氏涂片细胞学检查的特异性达90%，但其敏感性差，对HPV感染者只有15%～50%为阳性。尽管凹空细胞出现在有HPV生殖道感染中具有诊断意义，但有许多HPV感染的组织、特别是那些HPV潜伏感染的组织不出现凹空细胞。

（二）人乳头瘤病毒抗原检测

HPV感染人体表皮细胞后，在细胞内增生合成衣壳蛋白而成为HPV抗原成分。利用免疫酶染色可检测感染组织细胞内的HPV抗原成分，以了解有无HPV感染。

1. 检查方法　用于检查HPV抗原（HPV衣壳抗原）的方法主要是免疫组化法。取病变组织用抗生物素蛋白-生物素复合物法（ABC法）或过氧化物酶抗过氧化物酶法（PAP法）对HPV抗原进行免疫组化染色后观察结果。

2. 结果判断　在光学显微镜下见到胞核内有棕黄色微细均匀颗粒为阳性细胞，即HPV抗原检查阳性。阳性细胞多位于表皮棘层中上部，多呈散在灶状分布。这些阳性细胞都是诊断性凹空细胞。

3. 临床评价　免疫组化法检查HPV抗原阳性对诊断HPV感染或尖锐湿疣具有重要意义。由于HPV抗原免疫组化方法只能确认细胞核的衣壳蛋白，此衣壳蛋白仅出现在HPV生活周期中的一个阶段（在后期病毒颗粒中产生），即抗原呈周期性表达，病变程度不同抗原量表达也不同，同时，这种方法需要大量病毒颗粒才出现阳性反应，此外，在制片过程中的处理也会使一些抗原丧失，故免疫组化法检出率较低，据一些资料报道HPV抗原检查的阳性率为48.9%～67.3%。因此，目前这种检测方法已很少应用。

（三）人乳头瘤病毒抗体检测

到目前为止，尚不能用血清学方法对HPV感染进行确诊和HPV分型。尽管已有检测某些HPV亚型的血清抗体来了解HPV感染与否，但通过检测血清中HPV抗体的方法来诊断尖锐湿疣或HPV感染还有大量工作要做，其中最为重要的是HPV的抗原性以及对相关HPV亚型所产生的抗体敏感性、特异性和生物学稳定性等均有待深入研究。

因此，血清中HPV抗体阳性的临床意义有待正确评价。

（四）人乳头瘤病毒DNA检测

1. 核酸分子杂交技术　在20世纪70年代末及80年代初，研究者们逐步找到一种具有较高特异性及较高敏感性诊断HPV的核酸分子技术。随后，经过不断研究，这种技术日臻完善，不仅能对HPV感染进行较为准确诊断，而且还能对HPV进行分型。

核酸分子杂交技术的关键是制备高特异性及高灵敏度的HPV DNA标记探针，这种探针可通过提取HPV DNA后纯化获得，也可通过人工重组表达和人工合成后纯化获得，然后用同位素或生物素进行标记，将已标记好的探针与待测标本在一定条件下进行杂交，根据放射性同位素及生物素的检测结果等来判定标本中是否存在互补的核酸链，以确定HPV DNA。用于检测HPVDNA核酸杂交技术中的方法有斑点杂交法、原位过滤杂交法、Southern印迹法等。

2. 聚合酶链反应技术　聚合酶链反应技术（PCR技术）是1985年由美国人Mullis和Saiki创建的，这是一种在体外由引物介导的DNA序列酶促合成反应，又称之为基因扩增技术。

PCR技术的原理主要是利用DNA聚合酶依赖于DNA模板的特性，模仿体内的复制过程，在附加的一对引物之间诱发聚合酶反应。PCR全过程是由DNA模板变性、模板与引物结合，以及引物延伸3个步骤组成的不断重复的过程。每次重复的3个步骤称为一个周期，其中每一个步骤的转换则是通过温度的改变来控制的。由于每1个周期所产生的DNA均能成为下一个循环的模板，所以，PCR产物以指数方式增加，经过25~30个周期之后，理论上可增加109倍，实际上至少可扩增10^5倍，一般可达到10^7倍，结果可通过溴化乙锭染色，紫外灯下观察或结合分子杂交技术来检测HPV DNA，以阳性或阴性来表示。

PCR技术具有特异性强、灵敏度高、操作简便、省时，对待检原始材料质量要求低等特点。该项技术已在医学领域以及在皮肤病检查中广泛应用。目前认为PCR技术是检测HPV DNA及分型的最好方法。用新鲜病变组织、固定包埋的病理组织、分泌物或黏液等标本，采用PCR技术对HPV DNA的检测不仅用于临床HPV所致不同疾病、调查不同人群或个体HPV的感染率，而且更多地应用于HPV致病、致癌机理的研究中。大量研究表明用PCR技术检测HPV DNA的阳性率远高于其他检测技术，是当今用于尖锐湿疣以及HPV感染诊断最常用的有力工具。

（五）组织病理学检查

1. 光学显微镜观察　在光学显微镜下，经典的尖锐湿疣组织病理常表现为凹空细胞、棘细胞层肥厚和一些不典型细胞，其特征如下：①上皮呈疣状或乳头状增生，常伴有上皮脚延长、增宽呈假上皮瘤样增生；②表皮角化过度、角化不全、角化不良。局部可见角化不全细胞堆积，特别是角化不全层细胞核较大，显示一定的非典型性。部分病例在表皮各层可见到胞质红染、核固缩深染的角化不良细胞；③棘细胞层不同程度增生肥厚。宋林红等人认为在上皮细胞呈乳头瘤样增生时，如棘细胞形态大小基本一致，棘细胞出现核大、核仁大、细胞间桥明显，对尖锐湿疣具有诊断意义。如在上皮细胞增生性病变中部分棘细胞具有上述特点，则提示有HPV感染存在的可能；④基底细胞增生、层次增加，并有非典型性增生，核分裂增多；⑤真皮乳头常呈尖乳头，或呈钝圆，有的乳头融合呈实性片块。乳头部毛细血管增生扩张，血管上移紧贴表皮。真皮内特别是真皮浅层有多少不等的淋巴细胞及浆细胞为主的细胞浸润，可见少数中性及嗜酸性粒细胞；⑥在表皮内见到散在或群集的凹空细胞。

凹空细胞（Koilocyte），有学者称为挖空细胞或空泡细胞。无论是细胞学检查（见前）还是组织病理学检查，凹空细胞的出现对诊断尖锐湿疣具有重要价值，有诊断性凹空细胞之称。

凹空细胞主要见于表皮浅层和／或棘细胞全层。典型的凹空细胞的形态等变化有以下特点：①细胞体积大，核大，单核或双核；染色深，核变形或不规则，轻度异形性，核边缘不齐，呈所谓"毛毛虫"状；②细胞核周围有空晕，为环状核周胞质空化，少量胞质围绕细胞核周围呈放射状细丝样贴附细胞核膜；③细胞边缘尚存带状胞质；④越向表皮浅层凹空细胞之胞质空泡化越明显，且细胞体积亦越大；⑤凹空细胞群集存在，但无细胞间水肿。这种变化与一般细胞水肿或空泡变性不同，后者成群存在，常伴有细胞水肿，而且无核肥大变化。

2. 电镜下观察　尖锐湿疣表现为基底细胞明显增生，表皮各层细胞核增大、肿胀，可见1～4个大的核仁，有些核仁分裂成小块状，常染色质丰富。有些增生的核中可见1～3个核内小体，核内小体直径0.1～0.8μm。还可见到2种颗粒，一种是染色质间颗粒，直径为25～30nm，通常数十个聚集成簇状分布在常染色质区域；另一种是染色质周围颗粒，直径50～80nm，周围有15～20nm宽的空晕，常单个出现在异染色质周围。胞质中线粒体肿胀，内质网扩张，糖原溶解，有些肿胀破裂的线粒体，高度扩张的内质网和溶解的糖原在核周形成透明区或空泡区，即光镜下所见到的凹空细胞。凹空细胞可出现在表皮各层，以棘细胞层和颗粒层多见。淋巴细胞游走入表皮，真皮浅层毛细血管扩张，其周围有淋巴细胞、组织细胞浸润。

三、淋巴肉芽肿软下疳的检测

（一）补体结合试验

补体结合试验是本病重要的血清学诊断方法，能检测两种抗体：沙眼衣原体抗体和鹦鹉热衣原体抗体。因为人群中常见有衣原体感染，所以本试验阳性有助于诊断，但不能靠其结果决定诊断。患者血清滴度高，多为1∶64或以上，而结膜炎沙眼衣原体感染时血清滴度低（1∶16～1∶32）。一般而言，本试验血清滴度1∶8或1∶6对本病诊断有提示意义，而1∶64或以上则有诊断意义。恢复期患者血清滴度降低。此外，血清试验的结果不完全与抗生素治疗反应相平行。

（二）微量免疫荧光试验

微量免疫荧光试验能检测不同血清型衣原体特异性抗体，比补体结合试验更为敏感和特异，但因试验条件的限制，目前尚难以广泛应用。

（三）病原体培养

宜取肿大的淋巴结穿刺物接种在鸡胚卵黄囊，或做组织（细胞）培养或小白鼠颅内接种。阳性者有诊断价值。另需做细菌培养和涂片革兰染色，以除外葡萄球菌或其他细菌所致的淋巴结炎症。

（四）活体组织检查

取皮肤、黏膜损害或淋巴结制成切片，观察其病理变化，对诊断有提示意义。

（五）其他

可有高血球蛋白血症，白蛋白／球蛋白比例倒置，IgA、IgG增高，轻度贫血，白细胞增多，血沉加快，梅毒血清试验假阳性，冷沉球蛋白和类风湿因子阳性等。

四、梅毒的检测

梅毒相关检测方法：

（一）病原学检查

1. 暗视野显微镜检　是一种检查梅毒螺旋体的方法。暗视野，顾名思义即是显微镜下没有明亮的光线，它便于检查苍白的螺旋体。这是一种病原体检查，对早期梅毒的诊断有十分重要的意义。早期皮肤黏膜损害（一期、二期霉疮）可查到苍白螺旋体。一期梅毒苍白螺旋体多在硬下疳的硬结、溃疡的分泌物和渗出液中存在，肿大的淋巴结穿刺也可检出。二期梅毒苍白螺旋体可在全身血液和组织中检出，但以皮肤检出率最高。早期先天性梅毒，可以通过皮肤或黏膜损害处刮片发现梅毒苍白螺旋体。

2. 直接免疫荧光试验（DFA）　将特异的抗梅毒螺旋体单克隆抗体用荧光素标记，如标本中存在梅毒螺旋体，则通过抗原抗体特异性结合，在荧光显微镜下可见到发苹果绿色的梅毒螺旋体。

3. 梅毒螺旋体镀银染色检查　梅毒螺旋体具有亲银性，可在银溶液染成棕黑色，所以可以从普通显微镜下观察到梅毒螺旋体。

（二）梅毒血清学检测

梅毒血清学检查对于诊断二期、三期梅毒，以及判定梅毒的发展和痊愈，判断药物的疗效都有十分重要的意义。梅毒血清学检查包括非梅毒螺旋体血清学试验和梅毒螺旋体血清学试验。前者常用于临床筛选及判定治疗的效果，抽血后1小时即可出结果，费用也低廉。后者主要是用于判定试验，但是它不能判定治疗效果，一旦患有梅毒，这一试验将终身阳性。

1. 非梅毒螺旋体血清试验　这类试验的抗原分为心磷脂、卵磷脂和胆固醇的混悬液，用来检测抗心磷脂抗体。由于这些试验具有相同的标准化抗原，所以敏感性相似。常用的有三种：①性病研究实验室玻片试验（VDRL）；②血清不加热的反应素玻片试验（USR）；③快速血浆反应素环状卡片试验（RPR）。可用做临床筛选，并可做定量，用于疗效观察。

2. 梅毒螺旋体血清试验　包括有：①荧光螺旋体抗体吸收试验（FTA-ABS）；②梅毒螺旋体血凝试验（TPHA）；③梅毒螺旋体明胶凝集试验（TPPA）；④梅毒螺旋体制动试验（TPI）等。这类试验特异性高，主要用于诊断试验。

3. 梅毒螺旋体IgM抗体检测　梅毒螺旋体IgM抗体检测是近年来才有的新的诊断梅毒的方法。IgM抗体是一种免疫球蛋白，用它来诊断梅毒具有敏感性高，能早期诊断，能判定胎儿是否感染梅毒螺旋体等优点。特异性IgM类抗体的产生是感染梅毒和其他细菌或病毒后机体首先出现的体液免疫应答，一般在感染的早期呈阳性，随着疾病发展而增加，IgG抗体随后才慢慢上升。经有效治疗后IgM抗体消失，IgG抗体则持续存在，TP-IgM阳性的一期梅毒患者经过青霉素治疗后，2~4周TP-IgM消失。二期梅毒TP-IgM阳性患者经过青霉素治疗后，2~8个月之内IgM消失。此外，TP-IgM的检测对诊断新生儿的先天性梅毒意义很大，因为IgM抗体分子较大，其母体IgM抗体不能通过胎盘，如果TP-IgM阳性则表示婴儿已被感染。

4. 分子生物学检测　近年来分子生物学发展迅速，PCR技术广泛用于临床，所谓PCR即多聚酶链式反应，即从选择的材料扩增选择的螺旋体DNA序列，从而使经选择的螺旋体DNA拷贝数量增加，能够便于用特异性探针来进行检测，以提高诊断率。

5. 脑脊液检查。晚期梅毒患者，当出现神经症状，经过驱梅治疗无效，应做脑脊液检查。这一检查对神经梅毒的诊断、治疗及预后的判断均有帮助。检查项目应包括：细胞计数、总蛋白测定、VDRL试验及胶体金试验。

五、沙眼衣原体感染的检测

（一）直接涂片镜检

沙眼急性期患者取结膜刮片，Giemsa或碘液及荧光抗体染色镜检，查上皮细胞质内有无包涵体。包涵体结膜炎及性病淋巴肉芽肿，也可从病损局部取材涂片，染色镜检，观察有无衣原体或包涵体。

（二）分离培养

用感染组织的渗出液或刮取物，接种鸡胚卵黄囊或传代细胞，分离衣原体，再用免疫学方法鉴定。

（三）血清学试验

主要用于性病淋巴肉芽肿的辅助诊断。常用补体结合试验，若双份血清抗体效价升高4倍或以上者，有辅助诊断价值。也可用ELISA、凝集试验。

（四）PCR试验

设计不同的特异性引物，应用多聚酶链式反应可特异性诊断沙眼衣原体，具有敏感性高，特异性强的特点，现被广泛应用。

六、支原体感染的检测

支原体实验室检测方法有：形态学检查、支原体培养、抗原检测、血清学方法和分子生物学方法。

测定支原体抗体的血清学试验方法中，有支原体特异性血清学检测和非特异性血清学检测：支原体特异性血清学检测方法中，最常用的是补体结合试验，另有间接免疫荧光染色检查法、生长抑制试验、代谢抑制试验、间接血凝试验、酶免疫法和酶联免疫吸附试验（ELISA）等。支原体的非特异血清学方法有肺炎支原体冷凝集试验与MG链球菌凝集试验，对支原体肺炎能起辅助诊断的作用。检测特异性抗体IgG的方法尚不能达到早期快速诊断的目的，抗原的检测为今后研究的发展方向。目前已有用酶联免疫吸附试验、荧光标记抗体、肺炎支原体膜蛋白单克隆抗体和反向间接血凝法直接检测分泌物和体液中支原体抗原的报道，具有很高的特异度和灵敏度。人体感染肺炎支原体后，能产生特异性IgM和IgG类抗体。IgM类抗体出现早，一般在感染后1周出现，3～4周达高峰，以后逐渐降低。由于肺炎支原体感染的潜伏期为2～3周，当患者出现症状而就诊时，IgM抗体已达到相当高的水平，因此IgM抗体阳性可作为急性期感染的诊断指标。如IgM抗体阴性，则不能否定肺炎支原体感染，需检测IgG抗体。IgG较IgM出现晚，需动态观察，如显著升高提示近期感染，显著降低说明处于感染后期。由此提示 IgG与IgM同时测定，可提高诊断率，达到指导用药、提高疗效之目的。

支原体分子生物学检测方法有基因探针和聚合酶链反应（PCR）等方法。基因探针的核酸杂交法，虽然敏感性和特异性都很高，但基因探针常用同位素标记，放射性危害大，设备要求高且烦琐难以推广，近年来发展的PCR技术，使得支原体检测变得简便、快速、敏感、特异，为支原体的检测和实验研究开辟了一个广阔的前景。

细胞培养（特别是传代细胞）被支原体污染是个世界性问题。国内外研究表明，95%以上是以下4种支原体：口腔支原体（M. orale）、精氨酸支原体（M. arginini）、猪鼻支原体（M. hyorhinis）和莱氏无胆甾原体（A. laidlawii），为牛源性。以上是最常见的污染细胞培养的支原体菌群，但能够污染细胞的支原体种类是很多的，国外调查证明，大约有二十多种支原体能污染细胞，有的细胞株可以同时污染两种以上的支原体。

支原体污染的来源包括工作环境的污染、操作者本身的污染（一些支原体在人体是正常菌群）、培养基的污染、污染支原体的细胞造成的交叉污染、实验器材带来的污染和用来制备细胞的原始组织或器官的污染。

七、念珠菌病的检测

诊断生殖器白色念珠菌病除典型的症状、体征外，实验室检查是必不可少的。一般做分泌物的直接镜检就可以明确诊断，有条件的也可做白色念珠菌的培养，更能明确诊断。直接镜检是非常简单的实验室方法。取少许分泌物置于玻璃片上，加一滴氢氧化钾或等渗的氯化钠溶液，覆盖上玻片，置于显微镜下，可见到白色念珠菌的孢子和菌丝。用这种方法诊断的准确率为70%。

生殖器白色念珠菌病常易与生殖器毛滴虫病相混淆。它们共有的症状为生殖器瘙痒，分泌物和白带增多，但是前者生殖器分泌物为乳酪状或豆渣状，后者生殖器分泌物为灰黄色，有腥臭味。直接镜检化验有助于二者的鉴别诊断。

生殖器念珠菌病绝大多数是一种条件致病性感染，除不洁性交引起本病的感染外，个体所患的某些疾病也是引起本病的原因。所以，在治疗本病前，应该检查有否患糖尿病、免疫缺陷病等，患者有否长期应用抗生素、激素等药物。如果患者有这样的情况，应及时予以治疗。这对治疗本病是非常关键的。

八、阴虱病的检测

阴虱虽然主要寄生于阴部和肛门周围体毛，但也偶见寄生于腋毛，眉毛或睫毛。它常贴伏于皮肤表面，也时常凭其螃蟹样的足爪紧抓阴毛，其卵则可牢固地黏附在阴毛上。皮肤被阴虱叮咬后，可出现高出皮面的红色丘疹，患者感瘙痒，经搔抓往往继发湿疹或毛囊炎。少数患者在股内侧或躯干处还可见蚕豆大至指头大的青灰色或淡青色的青斑，不痒，压之不褪色。这是由于阴虱吸血时，使人的皮肤微量出血，加上阴虱唾液中的色素使人的血红蛋白变为绿色而形成的。这种青斑可在阴虱杀灭后继续存在数月之久。将拔下的阴毛置于玻片上，如在显微镜下见到虱卵，即可确诊。

第四节　艾滋病的实验诊断

一、免疫学检查

循环淋巴细胞显著下降，TH细胞减少，TH／TS大于1.0；T细胞功能下降，迟发型皮肤试验转阴，体外试验证明以非特异性有比分裂原刺激时，T细胞反应降低，T细胞的细胞毒作用下降，产生白细胞介素−2及α−干扰素下降，乃细胞功能失调。多克隆性高球蛋白血症，对所抗原刺激不产生应有的抗体反应，自然杀伤细胞活性下降。

二、病毒及抗体检查

（一）HIV抗体检测的目的

HIV抗体检测可用于监测、诊断、血液筛查。

以监测为目的的检测：是为了解不同人群HIV感染率及其变化趋势而进行的检测，检测的人群包括各类高危人群和一般人群。

以诊断为目的的检测：是为了确定个体HIV感染状况而进行的检测，包括临床检测和自愿咨询检测、术前检测、根据特殊需要进行的体检等。

以血液筛查为目的的检测：是为了防止输血传播HIV而进行的检测，包括献血员筛查和原料血浆筛查。

（二）HIV抗体检测的要点

1. 筛查试验阳性不能出阳性报告。
2. 严格遵守实验室标准操作程序（SOP）。
3. 严格按照试剂盒说明书操作。
4. 注意防止样品间交叉污染。

（三）常规HIV抗体检测的方法

HIV抗体检测分为筛查试验（包括初筛和复检）和确认试验。

1. HIV抗体检测筛查试验　筛查试剂：必须是经国家食品药品监督管理局注册批准、批检合格、在有效期内的试剂。推荐使用经临床质量评估敏感性和特异性高的试剂。

酶联免疫试验（ELISA）：目前国内外主要使用第三代（双抗原夹心法）试剂，少致使用第二代试剂。血源筛查仍以第三代ELISA为主；国际上有些国家和地区已将线性免疫酶测定（第四代ELISA试剂）用于血源筛查。第四代ELISA试剂是最近发展起来的HIV

抗原抗体联合测定试剂，可同时检测P_{24}抗原和抗HIV-1／2抗体。与第三代抗HIV-1／2试剂相比，检出时间提前了4～9.1天。其优点在于能同时检测抗原、抗体，降低血源筛查的残余危险度。

快速检测（RT）：随着对HIV感染者和AIDS患者抗反转录病毒治疗的进展，及对无症状HIV感染者提供自愿咨询检测（VCT）的迫切需求，简便、快速的HIV检测方法被广泛应用常用的主要有以下几种：

明胶颗粒凝集试验（PA）：PA是HIV血清抗体检测的一种简便方法，是将HIV抗原致敏明胶颗粒作为载体，与待检样品作用，混匀后保温（一般为室温）。当待检样品含有HIV抗体时，经抗原致敏的明胶颗粒与抗体发生抗原–抗体反应，根据明胶颗粒在孔中的凝集情况判读结果。

PA试剂有两种，HIV-1和HIV-2抗原共同致敏的PA试剂（AFD HIV-1／2 PA）。

HIV-1、HIV-2抗原分别致敏的PA试剂（SERODIA-HIV-1／2）可初步区分HIV-1型和HIV-2型。

斑点EIA或称斑点ELISA（dot-EIA）以硝酸纤维膜为载体，将HIV抗原滴在膜上成点状，即为固相抗原。加血清样品作用，以后步骤同ELISA。阳性结果在膜上抗原部位显示出有色斑点。反应时间在10 min以内，使用抗原量少。

斑点免疫胶体金（或胶体硒）快速试验与斑点EIA相似，也是以硝酸纤维膜为载体。区别在于不用酶标记抗体，而代之以红色的胶体金（或胶体硒）A蛋白，用渗滤法作为洗涤方法。试剂稳定，可室温长期保存。试验时不需任何设备，迅速、简便、特异性较好，敏感性约相当于中度敏感的ELISA，适用于应急检测、门诊急诊个体检测。目前已有在国内被SFDA批准注册的国外进口试剂和国内产品。一般可在10～30min内判读结果。

艾滋病唾液检测卡：在硝酸纤维膜上包被人工合成的HIVgp41／gp36蛋白抗原，可同时检测含在唾液中的HIV-1／HIV-2抗体，原理为酶免疫间接法。主要检测唾液中的HIV IgA与IgG抗体，敏感性特异性与ELISA相近，可避免静脉穿刺。但样品预处理时间长且售价较高。

尿液HIV抗体检测：1996年美国FDA首次批准HIV-1尿液ELISA试剂，我国也正在研制尿液HIV抗体检测试剂。主要适用于静脉注射毒品（IDU）人群和其他高危人群的大面积流行病学调查、监测。筛查阳性者仍需采血做确认试验才能确定。

筛查报告对呈阴性反应的样品，可由实施检测的实验室出具HIV抗体阴性报告；对呈阳性反应的样品，须进行复检，不能出阳性报告。

复检试验：对初筛呈阳性反应的样品用原有试剂和另外一种不同原理或不同厂家的筛查试剂重复检测。如两种试剂复测均呈阴性反应，则报告HIV抗体阴性；如均呈阳性反应，或一阴一阳，需送艾滋病确认实验室进行确认。

对HIV抗体筛查试验，呈阴性反应者可出具"HIV抗体阴性"报告；对初筛试验呈阳性反应者不能出阳性报告，可出具"HIV抗体待复查"报告。

2. HIV抗体确认试验 确认试验的试剂：必须是经国家食品药品监督管理总局注册批准、在有效期内的试剂。

确认试验方法：包括免疫印迹试验（WB）、条带免疫试验（LIATEK HIV Ⅲ）、放射免疫沉淀试验（RIPA）及免疫荧光试验（IFA）。国内常用的确认试验方法是WB。

确认检测流程有HIV-1／2混合型和单一的HIV-1或HIV-2型。先用HIV-1／2混合型试剂进行检测，如果呈阴性反应，则报告HIV抗体阴性；如果呈阳性反应，则报告HIV-1抗体阳性；如果不满足阳性标准，则判为HIV抗体检测结果不确定。如果出现HIV-2型的特异性指示条带，需用HIV-2型免疫印迹试剂再做HIV-2的抗体确认试验，若呈阴性反应，则报告HIV-2抗体阴性；若呈阳性反应，则报告HIV-2抗体血清学阳性，并将样品送国家参比实验室进行核酸序列分析。

确认试验结果报告确认试验由确认实验室根据检测结果出具"HIV抗体确认检测报告单"，报告HIV抗体阳性（+）、HIV抗体阴性（-）及HIV抗体不确定（±）。

第五节 寄生虫感染的病原学检查

一、概述

寄生虫学检验（parasitological laboratory medicine）是研究寄生虫的形态、生活史、致病、实验诊断、流行和防治原则的一门科学，主要内容包括医学蠕虫、医学原虫、医学节肢动物和寄生虫病实验诊断技术等。通过学习，学会常见寄生虫病的实验室诊断方法，并能联系实际，分析有关流行因素，为制定有效防治措施提供依据，从而达到控制或消灭寄生虫病，提高人们健康水平和促进生产力发展的目的。

（一）寄生虫的种类

寄生虫种类繁多。在我国，已知寄生于人体的寄生虫多达230种。按寄生虫与宿主的关系，通常将人体寄生虫分为以下不同类别：

1. 按寄生部位 可分为体内寄生虫和体表寄生虫。生活在宿主体内的寄生虫称体内寄生虫，如寄生在宿主的腔道、器官、组织、细胞或体液中的原虫、蠕虫和某些节肢动物；暂时或较长阶段附着于宿主皮肤或侵害皮肤浅层的寄生虫称体表寄生虫，如虱、蚊、蜱、螨等吸血节肢动物。

2. 按寄生性质 可分为专性寄生虫、兼性寄生虫、偶然寄生虫和机会致病等寄生虫。

（1）专性寄生虫：生活史各阶段或某一阶段营寄生生活。大多数人体寄生虫为专性寄生虫，如旋毛虫、血吸虫、蛔虫、猪肉绦虫、疟原虫等。

（2）兼性寄生虫：寄生虫既可在外界环境营自生生活并完成生活史，但如有机会侵入宿主体内也可营寄生生活，如粪类圆线虫。

（3）偶然寄生虫：因偶然机会侵入人体或动物体内寄生的寄生虫，如某些蝇蛆进入人体消化道寄生。

（4）机会致病寄生虫：某些寄生虫，在宿主体内通常处于隐性感染状态，不表现显著致病性。当宿主免疫力低下时（如艾滋病患者、长期使用免疫抑制剂的患者等），可出现异常增殖，致病力增强，使感染者表现明显的临床症状和体征或致死亡，这类寄生虫被称为机会致病寄生虫，如隐孢子虫、卡氏肺孢子虫等。

（5）体内寄生虫：寄生在宿主细胞内和组织器官内的寄生虫。大多数人体寄生虫为体内寄生虫，如日本血吸虫成虫寄生在宿主门脉-肠系膜静脉系统；蛔虫成虫寄生在宿主肠道；弓形虫寄生在宿主的有核细胞内。

（6）体外寄生虫：某些寄生虫永久地寄生在宿主体表，如虱子、疥螨等；蚊、臭虫、蜱等只在吸血时在宿主体表作短暂停留，这类寄生虫被称为暂时性寄生虫。

3. 按寄生时间　可分为长期性寄生虫（如蛔虫和血吸虫等）和暂时性寄生虫（如蚊和蝇等）。

根据生物学分类系统，人体寄生虫分别归属于动物界（Kingdom Animalia）的7个门，即线形动物门（Phylum Nemathelminthes）、扁形动物门（Phylum Platyhelminthes）、棘头动物门（Phylum Acanthocephala）、节肢动物门（Phylum Arthropoda）和原生动物亚界（Subkingdom Protozoa）中的肉足鞭毛门（Phylum Sarcomastigophora）、顶复门（Phylum Apicomplexa）和纤毛门（Phylum Ciliophora）。

（二）宿主的类别

寄生虫的不同发育阶段需要相应的宿主提供适宜其生存、繁殖的理化及营养环境，这就决定了一种寄生虫选择性地寄生于某种或某些宿主。寄生虫对宿主的这种选择性称为宿主特异性，是寄生虫在长期演化过程中形成的。在寄生虫生活史中，有的只需一个宿主，有的则需两个或两个以上宿主。根据寄生虫对宿主的选择性和寄生阶段等因素，可将宿主分为四种类型：

1. 终宿主　寄生虫成虫期或有性生殖阶段寄生的宿主称终宿主。

2. 中间宿主　寄生虫的幼虫期或无性生殖阶段发育或变态所必需的宿主称为中间宿主。如果有一个以上中间宿主，依据寄生的先后顺序分别称第一中间宿主和第二中间宿主。

3. 保虫宿主　有些寄生虫不仅在人体寄生，还可感染某些脊椎动物，并完成与人体内相同的生活阶段，作为人类寄生虫病的传染源，在流行病学上起保虫和储存的作用，这些动物称保虫宿主或储蓄（存）宿主。

4. 转续宿主（paratenic host） 滞育状态的寄生虫幼期寄生的非正常宿主。寄生虫的幼虫或童虫在这些宿主体内不能发育为成虫。

（三）寄生虫与宿主的相互作用

寄生虫与人体之间的相互作用是临床寄生虫学的核心内容。寄生虫具有运动、营养、代谢和繁殖等完整的生理功能。入侵人体、组织内移行和定居后的生理和生化代谢是个复杂的过程，相互作用的结果取决于寄生虫的数量和人体的生理状况。

1. 寄生虫对宿主的影响 寄生虫侵入宿主、移行、定居、发育、繁殖等过程，对宿主细胞、组织、器官乃至系统造成损害，概括起来主要有以下三个方面。

（1）掠夺营养：寄生虫在宿主体内生长、发育及大量繁殖，所需营养物质绝大部分来自宿主，寄生虫数量越多，所需营养也就越多，可使宿主出现营养不良。这些营养还包括宿主不易获得而又必需的物质，如维生素B_{12}铁等微量营养物。如肠道寄生的蛔虫以宿主消化和半消化的物质为食，引起宿主营养不良；吸附于肠壁的钩虫吸食宿主血液，可导致贫血。

（2）机械性损害：在腔道内、组织内或细胞内的寄生虫和移行的幼虫可导致腔道阻塞、内脏器官的压迫、组织的损伤或细胞的破裂，引起相应疾病。例如，蛔虫所致肠梗阻和胆管蛔虫症，棘球蚴在肝脏内的占位性损害，疟原虫导致红细胞的破坏等。

（3）毒性及免疫损害：寄生虫生长繁殖过程中不断向寄生环境排出分泌代谢产物，组织溶解酶以及死亡虫体的分解产物，造成寄生部位组织的增生、化生、坏死等损害，甚至导致癌变。例如，溶组织内阿米巴引起的肝脓肿，埃及血吸虫引起的膀胱癌等。有些蜱的涎液具有神经毒性，叮咬后可致宿主肌肉麻痹甚至瘫痪。

寄生虫作为异物抗原还能诱导宿主产生免疫病理反应，其结果造成人体自身组织的损伤，如日本血吸虫虫卵在肝脏内引起的虫卵肉芽肿、疟疾患者的严重贫血和肾病、棘球蚴内囊液漏出使宿主发生过敏性休克等。但是在寄生虫-宿主漫长演化过程中，寄生虫为了自身的生存，可诱导宿主的免疫耐受，也可使宿主的免疫应答向细胞介导的免疫或体液免疫偏移，结果是：某些寄生虫的感染可能使一些自身免疫性疾病病情缓解。例如，有报道发现血吸虫感染可降低I型糖尿病患者的血糖水平；肠道蠕虫感染可减轻哮喘和过敏性肠炎的发病率等。

2. 宿主对寄生虫的影响 寄生虫与宿主之间的密切关系通常使宿主受到寄生虫抗原的影响。这些抗原可能是寄生虫体抗原，或是寄生虫分泌物或排泄物的代谢抗原。在上述两种情况下，宿主均通过合成抗体对这些抗原产生特异性反应。宿主对寄生虫的免疫应答可能出现在抗原附着或沉淀处，或更广泛的部位，也许遍及宿主全身。免疫应答的最重要作用之一是限制虫体数量。

（1）非特异性免疫：这是先天就有的免疫力，是在宿主进化中逐渐形成和发展起来的，具有种属和遗传的特性。如皮肤、黏膜和胎盘的屏障作用，消化液、血清补体和吞噬细胞对病原的杀灭能力或清除作用。又如，人体对某些寄生虫具有不感受性，鸡蛔虫不能寄生在人体内，鸟和鼠类的疟原虫不感染人体，西非黑人Duffy血型阴性基因型者不感染间日疟原虫等。

（2）特异性免疫：这是寄生虫感染人体后刺激机体免疫系统引起免疫应答而产生的获得性免疫力，主要表现为体液免疫和细胞免疫，两者分别通过不同的效应细胞即B淋巴细胞和T淋巴细胞介导，并有其他免疫括性细胞（如巨噬细胞、嗜酸性粒细胞和中性粒细胞等）参与。特异性免疫主要有两类：

1）消除性免疫：即人体感染某种寄生虫后产生完全的保护性免疫力，不仅能清除体内的寄生虫，而且还能完全抵御再感染。

2）非消除性免疫：即人体感染寄生虫后产生部分保护性免疫力，不足以清除体内的寄生虫，但却具有一定的抵御再感染的能力。寄生虫感染的免疫多属此类型。

通常，非消除性免疫导致大多数寄生虫感染表现为慢性过程，并可发生反复感染或复发，因而传染源持续存在，容易引起地方性流行。

（四）寄生虫生活史及感染阶段

1. 寄生虫生活史　是指寄生虫完成一代的生长、发育、繁殖和宿主转换的全部过程。寄生虫完成生活史需要有适宜的宿主和外界环境条件，包括寄生虫的感染阶段侵入宿主、在宿主体内移行、寄生、离开宿主的方式，以及所需的各种宿主或传播媒介等。

2. 寄生虫生活史的类型　寄生虫的种类繁多，生活史多种多样、繁简不一，大致可分为以下两种类型：

（1）直接型：生活史中不需要中间宿主。寄生虫在宿主体内或自然环境中发育至感染期后直接感染人。如小肠内的蛔虫和钩虫卵随粪便排出体外，在土壤中分别发育成感染性虫卵和感染性幼虫（丝状蚴），人是它们的唯一宿主。

（2）间接型：生活史中需要中间宿主。寄生虫在中间宿主体内发育后，再侵入终宿主（包括人类），完成其生活史。如丝虫幼虫（微丝蚴）必须首先进入蚊虫体内，经发育成感染性幼虫后，随蚊子吸血侵入人体淋巴系统，才能发育为成虫。蚊子是其中间宿主，人为终宿主。

3. 寄生虫的感染阶段　寄生虫生活史中有多个发育阶段，只有某一（某些）阶段对人体具有感染性，这一（些）特定阶段称为感染阶段或感染期。

4. 感染途径和寄生部位　寄生虫感染阶段侵入宿主的途径包括经口、皮肤、呼吸道、节肢动物叮咬、输血和胎盘等，其中随食物、饮水等经口进入人体是寄生虫最常见的感染方式。

寄生虫感染阶段进入宿主后，有的直接到达寄生部位，如蛲虫和鞭虫的感染期虫卵经口进入人的消化道后可直接在肠内发育为成虫；有些寄生虫则需要经过体内移行最后到达寄生部位，如蛔虫的感染期虫卵经口进入人的消化道后，孵出的幼虫需要穿过肠壁并循一定的途径在体内移行，然后再返回到小肠内定居和发育为成虫。体内寄生虫的寄生部位可大致分为消化系统（如肠道、肝和胆管等）、循环系统（如血管和淋巴管等）、神经系统、呼吸系统、皮肤与肌肉、泌尿和生殖系统、眼部和细胞内等。

（五）寄生虫感染与寄生虫病

寄生虫侵入人体并在体内生长一定的时间，这种现象称为寄生虫感染。如感染者出现明显的临床表现，则称寄生虫病。

1. 寄生虫感染的特征

（1）慢性感染与隐性感染：寄生虫感染以慢性感染为主。感染者在临床上出现一些症状后，不经治疗则逐渐转入慢性持续感染状态，并出现修复性病变，如血吸虫性肝纤维化的形成。

除感染利什曼原虫外，治愈后的寄生虫感染者对再感染没有抵抗力，即人体易发生再感染。反复发生的再感染，往往加重感染者的慢性病理损害，也会加重流行区人群寄生虫感染控制的难度。

隐性感染，是指人体感染寄生虫后，既无明显的临床表现，也不能用常规方法检测到病原体的寄生现象。当宿主免疫功能不全时，如长期使用抗肿瘤药物、免疫抑制剂或艾滋病患者，体内寄生虫增殖加快、致病力增强，出现严重临床症状。

（2）多寄生现象：人体同时有两种或两种以上寄生虫寄生，称为多寄生现象，这种现象在消化道的寄生虫相当普遍。如蓝氏贾第鞭毛虫与钩虫、蛔虫同时存在时，其生长、繁殖受到抑制；而与微小膜壳绦虫同时感染时，则有利于蓝氏贾第鞭毛虫的生存。

（3）异位寄生：异位寄生，是指寄生虫在常见寄生部位以外的器官或组织内寄生，常可引起异位损害。如卫氏并殖吸虫正常寄生于肺部，但也可寄生于腹腔、脑等处。

（4）幼虫移行症：某些蠕虫的幼虫侵入非正常宿主——人，不能发育为成虫，长期以幼虫状态存在，在皮下、组织、器官间窜扰，造成局部或全身的病变，称幼虫移行症。根据幼虫侵犯的组织、器官及症状，可分为内脏幼虫移行症和皮肤幼虫移行症。

（5）动物源性寄生虫病：动物源性寄生虫病，是指在脊椎动物与人之间自然传播的寄生虫病。动物源性寄生虫包括原虫、蠕虫及舌形虫，也包括进入宿主皮肤或体内的寄生节肢动物，但不包括仅在宿主体表吸血或居留的节肢动物。目前已证实的动物源性疾病有196种，其中91种为寄生虫病。

2. 寄生虫病的临床表现　寄生虫病最常见的症状和体征主要包括发热、腹泻、贫血、过敏反应和肝脾肿大等。

（1）发热：发热是许多寄生虫病最常见的临床表现。疟疾、急性血吸虫病、丝虫病、阿米巴肝脓肿、旋毛虫病、黑热病、肝吸虫病和蠕虫幼虫移行症等常出现明显的发热症状。

（2）腹泻：许多肠道寄生虫能引起肠壁炎症、溃疡，导致血液和黏液渗入肠腔内形成的腹泻。可引起腹泻的寄生虫有溶组织内阿米巴、蓝氏贾第鞭毛虫、隐孢子虫、血吸虫、姜片虫、旋毛虫、绦虫、鞭虫和粪类圆线虫等。

（3）贫血：钩虫、疟原虫和杜氏利什曼原虫感染可引起严重的贫血，如钩虫病患者可出现低色素小细胞型贫血。

（4）营养不良和发育障碍：寄生虫直接或间接地从人体获得营养，以维持其生长、发育与繁殖。当人体自身的营养状况较差时，可引起营养不良或恶性营养不良，甚至低蛋白血症。某些寄生虫病如钩虫病、日本血吸虫病还可引起儿童不同程度的发育障碍，严重者可导致侏儒症。

（5）过敏反应：人体感染寄生虫后，常引起荨麻疹、血管神经性水肿、支气管哮喘等临床症状，严重者可因全身小血管扩张而引起过敏性休克。蠕虫感染多出现过敏反应，如血吸虫尾蚴性皮炎、蛔虫性哮喘和荨麻疹、包虫囊液引起的过敏性休克等。

（6）肝大：许多寄生虫寄生在肝脏，常引起肝脏损伤并出现相应的症状和体征，肝大是寄生虫性肝损害常见的体征。如血吸虫虫卵可沉积在肝组织，引起虫卵肉芽肿和肝纤维化；肝大还是疟疾的体征之一。

（7）脾大：脾大是脾脏因寄生虫直接或间接损害引起的显著体征，如黑热病、疟疾、血吸虫病均可出现脾肿大或巨脾症。

（8）嗜酸粒细胞增多：外周血及局部组织内嗜酸粒细胞增多是蠕虫感染常见的临床表现。外周血嗜酸粒细胞增多通常出现在侵袭组织器官的寄生虫感染，如蛔虫、并殖吸虫和管圆线虫感染。组织内嗜酸粒细胞增多通常出现在寄生虫死亡部位，如皮下犬钩口线虫感染。当某些寄生虫侵入中枢神经系统时，在脑脊液中也可查见嗜酸粒细胞，如广州管圆线虫、猪囊尾蚴在脑部寄生时。

（9）其他：寄生虫病的其他临床表现包括皮肤损害、中枢神经系统损害、眼部损害等，这些临床表现与寄生虫虫种及侵袭部位有关。

（六）寄生虫病检验的目的和方法

1. 检验目的　寄生虫病检验的目的在于了解或确定受检查者是否存在寄生虫感染，以明确诊断；或者是为了进一步鉴定虫种，以便进行鉴别诊断；或者是为了考核疗效，了解防治效果等。因此，寄生虫病检验不仅在临床上不可忽视，而且也是寄生虫病防治或监测工作的一个重要组成部分。在寄生虫病防治效果考核（验收）中，寄生虫病检验结果通常是最主要的评价指标。

2. 检验方法　寄生虫病检验主要包括病原学检验、免疫学检验及分子生物学检验三个方面。病原学检验是确诊的依据，免疫学和分子生物学检验则通常是在难于从送检标本中找到寄生虫病原体，或者是在需要进行早期诊断以及开展寄生虫病普查工作时采用的重要手段。

熟悉或掌握寄生虫学基本知识、基本理论和基本技能是做好寄生虫病检验工作的前提。寄生虫病检验的主要步骤是：

（1）送检标本可靠：恰当的标本采集是寄生虫病实验诊断的最重要步骤。送检标本的采样，应根据患者的临床表现、流行病学信息、初步的临床诊断，以及寄生虫的生活史来决定，如对来自血吸虫病疫区的发热患者，怀疑为急性血吸虫病，应收集患者的粪便做虫卵检查和毛蚴孵化检查。强调正确采集合理标本，注意标本的保存、运输、处理等环节，以保证送检标本可靠。

（2）选择正确的检查方法：人体寄生虫种类繁多，大小各异，且生活史复杂，致病阶段和可被检获阶段各不相同，因此，必须选择正确的检查方法才能保证检测结果的可靠和可信。如蛲虫、鞭虫均是肠道寄生虫，但蛲虫雌虫是在感染者熟睡时，从肛门爬出后在肛门外产卵，因此，诊断蛲虫病采用透明胶纸法或棉签拭子法，于清晨解便前或洗澡前从肛周采样，检查虫卵，而不是像诊断鞭虫感染一样做粪便检查。

（3）对检验结果进行鉴定或分析，报告力求正确。此外，对于大多数寄生虫病均可取患者血清进行免疫学或分子生物学检验，但在某些寄生虫病（如肺孢子虫病）患者血清中，不仅很难检测到循环抗体，而且也很难检测到循环抗原或DNA片段，这是值得注意的。

临床寄生虫学检验是一门经典学科，也是一门不断发展和创新的学科。随着现代免疫学和分子生物学理论和技术不断应用和渗透，临床寄生虫学检验已从主要依靠显微镜技术逐渐向以免疫学和分子生物学技术为主的方向发展。单克隆抗体技术、ELISA和胶体金快速诊断技术也成为许多寄生虫病临床诊断的主要手段，如用于疟疾快速诊断的商品化试剂盒Dipstick类的ParaSightTM-F和ICT-MalariaP.f. TM等。核酸杂交、PCR、基因芯片和蛋白质芯片等先进技术也开始在寄生虫病诊断中应用。系列化的快速诊断试剂、集成性和全自动化的诊断方法和仪器的研制将是今后的研究重点。

（七）寄生虫病的流行与防治

1. 寄生虫病的流行　是指寄生虫感染或寄生虫病在人群中发生、传播和转归或终止的过程，由传染源、传播途径和易感人群等环节构成。这个过程既是生物学现象，也是社会现象，与社会经济因素密切相关。

（1）寄生虫病流行的基本环节：寄生虫病的流行是寄生虫病在人群中发生、传播和转归的过程。寄生虫病流行必须具备三个基本环节，即传染源、传播途径和易感人群。

1）传染源：人体寄生虫病的传染源，是指有寄生虫寄生的人和动物，包括患者、带虫者、保虫宿主和转续宿主（家养动物及野生动物）。作为传染源，其体内存在和（或）可排出寄生虫生活史中的某个发育阶段，污染环境，有的可在外界或另一宿主体内继续发育。例如，外周血液中含有疟原虫雌雄配子体的疟疾患者或感染者是疟疾的传染源；能排出成熟虫卵的血吸虫患者、感染者或保虫宿主是血吸虫病的传染源。

2）传播途径：寄生虫离开传染源，经过特定的发育阶段，侵入新的易感者的过程称寄生虫病的传播途径。通过传播途径，寄生虫完成更换宿主的过程，这也是寄生虫借此延续世代、维持物种生存的必然方式。常见传播途径可归纳为：

①经土壤传播：土源性蠕虫的卵需在土壤中发育为感染期虫卵或感染期幼虫，人因接触被感染期虫卵或幼虫污染的土壤而感染。如蛔虫病、钩虫病等主要经土壤传播。

②经水传播：寄生虫的感染期污染水源，人因饮水或接触疫水而感染。如饮水中含感染期蛔虫卵或溶组织内阿米巴成熟包囊，接触有血吸虫尾蚴的水体等。

③经食物传播：生食含感染期虫体（华支睾吸虫囊蚴、旋毛形线虫囊包幼虫、弓形虫包囊或假包囊等）食物，或食用被感染期虫卵或原虫包囊污染的食物均可致感染。

④经皮肤传播：寄生虫感染期直接侵入皮肤引起感染，如钩虫、血吸虫等。

⑤经媒介昆虫传播：有些寄生虫需在媒介昆虫体内发育至感染期，然后经昆虫可刺吸血感染人体，如丝虫、疟原虫等。

⑥经接触传播：有些寄生虫可经直接或间接接触进行传播，如阴道毛滴虫、蠕形螨等。

⑦经胎盘传播：母体内寄生虫可经胎盘传播给胎儿，引起先天性感染，如疟原虫、弓形虫等。

⑧经输血传播：献血者患有寄生虫病，血内寄生虫可通过输血使受血者感染，如疟原虫。

此外，还有经其他途径传播的，如经呼吸道传播（肺孢子虫）、自体传播（猪囊尾蚴、微小膜壳绦虫）等。

3）易感人群：对寄生虫缺乏免疫力或免疫力低下的人群称为易感人群。作为个体则称为易感者。如某种寄生虫病非流行区的人到流行区生活，由于缺乏特异的保护性免疫力，故容易感染这种寄生虫。感染某种寄生虫后，产生的部分保护性免疫力可逐渐降低或消失，亦可引起再感染。通常儿童比成人更易感染。

（2）流行过程的影响因素：寄生虫病的流行受社会因素和自然因素的影响。自然因素与社会因素通过对传染源、传播途径和易感人群的作用而影响着寄生虫病的流行过程，其中社会因素的影响作用更大。

1）自然因素：气候、地理、生物物种等自然因素能影响寄生虫及其宿主的生存条件，如钩虫幼虫需要在温暖潮湿的土壤中进行发育，肺吸虫的保虫宿主需要特定的生态环境。自然因素也可以通过影响生物种群的分布及其活动，间接地影响寄生虫病的流行。自然因素对人群易感性的影响较少，但自然因素如气温等对人群的生产方式和生活习惯有一定的影响，会增加感染某种寄生虫的机会，如在血吸虫病流行区，适宜的温度增加了人群接触疫水的机会，因而有利于血吸虫病的流行。

2）社会因素：社会制度，经济发展水平、文化教育状况及医疗卫生设施、居民生活习惯及生产劳动方式等社会因素都对寄生虫病的流行产生重要影响。例如，我国新中国成立前后寄生虫病发病率高低变化悬殊。目前，肝吸虫病和肺吸虫病等食源性寄生虫病流行，这与人们食用醉虾或未熟的蟹或蜊蛄有关。

（3）寄生虫病的流行特点

1）地方性：有些寄生虫病的分布和流行有明显区域性，此与自然因素和生物因素的关系尤为密切。例如，在热带和亚热带，寄生虫病的流行更为严重，我国黑热病仅在长江以北白蛉滋生的地方流行。当然，社会因素的作用亦十分重要。例如，棘球蚴病主要分布在我国北部和西北部牧区，而钩虫病则常在用新鲜人粪施肥的旱田作物地区。

2）季节性：寄生虫病的流行有明显的季节性。以节肢动物为宿主或媒介传播的寄生虫病，其流行季节与有关节肢动物的季节消长相一致。如间日疟的流行季节与中华按蚊或嗜人按蚊的活动季节一致，人源性黑热病与中华白蛉活动季节相符。人群生产或生活活动的季节性、寄生虫感染阶段所需的气候条件等，均为寄生虫病季节性流行的重要因素。

3）自然疫源性：在原始森林或荒漠地区，某些寄生虫病在野生脊椎动物之间传播，人类偶尔被卷入这一过程而感染，这种现象称自然疫源性，该类地区称为自然疫源地，具有自然疫源性的动物源性寄生虫病属于自然疫源性疾病，如肺吸虫病、血吸虫病、黑热病、肝吸虫病等。

2. 寄生虫病的防治原则

（1）控制或消除传染源：通过普查普治带虫者和患者，查治家畜或杀灭野生动物保虫宿主，控制和消除传染源。通过对流动人口的监测，控制流行区传染源的输入和扩散。

（2）切断传播途径：加强粪便和水源的管理，搞好环境卫生和个人卫生，加强动物性食品的卫生管理，控制或杀灭媒介节肢动物和中间宿主。

（3）保护易感者：进行健康卫生教育，增强预防意识，加强集体和个人防护工作，改变不良的饮食和卫生习惯，改进生产方法和生产条件，用驱避剂涂抹皮肤以防吸血节肢动物媒介叮刺，对某些寄生虫病还可采取预防服药的措施。

（4）加强寄生虫病监测：寄生虫病监测是控制寄生虫病的重要环节，可了解控制寄生虫病的对策和措施的效果和效益，以迅速获得疫情，及时防治，特别是加强流动人口的监测，以防止寄生虫病的扩散。

二、阿米巴病

阿米巴病（amebiasis），是指由溶组织内阿米巴（Entamoeba histolytica）及其他阿米巴感染所致的一类疾病。其中最重要的是由溶组织内阿米巴引起的疾病。根据其病变部位及临床表现的不同可分为肠阿米巴病（intestinal amebiasis）和肠外阿米巴病（extra-intestinal amebiasis）。肠阿米巴病又称阿米巴痢疾（amebic dysentery），其并发症以阿米巴肝脓肿（amebic liver abscess）最为多见。

可引起阿米巴病的其他阿米巴主要有耐格里属（Naegleria）和棘阿米巴属（Acanthamoeba）。它们都属于无须寄生于动物或人类而营自由生活的阿米巴，可导致原发性阿米巴脑膜脑炎、角膜溃疡等。

（一）溶组织内阿米巴形态与生活史

溶组织内阿米巴生活史中有滋养体和包囊两个阶段。

1. 形态

（1）滋养体：在新鲜阿米巴痢疾患者黏液血便或阿米巴肝脓肿穿刺液中，可见其运动活泼，形态多变，虫体直径约20～40μm。内外质分界清楚，外质透明，向外伸出舌状或指状伪足。内质颗粒状，内有细胞核、食物泡，可见被吞噬的红细胞、白细胞和细菌。虫体经铁苏木素染色后，细胞核结构清楚，呈蓝黑色、泡状，核膜内侧缘有一层排列整齐、大小均匀的核周染色质粒，核仁小，常居中，其与核膜之间隐约可见纤细的网状核纤丝。

（2）包囊：球形，直径10～20μm，囊壁较厚。碘液染色后，囊壁光滑透明呈黄色，内含1～4个核。未成熟包囊含核1～2个，有糖原泡，呈棕红色，拟染色体呈棒状。成熟包囊有4个核，糖原泡和拟染色体多已消失。经铁苏木素染色的包囊，核结构清楚，与滋养体相似但稍小，拟染色体呈蓝黑色棒状，两端钝圆，糖原泡为空泡状。

2. 生活史　溶组织内阿米巴生活史简单，其基本过程是包囊→小滋养体→包囊。四核包囊是感染期，人若食入被四核包囊污染的水和食物后，包囊能抵抗胃酸的作用，在小肠下段碱性消化液的作用下，囊壁变薄，出现微孔，虫体脱囊而出，形成囊后滋养体，此期甚短，随即分裂成八个单核小滋养体。小滋养体寄生在回盲部的结肠黏膜和肠腺窝内，以肠内黏液、细菌及消化的食物为营养，以二分裂法增殖。当小滋养体随肠内容物移动到横结肠时，由于营养物质减少，水分被吸收，粪便成形等肠内环境的改变，停止活动，排出内容物，虫体团缩变圆，进入囊前期，随后胞质分泌囊壁，形成包囊，随成形粪便排出。早期只有一个核，经分裂形成双核和四核包囊。当宿主肠蠕动加快时，未来得及形成包囊的小滋养体也可随腹泻便排出，但很快死亡。四核包囊通过污染食物、水源再感染新宿主。

（二）致病与临床

1. 致病　溶组织内阿米巴对宿主的致病机制包括滋养体对靶细胞和组织的粘附、杀伤、吞噬，以及细胞内降解的一系列过程，其具有侵入结肠壁和其他器官、适应宿主的免疫反应以及表达致病因子的能力，这些致病因子如260kDa半乳糖／乙酰氨基半乳糖凝集素（Gal／GalNAc lectin）、阿米巴穿孔素、半胱氨酸蛋白酶等具有破坏细胞外间质、接触溶解宿主组织和抵抗补体溶解的作用。

另外，当虫体侵入结肠或经血流播散，虫体接触到机体的补体系统时，可产生抗补体作用，使其免受补体的溶解和破坏。

2. 临床表现　溶组织内阿米巴感染后，潜伏期一般约2周，短者仅2天。可表现起病突然或隐匿，呈暴发性或迁延性，临床上分肠阿米巴病和肠外阿米巴病。

（1）无症状感染者：仅在粪检时可查见包囊。溶组织内阿米巴感染者中只有极少数为无症状者，已有报道认为这些无症状的包囊携带者一般在一年内会出现结肠炎症状。实际上，无症状包囊携带者中有90%为迪斯帕内阿米巴的感染。

（2）肠阿米巴病

1）急性肠阿米巴病：起病缓慢，临床症状有腹部不适、腹痛、腹泻，每日大便数次至10次左右，量多。若病变发生在盲肠部位，则呈单纯性腹泻，在粪便中可找到溶组织内阿米巴滋养体，此时为非痢疾性阿米巴结肠炎。如病变发生在乙状结肠和直肠，则痢疾症状较明显，大便呈脓血便，以血便为主，呈暗红色或紫红色，有时呈烂肉样，常有腐败腥臭味，此时为阿米巴痢疾。全身症状不明显，常无发热，偶有间歇性发热，持续性高热常提示合并细菌性感染。

2）暴发性肠阿米巴病：起病急剧，患者中毒症状明显，呈重病容，衰弱，高热可达40℃，可有剧烈腹痛、腹泻，次数在每天15次以上，为脓血便，镜检易找到滋养体。此型多见于儿童、孕妇、营养不良者及应用肾上腺皮质激素者。此型患者发生肠出血及肠穿孔的危险性较大，如不及时抢救，患者常死于毒血症。

3）慢性肠阿米巴病：常由急性肠阿米巴病治疗不彻底而引起，临床上常呈间歇性发作，间歇期常无任何症状，但在过度劳累、饮食不当等诱因下引起发作。发作时患者每天腹泻3~5次，呈黄色糊状便，带有少量黏液和血液，也可为脓血便，有时也可与便秘交替发生。病程可持续数月或更长。

（3）肠外阿米巴病

1）阿米巴性肝脓肿（amebic liver abscess）：是肠道阿米巴感染的并发症。阿米巴原虫是从结肠溃疡侵入门静脉所属分支而进入肝内的。阿米巴性肝脓肿绝大多数是单发的，主要应与细菌性肝脓肿鉴别。阿米巴肝脓肿可发生于溶组织内阿米巴感染数周至数年之后，多因机体免疫力下降而诱发。寄生在肠壁的溶组织内阿米巴大滋养体可经门静脉直接侵入肝脏。其中，大部分被消灭，少数存活的大滋养体继续繁殖，引起小静脉炎和静脉周围炎。在门静脉分支内，大滋养体的不断分裂繁殖可而引起栓塞，并通过其伪足运动、分泌溶组织酶的作用造成局部液化性坏死，形成小脓肿。随着时间的延长，病变范围逐渐扩大，使许多小脓肿融合成较大的肝脓肿。从大滋养体入侵肝脏至脓肿形成常需历时1个月以上。肝脓肿通常为单个大脓肿。由于大滋养体可到达肝脏的不同部位，故亦可发生多发性肝脓肿。肝脓肿大多位于肝的右叶，这与盲肠及升结肠的血液汇集于肝右叶有关。少部分病例可位于肝的左叶，亦可左右两叶同时受累；脓肿的中央为坏死灶，含红细胞、白细胞、脂肪、坏死的肝组织及夏－雷结晶。脓肿周围纤维组织增生而形成薄壁。有活力的大滋养体都附着于壁上组织中。在脓腔中央的大滋养体多已失去活力或死亡。由于在脓腔中缺乏形成包囊的条件，因此不可能发现包囊。肝脓肿呈局限性占位性病变，其他肝组织无异常。当肝脓肿发生继发性细菌感染时，可从脓液中分离到细菌，脓液转呈土黄色或黄绿色，臭味较浓。若阿米巴肝脓肿不能及时诊治，可发生穿破而造成脓液外泄，引起腹膜炎。

多有阿米巴肠病或腹泻病史，一般发生于腹泻后1~2周或一个月。①发热：早期多有畏寒发热，一般为38~39℃，热型不规则，以间歇型或弛张型居多，脓肿形成后常为低热或无发热。继发感染或脓肿穿破时可出现稽留性高热及寒战。②肝区疼痛及肝大：多为肝区持续性钝痛。有时向右肩部放射，肝区叩击痛及局部压痛明显。③全身症状；患者常伴乏力、食管缺乏、恶心等。可出现轻度黄疸。④并发症：脓肿穿破至胸腔可引起脓胸、肺脓肿或支气管瘘，穿破至腹腔可产生腹膜炎，左叶肝脓肿可穿破至心包引起心包炎。

2）肺阿米巴病：较少见，常继发于右上叶肝脓肿向胸腔破溃，或由肠阿米巴经血行播散造成。肺脓肿多见右下叶，患者主要表现有胸痛、呼吸困难、咳嗽和咳巧克力样痰，死亡率较高。

3）脑阿米巴病：虽较少见，但起病急，预后差。常合并有肝脓肿，多是大脑皮质的单个脓肿，可发展成脑膜脑炎。临床症状有头痛、呕吐、眩晕、精神异常等，重症患者若不及时治疗，可在12~72小时内死亡。

（三）实验室检测

1. 病原学检测

（1）生理盈水涂片法：取急性痢疾患者的脓血便、阿米巴肠炎的稀便检查活动的滋养体。要求做到两点，即标本必须新鲜、送检愈快愈好。标本置于4℃环境中不宜超过4~5h。典型阿米巴痢疾的粪便具有五个特点：①粪便为酱红色黏液样。②具腥臭味。③黏液中有粘集成团的红细胞和较少的白细胞。④有时可见菱形的夏科–莱登结晶。⑤有活动的滋养体。

（2）硫酸锌离心浮聚法：取粪便约1g，加10~15倍的水，充分搅拌，滤去粗渣，置离心管内，反复离心沉淀3~4次，至水清为止，倾去上液。在沉渣中加入比重为1.18（浓度为33%）的硫酸锌液少许，调匀后再加硫酸锌液，随加随调匀，加于离管口约1cm处，离心沉淀约1min，用金属环取表面的粪液于载玻片上或加碘液1滴镜检。本法适于检查原虫包囊和蠕虫卵。

（3）汞碘醛离心沉淀法：取粪便约1g（约黄豆大小），加适量（约10ml）汞碘醛液，充分调匀，用两层脱脂纱布过滤去粗渣，置离心管中，再加乙醚4ml，摇约2min，静置2分钟，2000r/min离心1~2min，即分成乙醚、粪渣、汞碘醛、沉淀物四层，弃去上三层，取沉淀物镜检。本法适用于检查粪便中的原虫包囊及滋养体。

临床上不典型的迁延型阿米巴病较为多见，带虫者排出包囊呈间歇性，无症状患者的病变不限于盲肠和升结肠，常规湿涂片及固定染色涂片的检出率很低，一次检出率往往不超过30%。但间隔1天以上的3次送检，检出率可提高到60%～80%，5次送检检出率可达90%以上。

在粪便内检查阿米巴滋养体或包囊时，应与非致病性阿米巴（如结肠内阿米巴等）、其他原虫和巨噬细胞等相鉴别。

（4）包囊的碘液染色：用滴管吸取1滴碘液置于载玻片中央，再用牙签或火柴杆取少许粪便在碘液中涂匀，加上盖玻片，用高倍镜观察包囊。包囊染成淡棕色，圆球形，囊壁发亮，有1～4个细胞核，呈小亮圈状。在单核或双核包囊内，糖原泡染成棕色，边界不明显，染色体呈亮棍状。应注意溶组织内阿米巴包囊与人酵母菌、脂肪滴的鉴别。人酵母菌形状大小不等。内有较大的空泡；脂肪滴的反光性较强，不着色，内无任何结构。

（5）铁苏木素杂色法：Schaudinn液或聚乙烯醇固定后，用铁苏木素杂色法染色，可见：滋养体的核仁和核膜为深蓝黑色，核仁与核膜之间色淡清晰，核膜内染色质粒均匀分明；细胞质为蓝色，食物泡呈深蓝色，红细胞呈红色，包囊呈蓝色，核仁、核膜、染色质粒同滋养体样；拟染色体呈深蓝黑色，糖原泡呈空泡状（因在染色过程中糖原泡已被溶解之故）。本法适用于检查肠内原虫。标本适于长期保存。

（6）培养法：可采用洛克液营养琼脂培养基法。以无菌操作向每斜面培养管内加入洛克液2ml、灭活兔血清0.5ml、消毒米粉、青霉素和链霉素少许，室温中预温15min后可进行接种含有溶组织阿米巴滋养体或包囊的排泄物，置35～37℃温箱中，24～48h后检查、转种。

（7）组织检查：可用乙状结肠镜或纤维结肠镜直接观察，观察黏膜溃疡，同时可做活检或刮拭物涂片或压片镜检。活体标本必须取材于溃疡边缘或者在深层刮取标本。脓腔穿刺应取材于壁部，此处易发现滋养体，同时应注意脓液性状特征。必要时，还可刮取活组织，以5%甲醛固定、切片、染色制成标本，镜检滋养体。

应注意患者用药情况、治疗措施等对检查滋养体的影响。若服用了杀虫剂、抗生素、收敛剂、泻剂、高或低渗灌肠溶液、钡餐等或有自身尿液污染标本时，均可导致抵抗力较弱的滋养体死亡，并影响检出率。

2. 免疫学诊断　国内常用间接荧光抗体试验（IFA）、间接血凝试验（IHA）和酶联免疫吸附试验（ELISA）等检测特异性抗体。间接荧光抗体试验的抗原易获得，其敏感性和特异性较强，当抗体滴度在1∶64以上时，一般无交叉反应，对阿米巴肝脓肿患者阳性率高达95%～100%，对肠阿米巴病可达50%～90%，但需荧光显微镜。间接血凝试验敏感性强，检测阿米巴肝脓肿阳性率可达100%，肠阿米巴病阳性率98%，其操作简便，但结果不够稳定，抗原制备较难。酶联免疫吸附试验敏感性高、特异性强、重复性好，但所用抗原要求高。目前已有应用重组抗原检测抗体的报告，其敏感性和特异性均在90%以上。近年还发展了检测抗原的方法，用单克隆抗体检测粪便、脓液中虫源性抗原即可确定现症患者。

3. 基因诊断 采用PCR技术和DNA探针技术检测粪便标本、脓肿穿刺液、粪便培养物、活检的肠组织、皮肤溃疡分泌物中溶组织内阿米巴滋养体的DNA。此方法还可用于区分致病性溶组织内阿米巴和非致病性迪斯帕阿米巴感染。编码溶组织内阿米巴29kDa／30kDa富半胱氨酸蛋白基因设计的引物，具有良好特异性和敏感性，检测该基因对阿米巴病的诊断和治疗都很有意义。

注意事项：对那些用显微镜、免疫学或基因诊断均未获阳性结果，但临床高度怀疑的病例，可用结肠镜取样活检，但不敏感，可辅以免疫组织化学或免疫荧光试验以提高敏感性，也可提纯DNA进行基因分析诊断。

4. 血常规 急性阿米巴病或伴有细菌感染者，其外周血液中白细胞总数和中性粒细胞比例增高。部分患者可出现嗜酸粒细胞增多。

此外，还可采用病理学和影像学方法，对患者进行诊断。典型的肠阿米巴病理变化是口小底大的烧瓶样溃疡，一般仅累及黏膜层，溃疡间的黏膜正常或稍有充血水肿。镜下可见组织坏死伴少量的炎症细胞，以淋巴细胞和浆细胞为主，中性粒细胞极少见。急性重症病例，溃疡可深及肌层，并可与临近溃疡融合，引起大片肠黏膜脱落。肠外阿米巴病往往呈无菌性液化坏死，周围浸润主要以淋巴细胞为主，中性粒细胞极少见，滋养体多在脓肿边缘。对肠外阿米巴病，如肝脓肿可用超声波、计算机断层扫描、核磁共振检查，结合免疫学及基因分析作出诊断。

三、滴虫病

滴虫寄生于女性阴道、尿道口和男性尿道、前列腺内，引起滴虫性阴道炎或尿道炎。其致病型、感染型和基本生活型均为同一发育时期，即滋养体时期。其主要传染途径有：经性交直接传播；经公共浴池、浴盆、浴巾、游泳池、坐式便器、衣物等间接传播；通过污染的器械及敷料传播。

（一）滴虫形态与生活史

阴道毛滴虫的生活史简单，只有滋养体期。滋养体无色透明，似水滴样，有折光性，活动力强，借其前鞭毛的摆动和体侧波动膜的波动作螺旋式运动。固定染色后，呈梨形或卵圆形，大小为（10～30）μm×（5～15）μm，虫体前1／3处有1个椭圆形的细胞核，前端有5颗排列成环形的毛基体，由此发出4根前鞭毛和1根后鞭毛，后鞭毛向后伸展，连接波动膜外缘，与波动膜等长。波动膜位于虫体一侧，其长度不超过虫体的一半，基部有1条基染色杆。1根轴柱由前向后纵贯虫体中央并伸出体外。细胞质内有许多染色颗粒，在轴柱和基染色杆周围较多。

滋养体主要寄生于女性阴道，尤以阴道后穹隆部多见，尿道、子宫等处次之。男性感染者多寄生于尿道或前列腺，也可侵及睾丸、附睾或包皮下组织。虫体以二分裂法繁殖。滋养体既是本虫的繁殖阶段，又是感染阶段。通过直接或间接接触的方式传播。

（二）致病与临床

滴虫性阴道炎的发病与阴道内环境关系密切。健康女性的阴道内有乳酸杆菌存在，能酵解上皮细胞内的糖原产生乳酸，使阴道内保持酸性环境（pH3.8～4.4），从而抑制其他细菌的生长繁殖，称为阴道自净作用。滴虫寄生后，可阻碍乳酸杆菌的酵解作用，使乳酸生成减少，使阴道内pH值转变为中性或碱性。

有利于滴虫的大量繁殖，并会引起继发性细菌或真菌感染，致阴道黏膜炎症，出现阴道壁黏膜充血、水肿，上皮细胞变性脱落，白细胞浸润等。

此外，阴道毛滴虫的分泌物可能与病变程度有关。研究显示，阴道毛滴虫对哺乳动物细胞有接触依赖性细胞病变效应，如虫体分泌的细胞离散因子能够促使体外培养的哺乳动物细胞离散，可能也会使阴道上皮细胞脱落。细胞离散因子可能是阴道毛滴虫毒力的标志，其生成量与病变程度有关。

滴虫性阴道炎的临床症状还受阴道内雌激素浓度的影响，雌激素浓度越低，临床症状越重，其原因可能是β-雌二醇能降低细胞离散因子的活性。因此，在治疗滴虫性阴道炎时，若在阴道内置人雌激素丸剂，可提高局部雌激素浓度，减轻临床症状，达到协同治疗的效果。

阴道的病变程度与滴虫感染度以及继发感染等因素有关，轻度感染者的阴道黏膜可无异常。多数女性感染者的症状不明显或无临床症状。最常见的临床症状为白带增多，外阴瘙痒，或有烧灼感。用阴道内镜检查可见分泌物增多，呈灰黄色泡沫状，或乳白色液体。合并细菌感染时，白带中有脓液，或有粉红色黏液。阴道壁黏膜呈弥散性充血和鲜红色点状损害，或仅见片状充血。若感染累及尿道，患者出现尿频、尿急、尿痛等症状。少数病例可见膀胱炎。有学者认为阴道毛滴虫感染与宫颈肿瘤的发生有关。

在自然分娩过程中，婴儿可能经产道感染滴虫，引起呼吸道和眼结膜炎症。

男性感染者常无临床表现，有时在尿道分泌物或精液内可查见虫体。当感染累及前列腺、或输尿管高位时，可出现尿痛、尿急、尿痛，前列腺肿大、触痛，以及附睾炎症。男性带虫者尿道的稀薄分泌物内常含虫体，可使配偶重复感染。此外，阴道毛滴虫可吞噬精子，或滴虫感染阴道分泌物增多可影响精子活力，导致男性不育症。

（三）实验室检测

1. 病原学检测

（1）生理盐水涂片法：是常规的检查方法。以消毒的棉拭子在阴道后穹窿、子宫颈及阴道壁上拭取分泌物，置于含有1～2ml温暖生理盐水的小试管内，取1～2滴于载玻片上镜检。本法简便、快速、检出率高，因此在临床上和普查时常用。应注意，在冬天要做好保温并检查迅速，以防因滋养体受冷而活力降低，从而增加了鉴别的困难。

（2）涂片染色法：将阴道分泌物涂成薄膜，瑞氏或吉姆萨染色，镜检。此法不仅能观察滋养体，还能观察阴道的微生物相和清洁度。

2. 免疫学检测　用ELISA或LAT（胶乳凝集试验），检测阴道分泌物中的阴道毛滴虫抗原。

四、贾第虫病

蓝氏贾第鞭毛虫寄生于人体小肠、胆囊，主要在十二指肠。有致病性。由于其寄生并对肠黏膜产生刺激作用，故可产生腹痛、腹泻、胆囊炎等。亦有无症状的带虫者。若感染本虫又同时感染细菌性痢疾时，可使病情延长，常常转为慢性。

贾第虫病呈全球性分布，已被列为全世界10种危害人类健康的主要寄生虫病之一，其流行与饮水卫生、感染者的免疫功能有着密切关系，因此贾第虫病是一种水源性疾病（water borne disease），也是一种机会性寄生虫病。一些家畜和野生动物也可作为该虫的宿主，也是一种人畜共患病。

（一）蓝氏贾第鞭毛虫形态及生活史

1. 形态　蓝氏贾第鞭毛虫的生活史包括滋养体和包囊两个阶段。

（1）滋养体：滋养体呈倒置梨形，两侧对称，前端宽钝，后端尖细，背部隆起，腹面略内凹或略扁平，腹面前半部有1个吸器。虫体长9～21μm，宽5～15μm，厚2～4μm。虫体内有1对细胞核，位于吸器中间。细胞核无核周染色质粒。4对鞭毛由位于2个细胞核之间的基体发出，按位置分为前侧鞭毛、后侧鞭毛、腹鞭毛和尾鞭毛。纵贯虫体中部有轴丝1对，其伸出体外的部分为尾鞭毛的一部分。轴丝中段有1对弧形中体。

（2）包囊：椭圆形，长8～14μm，宽7～10μm，囊壁较厚，表面光滑，在永久染色标本中胞质收缩导致囊壁与胞质之间常有空隙，胞质内可见细胞内轴丝；经碘液或铁苏木素染色后，未成熟包囊可见2个核，成熟包囊4个核。

2. 生活史　滋养体寄生于人体小肠，主要在十二指肠，偶尔寄生于胆囊和胆管。虫体以吸盘吸附于肠黏膜上吸取营养，并以纵二分裂法繁殖。当滋养体落入肠腔，可随肠内容物下移至结肠，由于环境的改变，形成包囊，随粪便排出体外。包囊在外界抵抗力较强，四核包囊为感染期，若污染了食物或饮水经口进入人体，包囊在十二指肠脱囊而发育成滋养体。一般包囊见于成形粪便中，滋养体见于腹泻患者粪便中。

（二）致病与临床

1. 致病　不同虫株以及相同虫株表达不同表面抗原的克隆之间的致病力是不同的。由于大量虫体的覆盖和吸盘对小肠黏膜表面的机械性损伤，以及原虫分泌物和代谢产物对肠黏膜微绒毛的化学性损伤，破坏了肠黏膜的吸收功能，使得维生素B_{12}吸收减少；当虫体寄生数量多时，与宿主竞争营养，可造成宿主营养不良，以及细菌的协同作用等都是贾第虫致病的主要原因。

（1）虫株致病力：不同的虫株具有不同的致病力，如GS株比ISR株的感染性强。

（2）宿主免疫力：免疫缺陷者、丙种球蛋白缺乏者、分泌型IgA缺乏者、胃酸缺乏者不仅容易感染贾第虫，而且可出现慢性腹泻和吸收不良等严重临床症状。胃肠道分泌的IgA有清除肠道原虫的作用，但贾第虫滋养体能够分泌降解IgA的蛋白酶，使得该虫可以在小肠内寄生、增殖，从而致病。肠道中沙门菌、痢疾杆菌感染可加重贾第虫病，使病程延长。

（3）二糖酶缺乏：二糖酶减少可加重小肠黏膜病变、造成腹泻。动物实验表明，在二糖酶水平降低时，贾第虫滋养体可直接损伤小鼠的肠黏膜细胞，使小肠微绒毛变短，甚至扁平。有研究证明贾第虫病患者就存在二糖酶减少的现象。

滋养体吸附、嵌入肠黏膜上皮细胞表面。大量虫体寄生时还可侵入肠黏膜。小肠黏膜呈现典型的卡他性炎症，黏膜固有层可见急性炎性细胞（多形核粒细胞和嗜酸粒细胞）和慢性炎性细胞浸润，绒毛变粗，上皮细胞坏死脱落等。上述病理改变是可逆的，治疗后可恢复正常。

2. 临床表现　典型患者表现为以腹泻为主的吸收不良综合征，腹泻呈水样性，量多、恶臭、无脓血、含较多脂肪颗粒，以及胃肠胀气、呃逆和上中腹部痉挛性疼痛等急性期症状。这时要注意与急性肠阿米巴病、细菌性痢疾、食物中毒、急性病毒性肠炎和毒性大肠杆菌引起的腹泻进行鉴别。儿童患者可由于腹泻，引起贫血及营养不良，导致生长滞缓。急性期若不及时治疗，可转为亚急性期表现为间歇性排粥样恶臭软便，伴腹胀、痉挛性腹痛、恶心、厌食等消化道症状。一旦发展为慢性期反复发作，表现为周期性稀便、恶臭，病程可达数年。艾滋病等免疫功能低下者，容易产生慢性腹泻和吸收不良等临床症状，故贾第虫也是机会致病性原虫。

当滋养体寄生于胆囊、胆管时，可引起胆囊炎、胆管炎。目前对此观点已有不同看法。认为这是在十二指肠液或胆汁液引流过程中，虫体从肠壁脱落入引流液，而误认为是虫体寄生于胆管。实际上，滋养体可能并不寄生于胆囊或胆管。

（三）实验室检测

1. 病原学检测

（1）粪便检查：从粪便中查到滋养体或包囊是临床常用的简单可靠的诊断方法。腹泻便查滋养体用生理盐水涂片法，成形便使用碘液染色法查包囊，也可用醛醚浓集法来提高包囊检出率。由于包囊形成有间歇性，故应隔日查1次，连查3次以上为宜。

（2）十二指肠液或胆汁检查：粪检多次阴性，临床上又不能完全排除此虫感染，引流十二指肠液或胆汁镜检，可提高检出率，但此法患者较痛苦，不易接受。近年来采用肠检胶囊法代替本法，方法简便易行，患者易于接受，效果好。

（3）小肠活组织检查：利用内镜取活组织进行压片或切片染色检查。此法敏感而可靠，可用于诊断有困难的病例。

2. 免疫学检查　有较高的敏感性和特异性，常用的有酶联免疫吸附试验（ELISA）和间接荧光抗体试验（IFA）等方法。ELISA阳性率较高，一般只作为临床辅助诊断，更适宜的是用于流行病学调查。IFA的阳性率较ELISA高，与十二指肠引流液检查的符合率可达100%，但一般只适用于个例的诊断，不能替代病原检查。

3. 分子生物学方法　用标记的贾第虫滋养体基因组DNA或重组克隆的DNA片段制成的DNA探针，对粪便样本中贾第虫的检测具有较高的敏感性和特异性，但目前此法还不能替代常规的病原检查广泛应用于临床。

五、疟疾

疟疾（malaria）是疟原虫经按蚊叮咬传播而引起的寄生虫病。疟原虫经血流侵入肝细胞内寄生繁殖，使红细胞成批破裂而发病。其临床特点为间歇性定时发作的寒战、高热继以大汗而缓解。间日疟和卵形疟常有复发。恶性疟疾发热不规则，常引起凶险发作。

寄生于人体的疟原虫有四种：间日疟原虫、恶性疟原虫、三日疟原虫和卵形疟原虫，它们分别引起间日疟、恶性疟、三日疟和卵形疟。上述四种疟原虫的生活史基本相同，即在生长发育过程中分为两个阶段，需要人和蚊两个宿主，人为中间宿主，蚊为终宿主。

疟疾是古老的疾病。公元前1401～前1122年，我国殷墟甲骨文中已有"疟"的字样。公元前770～前403年，我国《黄帝内经》就有关于疟疾的描述，较古希腊希波格拉底的记载早3个世纪。中外古人均认为疟疾与恶浊空气有关，人类认识疟原虫及其生活史经历了近一个世纪。

法国军医Laveran（1880）在发热患者的血涂片中发现红细胞边缘有圆形和新月形小体，在红细胞之间有一些丝状体活动（出丝的雄配子）；1884年被命名为疟原虫，并证明可经血液传播；1897年，Ross在吸患者血的按蚊体内观察到卵囊，又成功地用库蚊传播鸟疟原虫。Laveran和Ross的发现是疟疾研究的重要里程碑，他们分别获得1907年和1902年的诺贝尔奖。

（一）疟原虫形态及生活史

1. 形态　疟原虫透明无色，基本构造为核、胞质和胞膜。用吉姆萨或瑞氏染剂染色后，在光学显微镜下可见核染成红色，胞质为蓝色，疟原虫分解血红蛋白后的代谢产物——疟色素不着色，仍保持原来的棕褐色、黄棕色或黑褐色。现以间日疟原虫为例，将薄血膜中的形态描述如下。

（1）环状体：胞质呈纤细的环状，中间为空泡，细胞核小，位于外环的一侧，状似戒指。

（2）滋养体：摄食和生长阶段，虫体明显增大，有时伸出伪足，胞核增大但不分裂，胞质中开始出现分解血红蛋白代谢产物形成的疟色素颗粒，出现不同形态的小点。被感染的红细胞形态发生变化。

（3）裂殖体：滋养体发育成熟，外形变圆，空泡消失，核开始分裂，称未成熟裂殖体。核不断分裂，每一个分裂的核被部分胞质包囊，形成许多小的个体，称为裂殖子（merozoite）。胞内散在的疟色素渐趋集中，呈不规则块状，此时原虫已发育成熟，称成熟裂殖体（mature schizont）。

（4）配子体：疟原虫经过数次红细胞内裂体增殖后，部分裂殖子侵入红细胞后不再进行裂体增殖，而发育为配子体。配子体圆形或椭圆形，胞质无空泡，疟色素均匀分布于虫体内，核1个，有雌雄之分：雌配子体，虫体较大，胞质致密，深蓝色，疟色素多而粗大；核小，较致密，深红色，多位于虫体一侧。雄配子体，虫体较小，胞质稀薄，浅蓝而略带红色；核大，较松散，淡红色，多位于虫体中央。被寄生的红细胞胀大，有薛氏点。

2. 生活史 寄生人体的4种疟原虫生活史基本相同，均需要人和雌性按蚊2个宿主。在人体内先后寄生在肝细胞和红细胞内，进行裂体增殖，在红细胞内分化出配子体，完成无性生殖世代和有性世代的初期发育。在按蚊体内，完成配子生殖和孢子增殖。

（1）在人体内的发育：疟原虫在人体的发育可分为2个时期，即红细胞外期和红细胞内期。

1）红细胞外期（exoerythrocytic stage，简称红外期）：子孢子为疟原虫的感染期。当阳性雌按蚊刺吸人血时，子孢子随其唾液进入人体，约经30分钟～1小时从血中消失。子孢子首先与宿主血清糖蛋白结合，再与库普弗细胞的突起部位接触，并分泌环子孢子蛋白（cricumsporozoite protein，CSP），然后与肝细胞膜特异受体结合并靠其分泌物的作用而主动侵入肝细胞，摄取营养进行发育并裂体增殖，形成红外期裂殖体，内含裂殖子的数目因虫种而异。含成熟裂殖体的肝细胞胀破，裂殖子释出进入肝血窦，一部分被吞噬细胞吞噬消灭，其余部分侵入红细胞内发育。

目前认为间日疟原虫和卵形疟原虫子孢子具有遗传学上不同的两种类型，即速发型子孢子（tachysporozoites，TS）和迟发型子孢子（bradysporozoites，BS）。当速发型子孢子进入肝细胞后，很快发育并完成红外期裂体增殖；而迟发型子孢子视虫株的不同，经过一段或长或短的休眠期，然后被激活，才完成红外期裂体增殖。休眠期的子孢子被称为休眠子。不同种、株疟原虫完成红外期发育的时间不同。恶性疟原虫和三日疟原虫无迟发型子孢子，速发型子孢子红外期发育的时间分别为5～7天与11～12天。间日疟原虫和卵形疟原虫的速发型子孢子红外期发育的时间分别为6～8天和9天，而迟发型子孢子在肝细胞内有数月至年余的休眠期。

2）红细胞内期（红内期）：红外期裂殖体胀破肝细胞，裂殖子释放入血，很快侵入红细胞，开始红内期裂体增殖。以间日疟原虫为例，在红细胞内，依次经过以下发育期。

①滋养体发育：裂殖子进入红细胞发育为环状体和滋养体。在滋养体以后，因红细胞内原虫消化血红蛋白，血红素聚集形成的疟色素，此时感染红细胞亦随之增大，并

出现薛氏点。

②裂殖体：约经40h，间日疟原虫晚期滋养体发育成熟，虫体变圆，胞质内空泡消失，核开始分裂，称未成熟裂殖体。之后核继续分裂，胞质随之分裂，疟色素渐趋集中。最后，分裂的每一小部分胞质包绕一个胞核，形成裂殖子。这时含有裂殖子的虫体称为成熟裂殖体。在红细胞受染后48h左右，形成成熟裂殖体。由于裂殖子的运动，导致红细胞破裂，裂殖子逸出进入血液。从红细胞释出裂殖子的全过程约需1min。在血液中的裂殖子，一部分被吞噬细胞吞噬，一部分侵入健康的红细胞，重复裂体增殖过程。

③配子体形成：疟原虫经过几次红细胞内裂体增殖，部分裂殖子在红细胞内不再进行裂体增殖，而发育为雌性配子体或雄性配子体，这就是疟原虫有性生殖的开始。成熟的雌雄配子体如被适宜的按蚊随同血液吸入蚊胃后，即可继续发育。否则经一定时间后即变性，而被吞噬细胞吞噬。

（2）在按蚊体内的发育：当雌性按蚊刺吸患者或带虫者血液时，疟原虫红细胞内期各阶段随着血液进入蚊胃，只有配子体能继续发育并进行有性生殖，其余各阶段均被消灭。雌、雄配子体在按蚊胃内发育成雌、雄配子。雄配子钻进雌配子内，受精后形成圆球形的合子。合子变长，能活动，成为动合子。动合子穿过蚊胃壁，在胃弹性纤维膜下形成圆球形的卵囊。卵囊逐渐长大并进行孢子增殖。成熟卵囊直径约50~60μm，内含1000~10000个子孢子。子孢子可由卵囊壁上的微孔逸出或随卵囊破裂散出，随蚊血淋巴钻入蚊体各组织，部分到达蚊唾腺。当含子孢子的按蚊再叮人吸血时，子孢子便随蚊唾液进入人体，又开始在人体内的发育。

（二）致病与临床

疟原虫红细胞内期是主要致病阶段。红细胞外期的疟原虫对肝细胞虽有损害，但常无明显临床症状。

1. 潜伏期　子孢子侵入人体到疟疾发作前这段时间称为潜伏期，包括子孢子侵入肝细胞、红细胞外期发育成熟所需时间，加上疟原虫经数代红细胞内期裂体增殖达一定数量所需时间的总和；如为输血感染疟疾则仅需后一段时间。

疟原虫潜伏期长短主要取决于疟原虫的种、株的生物学特性，也与感染疟原虫的数量与方式、机体免疫力及服用抗疟药等有关系。在我国，不同种株间日疟原虫的潜伏期长短差别明显，短潜伏期为8~31天，长潜伏期为6~12个月，甚至2年，这与速发型子孢子和迟发型子孢子在人体肝细胞内的发育时间有关。潜伏期的长短一般间日疟短为11~25天，长为6~12个月，个别可长达625天。恶性疟潜伏期为7~27天，三日疟为18~35天。但侵入人体疟原虫数量多，或经输血输入大量无性体，或机体免疫力降低时，潜伏期常较短；服抗疟药者潜伏期可能延长。

2. 疟疾发作　疟原虫的致病阶段是红内期各阶段。发作是由红内期的裂体增殖所致。疟疾的一次典型发作表现为寒战、高热和出汗退热3个连续阶段。引起发作的血中疟原虫数量的最低值称为发热阈值。间日疟原虫发热阈值为10~500个／μl血,三日疟原虫为140个／μl血,恶性疟原虫为500~1300个／μl血。引起发作的原因主要是红内期成熟裂殖体胀破红细胞,大量的裂殖子、疟原虫代谢产物、残余的和变性的血红蛋白以及红细胞碎片一并进入血流,其中一部分被巨噬细胞、中性粒细胞吞噬,刺激这些细胞产生内源性致热原,与作为外源性致热原的疟原虫代谢产物共同作用于宿主下丘脑的体温调节中枢而引起发热。疟色素不是致热原。随着血内刺激物被吞噬和降解,机体通过大量出汗,体温逐渐恢复正常,进入发作间歇期。疟疾发作的周期性与红内期裂体增殖周期一致。典型的间日疟和卵形疟48h发作1次;三日疟72h发作1次;恶性疟36~48h发作1次。但初发患者、儿童、不同种疟原虫混合感染及曾服过抗疟药者,发作的症状及周期性均不典型。随着机体对疟原虫产生的免疫力逐渐增强,大部分原虫被消灭,发作可自行停止。

3. 疟疾的再燃和复发　疟疾初发停止后,经过数周或数月,患者无再感染,体内残存的少量红内期疟原虫重新大量繁殖又引起的疟疾发作称为疟疾的再燃。再燃与宿主抵抗力和特异性免疫力下降及疟原虫抗原变异有关。疟疾患者红内期原虫已被彻底消灭,未经蚊媒传播感染,经过一段无症状的潜隐期(latent period),又出现疟疾发作,称为复发。临床上常难以区分再燃和复发。复发机制目前仍有争论,但一般认为由肝细胞内休眠子复苏,发育的裂殖子再进入红细胞内繁殖引起。子孢子休眠学说虽可较好解释疟疾的复发,但什么因素导致休眠子复苏尚不清楚。间日疟和卵形疟既有再燃又有复发。恶性疟原虫和三日疟原虫无迟发型子孢子,故恶性疟和三日疟只有再燃而无复发。

4. 并发症　疟疾的病理改变主要是单核-巨噬细胞系统增生所致。疟原虫在人体细胞内增殖,引起机体强烈反应,全身单核-巨噬细胞系统显著增生。血中单核细胞增多,血浆球蛋白升高。恶性疟原虫多在内脏微血管内增殖,以内脏受损为主,特别是脑部明显。随着疟疾发作次数的增加,患者可出现一系列并发症,可概括为以下几个方面:

(1)贫血:疟疾发作数次后,出现贫血症状。发作次数越多,病程越长,贫血越重。红内期疟原虫直接破坏红细胞是疟性贫血的主要原因。此外,贫血还与以下因素有关。

1)脾功能亢进:脾脏在健康人仅吞噬衰老和不正常的红细胞。当患疟疾时,脾大,巨噬细胞大量增加,巨噬细胞不仅吞噬受疟原虫感染的红细胞,还大量吞噬正常红细胞。由于红细胞被吞噬后,含铁血红素沉积于单核吞噬细胞系统中,铁不能被重复利用合成血红蛋白,更加重了贫血的程度。

2)骨髓造血功能受抑制,红细胞生成减少。

3)免疫性溶血:宿主产生特异性抗体,容易与疟原虫抗原形成抗原抗体复合物附着在正常红细胞上。免疫复合物可激活补体,引起红细胞溶解或被巨噬细胞吞噬。此外,由于红细胞被疟原虫寄生后,使隐蔽的红细胞抗原暴露,刺激机体产生自身抗体

（IgM），导致红细胞破坏。

（2）脾大：初发患者多在发作3～4天后，脾开始大。脾大主要原因是脾充血和单核吞噬细胞增生。长期不愈或反复感染者，脾大十分明显。脾大可达脐下，重量由正常人的150克至上千克，甚至3000克。早期抗疟治疗，脾可恢复正常。慢性患者，脾不能缩小到正常体积。

（3）凶险型疟疾：无免疫力的或因各种原因延误诊治的疟疾患者，可因血中原虫数量剧增而出现凶险症状。主要表现为持续高热、抽搐、昏迷、重症贫血、肾衰竭等，来势凶猛，若不能及时诊治，死亡率很高。凶险型疟疾临床分脑型疟、胃肠型、厥冷型、超高热型。以脑型疟最常见也最危险。脑型疟大多数由恶性疟原虫所致，间日疟偶有发现。凶险型疟疾发病机制尚未确定，在机械阻塞学说、炎症学说、弥散性血管内凝血学说中，大多数学者支持机械阻塞学说。综合上述学说，引起凶险型疟疾的主要原因是：①恶性疟原虫繁殖快，裂殖子数目多；②机体缺乏免疫力；③被寄生红细胞表面出现突起，红细胞黏附在小血管内皮；④被寄生红细胞变性能力降低，在血管堆积，组织缺血、缺氧而坏死。

（4）黑水热：有的疟疾患者突发寒战高热，继以全身酸痛、腰痛、头痛、呕吐，尿呈茶色至黑色，巩膜及皮肤黄染，肝、脾大并伴有压痛、贫血，病情发展迅速，数小时内出现溶血性黄疸，尿量减少，重者可在几天内死亡，称之为黑水热。多见于恶性疟，偶见于间日疟和三日疟。目前认为是抗红细胞抗体增加所致的自身免疫现象。

（5）疟疾性肾病：多见于三日疟长期未愈者，以非洲儿童患者多见。主要表现为全身性水肿、腹水、蛋白尿和高血压，最后可导致肾衰竭。而且当成为慢性后，抗疟药治疗也无效。此综合征是由Ⅲ型变态反应所致的免疫病理性改变，多发生在有高效价疟原虫抗体和高水平IgM的患者。重症恶性疟患者有的也发生此症状，但临床表现较轻，药物治疗易愈。

（6）其他类型疟疾：如先天疟疾、婴幼儿疟疾、输血性疟疾等。输血疟疾，是指由输血后引起的疟疾，临床表现与蚊传疟疾相似。其潜伏期长短与输血的原虫数、注射途径和受血者的易感性有关。库血贮存时间短于6天者最危险，7～12天较安全。当前输血较为普遍，血源复杂，对输血性疟疾应予以重视。

（三）免疫

1. 先天性免疫　先天性抵抗力由遗传所决定，无须感染即包存在。如西非黑人90%以上为Duffy血型抗原阴性，对间日疟原虫有完全的先天抵抗力，而东非大多数人为Duffy血型抗原阳性，间日疟的流行比较严重。原因是Duffy血型抗原阴性者红细胞膜上无间日疟原虫的受体，间日疟原虫不能侵入红细胞。又如，由于遗传基因所造成的镰状红细胞（Hbs）贫血患者或红细胞缺乏葡萄糖-6-磷酸脱氢酶（G-6-PD）患者对恶性疟原虫具有抵抗力。

2. 获得性免疫　人体在疟原虫及其代谢产物刺激下诱发的主动免疫；孕妇经胎盘传递给胎儿的抗体，以及注射外源性抗体所产生的被动免疫，都是机体对疟原虫的特异性免疫。

获得性免疫通过体液免疫和细胞免疫两种应答形式发挥效应。

（1）体液免疫：体液免疫在疟疾保护性免疫中有十分重要的作用。当原虫血症出现后，血清中IgG、IgM和IgA抗体水平明显增高，尤以前两种更甚。但对疟原虫具有特异作用的抗体只是少部分，主要是IgM。重要抗体有：中和抗体，此抗体对裂殖子的中和作用可促使裂殖子凝集，能阻止其对靶细胞结合和入侵；调理素抗体，介导抗体依赖的吞噬作用和抗体依赖、细胞介导的细胞毒（ADCC）作用。此外，保护性抗体还可能通过与巨噬细胞结合，激活并释放细胞因子（如TNF-α）和其他有害的物质（如NO等）杀灭胞内原虫。

（2）细胞免疫：产生免疫效应的细胞主要是激活的巨噬细胞、T细胞和自然杀伤细胞。抗原肽-MHC复合物与T细胞受体（TCR）的结合可产生细胞内信号的传导，诱导细胞因子产生。由淋巴因子激活巨噬细胞等效应细胞，这些效应细胞通过直接吞噬或主要由Th1细胞产生的细胞因子，如IFN-γ、TNF-α、IL和活性氧（OH^-、H_2O_2、NO^{2-}）等方式，杀死疟原虫。细胞免疫反应主要在红外期，由于肝细胞具有MHC分子，因此感染的肝细胞有可能诱导机体产生细胞免疫，并能受到CTL的攻击。针对感染肝细胞的免疫力包括：①CD^{8+} CTL：机体产生的特异性CTL能识别感染肝细胞表面的相应抗原MHC-I，并能杀灭感染的肝细胞。②CD^{4+}T细胞：这种T细胞能释放IFN-γ等细胞因子，作用于肝细胞产生NO，后者能直接杀灭肝细胞内的原虫。

3. 带虫免疫及免疫逃避　人体感染疟原虫后，大多能产生一定的保护性免疫力，对同种疟原虫的再感染具有抵抗力，但体内仍维持着低水平的原虫血症，机体的这种免疫状态属带虫免疫。这种免疫力不能长期持续，随着疟原虫在人体内的消灭而逐渐消失。

疟疾的带虫免疫显示了疟原虫既具有有效的免疫原性，同时部分原虫又具有逃避宿主免疫效应的能力，与宿主保护性抗体共存，这种现象称为免疫逃避。疟原虫免疫逃避的机制可能与以下因素有关：抗原变异，逃避宿主免疫系统的识别；多克隆B细胞的活化，相互竞争，干扰宿主的免疫效应；产生免疫抑制等。

（四）实验室检测

1. 病原学检测

（1）血膜染色法：通常从患者耳垂或指端采血，制成厚、薄血膜，经姬氏或瑞氏染剂染色后镜检查找疟原虫，因其简便易行，结果可靠，至今仍是最常用的方法。该法虽然简便、成本低，但一般观察极限在50～500个原虫／μl血，故原虫血症低于此值时，易产生误诊或漏诊。薄血膜中疟原虫形态完整，被感染红细胞未被破坏，容易识别和鉴别虫种，但原虫密度低时容易漏检。四种人体疟原虫红细胞内各期形态。厚血膜由于原虫集中易检获，其检出率是薄血膜的15～25倍，但制片过程中红细胞溶解，原虫形态有所改变，虫种鉴别较困难。厚血膜中四种疟原虫各期形态。厚、薄血膜各有优缺点，最好是一张玻片上同时制作厚、薄两种血膜。选择适宜采血时间对提高检出率是非常必要的，恶性疟在发作开始时，间日疟、三日疟在发作后数小时至10余小时采血为宜。

（2）溶血离心沉淀法：不需特殊仪器设备，操作简便、快速，可提高检出率，实用于基层医院使用。

（3）血沉棕黄层定量分析法（QBC）：原理是感染疟原虫的红细胞比正常红细胞轻，而比白细胞略重，离心分层后，集中分布于正常红细胞层的上部，白细胞之下层，在加入吖啶橙试剂后，用荧光显微镜观察结果。敏感性比普通镜检法高7倍，简便，快速。

2. 免疫学检测

（1）循环抗体检测：主要用于疟疾的流行病学调查、防治效果评估及输血对象的筛选，仅作辅助诊断。常用方法有间接荧光抗体试验、间接血凝试验和酶联免疫吸附试验等。抗体检测对初发患者无早期诊断价值。

（2）循环抗原检测：检测疟原虫循环抗原比检测抗体更能说明受检对象是否有现症感染。常用的方法有放射免疫试验、抑制法酶联免疫吸附试验、夹心法酶联免疫吸附试验等。

（3）免疫浸条试验：原理是将特异的单抗固定一硝化纤维膜试验条上，检测血中恶性疟原虫特异的可溶性抗原需组氨酸蛋白2（HRP2）。此法操作简便、快速、准确，仅用于恶性疟疾的诊断。

3. 分子生物学技术　随着分子生物技术的发展和推广应用，核酸探针和聚合酶链反应（polymerase chain reaction，PCR）已用于疟疾的诊断。

核酸探针用于恶性疟原虫的检测，敏感性高，国外学者20世纪80年代已研制的恶性疟原虫DNA探针，敏感性可达感染红细胞百万分之一的原虫密度。但操作烦琐费时且需要较高实验室条件，故难推广应用。

PCR诊断疟疾的敏感性和特异性很高，能确诊现症患者。我国已建立了同时检测间日疟原虫和恶性疟原虫的复合PCR系统，可扩增出两种疟原虫的DNA片段，有助于诊断混合感染，可区分交叉反应，是有广泛应用前景的检测手段。

聚合酶链反应一酶联免疫吸附试验（PCR-ELISA），是1993年以来新兴的疟疾诊断方法。该法是应用生物素标记的可诱导4种疟原虫共有基因扩增的引物对未知样品进行扩增，后在已被应用4种疟原虫特异性基因探针包被的酶标板内进行杂交及显色试验。可在进行疟疾诊断的同时进行种属鉴定，能对多种疟原虫同时感染进行诊断。并且用滤纸片干血滴提取DNA可达同样效果。研究证明此法特异性高，敏感性强，检测极限达到1.5个/μl血。此法主要缺点是实验成本高，限制了临床广泛应用。

六、弓形虫病

弓形虫病（toxoplasmosis）是由弓形虫（Toxoplasma gondii）引起的人畜共患性原虫病。本病为全身性疾病，呈世界性分布，人群普遍易感，通过先天性和获得性两种途径传播，人感染后多呈隐性感染，发病者由于弓形虫寄生部位及机体反应性的不同，临床表现较复杂，有一定病死率及致先天性缺陷率。此外当机体免疫功能缺陷时隐性感染可以变为显性，它是艾滋病的重要机会性感染之一。

（一）弓形虫形态及生活史

1. 形态　弓形虫属顶端复合物亚门孢子虫纲真球虫目，是专性细胞内寄生的原虫。主要有三种形态。

（1）滋养体（速殖体）：约（3.5~8）μm×（1.5~4）μm大小，卵圆形或新月形。多个滋养体在细胞内的集落称为假包囊。

（2）组织包囊（缓殖体）：内含缓殖子，直径约10~200μm。组织包囊可存在于体内任何器官，多见于脑、心脏和骨骼肌。

（3）卵囊：直径约10~12μm，仅见于终末宿主（猫科动物）的肠上皮细胞内。卵囊发育成熟后含二个孢子囊，各含4个子孢子。

弓形虫的生活周期分为弓形虫相和等孢子球虫相，其生活史的完成需双宿主。弓形虫相为无性繁殖，可发生于中间宿主（包括人、哺乳类动物和鸟禽类）和终末宿主的有核细胞内。等孢子球虫相仅发生于终末宿主的小肠上皮细胞内。卵囊被终末宿主吞食后，在其肠中囊内子孢子逸出，侵入回肠末端上皮细胞内，先行无性繁殖产生裂殖体，然后形成配子体进行有性繁殖。雌、雄配子体结合受精成为合子，发育成卵囊。卵囊随粪便排出体外，经2~3天发育，最后形成具有感染性的成熟卵囊。卵囊如被中间宿主吞入，进入小肠后，子孢子穿过肠壁，随血液或淋巴循环播散全身各组织细胞内，以纵二分裂法进行增殖，在细胞内形成多个虫体的集合体即假包囊，囊内的个体即滋养体，为急性期感染的常见形态。宿主细胞破裂后，滋养体散出再侵犯其他组织细胞，如此反复增殖，可致宿主死亡。慢性感染期原虫繁殖减慢，形成组织包囊，其在中间宿主体内可存在数月、数年甚至终身（呈隐性感染状态）。

（二）致病与临床

1. 致病　弓形虫侵入人体后，经局部淋巴结或直接进入血液循环，造成虫血症。感染初期，机体尚未建立特异性免疫。血流中的弓形虫很快播散侵入器官，在细胞内以速殖子形成迅速分裂增殖，直到宿主细胞破裂后，逸出的速殖子再侵入邻近细胞，如此反复，发展为局部组织的坏死病灶，同时伴有以单核细胞浸润为主的急性炎症反应。在慢性感染期，只有当包囊破裂，机体免疫力低下时，才会出现虫血症播散，引起上述病变。弓形虫可侵犯人体任何器官，其好发部位为脑、眼、淋巴结、心、肺、肝和肌肉。

随着机体特异性免疫的形成，血中弓形虫被清除，组织中弓形虫形成包囊，可长期在宿主体内存在而无明显症状。包囊最常见于脑和眼，次为心肌和骨骼肌。当宿主免疫力一旦下降，包囊破坏逸出的缓殖子除可播散引起上述坏死病变外，还可引起机体速发型变态反应，导致坏死和强烈的肉芽肿样炎症反应。

弓形虫感染后，可使宿主的T细胞、B细胞功能受抑制，以致在急性感染期虽存在高浓度的循环抗原，但缺乏抗体。而且特异性抗体的保护作用有限。仍有再感染的可能。由于细胞免疫应答受抑制，T细胞亚群可发生明显变化，症状明显者，$T_4／T_8$比例倒置。NK细胞活性先增强后抑制，但所起的免疫保护作用不明显。近年的研究发现IFN、11–2均具有保护宿主抗弓形虫的作用。

2. 临床表现　多数是无症状的带虫者，仅少数人发病。该病临床表现复杂，轻者为隐性感染上重者叫有多器官损害。

（1）先天性弓形虫病：神经系统病变多见，婴儿可出现不同程度的智力发育障碍，智商低下，甚至出现精神性躁动。有作者报道，先天性弓形虫病精神发育障碍在存活婴儿中占90%，其中约70%表现为惊厥、痉挛和瘫痪；部分病儿有脑膜炎、脑炎或脑膜脑炎；患者常有嗜睡、兴奋、啼哭、抽搐及意识障碍等。先天性弓形虫病有脑部表现者预后很差，即使存活也常留有后遗症，如惊厥、智力减退、脉络膜视网膜炎及斜视、失明等。眼部病变可累及双眼，常侵犯脉络膜、视网膜，故可发生脉络膜视网膜炎。此外，尚有视神经炎、虹膜睫状体炎、白内障和眼肌麻痹等。

弓形虫垂直感染还可表现为流产、早产、死胎及多种先天性畸形，如脑积水、无脑儿、小头畸形、小眼畸形和硬、软腭裂、兔唇、无耳廓、无肛门、两性畸形、短肢畸形、内脏外翻及先天性心脏病等。此外，病儿出生后可有发热、呼吸困难、皮疹、腹泻、呕吐、黄疸及肝脏大等表现。

（2）获得性弓形虫病：获得性弓形虫感染实为一种机会性感染，发病者往往有免疫功能受损在先。当人体免疫力低下时，容易受到新的感染而发病，或者原有潜伏在体内的弓形虫包囊活化扩散，可危及生命。

淋巴结炎是获得性弓形虫病最常见的表现形式之一，以头、颈部的淋巴结肿大多见。轻者除淋巴结肿大外，一般无其他表现。重者可并发心肌炎、肺炎、脑炎等。临床上诊断为"不明原因的淋巴结肿大"病例中，一部分可能是获得性弓形虫病。弓形虫病可以引起各种中枢神经系统的异常表现，且多见于免疫功能低下者，如器官移植、使用免疫抑制剂、肿瘤及艾滋病等患者。常表现为脑炎、脑膜炎、脑膜脑炎、癫痫和精神异常等。国外报告，弓形虫性脑炎是引起艾滋患者死亡的主要原因之一。弓形虫对眼的损害也见于获得性弓形虫病，病理上具有一定的特征性，常为视网膜脉络膜炎，但亦有斜视、眼肌麻痹、虹膜睫状体炎、白内障、视神经炎和视神经萎缩等。弓形虫病可累及心脏，使心脏扩大或表现为心肌炎、心包炎及心律失常等。呼吸系统受累可有支气管炎和肺炎的临床表现。弓形虫引起的肝脾损害属于感染性肝脾疾病。肝损害一般表现为低热、乏力与体重减轻，且消化道症状如食欲缺乏、恶心呕吐、腹痛腹泻较为明显，但黄疸不多见。

弓形虫对妊娠的影响除了可能经胎盘累及胎儿外，还可能增加妊娠并发症。孕妇患弓形虫病后其妊娠毒血症发病率较一般人群为高。此外，还可发生临产时宫缩无力、产后出血多、子宫复旧不全、子宫内膜炎等。

人体弓形虫病暴发流行也时有报道。多为集体饮用被弓形虫卵囊污染的水源而引起，患者可出现发热、淋巴结肿及肝脾大等临床表现。

（三）免疫

弓形虫是一种机会致病性原虫，机体的免疫状态，尤其是细胞免疫状态与感染的发展和转归密切相关。在免疫功能健全的宿主，细胞免疫起主要保护性作用，其中T细胞、巨噬细胞、NK细胞及其他细胞介导的免疫应答起主导作用。

人类感染弓形虫后能诱导特异性抗体。感染早期IgM和IgA升高，前者在4个月后逐渐消失，后者消失较快，感染1个月后即被高滴度的IgG所替代，并维持较长时间。IgG能通过胎盘传至胎儿，因此，新生儿血清检查常可出现阳性结果，此抗体通常在出生后5～10个月消失，抗感染的免疫保护作用不明显。

（四）实验室检测

1. 血常规　白细胞总数可正常或轻度升高，其中淋巴细胞和嗜酸粒细胞可稍增高，可见异常淋巴细胞。

2. 病原学检查

（1）直接镜检：取患者血液、骨髓或脑脊液、胸腹水、痰液、支气管肺泡灌洗液、眼房水、羊水等做涂片，或淋巴结、肌肉、肝、胎盘等活组织切片，做瑞氏或姬氏染色镜检可找到滋养体或包囊，但阳性率不高，亦可做直接免疫荧光法检查组织内弓形虫。

（2）动物接种或组织培养：取待检体液或组织悬液，接种小白鼠腹腔内，可产生感染并找到病原体，第一代接种阴性时，应盲目传代3次；或做组织（猴肾或猪肾细胞）培养以分离、鉴定弓形虫。

（3）DNA杂交技术：应用32P标记含弓形虫特异DNA序列的探针，与患者外周血内细胞或组织DNA进行分子杂交，显示特异性杂交条带或斑点为阳性反应。特异性和敏感性均高。

3. 免疫学检查

（1）染色试验（Sabin Feldman DT）：检测IgG抗体。感染后1～2周出现阳性，3～5周抗体效价达高峰，以后逐渐下降，可维持多年。抗体效价1∶64阳性提示为隐性感染；1∶256为活动性感染；1∶1024为急性感染。

（2）间接荧光素标记抗体试验（IFAT）：检测IgM和IgG抗体，具有灵敏、特异、快速、重复性好等优点，与DT基本一致。但如有类风湿因子、抗核抗体阳性时，可引起假阳性反应。血清抗体效价1∶64时为既往感染，余同DT。

（3）间接血凝试验（IHA）：试验方法简便，与DT结果符合率高，但一般在病后一个月左右出现阳性。结果判断同TFAT，重复性差和致敏红细胞不稳定是其缺点。

（4）酶联免疫吸附试验（ELISA）：可检查IgM与IgG抗体，并有灵敏度高、特异性强等优点，也可用于抗原鉴定。

（5）放射免疫试验（RIA）：具有高度敏感性和特异性。

七、黑热病

黑热病（Kala azar）又称内脏利什曼病（visceral leishmaniasis），是由杜氏什曼原虫通过白蛉传播的慢性地方性传染病。其临床主要特点是长期不规则发热、消瘦贫血、肝脾进行性肿大及全血细胞减少。

黑热病曾是严重危害我国人民健康的五大寄生虫病之一，流行于长江以北16个省、市、自治区650余个县的广大农村。新中国成立后，经积极防治，采取控制传染源和消灭传播媒介的综合措施，至1958年本病在广大平原地区已基本消灭，并经长期监测成效大多巩固。近年来仅在西北的荒漠和山丘地区尚有散发病例。从1985年以来病例数有所上升，尤以陇南和川北等山区为著；新疆和内蒙古的某些荒漠地区，本病仍有散在发生。

（一）杜氏什曼原虫形态及生活史

杜氏利什曼原虫的生活史可分为在人体内和白蛉体内两个阶段：

1. 无鞭毛体　亦称利杜体（LD body）阶段见于人体和其他哺乳动物体内。呈椭圆形或圆形，直径2～4μm，寄生于单核–吞噬细胞内，以二分裂法繁殖；

2. 前鞭毛体阶段　见于白蛉胃内或22～26℃的培养基内，鞭毛自虫体前端伸出体外，其长度与体长相仿，11～16μm，虫体运动活泼。

白蛉叮刺黑热病患者或受染动物时，无鞭毛体可随血液进入白蛉胃，48小时后发育为短粗前鞭毛体及梭形前鞭毛体，3日后发育加速并不断以纵二分裂方式繁殖，数量大增，活动力增强，逐渐移向白蛉的前胃、食管和咽喉。第7日前鞭毛体大量集中于白蛉口腔并进入喙部、发育成熟而具有感染力。当白蛉再叮刺人或动物时，前鞭毛体即侵入皮下组织，脱掉鞭毛，身体逐渐变圆、向无鞭毛体转化，并在吞噬细胞内大量繁殖，直至吞噬细胞胀破、原虫逸出、又可被其他吞噬细胞吞噬，原虫在吞噬细胞中不断繁殖，造成单核–吞噬细胞系统的大量增生，从而引起脾、肝等富含吞噬细胞的脏器的显著增大。

（二）致病与临床

1. 致病

（1）前鞭毛体进入巨噬细胞的机制：前鞭毛体的能动性只增加接触机会，并非主动入侵巨噬细胞。前鞭毛体首先黏附于巨噬细胞，随巨噬细胞的吞噬活动而进入。黏附方式有：①配体–受体结合途径；②前鞭毛体吸附的抗体和补体与巨噬细胞表面的Fc或C3b受体结合途径。利什曼原虫表面GP63是巨噬细胞上C3b受体的配体。前鞭毛体可通过GP63多肽链上的Arg–Gly–Asp与巨噬细胞上C3b结合，介导前鞭毛体入侵巨噬细胞。前鞭毛体可从体表脱落一种糖耦合物——排泄因子（excretory factor，EF），参与结合巨噬细胞。

（2）无鞭毛体的致病机制：无鞭毛体在巨噬细胞内增殖，造成巨噬细胞大量破坏和增生，其中以肝、脾、骨髓、淋巴结等富含单核巨噬细胞的器官组织受累较重。细胞增生是肝、脾、淋巴结肿大的主要原因。脾肿大后，除细胞增生外，还有血液流动受阻，脾充血显著。至病程后期，网状纤维结缔组织增生，脾硬化。进一步发展为脾功能亢进，血细胞在脾内破坏加快，导致患者血液中红细胞、白细胞和血小板显著减少。肝、肾功能受损，肝合成的白蛋白减少，经尿排出白蛋白增加，造成血浆白蛋白降低。浆细胞的大量增生使血中球蛋白升高，最终导致人血白蛋白与球蛋白比例倒置。

患者可出现以免疫性溶血为主的免疫病理反应。实验证明，患者红细胞表面附有与人红细胞抗原相同的虫源性抗原。机体产生的抗体可直接与红细胞结合，在补体参与下，导致红细胞破坏。肾小球发生淀粉样变性和免疫复合物沉积可引起蛋白尿和血尿。

2. 临床表现　　人体感染杜氏利什曼原虫后，经过4~7个月或长达2年以上的潜伏期，即可出现全身性症状和体征。

（1）内脏利什曼病（visceral leishmaniasis，VL）：临床表现为长期不规则发热、脾大和贫血。无鞭毛体在巨噬细胞内增殖，使巨噬细胞大量破坏，并刺激其代偿性增生，从而导致脾、肝、淋巴结肿大，其中脾大最为常见（95.0%）。脾大后其内血液流动受阻，脾充血显著。至病程后期，网状纤维结缔组织增生，脾硬化，再发展为脾功能亢进，吞噬能力加强，导致患者血液中红细胞、白细胞和血小板显著减少。同时患者红细胞表面附有虫体抗原，体内的抗体在补体参与下，直接作用于红细胞膜而致溶血，故贫血严重。循环免疫复合物沉积于肾脏，致蛋白尿和血尿。由于肝、肾功能受损，肝合成白蛋白减少，而尿中排出白蛋白增加，造成血浆中白蛋白降低。浆细胞大量增生使血中球蛋白升高，从而导致血清白蛋白与球蛋白（A／G）比例倒置。白细胞及血小板减少，患者常发生鼻出血和齿龈出血。晚期患者面部两颊可出现色素沉着。由于全血细胞减少，免疫受损，易并发各种感染性疾病，如坏死性口腔炎（走马疳）、肺炎等。急性粒细胞缺乏症是黑热病的另一严重并发症，如不及时治疗，患者病情不断恶化，可在1~2年内死亡。

（2）淋巴结型黑热病：患者无黑热病病史，病变局限于淋巴结，故称淋巴结型黑热病。主要临床表现是全身多处淋巴结肿大。淋巴结肿大的常见部位是腹股沟和股部，其次是颈部、腋下、上滑车、耳后等处。淋巴结肿大程度不一，一般如花生米和蚕豆大小，局部无压痛或红肿，在皮下较浅表处。淋巴结切片内常可见利什曼原虫。多数患者的一般情况较好，少数可有低热和乏力，常见嗜酸粒细胞增多，肝、脾很少肿大。多数淋巴结型黑热病患者可以自愈。本病在北京、新疆曾有报道，在内蒙古的黑热病疫区较常见。

（3）皮肤型黑热病：部分黑热病患者在用锑剂治疗过程中或在治愈后数年甚至十余年后可发生皮肤黑热病，患者在面部、四肢或躯干等部位出现许多含有利什曼原虫的皮肤结节，结节呈大小不等的肉芽肿，或呈暗色丘疹状，常见于面部及颈部，有的酷似瘤型麻风。

（三）实验室检测

1. 病原学检测

（1）穿刺检查

1）涂片法：以骨髓穿刺涂片法最为常用。以髂骨穿刺简便安全，原虫检出率为80%～90%。淋巴结穿刺多选肿大的淋巴结，如腹股沟、肱骨上滑车、颈淋巴结等，检出率约在46%～87%。也可作淋巴结活检。脾脏穿刺检出率较高，达90.6%～99.3%，但不安全，一般少用或不用。

2）培养法：将上述穿刺物接种于NNN培养基，置22～25℃温箱内。约1周后在培养物中若查见运动活泼的前鞭毛体，即判为阳性结果。此法较涂片更为敏感。但需较长时间，用Schneider培养基，效果更好，3天即可出现前鞭毛体。培养中应严格无菌操作。

3）动物接种法：把穿刺物接种于金地鼠、BALB／c小鼠等，1～2个月后取肝、脾作印片涂片，瑞氏染液染色镜检。

（2）皮肤活组织检查：在皮肤结节处用消毒针头刺破皮肤，取少许组织液，或用手术刀刮取少许组织作涂片，染色镜检。

注意事项：应注意与播散型组织胞浆菌病鉴别，该病是一种经呼吸道传播的、多见于热带和亚热带的真菌感染。患者有长期发热、肝脾肿大，血细胞减少等症状。其子孢子直径2～4μm，卵圆形，多累及单核-吞噬细胞系统，骨髓涂片所见病原体与利什曼原虫相似，但无动基体。

2. 免疫学检测

（1）检测血清抗体：如酶联免疫吸附试验（ELISA）、间接血凝试验（IHA）、对流免疫电泳（CIE）、间接荧光抗体试验（IFA）、直接凝集试验（DA）等阳性率高，但查抗体方法易出现交叉反应，故假阳性率也较高。近年来，用分子生物学方法获得纯抗原，显示出一定的优越性。

（2）检测血清循环抗原：单克隆抗体抗原斑点试验（McAb-AsT）阳性率高达97.03%，敏感性、特异性、重复性均好，且简便易行，仅需微量血清，还可用于疗效考核。

3. 分子生物学技术　聚合酶链反应（PCR）、DNA探针杂交技术等已用于黑热病的诊断，显示了良好前景。PCR法扩增杜氏利什曼原虫κ-DNA片段，阳性率为95.5%，与骨髓涂片符合率达91%，对照全部为阴性。反转录-聚合酶链反应（RT-PCR）敏感性更高。DNA探针杂交法取材方便，有较高的敏感性和特异性。最近新开发一种Dip-stick法，将利什曼原虫重组抗原rk39制备成Dipstick试纸条，携带方便，操作简易，可快速得出结果，阳性反应为蓝色条带。结果与骨髓穿刺涂片、ELISA试验的符合率均为100%。本法无须昂贵仪器和设备，可达到快速、敏感、特异的要求，为其他诊断方法所不及。

八、肺孢子虫病

肺孢子虫病（pneumocystosis）是卡氏肺孢子虫（pneumocystis carinii，PC）引起的主要累及肺脏的机会性感染。卡氏肺孢子虫长期以来被认为属原虫孢子虫纲，新近基于种系发生的研究将其归属为真菌，同时应归属为真菌性疾病。卡氏肺孢子虫寄生在肺内，黏附于肺泡上皮。在健康宿主中并不引起症状，而在营养不良、虚弱的早产儿或免疫缺陷如艾滋病患者可引起肺炎，即卡氏肺孢子虫肺炎（pneumocystis carinii pneumonia，PCP）。PCP是艾滋病患者最常见的机会性感染。其临床特征为发热、干咳、呼吸急促、呼吸困难和发绀等，症状呈进行性加剧，病死率高。

1912年，Delanoe夫妇将寄生于大鼠肺组织的虫体定名为卡氏肺孢子虫。自该虫发现，人们一直将其归属于原生生物界、孢子虫纲的机会致病性原虫。1988年经rRNA分析发现其与真菌的亲缘关系较近，1999年Frenkel将寄生于人体肺孢子虫定名为耶（伊）氏肺孢子虫（Pneumocystis jiroveci Frenkel，1999），而将寄生于鼠类的肺孢子虫称为卡氏肺孢子虫。2002年Wake-field将其归类于真菌。鉴于目前国内对肺孢子虫的分类和命名尚无统一认识，也尚未编入微生物学教材中，本书仍沿用以往的观点介绍。

（一）卡氏肺孢子虫形态及生活史

1. 形态　生活史主要有滋养体、包囊前期和包囊3种形态。

滋养体呈多态形，小滋养体大小为1~1.5μm；大滋养体为2~81μm。经吉氏染色后，胞质为浅蓝色，胞核为深紫色。包囊前期形态多变，大小为4~6μm，为滋养体形成包囊前期。包囊圆形或椭圆形，直径为5~8μm，经吉氏染色的标本，囊壁不着色，透明，似晕圈状或环状。成熟包囊内含有8个球形或香蕉形囊内小体，各有1个核，染成紫红色，胞质为浅蓝色。

2. 生活史 肺孢子虫在人和动物宿主体内发育过程基本清楚，但在体外发育过程尚不完全清楚。成熟包囊经空气或飞沫传播，侵入人体肺组织。小滋养体从包囊逸出后，黏附于Ⅰ和Ⅱ型肺泡上皮细胞表面。在肺泡内以二分裂、内出芽和接合生殖等方式增殖，发育为大滋养体。大滋养体的胞膜逐渐增厚形成包囊前期。随着囊内核分裂，发育为含有8个囊内小体的成熟包囊。

（二）致病与临床

1. 致病 健康人感染卡氏肺孢子虫多为隐性感染，无临床表现。当人体免疫力低下时，处在潜伏状态的卡氏肺孢子虫即进行大量繁殖，并在肺组织内扩散导致间质性浆细胞性肺炎。肺组织的泡沫状渗出物为肺泡内蛋白性渗出伴脱落变性的肺泡细胞，少量巨噬细胞、虫体的滋养体和包囊等。卡氏肺孢子虫肺炎临床表现可分为两种类型。

婴儿型：或称流行型（间质性浆细胞性肺炎），主要发生于早产儿及营养不良的虚弱婴儿，高发于出生后6个月内的婴儿。患儿干咳骤然发热、呼吸、脉搏增快，严重时呼吸困难和发绀，X线胸部检查可见双肺弥漫性浸润灶。常进一步发展为呼吸困难而导致死亡。国内已有报道，但未见到病原证实。

成人型：或称散发型。先天性免疫功能不全、大量使用免疫抑制剂、抗肿瘤药物及放射线照射等的患者易诱发本病。在患者免疫功能低下的情况下发病最多。

国外报道卡氏肺孢子虫肺炎（PCP）是艾滋病患者最常见的并发症，艾滋病成人患者感染率为59%，其中儿童患者为81%，是艾滋病患者主要死亡原因之一。由于艾滋病的流行，全世界肺孢子虫病的发病率逐年明显上升。

2. 临床表现 大多数为隐性感染，无症状。潜伏期多数为1~2个月，当宿主免疫力低下时，本病原体大量繁殖而导致肺炎，卡氏肺孢子肺炎可分为婴儿型及成人型。

（1）婴儿型：多见于营养不良虚弱的婴儿，多在生后6个月内发病。起病多隐匿，有厌食、偶有腹泻、体重减轻，渐有干咳、气促进行性加重、进而呼吸困难及发绀。可伴有低热或无热，病程约3周至2个月，如不及时治疗，可死于呼吸衰竭，病死率为20%~50%。

（2）成人型：多见于后天性免疫功能缺损或低下的成人。起病多急骤，迅速发生中高热、咳嗽、气促、呼吸困难和发绀，仅表现轻微的呼吸系统症状，如果不能很好地收集病史，常不为人注意而被遗漏。部分病例可有数次反复。体格检查包括呼吸加速、心动过速和发绀，但肺听诊很少异常，或仅闻少许啰音。部分患者可有肝脾大。

（三）实验室检测

1. 血常规 白细胞计数正常或稍高，约半数病例淋巴细胞减少，嗜酸粒细胞轻度增高。

2. 病原学检测 可收集痰液或支气管分泌物涂片镜检，但阳性率很低，应用支气管冲洗术可提高检出率。也可进行经皮穿刺肺活检、支气管镜肺活检或开胸肺活检，这些方法虽可靠，但损伤大，不易为患者接受。

（1）Diff-Quik（DQ）染色法：该法则具有试剂简单、染色快速、需时少等优点。

（2）六亚甲基四胺银染色法（GMS）：是一种检查卡氏肺孢子虫的标准染色方法。经染色后，包囊囊壁呈淡褐色或深棕色，内部结构不够清晰，背景淡绿色。该法操作较烦琐，染色时间长。

（3）姬氏染色法：经姬氏染液染色后，囊壁不着色，囊内可见8个囊内小体呈玫瑰花状或不规则排列，囊内小体呈蓝色，核呈紫红色。该法简便、易行，易掌握、易操作，但染色效果有时不很理想。

3. 免疫学检测　用ELISA和IFAT等方法检测患者血清中抗体，阳性率达50%～90%。因很多临床健康人呈隐性感染，血清中自然抗体阳性率亦可高达50%～60%，故检测抗体对临床诊断意义不大。

4. 分子生物学检测　近年来，分子生物学技术如DNA探针、rRNA探针和PCR等较高的敏感性和特异性，并用于肺孢子虫感染与肺孢子虫病的临床诊断。

九、隐孢子虫病

隐孢子虫病（cryptosporidiosis）是由隐孢子虫寄生在人或其他动物消化道和呼吸道上皮细胞引起一种人畜共患性疾病。感染人体的仅有微小隐孢子虫一种。主要通过消化道传播，人通过被卵囊污染的食物或饮水感染，其中水源污染常造成暴发性流行。主要临床表现为发热、腹痛、腹泻、体重减轻等症状，可并发胆囊炎和肺部感染。隐孢子虫是导致腹泻的重要寄生虫之一，特别是在婴幼儿腹泻中，已成为一种重要的病原体。

（一）隐孢子虫形态及生活史

隐孢子虫是一种专性细胞内生长的原虫，属顶端复合物亚门，孢子虫纲，真球虫目，隐孢子虫科，隐孢子虫属。目前分离到的隐孢子虫至少有21种。已经确定贝氏隐孢子虫（C. baileyi）和梅氏隐孢子虫（C. meleagridis）专性感染鸟类，微小隐孢子虫（C. parvum）和鼠隐孢子虫（C. muris）专性感染哺乳动物，其中微小隐孢子虫与人类和大多数哺乳动物的腹泻密切相关。

隐孢子虫的生活史简单，不需转换宿主就可以完成。生活史分为无性生殖、有性生殖和孢子生殖三个阶段，均在同一宿主体内进行。生活周期5～11天，随宿主粪便排出的卵囊具有感染性。

成熟的卵囊呈圆形或卵圆形，直径3～5μm，囊壁稍厚且光滑，囊内含4个子孢子和由颗粒物组成的残留体。子孢子呈月牙形，大小约1.5μm×0.75μm，无孢子囊，核在虫体后部。

人及易感动物吞食成熟卵囊后，子孢子在小肠由于消化液的作用自囊内逸出，先附着于肠道上皮细胞微绒毛上，随后在纳虫空泡内发育，属于细胞内胞质外寄生。主体在纳虫空泡内进行无性繁殖，先发育为滋养体，经三次核分裂发育为Ⅰ型裂殖体。成熟的Ⅰ型裂殖体含有8个裂殖子。裂殖子被释出后侵入其他上皮细胞，发育为第二代滋养体。第二代滋养体经2次核分裂发育为Ⅱ型裂殖体。成熟的Ⅱ型裂殖体含4个裂殖子。裂殖子释出后发育为雌配子体或雄配子体，进入有性生殖阶段。雌配子体进一步发育为雌配子，雄配子体产生16个雄配子，雌雄配子结合后形成合子，进入孢子生殖阶段。合子发育为卵囊，成熟的卵囊含有4个裸露的子孢子。卵囊有薄壁和厚壁两种类型。薄壁卵囊约占20%，其子孢子逸出后直接侵入宿主肠上皮细胞，继续无性繁殖，使宿主自身重复感染；厚壁卵囊约占80%，在宿主细胞或肠腔内孢子化（形成子孢子）。孢子化的卵囊随宿主粪便排出体外，具有感染性。

（二）致病与临床

1. 致病　隐孢子虫的致病机制尚未明确，它引起的分泌性腹泻与吸收障碍有关。可能是这种感染的细胞内属性影响了肠的吸收和分泌。隐孢子虫可从小肠腔内播散到胆管系统，引起胆管狭窄和胆管炎。

隐孢子虫主要寄生在小肠上皮细胞，引起绒毛结构的变形。局部可见炎症改变。随着寄生的隐孢子虫数目的增多，小肠的形态和功能异常逐步进展，但是，小肠局部感染和炎症的程度与临床症状并不完全一致。在感染过程中起主要作用的究竟是隐孢子虫的毒力，还是宿主的免疫功能，目前尚无定论，推测是共同作用的结果。

隐孢子虫病的免疫反应包括细胞免疫和体液免疫。T淋巴细胞反应对控制隐孢子虫感染起着重要作用，CD4细胞计数小于$100/mm^3$的HIV感染者发生隐孢子虫病后病情明显重于一般患者。感染过程中人体产生特异性的IgM、IgG和（或）IgA抗体。流行病学调查发现，隐孢子虫病流行地区的居民在感染后症状轻微，提示可能存在对隐孢子虫的保护性免疫机制。然而，抗体的产生并不意味着感染的清除，如HIV感染者也可在血清和小肠局部产生抗体，但感染并不因此而减轻。感染的消除过程需要干扰素（IFN-γ）的参与。

2. 临床表现　隐孢子虫可引起无症状感染，轻微腹泻或严重肠炎，伴或不伴有胆管累及。潜伏期通常为7～10天（最短5天，最长28天）。摄入卵囊的数目似乎与感染潜伏期及病程有关，但与疾病的严重程度无关。

（1）免疫功能正常者的隐孢子虫病：潜伏期一般为7～10天（5～28天）。主要表现为自限性腹泻，每日5～10次，以水样便为多见，或为黏液稀便，持续数日可自愈。偶可持续1月左右。可伴纳减、恶心、呕吐、上腹部痛（多为间歇性、轻度），少数患者可有低热、头痛、全身不适、乏力，体重可轻度下降。婴幼儿可有脱水、电解质紊乱。偶见反应性关节炎。

（2）免疫功能缺损者的隐孢子病：潜伏期难以确定。症状多而重，持续时间长。患者常有霍乱样腹泻，每日多达数十次，量达1～10Ud，患者常有水电解质紊乱及体重下降，甚至呈恶病质。隐孢子虫尚可引起喉-气管炎、肺炎等呼吸道感染，可同时伴卡氏肺孢子虫肺炎、巨细胞病毒感染。胆囊感染见于10% AIDS伴隐孢子病患者。表现为急性胆囊炎或硬化性胆管炎，患者不一定有腹泻。本病伴胰腺炎、肝炎者亦有所见；从胆汁、胰液或肝活检胆管上皮细胞找到隐孢子虫即可确诊。播散型隐孢子虫病往往于尸解时发现。

一般肠道感染时体征较轻，可有腹部压痛，胆管感染时可有黄疸、右上腹压痛；呼吸道感染时两肺可闻哮鸣音，肺底啰音。

（三）实验室检测

1. 粪便检查　患者腹泻时，可排出大量的卵囊（囊合子），因而粪便标本可直接涂片染色镜检，在抗酸染色的粪便标本中，卵囊呈桃红色，圆形或略卵圆形，直径平均4.5~5.5μm，发育成熟的卵囊其中可见4个纺锤状子孢子，如粪便中卵囊较少，可先作浓集处理，再行染色镜检，必要时可用小肠黏膜活检。

2. 免疫学检查　即检测隐孢子虫抗原及特异性抗体。检测方法有间接免疫荧光抗体试验（IFA）、酶联壳疫吸附试验（ELISA）、免疫酶染色技术和免疫斑点技术等。目前普遍采用ELISA法测定宿主血清中特异性抗体，特异性、敏感性均较高，重复性好，多用于流行病学调查。单克隆抗体检测隐孢子虫卵囊壁抗原具有高特异性、高敏感性的特点。

3. 聚合酶链反应　应用PCR检测临床标本和环境水样本中的隐孢子虫是非常敏感、特异的诊断方法，能检测出100个／ml粪样本的卵囊。如与核酸探针杂交结合能检测出5个／ml粪样本的卵囊。

十、日本血吸虫病

日本血吸虫病（schistosomiasis japonica）是日本血吸虫（Schistosoma japonicum）寄生在门静脉系统所引起的疾病，由皮肤接触含尾蚴的疫水而感染，主要病变是由虫卵引起的肝与结肠肉芽肿。急性期患者有发热，肝大与压痛，腹泻或脓血便，血中嗜酸性粒细胞显著增多。慢性期以肝、脾大为主。晚期则以门静脉周围纤维化病变为主，可发展为门静脉高压症、巨脾与腹水。

（一）日本血吸虫形态及生活史

血吸虫主要寄生于肠系膜下静脉内。雌雄异体，雌虫（12~28）mm×0.3mm大小，雄虫较粗短（10~20mm）×0.55mm，其腹吸盘后体两侧向腹面卷折，形成一沟槽（抱雌沟），雌虫即居留其中。两性成虫体表具细皮棘，表皮层经常脱落，由细胞体形成的膜结构不断输送至皮层予以更新，被认为是逃避宿主免疫攻击机制之一。虫体逆血流移行至肠黏膜下层静脉末梢中交配产卵。一条成熟雌虫日可产卵1000~3000个（为曼氏和埃及血吸虫的10倍）。虫卵呈卵圆形或圆形，有一短小侧棘。虫卵产出后沉着于组织内，发育至成熟约需11日，成熟后至死亡历时10～11日。随粪便排出的虫卵入水后，在适宜温度（25～30℃）下孵出毛蚴，侵入中间宿主钉螺，在螺体内经母胞蚴和子胞蚴两代发育，7周后即不断有尾蚴逸出，平均每日逸蚴70余条。尾蚴在水面浮游，人畜接触疫水时，尾蚴从皮肤（或黏膜）侵入宿主皮肤后，脱去尾部形成童虫。童虫随血流经肺静脉入左心室至主动脉，随体循环经肠系膜动脉终而进入门静脉分支中寄生，发育至15～16日，雌雄童虫开始合抱、移行至肠系膜下静脉发育成熟，交配产卵。

血吸虫在自然界有广泛的动物贮存宿主，如牛、猪、羊、马等，以及各种野生动物，如鼠等，均可成为它的终宿主。

（二）致病与临床

1. 致病　侵入人体的血吸虫尾蚴，不论是在人体中移行的童虫还是沉着于人体内的虫卵，均会对宿主产生机械性损伤，并引起复杂的免疫病理反应。尾蚴穿破皮肤处可引起皮炎，童虫在体内移动时，可使经过的器官（特别是肺）引起血管炎、血栓，破裂，产生局部的细胞浸润和点状出血，虫卵则主要引起慢性血吸虫病变；虫卵沉着在宿主的肝脏及肠壁等组织，其周围会出现细胞浸润，形成虫卵肉芽肿；晚期血吸虫病的肝硬化，亦由于虫卵肉芽肿引起；成虫的代谢产物参与免疫复合物的形成也是引起病变的一个因素。

日本血吸虫主要寄生在肠系膜下静脉与直肠痔上静脉内。虫卵沉积于肠壁黏膜下层，顺门静脉血流至肝内分支，故病变以肝与结肠最为显著。病理变化是直肠及降结肠黏膜充血，溃疡及带褐色小结节。镜下可见黏膜下有行成堆的虫卵。肝脏明显肿大，晚期则缩小，表面凹凸不平。门脉纤维束粗大，静脉内膜炎明显，虫卵极多。脾脏常肿大，主要是血液淤积所致。可大至平脐及脐下。脾脏中偶有虫卵发现，偶可发现肺部等异位损害。

2. 临床表现　血吸虫病临床表现复杂多样，轻重不一。由于感染的程度、时间、部位和病程的不同，临床表现各异。我国现将血吸虫病分以下四型。

（1）急性血吸虫病：发生于夏秋季，以7～9月为常见。男性青壮年与儿童居多。患者常有明确疫水接触史，如捕鱼、摸蟹、游泳等，常为初次重度感染。约半数患者在尾蚴侵入部位出现蚤咬样红色皮损，2～3天内自行消退。从尾蚴侵入至出现临床症状的潜伏期长短不一，80%患者为30～60天，平均40天。感染重则潜伏期短，感染轻则潜伏期长。

1）发热：患者均有发热。热度高低及期限与感染程度成正比，轻症发热数天，一般2～3周，重症可迁延数月。热型以间歇型、弛张型为多见，早晚波动很大，温差可相差5℃左右。一般发热前少有寒战。高热时偶有烦躁不安等中毒症状，热退后感觉良好。重症可有缓脉，出现消瘦，贫血，营养不良和恶病质。甚至死亡。

2）过敏反应：除皮炎外还可出现荨麻疹，血管神经性水肿，淋巴结肿大，出血性紫癜，支气管哮喘等均可能发生。血嗜酸性粒细胞显著增多，具有重要诊断价值。

3）消化系统症状：发热期间，多伴有食欲减退，腹部不适，轻微腹痛，腹泻、呕吐等。腹泻一般每日3～5次，个别可达10余次，初为稀水便，继则出现脓血、黏液、粪检易找到虫卵，孵化阳性率高。热退后腹泻次数减少。危重患者可出现高度腹胀、腹水、腹膜刺激征。经治疗退热后6～8周，上述症状可显著改善或消失。

4）肝脾大：90%以上患者肝大伴压痛，左叶肝大较显著。半数患者轻度脾大。

5）其他：半数以上患者有咳嗽、气喘、胸痛。危重患者咳嗽较重、咳血痰，并有胸闷，气促等。呼吸系统症状多在感染后两周内出现。另外重症患者可出现神志淡漠、心肌受损、重度贫血、消瘦及恶病质等严重毒血症表现。亦可迅速发展为肝硬化。

（2）慢性血吸虫病：在流行区多见，症状可有可无。

1）无症状患者：多见，患者无明显症状，仅在粪便普查或因其他疾病就医时发现虫卵而确诊。

2）有症状患者：症状时隐时现，以腹痛、腹泻较为常见，以稀便为主，每日2～3次，偶尔带血，重型患者可有持续性脓血便；伴里急后重。在病程早期，常有肝大，以左叶显著，随病程发展，脾脏逐渐肿大。有的患者可在下腹部扪及包块，系病变的肠系膜、大网膜及淋巴结粘连所致。

（3）晚期血吸虫病：根据其主要临床症状分为巨脾型、腹水型和侏儒型、结肠增殖型。

1）巨脾型：最为常见，脾脏下缘达脐线以下或向内侧超越正M线，质地坚硬，常可扪及明显切迹。巨脾型患者均伴有脾功能亢进，或出现消化道大出血。

2）腹水型：腹水是晚期血吸虫病肝功能失代偿的表现。患者诉腹胀难受，腹部膨隆，常有脐疝与腹壁静脉曲张。

3）侏儒型：现已少见。儿童因反复重度感染使肝脏生长素介质减少，影响其生长发育而引起侏儒症。患者身材呈比例矮小，性器官不发育，睾丸细小，女性患者无月经，类似于垂体性侏儒症。

4）结肠增殖型：经常性腹泻、腹痛、大便变细或不成形，可有肠梗阻，左下腹可扪及条索状硬块，乙状结肠镜检可见肠黏膜明显增厚、粗糙、息肉形成及肠腔狭窄。

（4）异位血吸虫病：虫卵在门静脉及其分支以外血管所属脏器内沉积引起的病变，称之为异位血吸虫病。

1）肺型血吸虫病：急性血吸虫病的表现之一，为虫卵沉积引起的肺间质性病变，表现为干咳少痰，呈白色泡沫状，偶有痰中带血，肺部可闻及湿啰音。

2）脑型血吸虫病：临床表现分急性期与慢性期。急性期表现除高热、肝区痛、外周血嗜酸性细胞增高外，并见头痛、嗜睡、意识障碍、昏迷、偏瘫、视力模糊等脑膜脑炎症状，膝健反射亢进，锥体束征与脑膜刺激征阳性。慢性期主要症状为癫痫发作，以局限性癫痫为多见，CT可显示脑局部有肿块，病变常位于顶叶或枕叶。

3）其他：血吸虫也可发生在机体的其他部位，如肾、胃、阑尾、睾丸、卵巢、子宫、心包等，临床可出现相应症状。

（三）实验室检测

1. 病原学诊断

（1）粪便检查

1）直接涂片法：操作简便，但检出率低，慢性或晚期患者，检出率更低。常用于诊断急性感染者。取黏液血便，可提高检出率。

2）自然沉淀法：操作麻烦，但检出率高。

3）透明法：常用加藤厚涂片法和定量透明集卵法。此类方法可作虫卵计数，用于测定人群的感染度和考核防治效果。但每克粪便虫卵数小于20个时，检出率很低。

4）尼龙袋集卵法：操作比自然沉淀法简单，检出率相近或稍高。但尼龙袋要严格清洗干净，以防止交叉污染。

（2）毛蚴孵化法：有三角烧瓶法，塑料杯顶管法及湿育法等，但常用三角烧瓶孵化法。用自然沉淀法、尼龙袋集卵法收集的沉渣作孵化法，检出率高，但操作较繁。

（3）直肠黏膜活组织检查：用于粪便中查找虫卵有困难的慢性尤其是晚期血吸虫病患者。此法是采用直肠镜钳取组织，置于两块载玻片间压薄，镜检。此法有一定局限性和危险性，无疗效考核价值，不宜大规模应用。只有检出近期变性卵或活卵，方可作为治疗依据。但对未经治疗过的患者，只要检出虫卵就可确诊。用四氮唑盐苪三酮染色法或吖啶橙荧光染色法可鉴别死活虫卵。

2. 免疫学检查

（1）循环抗体检测：检测血清循环抗体有多种方法，可检测血吸虫成虫、童虫、尾蚴及虫卵的抗体。但有时存在假阳性、假阴性或与其他吸虫存在交叉反应等缺点，且由于循环抗体在血吸虫病治愈后可存在很长时间，不能区别过去感染和现症感染，故诊断价值有限。

1）皮内试验：用成虫抗原（1∶8000）0.03ml于前臂皮内注射，15min后观察，局部丘疹直径≥0.8cm为阳性结果。与其他吸虫病有交叉反应。

2）环卵沉淀试验：取活虫卵或冰冻干燥的虫卵悬液一滴置载玻片上与等量患者血清混合，加盖玻片，石蜡密封，37℃孵育24～48h后，低倍显微镜下观察。在虫卵周围有沉淀反应，有泡状或条状沉淀物生成，环卵率≥5%为阳性，1%～4%为可疑。

3）间接血凝试验和酶联免疫吸附试验：简便，快速，敏感性高，应用较广。

（2）循环抗原检测：血吸虫的代谢产物和分泌物等进入血液成为循环抗原，可应用单克隆抗体斑点酶联免疫吸附试验（McAb dot-ELISA）进行检测。其阳性结果提示有活动性感染，有早期诊断和疗效考核价值。

十、并殖吸虫病

并殖吸虫病（paragonimiasis）又称肺吸虫病（lung fluke disease），是寄生于人体各脏器（以腹腔、肺部及皮下组织为主）的并殖吸虫（Paragonimus）所致的一种人畜共患寄生虫病。卫氏并殖吸虫病主要表现为咳嗽、咳铁锈色痰、咯血。斯氏狸殖吸虫病主要表现为游走性皮下包块和渗出性胸膜炎。

（一）并殖吸虫形态及生活史

并殖吸虫因其成虫雌雄生殖器官并列而命名。已知虫种有50种左右（包括同种异名和亚种），大多是从动物体内找到的，亚洲有23种，国内以卫氏并殖吸虫和斯氏并殖吸虫分布较广，感染者多，是主要致病虫种。

成虫雌雄同体，有口、腹吸盘各一。卫氏并殖吸虫虫体肥厚，虫体宽长之比为1：2左右，口、腹吸盘相距较近，腹吸盘位于中横线之前。根据其染色体数和生殖方式的不同卫氏并殖吸虫可分为二倍体型和三倍体型。最近在辽宁宽甸县哺乳动物体内尚发现有嵌合体型。三倍体型则适于人体内寄生并引起典型肺部症状，患者痰中易找到虫卵。斯氏并殖吸虫虫体狭长，两端较尖，宽长比例为1：2或1~5：3，口腹吸盘相距较远，腹吸盘位于虫体前1/3的后缘，在人体内不能发育为成虫，故不能检出虫卵。其终宿主有家犬、家猫、果子狸等。

生活史：虫卵随终宿主的痰或粪便排出体外。卵入水后，在适宜条件下经3~6周后发育成熟，并孵出毛蚴。毛蚴侵入第一中间宿主淡水螺，在螺体内经胞蚴、母雷蚴、子雷蚴的发育和增殖阶段（2~3个月），最终形成微尾蚴，从螺体逸出后侵入第二中间宿主溪蟹和蝲蛄体内，形成囊蚴。人生食或半生食含囊蚴的溪蟹或蝲蛄而感染。

（二）致病与临床

1. 致病　并殖吸虫主要由幼虫、成虫和虫卵致病，其发病机制为：当人食入含有活囊的溪蟹或蝲蛄后，在十二指肠内囊经胆汁和消化液的作用，幼虫脱囊而出，其伸缩活动力极强，借其腺体所分泌的酸性和碱性物质破坏人体组织，穿透肠壁进入腹腔，在腹腔内移行并损害腹内脏器、组织，诱发免疫反应，产生广泛的炎症和粘连。多数幼虫又穿过横膈，游走于胸腔，刺激胸膜引起胸膜炎症。幼虫在移行过程中逐渐发育为童虫，并进入肺脏，破坏肺组织，形成囊肿。童虫在囊肿内继续发育成熟为成虫。一般每个囊肿含有两个成虫，偶有单虫或两个以上虫体者。寄生于人体内的成虫数量一般在20条以内，亦可更多。成虫多固定在人体内某一部位，亦可沿各疏松组织间游走窜扰，致使病变范围扩大，可侵犯肝、脑、脊髓、皮肤等处造成相应损害。卫氏并殖吸虫主要寄生于人或动物的肺组织，但亦有以损害肝脏为主的报道。斯氏并殖吸虫的幼虫或童虫在移行过程中造成的损害较卫氏并殖吸虫显著，局部与全身的免疫反应也较为剧烈。因其不能适应人体内环境，故不能发育至性成熟产卵，极少进入肺脏形成典型囊肿，而以游走性皮下包块、渗出性胸膜炎和肝脏损害为主要病变。感染并殖吸虫后，宿主血中存在主体抗原，可用单克隆抗体检出。并殖吸虫也能刺激机体产生特异性抗体，但无明显保护性作用。

童虫在腹腔移行时，损害腹腔脏器、组织，产生广泛的炎症和粘连。多数又穿过膈肌移行于胸腔，刺激胸膜产生胸膜反应。四川并殖吸虫或斯氏狸殖吸虫的童虫移行过程引起的损害较卫氏并殖吸虫显著，以游走性皮下包块为主要病变。

成虫引起的病变可分为三期：

（1）组织破坏期：虫体移行穿破组织，可引起线性出血和坏死，因而使局部组织形成窟穴状病灶。

（2）囊肿形成期：窟穴状病灶形成后不久，周围组织献出现以中性粒细胞、嗜酸粒细胞及单核细胞浸润为主的炎症反应。局部组织坏死，液化成棕褐色。四周有肉芽组织增生，并逐渐形成纤维状囊壁，称为并殖吸虫性囊肿。囊内有时可找到虫体。成虫有游走习性，可离开囊肿而在邻近形成新的囊肿，成为多发性囊肿，相互间有隧道或窟穴相通。

（3）纤维瘢痕期：囊内虫体移行它处或死亡后，囊肿逐渐被纤维组织代替，形成瘢痕。

虫卵引起的病变一般轻微，仅有机械性或异物刺激作用。

2. 临床表现　并殖吸虫病是以肺部病变为主的全身性疾病，其临床表现与入侵虫种、受累器官、感染程度、免疫状态、机体反应等多种因素有关，临床表现多变而复杂。潜伏期长短差异悬殊，可自数日至10余年，大多数在1年内。起病多缓慢，有轻度发热、盗汗、乏力、纳差、咳嗽、咳棕红色果酱样痰及胸痛等，也可伴有腹痛、腹泻或荨麻疹等其他系统表现。急性肺吸虫病起病较急骤，高热、毒血症状较为严重。根据受累脏器特点结合临床症状主要分为四型。

（1）胸肺型：肺为卫氏肺吸虫最常寄生的部位，咳嗽、血痰、胸痛最常见，典型的痰为铁锈色或棕褐色，可持续数年不断，如伴肺部坏死组织则呈烂桃样血痰，其中可找到虫卵。当肺吸虫移入胸腔时，可引起胸痛、渗出性胸腔积液。

（2）腹型：腹痛尤以右下腹痛最多见，轻重不一。亦可有腹泻、肝脾大、血便等。脐周围有压痛，偶可闻及结节及肿块，大便中或可找到成虫和虫卵。

（3）结节型：以皮下或肌肉结节最多见，约20%的卫氏并殖吸虫感染后2～42个月出现，多位于下腹部至大腿间皮下深部肌肉内，可扪及1～6cm肿块，结节内可发现成虫或虫卵。四川并殖吸虫引起的肺吸虫病主要表现为皮下结节或包块，发生率为50%～80%，多发于腹、胸、背、腹股沟、大腿、阴囊、精索、头颈、眼眶，呈黄豆至鸭蛋大，能游走，包块为典型的嗜酸性肉芽肿，可找到虫体，但无虫卵。

（4）脑型：多见于儿童与青少年。早期可有头痛、呕吐、胸膜刺激和颅内高压表现，稍后有癫痫、幻视、感染异常等定位症状。侵犯脊髓则有脊髓受压症状和体征。

（三）实验室检测

1. 病原学检测

（1）痰液和粪便检查：痰液呈铁锈色，镜检可见虫卵、嗜酸粒细胞及夏科—莱登晶体；粪便中可查见虫卵。

（2）脑脊髓液及其他体液检查：脑脊髓型者，脑脊髓液可见嗜酸粒细胞，蛋白质含量轻度增加，偶可查见虫卵。肺型胸水多呈草黄色或血性，偶见夏科—莱登晶体、胆固醇晶体或虫卵。

（3）活检：患者皮下包块或结节活检，可能检获童虫，偶可查见成虫、虫卵。

2. 免疫学检测 包括皮内试验、抗体检测和循环抗原检测。用成虫制成抗原，做皮内试验，可用于普查初筛，阳性率可高达95%以上，但假阳性和假阴性均较高。ELISA法检测抗体具有较高的敏感性和特异性，是目前常用的诊断方法。ELISA方法检测循环抗原，既有较高的诊断价值，又可作为考核疗效的指标，是目前研究的热点。

补充说明：对于胸、肺、脑、脊髓等部位的患者，可用X线及CT辅助诊断。

十二、华支睾吸虫病

华支睾吸虫病（clonorchiasis sinensis）是由华支睾吸虫寄生在人体肝内胆管。临床特征为肝大、上腹隐痛、疲乏等。系进食未煮熟的淡水鱼（虾）而被感染。

（一）华支睾吸虫形态及生活史

华支睾吸虫成虫体形扁平，寄生于宿主肝脏的小胆管内。虫体长10~25mm，体宽3~5mm。成虫在胆管内产卵，虫卵随胆汁入肠，由粪便排出体外，落入池塘，被淡水螺吞食，孵出毛蚴，发育成许多尾蚴，逸出螺体，侵入淡水鱼或小虾，在其肌肉及其他组织中形成囊蚴。人或其他动物如猫、狗等吞食带囊蚴的鱼虾，即被感染。囊虫在十二指肠脱囊后，幼虫转入胆管，约经1~2个月即成熟产卵。

（二）致病与临床

1. 致病 成虫寄生在肝脏小胆管内，可引起机械性刺激或梗塞，同时成虫可分泌一些分泌物，刺激胆管上皮细胞发生炎症、增生、管壁增厚，甚至恶性变。由于胆管的梗阻，胆汁流通不畅通，可发生灶性细胞坏死，甚至因长期梗阻而发生纤维性变。由于梗阻及刺激会使胆管扩张，发生胆管炎。虫体亦可作为石的核心而形成胆石症。有人认为本病与原发性肝癌有一定关系。

2. 临床表现 儿童多见。在流行地区或平原低洼地带、河流沿岸，有生食淡水鱼、虾史。

起病多缓慢，轻度感染可无症状，或仅稍有胃肠不适，中度感染则有食欲减退、消化不良、腹痛、腹泻、乏力。重者可有长期腹泻、营养不良、反复黄疸、肝大疼痛。

多次重复感染可致胆汁性肝硬化、门脉性肝硬化、成虫移行胆总管，则有梗阻性黄疸及胆绞痛。体检部分患者肝大，左叶为主。严重者肝硬化及门脉高压症。腹壁静脉曲张，脾大。重症病儿生长和智力发育均受影响，有的表现为侏儒。

（三）实验室检测

1. 病原学检测　一般在感染后1个月可在粪便中发现华支睾吸虫卵，检查方法主要有涂片法和集卵法两大类。

（1）粪便直接涂片法：该方法操作虽然简便，但轻度感染者容易漏诊。

另外，改良加藤厚膜涂片法（Kato-Katz甘油纸厚涂片透明法），在大规模肠道寄生虫调查中被认为是最有效的粪检方法之一，并可定量。

（2）沉淀法：如自然沉淀法、离心沉淀法、乙醚沉淀法等，检出率较粪便直接涂片法为高。

（3）十二指肠引流胆汁检查：把引流胆汁进行直接涂片或离心沉淀检查，可使检出率大大提高。

值得注意的是，华支睾吸虫卵与异形类吸虫卵以及灵芝孢子在形态、大小上极为相似，容易造成误诊，故应根据各自形态的特征加以鉴别。

2. 免疫学检测　目前应用较多的是ELISA法和胶体金免疫层析法，检测血清中的特异性抗体。

第八章 临床免疫学检查

临床免疫学是免疫学中一个重要的分支学科，它应用免疫学的理论与技术，研究疾病的病因、发生、发展和转归并对疾病进行诊断和防治。临床免疫学检查常用于感染性疾病、自身免疫性疾病、变态反应性疾病、免疫缺陷病、肿瘤等疾病的诊断与疗效监测。本章主要叙述体液免疫、细胞免疫、感染免疫、肿瘤免疫、自身免疫以及移植免疫等六个方面的常用检查。

第一节 体液免疫和特种蛋白检验

一、免疫球蛋白检测

（一）IgG、IgA、IgM测定

1. 参考值。成人的参考值如下：

$$IgG：7.6 \sim 16.6g/L。$$
$$IgA：0.71 \sim 3.35g/L。$$
$$IgM：0.48 \sim 2.12g/L。$$

2. 临床意义

（1）免疫球蛋白增高：

1）IgG、IgA、IgM均增高，见于各种慢性感染、慢性肝病、肝癌、淋巴瘤及某些结缔组织病如系统性红斑狼疮、类风湿性关节炎等。

2）在5种免疫球蛋白中，仅有某一种免疫球蛋白增高而其他不增高或减低，主要见于免疫增生性疾病，如分泌型多发性骨髓瘤，可分别见到IgG、IgA、IgD、IgE增高，据此分为各型骨髓瘤；在原发性巨球蛋白血症时呈单独IgM明显增高；在各种过敏性疾病如过敏性皮炎、外源性哮喘及某些寄生虫感染等也可见IgE单独增高。

（2）免疫球蛋白减低：5种免疫球蛋白均见减少，见于各类先天性和获得性体液免疫缺陷病及长期应用免疫抑制剂的患者。

（二）血清免疫球蛋白D

1. 参考值：0.6 ~ 2.0mg/L。

2. 临床意义

（1）增高

1）IgD型骨髓瘤：以IgD单克隆性增多为特征，发病频率较低（在已报告的多发性骨髓瘤中少于1%），大部分为多发性，少数为孤立性或浆细胞性白血病；男性稍多于女性。患者初诊时，血清IgD水平在20～2000mg/dl，多在100mg/dl以上，个别有达6000mg/dl或以上者。特征为70%以上合并单克隆轻链病（Bence-Jones蛋白），而且绝大多数（90%以上）为Lambda型，易引起肾功能损害，预后多不良。有些病例因单克隆性IgD增高幅度不大，用免疫电泳法或固相免疫法鉴定困难或不能检出，应在经过中追踪观察。

2）高免疫球蛋白D血症合并周期热综合征（hyperimmunoglobulinemia D and period-icfever syndrome，HIDS）为常染色体隐性遗传性疾病，反复发热和淋巴结肿大，血清IgD增高。

3）多克隆增多：见于慢性骨髓炎、皮肤感染症、大动脉炎综合征、肝硬化、结核病、Hodgkin病、肾小球肾炎和风湿病的某些病例。与某些超敏反应有关如青霉素过敏者可见有血清IgD抗体，也见于接触性皮炎、荨麻疹等病例。

（2）减低：有报告提示IgD减低与HLA抗原相关。风湿性疾病存在有抗IgD抗体。减低的意义多不明。

（三）IgE测定

1. 参考值。ELISA：0.1～0.9mg/L。

2. 临床意义

（1）Ⅰ型变态反应性疾病：如过敏性支气管哮喘、特应性皮炎、过敏性鼻炎、荨麻疹等IgE常升高。

（2）与IgE有关的非过敏性疾病也可升高，如lgE型骨髓瘤、寄生虫感染等。

（3）急慢性肝炎、系统性红斑狼疮、严重烧伤等有时可见血清IgE升高。HIV感染的晚期可出现IgE明显升高。

二、血清M蛋白检测

（一）结果判定

蛋白电泳法、免疫电泳法：阴性。

（二）临床意义

血清中检测到M蛋白，提示单克隆免疫球蛋白增生病，见于：

1. 多发性骨髓瘤（multiple myeloma）。占M蛋白血症的35%～65%，其中IgG型占60%左右；IgA型占20%左右；轻链（κ或λ）型占15%左右；IgD和IgE型罕见。多发性骨髓瘤中40%～60%的患者尿中有本周蛋白（Bence Jones protein，BJP）即免疫球蛋白轻链（κ或λ）存在。

2. 巨球蛋白血症（macroglobulinemia）。占M蛋白血症的9%～14%，血液中存在大量的单克隆19S、24S、27SIgM，80%的M蛋白为κ轻链，20%的M蛋白为λ轻链。本病与多发性骨髓瘤、淋巴瘤和慢性淋巴细胞白血病有些相似，因首先由Waldenstrom所描述因此又名Waldenstrom病。少数患者有7S单体IgM异常增多，又称7SIgM病。

3. 重链病（heavy chain diseases，HCD）。其M蛋白的实质为免疫球蛋白重链合成异常增多。现已发现有仅重链病、1重链病和斗重链病等。

4. 半分子病（half-molecule immunoglobulin disease）。系由免疫球蛋白一条重链和一条轻链构成的半个Ig分子的单克隆蛋白片段异常增生而导致的疾病，现已发现有 IgA 类和IgG类半分子病。

5. 恶性淋巴瘤。其血液中可发现有M蛋白。

6. 良性M蛋白血症。是指血清或尿中存在单一免疫球蛋白或其片段，原因不明，长期观察也未发现骨髓瘤或巨球蛋白血症证据的患者。老年人中发现良性M蛋白血症者较多，应注意与多发性骨髓瘤相鉴别。

三、血清补体检测

补体（complement，C）是一组具有酶原活性的糖蛋白，它由传统途径的9种成分C_1（C_1q、C_1r、C_1s）$-C_9$，旁路途径的3种成分及其衍生物、B、D、P、H、I等因子组成。补体、体液因子或免疫细胞共同参与灭活病原体的免疫反应，也参与破坏自身组织或自身细胞而造成的免疫损伤。

（一）总补体溶血活性（CH50）测定

1. 参考值：试管法为50～100U/ml。

2. 临床意义

（1）增高

1）自身免疫性疾病：SLE、恶性类风湿性关节炎、肌无力。

2）感染症（如风湿热、急性肝炎等、恶性肿瘤）：由于干扰素的作用，补体成分多见升高；C_5、C_9为急性期反应蛋白，多显著增高。

3）痛风、阻塞性黄疸、甲状腺炎、急性心肌梗死、妊娠、蛋白同化激素使用等。

（2）减低

1）生成减少：①先天性减少，如先天性补体缺陷症、选择性C_2缺乏症（常染色体共显性遗传，白种人多，黄种人少）、重症复合免疫不全症；②获得性减少，补体成分大部分由肝细胞合成，在重症肝炎、慢性肝炎，特别是肝硬化时，产生减少。

2）活化过多：①血清病、自身免疫性疾病如SLE、恶性类风湿性关节炎（MRA）、青年类风湿性关节炎（JRA）、肌无力、自身免疫性溶血性贫血（AIHA）、Felty综合征、皮肤血管炎等；②遗传性血管神经性水肿（HANE）；③获得性Cl抑制鲁（ClINH）缺乏症；④弥散性血管内凝血（DIC）、多器官功能障碍综合征（MODS）；⑤疟疾、急性病毒性肝炎初期、阵发性睡眠性血红蛋白尿症、冷球蛋白血症、补体冷活化（在试管中）。

3）异化亢进：补体在血液中的半衰期缩短，每日更新一半，在病理情况下如肾病综合征、漏出性失蛋白性胃肠症等丢失增多（由于反馈作用合成也加速）。

（二）补体C₃测定

1. 参考值：（1.14±0.27）g/L。

2. 临床意义：C₃的增多与减少基本与总补体活性所述相似，但更为敏感。在机体组织损伤和急性炎症时，常增高或为正常，如菌血症、肺炎、扁桃腺炎、结核、伤寒、麻疹、流脑等；肿瘤患者，尤以肝癌，血清C₃含量升高更为显著，但胰腺癌晚期与隐性淋巴细胞白血病则呈降低趋势。C₃含量降低可见于以下原因：①补体成分消耗增加；如血清病、链球菌感染后的肾小球肾炎、全身性SLE、冷球蛋白血症、自身免疫性溶血性贫血、类风湿性关节炎、器官移植后的排斥反应；②补体大量丢失：多见于肾病综合征或大面积烧伤、外伤、手术等；③补体合成不足：主要为肝病患者，如肝硬化、慢性活动性肝炎和急性肝炎的重症病例。补体成分缺陷多具遗传特点，C₃及C₃调控因子（C₃bINA）的缺损虽然少见，但是倘若发生，将可引起危及生命的感染。

（三）补体C₄测定

1. 参考值：（0.55±0.11）g/L。

2. 临床意义：CRP增高见于风湿热活动期，结节性动脉周围炎，皮肌炎，心肌梗死，组织损伤等；降低见于慢性活动性肝炎，系统性红斑狼疮，类风湿关节炎，急性肾小球肾炎等。

四、细胞因子的检测

目前细胞因子的测定主要采用ELASA方法。

（一）白细胞介素-2活性和白细胞介素-2受体测定

1. 参考值。IL-2：5~15ku/L；IL-2R：<200U/ml。

2. 临床意义

（1）IL-2增高见于：①自身免疫性疾病，如系统性红斑狼疮，类风湿关节炎等；②再生障碍性贫血，多发性骨髓瘤；③移植排斥反应发生后。

降低见于：①免疫缺陷疾病，如重症联合免疫缺陷病，艾滋病等；②恶性肿瘤；③Ⅰ型糖尿病；④某些病毒感染，如尖锐湿疣等。

（2）IL-2R对急性排斥反应和免疫性疾病有诊断意义，可作为病情观察和药效监测的一项指标。

（二）肿瘤坏死因子测定

1. 参考值：4.3±2.8μg/L。

2. 临床意义：TNF有炎症介质作用，能阻止内毒素休克、DIC的发生；有抗感染效应，抑制病毒复制和杀伤病毒感染细胞；有抗肿瘤作用，杀伤和破坏肿瘤细胞。血中TNF水平增高特别对某些感染性疾病（如脑膜炎球菌感染）的病情观察有价值。

（三）干扰素测定

1. 参考值：1~4kU/L。

2．临床意义

（1）增高：系统性红斑狼疮，非活动性类风湿关节炎；恶性肿瘤早期；急性病毒感染，再生障碍性贫血。

（2）降低：严重血友病；乙型肝炎携带者；哮喘；活动性类风湿关节炎。

第二节　细胞免疫检查

一、T细胞免疫检测

（一）T细胞花环形成试验

1．参考值：EaRFC为23.6%±3.5%；EsRFC为3.3%±2.6%；EtRFC为64.4%±6.7%。

2．临床意义

（1）增高：重症肌无力、器官移植排斥反应、甲亢与甲状腺炎患者、慢性活动性肝炎或慢性迁延性肝炎。

（2）降低：某些病毒感染，如麻疹，腮腺炎，流感及带状疱疹等；原发性细胞免疫缺陷病，如先天性胸腺发育不全；艾滋病；恶性肿瘤；应用放射线照射或者使用肾上腺皮质激素等免疫抑制剂。

（二）T淋巴细胞转化试验

1．参考值。形态学法：转化百分率为60.1%±7.6%；^{3}H-TDR掺入法：刺激指数（SI）=测定组cpm均值／对照组cpm均值，正常SI<2。

2．临床意义：T淋巴细胞转化率增高见于Down综合征。T淋巴细胞转化率降低常见于：①恶性肿瘤；②淋巴肉芽肿；③重症结核，重症真菌感染，瘤型麻风；④运动失调性毛细血管扩张症；⑤应用放射线照射或者使用肾上腺皮质激素等免疫抑制剂。

（三）T细胞亚群测定

1．参考值。免疫荧光法（IFA）：CD_3为63.1%±10.8%；CD_4（TH）为42.8%±9.5%；CD_8（TS）为19.6%±5.9%；CD4/CD8（TH/TS）为（2.2±0.7）/1。流式细胞术：CD_3为61%～85%；CD_4为28%～58%；CD_8为19%～48%；CD_4/CD_8为0.9～2.0/1。

2．临床意义　CD_3下降常见于：①恶性肿瘤；②自身免疫性疾病，如系统性红斑狼疮、类风湿关节炎等；③先天性免疫缺陷病，艾滋病；④接受放疗、化疗或者使用肾上腺皮质激素等免疫抑制剂。CD_3上升则见于慢性活动性肝炎、重症肌无力等。

CD_4/CD_8的比值作为免疫调节的一项指标，正常值为1.4～2.0，若其比值>2.0或<1.4，表明细胞免疫功能紊乱。CD_4/CD_8<1.4常见于：①免疫缺陷病，如艾滋病的比值

常小于0.5；②恶性肿瘤；③再生障碍性贫血，某些白血病；④某些病毒感染。 $CD_4/$
$CD_8>2.0$常见于自身免疫性疾病，如系统性红斑狼疮、类风湿关节炎等。

二、B细胞免疫检测

（一）B淋巴细胞膜表面免疫球蛋白测定

1. 参考值：SmIg阳性细胞为16%～28%。SmIgG为4%～13%；SmIgM为7%～13%；SmIgA为1%～4%；SmIgD为5%～8%；SmIgE为1%～1.5%。

2. 临床意义：主要用于检测外周血B细胞的百分率。升高见于慢性淋巴细胞白血病、巨球蛋白血症；降低见于原发性免疫缺陷病、恶性肿瘤。

（二）B细胞分化抗原测定

1. 参考值。流式细胞术：CD_{19} 11.74%±3.37%。

2. 临床意义：升高见于急性淋巴细胞白血病（B细胞型，且有SmIg、HLA-D表达）、慢性淋巴细胞白血病和Burkitt淋巴瘤等；降低见于无丙种球蛋白血症、使用化疗或免疫抑制剂后。

三、自然杀伤细胞免疫检测

（一）NK细胞活性

1. 参考值：流式细胞术法为13.8%±5.9%。

2. 临床意义：增高见于某些病毒感染性疾病的早期，长期使用干扰素或使用干扰素的诱导物，骨髓移植后，习惯性流产；降低见于恶性肿瘤，特别是中晚期或伴有转移的肿瘤，免疫缺陷病及使用肾上腺激素等免疫抑制剂，部分病毒感染、细菌感染及真菌感染，某些白血病及白血病前期。

（二）抗体依赖性细胞介导的细胞毒作用

1. 参考值：^{51}Cr释放率<10%为阴性，10%～20%为可疑阳性，≥20%为阳性。

2. 临床意义：增高见于活动性肺结核、器官移植后的慢性排斥反应，用于监测排斥反应发生的时间与强度。降低见于恶性肿瘤、某些病毒感染，如乙型肝炎。

第三节　自身抗体检测

一、类风湿因子检测

类风湿因子（RF）是最先在类风湿关节炎患者血清中发现的，是一种抗变性IgG的自身抗体，主要是IgM型抗体，但也有IgG、IgA、IgD、IgE型抗体。

1. 参考值：胶乳凝集法、RIA或ELISA法为阴性。前法血清稀释度低于1∶10。

2. 临床意义

（1）增高见于80%的没有经过治疗的类风湿性关节炎的患者，80%的皮肌炎患者，80%的硬皮病、恶性贫血患者，53%的系统性红斑狼疮患者，75%的自身免疫性贫血患者，60%的慢性活动性肝炎患者。

（2）高丙种球蛋白血症，传染性单核细胞增多症，冷球蛋白血症、白血病、亚急性心内膜炎也可出现阳生。

（3）75岁以上的老年人和1%～4%的正常人胶乳试验可以出现弱阳性反应。

二、抗核抗体检测

抗核抗体（antinuclear antibody，ANA）是以细胞的核成分为靶抗原的自身抗体的总称。用间接免疫荧光法检测时，有几种荧光图谱：①均质型：与抗dsDNA和抗组蛋白抗体有关；②斑点型或颗粒型：与多种自身抗体有关，如抗Ul-RNP、抗Sm、抗 Scl-70、抗SS-B/La、抗SS-A/Ro；③核仁型：与针对核糖体、U3-RNP、RNA聚合酶的抗体有关。

（一）抗双链DNA抗体检测

1. 结果判定：间接免疫荧光法阳性时，Hep-2细胞核浆均质性着染，有丝分裂细胞中染色质呈强均质性着染；肝细胞呈周边型核着染；短膜虫动基体均质性着染，核浆呈弱均质性着染。

2. 临床意义：抗dsDNA抗体阳性见于活动期系统性红斑狼疮（SLE），阳性率70%～90%。本试验特异性较高，达95%，但敏感性较低。对SLE的诊断和治疗监测极为重要。是SLE诊断标准之一。也是迄今为止参与SLE发病机制唯一的一种自身抗体，该抗体与核小体形式存在的胞外DNA形成免疫复合物，沉积于毛细血管壁导致器官损伤。极少见于药物诱导性SLE、类风湿关节炎、原发性干燥综合征中。

（二）抗Sm抗体检测

1. 结果判定：抗体阳性时，间接免疫荧光法中Hep-2细胞核浆呈粗颗粒型，有时伴细小核点，核仁呈阴性，有丝分裂细胞染色体阴性着染。

2. 临床意义：抗Sm抗体为SLE所特有，疾病特异性达99%，且能反映SLE的活动程度，但敏感性较低，平均为20%。该抗体与中枢神经系统受累、肾病、肺纤维化及心内膜炎有一定关系。多数情况下，患者还出现抗dsDNA或抗组蛋白抗体。

（三）抗组蛋白抗体检测

1. 结果判定：抗体阳性时，间接免疫荧光法中Hep-2细胞核浆呈均质型，分裂期细胞染色质呈强着染。

2. 临床意义：50%～70%的SLE及95%以上的药物诱导性狼疮可出现抗组蛋白抗体。常见的药物有肼苯达嗪、普鲁卡因胺、尼酸及氯丙嗪。组蛋白抗体的主要靶抗原为（H_{2A}-H_{2B}）-DNA复合物，但不同的药物可诱导出针对不同组蛋白的抗体。该抗体与SLE或青少年型SLE没有特别的相关，但与疾病活动度有关。在药物诱导性狼疮中，该抗体可持续很长时间。在类风湿关节炎及原发性胆汁性肝硬化中抗组蛋白抗体阳性率为

5%～14%。IgG和lgA型抗体有临床意义，而IgM类抗体则意义不大。

（四）抗ENA抗体测定

1. 参考值：阴性。

2. 临床意义：抗ENA抗体含有多种成分。目前能够检测出的有抗Ro（又称SSA）抗体、抗La（又称SSB）抗体、抗Sm抗体、抗RNP抗体，当抗ENA抗体阳性时，还需要做它的分型检查。

第四节　肿瘤标志物的检测

一、甲胎蛋白测定

甲胎蛋白（alpha fetoprotein，AFP）是胎儿发育早期，由肝脏和卵黄囊合成的一种血清糖蛋白，分子量70000，电泳时位于白蛋白和α_1球蛋白之间，胎儿出生后不久即逐渐消失。1963年Abelev首先发现患肝细胞癌的小鼠存在AFP，1964年Tatarinov报道肝细胞癌患者血清中AFP升高。目前检测血清中AFP是临床上诊断肝癌的重要指标。

（一）测定方法

目前常用的方法有酶联免疫吸附法（ELISA）、放射免疫法（RIA）、荧光偏振法、电化学发光和纸条快速酶免疫测定法。

（二）参考值

对流免疫电泳法为阴性；RIA或ELISA法为低于20μg/L。

（三）临床意义

1. 原发性肝癌。血清AFP升高为原发性肝癌重要指标之一，灵敏度高，特异性强，是十分有价值的临床检查及普查项目。原发性肝癌阳性率约达90%左右，血清AFP>400μg/L可作为原发性肝癌的诊断阈值。但大部分患者呈持续性高水平，部分患者呈低水平升高（20～400μg/L）。据陆培新等报道，AFP持续性低阳性患者1年内肝癌发生率12.99%；比正常发病率高295倍。但对肝细胞癌患者，第1项低阳性率后1年内肝癌发生率为44.06%，2年内为64.58%，5年内为92.66%，说明对低阳性率患者的随访有助于早期诊断。汤钊猷等报道，血清AFP持续升高>200 LLg/L8周以上，若排除妊娠、活动性肝病、生殖腺畸胎瘤等，则原发性肝癌的诊断达98%。但AFP阴性不能排除原发性肝癌，18%～20%的原发性肝癌患者血清AFP正常。孔祥泉等对168例原发性肝癌做AFP、B超和CT检查，发现AFP对小肝癌最敏感，其灵敏度超过B超和CT，在168例中有12例为小肝癌，皆为AFP先发现，呈持续性升高。另有3例为弥漫型肝癌，癌结节为黄豆大小，B超和CT取代。B超和CT总诊断要高于AFP，3种指标联合测定，肝癌检出率近似100%。

2. 肝良性肝病。如病毒性肝炎，肝硬化有不同程度的升高，但其水平常 < 400 μ g/L。实际上大部分患者一般 < 100 μ g/L。AFP升高的原因，主要是由受损伤的肝细胞再生而幼稚化时，肝细胞便重新具有产生AFP的能力，随着受损肝细胞的修复，AFP逐渐恢复正常。孕妇血清AFP，孕妇妊娠2 ~ 3个月，血清AFP开始升高，7 ~ 8个月时达到高峰，如一般在 < 400 μ g/L以下，分娩后3周恢复正常。血清AFP可反映胎儿状态。如无脑儿、脊柱裂、先天性神经管畸形，宫内胎儿死亡等血清AFP异常升高。胃癌、胰腺癌AFP升高。

血清AFP减少，Merkatz报道，孕妇血清AFP含量低于（<10 μ g/L=可体为胎儿染体异常的指标）。

二、癌胚抗原检测

（一）测定方法

与AFP相同，尤以荧光偏振法和光化学稳定、可靠。

（二）参考值

ELISA法和RIA法为<15 μ g/L。

（三）临床意义

1. 血清CEA升高主要见于结肠直肠癌、胰腺癌、胃癌、肝癌、肺癌、乳腺癌等，其他恶性肿瘤也有不同程度的阳性率。

2. CEA连续随访检测，可用于恶性肿瘤手术后的疗效观察及预后判断，也可用于对化疗患者的疗效观察。一般情况下，病情好转时血清CEA浓度下降，病情恶化时升高。

3. 肠道憩室炎、直肠息肉、结肠炎、肝硬化、肝炎和肺部疾病也有不同程度的升高，但阳性的百分率较低。

4. 98%的非吸烟健康人血清CEA<5 μ g／L。吸烟者中约有3.9%的人CEA>5 μ g/L。

三、糖蛋白抗原

（一）糖蛋白抗原（CA）125

1. 参考值： < 35 × 10³ U/L。

2. 临床意义：卵巢癌患者血清CA125水平明显升高，其阳性检出率约可达88 %，故对诊断卵巢癌有较大的临床价值。尤其对评估治疗效果和判断有无复发转移极为灵敏。对其他非卵巢恶性肿瘤也有一定的阳性率。如宫颈癌、乳癌、胰腺癌、胃癌、肺癌、肝癌、结直肠癌等也有一定的阳性反应。非恶性肿瘤：如子宫内膜异位症，盆腔炎、卵巢囊肿，胰腺炎、子宫肌瘤、肝硬化等也有不同程度升高，但阳性率较低，注意鉴别。联合测定CA125，CA199及组织多肽抗原能提高阳性率，动态监测用于诊断治疗及预后。

（二）癌抗原（CA15-3）

1. 参考值： < 25 × 10³ U/L。

2. 临床意义：哺乳期妇女或良性乳腺肿瘤的患者均低于此值，乳腺癌晚期100%，其他期75% CA153明显升高，同样它也具有广谱性，在50%肝癌、53%肺癌、34%卵巢癌患者其血清水平也可见不同程度升高，由于CEA在乳腺癌中有诊断价值，如两者联合使用可提高10%阳性率。

（三）糖链抗原（19-9）

1. 参考值：$< 37 \times 10^3$ U/L。

2. 临床意义：血清CA19-9增高见于：胰胆癌、胆囊癌、胆管壶腹癌，血清 CA199 水平明显增高，尤其是胰腺晚期患者，其CA199水平高达50万U/ml，阳性检出率达88.9%，是一项重要的辅助诊断指标，对监测病情变化和复发有很大价值。但对早期诊断价值不大。其他类型肿瘤：如胃癌、肝癌。结直肠癌、子宫内膜癌，CA199也有一定程度的升高。CA199与CA242和CA50同时检测，尤助于对恶性肿瘤患者阳性率的提高。对良性疾病：如急性胰腺炎、胆囊炎、胆汁淤积性胆管炎、胆石症、肝硬化等，血清 CA199也有一定幅度升高、注意与恶性肿瘤的鉴别。

（四）CA549

1. 参考值：大部分健康女性$< 11 \times 10^3$ U/L，异常升高者比例不高。

2. 临床意义：50%乳腺癌、卵巢癌、40%前列腺癌、33%肺癌患者CA549升高，CA549作为乳腺癌的早期诊断有不足之处。

（五）CA50

1. 参考值： $< 20 \mu g/L$。

2. 临床意义：90%以上的结肠、胃、肺、胰、胆囊、膀胱、子宫和肝癌组织的神经节苷脂能与CA50单抗反应，对各种恶性肿瘤患者检测，CA50总阳性率为73.3%，胰、胆囊、肝、卵巢等癌的阳性率为88%～94%。

四、人绒毛膜促性腺激素检测

（一）参考值

$2.3 \sim 13.6 \mu g/L$。

（二）临床意义

正常妇女可检测hCG，做早孕诊断。葡萄胎和绒毛膜上皮癌患者测定hCG有辅助诊断价值，兼可判断疗效与预后。

五、前列腺特异抗原检测

（一）参考值

RIA法和CLIA法：PSA为$\leq 4.0 \mu g/L$。

（二）临床意义

目前，临床上已用于前列腺癌的辅助诊断，也可作为监测前列腺癌病情变化和疗效判断的指标。

1. 前列腺癌患者可见血清PSA升高。以血清PSA>4.0μg/L判断为阳性，其阳性率在50%～80%，PSA的血清浓度和阳性率随病程的进展而增高。前列腺癌手术后，PSA浓度可逐渐降至正常，若手术后PSA浓度不降或下降后再次升高，应考虑肿瘤转移或复发，因此PSA测定可作为监测前列腺癌病情变化和疗效的重要指标。

2. 前列腺肥大、前列腺炎、肾脏和泌尿生殖系统的疾病，也可见血清PSA水平升高，必须结合其他检查进行鉴别。

3. 约有5%的前列腺癌患者，前列腺酸性磷酸酶（PAP）升高，但PSA在正常水平，因此两者同时测定，可提高前列腺癌的阳性检出率。

第五节　病毒性肝炎的免疫学检测

一、甲型肝炎病毒标志物检测

（一）甲型肝炎病毒抗原和RNA测定

1. 参考值。HAVAg：ELISA法为阴性；HAV-RNA：反转录聚合酶链反应（RT-PCR）法为阴性。

2. 临床意义

（1）HAVAg阳性见于70.6%～87.5%的甲肝患者。

（2）HAV-RNA阳性对诊断具有特异性，特别对早期诊断意义更大。

（二）甲型肝炎病毒抗体测定

1. 参考值。ELISA法：抗HAV-IgM和抗HAV-IgA均为阴性。抗HAV-IgG阳性可见于部分成年人。

2. 临床意义

（1）抗HAV-IgM阳性说明机体正在感染HAV，是早期诊断甲肝的特异性指标。

（2）甲肝早期和急性期，由粪便中测得抗HAV-IgA呈阳性反应，是早期诊断甲肝的指标之一

（3）抗HAV-IgG阳性提示既往感染，可作为流行病学调查的指标。

二、乙型肝炎病毒标志物检测

（一）乙型肝炎病毒表面抗原测定

1. 参考值：阴性。

2. 临床意义

（1）HBsAg是血清中最早出现的HBV标志物，在急性肝炎时很快消失，若6个月后血清中HBsAg仍不消失，可成为慢性肝炎或HBsAg携带者，并可持续几年或十几年。

HBsAg是HBV感染的标志,可出现在各型乙型肝炎、肝细胞癌和无症状携带者中。

（2）HBsAg阴性时,应注意下列几种情况并不能排除HBV感染的存在:①受检者处于疾病潜伏期,HBsAg可在接触病毒长达6个月后仍检测为阴性;②感染可为潜伏的和不活动的,但具有重新激活的可能;③HBsAg分泌的量太少以致不能被现在的方法检测出来,或HBsAg可和抗体相结合形成复合物,不易被检出。

（3）有时,HBsAg和抗HBs可存在同一血清中,这种类型式发生在10%～20%的慢性乙肝患者中。这并非由于人为的原因,而是由于HBsAg发生变异。抗-HBs不能完全中和它,有细微的差异。这时,HBsAg有诊断意义,抗-HBs并无预后意义。

（4）HBsAg可存在于肝脏、骨髓、血液、体液和各种分泌物中。HBsAg的检测可用于病原学诊断、流行病调查、筛选献血员和血液制品等。

（二）乙型肝炎病毒表面抗体测定

1. 参考值:阴性。

2. 临床意义:HBsAb阳性证明以往有过乙型肝炎病毒感染的历史,机体产生了一定的免疫力;注射乙型肝炎疫苗或打过HBsAb免疫球蛋白,HBsAb可呈阳性反应;HBsAb是保护性抗体,血中抗体滴度在1:64或P/N>10以上时才对机体有保护作用。

（三）乙型肝炎病毒e抗原测定

1. 参考值:阴性。

2. 临床意义:HBeAg增高说明患有乙型肝炎具有较强的传染性,它的出现往往是乙型肝炎的早期或者是活动期;如HBeAg阳性持续时间大于10周以上或更长时间,患者可能进展为慢性持续性感染,肝组织常有较严重的损害,急性乙型肝炎容易演变成慢性肝炎或肝硬化;HBeAg阳性孕妇有垂直传染性,9%以上的新生儿将受乙型肝炎病毒感染,HBeAg也为阳性。

（四）乙型肝炎病毒e抗体测定

1. 参考值:阴性。

2. 临床意义:HBeAb阳性多见于HBeAg转阴的患者,意味着HBV大部分被清除或抑制,生成减少,是传染性降低的一种指标。部分慢性乙型肝炎、肝硬化、肝癌患者也可检出HbeAb。HBeAb阳性仍会有一定的传染性,在HBeAb阳性的孕妇分娩婴儿中可有20%感染乙型肝炎病毒。

（五）乙型肝炎病毒核心抗原测定

1. 参考值:阴性。

2. 临床意义:阳性表示患者血中有感染性的完整的乙型肝炎病毒,含量较多;表明HBV复制活跃,血液传染性强;患者预后较差,约有78%的病例病情恶化。

（六）乙型肝炎病毒核心抗体测定

1. 参考值:阴性。

2. 临床意义:乙肝核心抗体IgM增高可诊断急性乙型肝炎;单纯核心抗体IgG增高

常表示有既往感染；HBcAb的出现表明肝内乙肝病毒复制活跃，肝细胞受损较重，并且传染性较强；HBcAb对乙型肝炎无保护作用，其持续阳性可长达数十年甚至保持终身。

（七）乙型肝炎病毒表面抗原蛋白前S2和前S2抗体测定

1. 参考值：Pre-S2为阴性；抗Pre-S2为阴性。

2. 临床意义：Pre-S2阳性提示HBV复制异常活跃，有传染性；抗Pre-S2阳性见于乙肝急性期及恢复早期，提示HAV已被清除，预后良好。

（八）乙型肝炎病毒DNA测定

1. 参考值：HBV-DNA斑点杂交试验和聚合酶链反应（PCR）为阴性。

2. 临床意义：HBV-DNA阳性是诊断乙型肝炎的佐证，表明HBV复制及有传染性；也用于监测应用HBsAg疫苗后垂直传播的阻断效果，若HBV-DNA阳性表明疫苗阻断效果不佳。

三、丙型肝炎病毒标志物检测

（一）丙型肝炎病毒RNA测定

1. 参考值：阴性。

2. 临床意义：丙型肝炎病毒RNA（HCV-RNA）阳性提示HCV复制活跃，传染性强；HCV-RNA转阴提示HCV复制受抑，预后较好。连续观察HCV-RNA，结合抗-HCV的动态变化，可作为丙肝的预后判断和干扰素等药物疗效的评价指标。检测HCV-RNA，对研究丙型肝炎发病机理和传播途径有重要价值。

（二）丙型肝炎病毒抗体IgM、IgG测定

HCV感染机体后，机体产生抗HCV抗体，抗HCV为一种非保护性抗体，且抗HCV持续阳性患者，具有传染性。

1. 参考值阴性。

2. 临床意义 急性HCV感染后1～4周，机体产生HCV-IgM，持续10～20周，因此HCV-IgM阳性是诊断HCV急性感染的血清学指标；慢性HCV感染，HCV-IgM阳性是病变活动的标志，ALT常升高。HCV-IgG出现晚于HCV-IgM，阳性表明体内已有HCV感染，但不能作为HCV感染的早期诊断指标，而且由于实验试剂的限制，HCV-IgG阴性不能完全排除HCV感染，必要时行HCV-RNA的检测。

四、丁型肝炎病毒标志物检测

（一）丁型肝炎病毒抗原测定

1. 参考值：阴性。

2. 临床意义：丁型肝炎病毒抗原（HDAg）阳性表示有传染性，而且患者肝脏内丁型病毒（HDV）复制活跃，并对肝脏有直接的损伤作用。此外还说明机体被感染，发生了在乙型肝炎的基础上又合并感染了丁型肝炎。一旦如此，可使疾病发生迅速变化，导致慢性肝炎或肝硬化。

（二）丁型肝炎病毒抗体测定

1. 参考值：阴性。

2. 临床意义：HDAb阳性只能在乙型肝炎表面抗原阳性者的血清中测得，是诊断丁型肝炎的一项可靠指标；HDAb呈高滴度（>1∶100～1∶1000）持续阳性者为丁型病毒慢性感染，即使丁型病毒感染的患者病情缓解后仍可长期阳性。

五、戊型肝炎病毒标志物检测

（一）检测方法

1. 检测粪便或肝组织HEV-Ag检测：用免疫电镜或ELISA，未做常规检查。

2. 检测血清中抗HEV-IgM或IgG用ELISA。

（二）临床意义

1. 粪便或肝组织检出HEV-Ag可确定HEV感染，但HEV-Ag只在黄疸出现前14～18天较易检出。

2. 抗HEV-IgM表明急性或近期感染。然而目前用重组多肽作抗原，检测抗HEV-IgM，在HE暴发流行地区有不少患者结果阴性，因此HEV-IgM阴性不能排除HE：

3. 抗HEV主要是抗HEV-IgG。该抗体在发病后2天即可出现，几乎与抗HEV-IgM同时出现，近全部急性HE患者阳性，持续时间亦短，不超过6个月。如有肝炎临床表现，抗HEV滴度≥1∶40或有动态变化可诊断HE。

近年有人认为抗HEV可持续存在4年甚至14年。如抗HEV存在时间确实较长，则应以检测抗HEV-IgM诊断HE较妥。单纯抗HEV-IgG阳性可能只是过去感染。

六、庚型肝炎（HG）

（一）检测方法

1. 检测血清中抗HGV，用ELISA。目前国内使用的抗原均为人工合成肽。

2. 检测血清中抗HCV-E2，用ELISA。所用抗原为基因重组。

（二）临床意义

1. 抗HGV与HGV-RNA的阳性符合率仅为40%左右，故抗HGV阳性可能不代表现症感染和感染后的免疫状态。

2. 抗MGV-E2与HGV-RNA存在明显的消长关系，即HGV-RNA转阴时，抗HGV-E2多开始转阳，抗HGV-E2可能是一种保护性抗体。抗HGV-E2转阳表示疾病康复。

第九章 临床遗传病实验检查

第一节 概述

遗传病（genetic diseases）是指由遗传物质在结构功能上的畸变或突变引起的疾病。随着分子生物学技术的迅速发展，遗传性疾病的研究由细胞水平进入分子水平，对众多疾病的发病机制在广度和深度上有了新的认识，过去很多原因不明的疾病，现已证明是遗传性疾病。已知仅单基因遗传性疾病就超过4500种，涉及各器官系统，是引起儿童智能低下、残疾与死亡的重要原因。初步统计，活产婴儿有出生缺陷的80%为遗传因素所致。在儿科疾病中遗传性疾病占有重要地位。

一、遗传的物质基础

人类子代与亲代之间无论在形态结构、生理活动、生化代谢等功能方面都十分相似，这种现象称遗传。人体细胞的遗传信息几乎全部都编码在组成染色体的DNA分子长链上。染色体主要由DNA和组蛋白组成。DNA分子是由两条多核苷酸链组成的双螺旋结构，核苷酸是由脱氧核糖、磷酸和碱基构成。脱氧核糖和磷酸排列在链的外侧，碱基在链的内侧。碱基有4种即腺嘌呤（A）、胸腺嘧啶（T）、孢嘧啶（C）和鸟嘌呤（G）。两条多核苷酸链上的碱基互补成对（A和T，C和C），由氢键相连形成双螺旋 DNA。在DNA长链上，每3个相连的核苷酸碱基构成一个密码子，即代表一种氨基酸，亦即是DNA分子贮存的遗传信息。能够编码一条肽链的一个DNA分子片段即是基因。染色体是遗传信息的载体，每一种生物都具有一定数目和形态稳定的染色体。正常人体细胞的染色体为23对（46条），其中22对（44条）为常染色体，另一对（2条）为性染色体，女性为XX，男性为XY。

控制机体各种性状的遗传单位是基因。基因主要位于细胞核内的染色体上。基因的表达是DNA分子贮存的遗传信息经过转录，形成mRNA，释放人细胞质作为合成蛋白质的模板，由tRNA按照密码子选择相应的氨基酸，在核蛋白体上合成蛋白质。基因突变，即DNA分子中的碱基顺序发生变异时，必然导致组成蛋白质的氨基酸发生改变，遗传表型亦因此不同，临床上有可能出现遗传性疾病。

二、遗传性疾病的分类

遗传性疾病通常按遗传物质突变方式和传递规律不同分为四类：单基因病、多基因病、染色体病及线粒体基因病。

（一）单基因病

单基因病是指常染色体或性染色体上某一对等位基因发生突变所引起的疾病，主要是指分子病及遗传代谢病。分子病即人体内蛋白质分子结构异常所致的疾病，如血红蛋白病、某些凝血因子缺乏、补体系统缺陷及胶原蛋白异常等。遗传代谢病是因酶的先天缺陷所引起的疾病，如氨基酸、糖类及脂质代谢异常等。按遗传方式不同，单基因病还可分为常染色体显性遗传性疾病、常染色体隐性遗传性疾病、X连锁显性遗传性疾病、X连锁隐性遗传性疾病和Y连锁遗传性疾病。除个别的病例（如红绿色盲）外，多数单基因病发生率一般在1／（1万～10万），但单基因病和异常性状按Mckusick 1993年11月1日前统计，达6457种之多，故总的危害性不可低估。初步估计，人群中大约有3%～5%的个体患有各种不同的单基因病。

（二）多基因病

多基因病是多对微效基因的累积效应及环境因素的共同作用所致的遗传病。已知的这类疾病总数已在100种以上，如高血压、糖尿病等。

（三）染色体病

染色体病指由于染色体数目、形态或结构异常而引起的疾病，可分为常染色体和性染色体病两大类。目前已确认的人类染色体异常综合征已达100余种，各种异常核型约3000种。常见的如唐氏综合征、猫叫综合征和脆性X染色体综合征等。其发病原因与孕母年龄过大、孕母接触有害化学物质、放射线、孕期病毒感染及父母携带异常染色体等因素有关。

（四）线粒体病

线粒体病系极为罕见的一组遗传病。

三、遗传方式

（一）单基因遗传病的遗传方式及特点

这类遗传病主要与一对基因有关，它们按简单的孟德尔方式遗传。通过分析亲代和子代之间的性状或遗传病的相似及变异情况，就可了解遗传信息传递特点，即遗传方式。

临床上判断单基因遗传病的遗传方式常用系谱分析法。所谓系谱或家系图，是指某种疾病患者与家族成员相互关系图解。

家系分析的方法常从确诊第一个遗传病患者（先证者）开始，追溯其直系和旁系亲属世代成员数目、亲属关系及该基因表达的疾病在该家族亲属中的分布，并按一定方式将调查结果绘制成图，根据对绘制成的系谱进行回顾性的分析即家系分析，以便确定所发现的某一特定疾病在这个家族中是否有遗传因素及其可能的遗传方式。系谱中不仅包括患病个体，也包括全部健康的家族成员。

1. 常染色体显性遗传（autosomal dominant inheritance，AD）。其致病基因位于常染色体上，且在杂合子（heterozygote）情况下即可发病。其特点是：①通常连续几代出现；②父母至少一方患病，其子女约有1/2患病；③男女发病机会均等。常见的常染色体显性遗传病有软骨营养发育障碍、成骨发育不全、马方综合征、视网膜母细胞瘤、遗传性神经性耳聋、家族性多发性结肠息肉、家族性多囊肾、遗传性球形红细胞增多症、先天性肌强直、结节性脑硬化症、遗传性共济失调、遗传性舞蹈病、多发性神经纤维瘤等。

显性基因并不是绝对的，当杂合子的表现型介于显性纯合子和隐性纯合子之间时，称为半显性遗传（semidominant inheritance）。如对苯硫脲的尝味能力即为半显性遗传性状。

此外，在杂合状态下、一对等位基因所控制的性状都表现出来，称共显性遗传（codominant inheritance），人类ABO血型的遗传属于此种方式。

2. 常染色体隐性遗传（autosomal recessive inheritance，AR） 致病基因在常染色体上，且只有在纯合子（homozygote）情况下才能发病。特点为：①只有父母都带有隐性致病基因，才有纯合子患儿的出生（多见近亲婚配）；②每次妊娠有1/4概率患病，男女患病机会相近；③一般不连代出现。

常见的常染色体隐性遗传病有垂体性侏儒症、白化病、苯丙酮尿症、糖原累积病Ⅰ型、半乳糖血症及先天性聋哑等。

3. X-连锁显性遗传（X-linked dominant inheritance，X-LD） 此类遗传病较少见。其控制某种遗传性状的基因位于X染色体上，Y染色体非常短小，没有相应的等位基因，这些基因随X染色体的行动而传递，这种遗传方式称为X连锁遗传。在X连锁遗传中，男性的致病基因只能从母亲获得，将来只能传给女儿，不存在从男性到男性的传递，故称为交叉遗传。

某些显性性状的基因位于X染色体上，其传递方式称为X连锁显性遗传。

女性有两条X染色体，其中任何一条带有致病基因（$X^D X^d$），都会患病，如果是纯合子患者（$X^D X^D$），则病情往往更加严重；男性只有一条X染色体，如果带有致病基因（$X^D Y$），就表现为患者。因此，这类病的女性患者往往多于男性。

X连锁显性遗传病的特点：

（1）患者双亲中必有一个是患者；

（2）男性患者的后代中，女儿全患病，儿子都正常；

（3）女性患者后代中，子女各有1/2的发病风险；

（4）人群中女性患者多于男性患者，前者病情较轻；

（5）系谱中可看到连续传递。

常见的X-连锁显性遗传病有遗传性肾炎、抗维生素D性佝偻病、无脉络膜症、毛囊角化症等。

4. X-连锁隐性遗传（X-Linked recessive inheritance，X-LR）。一种隐性性状的基因位于X染色体上，其传递方式称为X连锁隐性遗传。目前已知的X连锁遗传有412种。绝大部分是X连锁隐性遗传病，常见的有红绿色盲、假肥大型进行性肌营养不良、家族性低血素贫血、甲型血友病等。

如血友病是一种出血性疾病。患者血浆中缺少抗血友病球蛋白，凝血机制发生障碍，所以皮下肌肉反复出血，形成淤斑，下肢各关节的关节腔内出血可使关节呈强直状态，颅内出血可导致死亡。

先证者III$_1$和其弟III$_4$的致病基因应是从其母亲II$_2$遗传而来，它们的舅父II$_3$，姨表兄III$_7$都是血友病患者。II$_2$II$_3$II$_6$的致病基因都是从其外祖母 I$_2$遗传来的。这里，患者都是男性，可以明显地作出交叉遗传的现象。另外，III$_2$III$_3$III$_8$各有1/2的可能是携带者，他们将来婚配后都有可能出生血友病患儿。

X连锁隐性遗传病的系谱特点如下。

（1）人群中男性患者远多于女性患者，系谱中往往只有男性患者。

（2）双亲都无病时，儿子可能发病，儿子的致病基因是携带者母亲传递的。

（3）患者的同胞兄弟、舅父、姨表兄弟、外甥常为本病患者。

5. Y-连锁遗传（Y-linked inheritance，Y-L）。由于致病基因位于Y染色体上，因此只有男性才出现症状，即该致病基因由父亲传给儿子，再由儿子传给孙子，故又称限性遗传。

目前已知外耳道多毛症是Y-链锁遗传的。

单纯掌握单基因病的遗传方式往往是不够的，还需善于处理一些不典型的情况。如表现度和外显率，表现度（expressivity）是指致病基因在发病程度上的作用不同，而使所患遗传病的轻重程度有很大差异，如并指畸形轻者有蹼，重者有骨性并指；外显率（penertrance）是具有致病基因的若干个体发生相应遗传病的频率，以百分数来表示。如某人群有短指基因25人，而出现短指性状的只有10人，那么短指基因的外显率则为40%。产生表现度和外显率差异的原因是复杂的，包括内、外环境的影响。由于表现度和外显率差异的影响，常给遗传病的诊断带来一定困难。

（二）多基因遗传病

临床上，一些常见的先天性疾病，如唇腭裂、脊柱裂、高血压、冠心病等，往往有家族倾向，即有一定的遗传基础。但患者同胞中的发病率并不像单基因病那样，为1/2或1/4，而是远远比这个发病率要低，1%～10%。过去曾有人认为，这些病的发生与遗传因素有关。近年来的研究表明，认定这些病就是多基因遗传病。这些遗传性状或遗传病的遗传基础不是一对等位基因，而是受多对等位基因控制，每对基因彼此间没有显性与隐性的区别而呈共显性。这些基因对遗传性状形成的影响都很微小，称为微效基因，但作用可以累加，形成明显的表型效应。多基因遗传病的形成，除受很多微效基因影响外，与环境因素有很大关系。

（三）线粒体遗传病

线粒体内有一个很小的D．A分子。人线粒体D．A是一个总长仅16569碱基对的环形分子，含37个基因，分别编码13个mRNA、2个rRNA和22个iRNA。已知人类有的神经系统疾病和神经肌肉疾患与线粒体D．A突变有关。

其突变方式已确定的线粒体遗传病有：遗传性球后视神经炎，神经原性肌无力、共济失调及视网膜色素变性，线粒体脑性肌病、乳酸中毒及中风样发作，癫痫性肌阵挛及破损性红肌纤维，慢性假性肠梗阻并发肌病和眼肌麻痹，慢性进行性外眼肌麻痹，母系遗传肌病及心肌病，致命性儿童心肌病以及线粒体脑性肌病、乳酸中毒及中风样发作相关的心肌病，致死性婴儿线粒体肌病，慢性外眼肌麻痹及凯恩塞尔综合征。

由于形成受精卵时几乎没有精子细胞质参与，所以线粒体遗传呈现为母系遗传。同时，由于每个细胞中各个核内染色体最多只有2份拷贝而线粒D．A却可以有好千份拷贝，因而线粒体遗传不表现为孟德尔式遗传。

（四）染色体及染色体畸变

1. 正常人体细胞染色体及核型。正常人体细胞的染色体为46条（23对），其中22对（1～22号）男女均一样，称为常染色体（autosome）；另一对是决定性别的，称为性染色体（sex chromosome），男性为XY，女性为XX。

染色体在细胞增殖周期中，经历着凝缩和舒展的周期性变化，即染色体在间期时疏松伸展为染色质而失去其特有的形态特征，而进入分裂期后逐渐变短变粗；到细胞分裂中期，染色体达到凝缩的高峰，轮廓结构清楚，因而最有利于观察。

每一条中期染色体都是由两条染色单体构成，两条单体仅在着丝粒处互相连接。该处为染色体的缩窄处，又称为主缢痕。着丝粒是有丝分裂时纺锤丝附着之点，在细胞分裂时与染色体的运动密切相关，失去着丝粒的染色体片断通常因不能在分裂后期向两极移动而丢失。着丝粒又将染色体横向分为两个臂较短的称为短臂，以P表示；另一个称为长臂，以q表示。

在中期染色体上，还可以看到如下结构：

次缢痕：为染色体上狭窄和浅染的区域，和着丝粒一样，是染色体物质稀少或去螺旋化的结果，较常见于1、3、9、16和Y染色体，但并不是这些染色体必须具备的特征。

随体：位于近端着丝粒染色体的短臂通常是由于随体柄（或随体蒂）的存在，致使末端的染色体物质与其余部分仅以一丝相连而呈小球状，称为随体。随体的形态和数量是按孟德尔方式遗传的。在群体中，各人随体的形态、数量是不相同的，但在个体的所有细胞却都是一致的。

端粒：每条染色体的末端都有一种称为端粒的物质。它可以防止染色体在互相缠绕时彼此粘连，只有失去端粒的部分才能发生染色体重排现象。

核型：是指一个个体的细胞的全部染色体，通过一定程序，在标本上显示的数目和形态特征。也就是说，在临床上，进行染色体检查时，把一个个体细胞中全套染色体按照约定的规定从大到小成对排列起来，称为该个体的核型。研究细胞中染色体数目、形态特点的过程，即称为核型分析。

2. 染色体带型显带技术可准确地鉴别每条染色体序号及微小变化。1968年，瑞典细胞化学家Casperson用氮芥喹吖因染植物染色体，发现在荧光显微镜下，每条染色体沿其长轴出现宽窄和亮度不同的辉纹，即荧光带。1970年，他又发表了人类染色体的带型。这个技术上的重大突破，大大促进了医学遗传学的发展。因为每条染色体都有其独特的带型。显带技术不仅解决了染色体的识别问题，还能准确地鉴别每条染色体上的微小变化，为鉴别染色体微小缺陷和复杂重排提供了有效手段，为深入研究染色体异常及基因定位创造了条件。显带技术的应用发现了许多新的染色体病。

随后，许多细胞遗传学家用不同的显带技术使染色体显现带纹，有Q带、G带、C带、R带、T带、，带和高分辨带等。为了国际上统一命名，1971年在巴黎召开了人类染色体国际会议，规定了人类染色体带型的命名原则和模式组型图。即在分带的染色体上，首先选用着丝粒、臂端或某些显著的带作为界标。位于两个临近的界标之间的染色体区域称为区。

人类染色体界标、带、区的定义及命名：

（1）带：染色体的带是指一条染色体上显示的明暗或深浅相间的一系列连续的节段，从而可以与其相邻的节段区分。所以，整条染色体是由连续的带组成，没有带间区。带的编号标志在带的正中部而不是边缘。带的序号从近着丝粒处开始，向远侧展开。

（2）界标：界标是一个恒定的、明确的形态特征，界标都标在带的正中部。染色体的末端和着丝粒都是界标。被着丝粒部界标分开的带是两条带，分别属于P^{11}和q^{11}。明显恒定的带也可以作为界标，如1号染色体短臂近1/2处的两条深染和宽阔的带就是两个界标；再如X染色体短臂和长臂的各一条深染带。界标被认为属于远端那个区，并为该区的第一条带。

（3）区：两个界标之间的节段是一个区。区的序号也是从近着丝粒处开始向远侧排列。

（4）染色体区带的标志方法：先写染色体编号，再写臂的符号，臂符号后的第一个数字为区的序号，第二个数字为带的序号。如2号染色体的长臂2区2带写为$2q^{22}$。如果有的带需要再划分为亚带，就在原来的2个序号后面加一小数点，再写出亚带的序号。如$l4q^{24}$带可分为3个亚带，则分别写成$l4q^{24*1}$、$l4q^{24*2}$、$l4q^{24*3}$；亚带序号仍从着丝粒端开始向远侧计算。如果亚带再分，则只加数字不加小数点，如$l4q^{24*31}$。

命名符号、缩写术语及核型描述：为了简单明确地记述人类染色体及其畸变，

1978年国际体制在总结经验的基础上，提出了一个命名符号和缩写术语体系。

利用上述国际会议规定的符号即可对核型进行描述，其顺序为：染色体总数、性染色体组成、染色体畸变情况。如：

46，XY表示正常男性；

46，XX表示正常女性；

47，XY，+21表示男性先天愚型患者；

46，XX，-14，+t（14q，21q）表示某女性个体缺少一条14号染色体，但增加了一条14号染色体长臂与21号染色体长臂之间发生易位而形成的衍生染色体。

3. 染色体畸变。染色体畸变系指遗传物质的缺失，重复或重排而造成的染色体异常，分为染色体数目畸变和结构畸变两大类。这种畸变发生在体细胞中，可遗传给其子细胞；若发生在生殖细胞中，则可遗传给其子代。

（1）染色体数目畸变：在有性生殖的生物中，来自一个正常配子的全部染色体称为染色体组（genome，简写n）。正常人有23对染色体，其中23条来自父方，另23条来自母方，即含有两个染色体组，故称为二倍体（2n）。以二倍体为标准，所出现的整条染色体增多或减少以及成倍性的增减，统称为染色体数目畸变。

数目畸变是由于染色体在减数分裂或有丝分裂时不分离而不能平均地分到2个子细胞内。若为前者就会出现两种配子：一种配子缺乏某一号染色体，而另一种配子则多了一个染色体。这种配子与正常配子结合时，就可以产生子代的该号染色体的单体病或三体病。如果是整个染色体组都不分离，就会使受精卵具有23 +46 =69或46 +46 =92条染色体，分别称为"三倍体"（griploid，3n）和"四倍体"（teraploid，4n），总称为"多倍体"。多倍体的遗传信息极度异常，多数流产，临床上较罕见。若染色体不分离畸变发生在受精之后，就产生嵌合体（mosaic），体内存在两种或两种以上的细胞株，它们具有的染色体数目不同，这种不分离畸形发生得愈晚，体内正常二倍体细胞所占比例愈大，临床症状也就较轻。此外，染色体在细胞有丝分裂中期至后期过程中，某一染色单体在向一极移动时可能由于不明原因而迟滞在细胞质中被分解消失，这种丢失是嵌合体形成的一种方式。

（2）染色体结构畸变：染色体结构畸变发生的基础是断裂。临床上常见的结构畸变有缺失、易位、倒位、插入、环状染色体和等臂染色体等。染色体某一片段的丢失和重复，常引起严重病变，甚至死亡。断裂的片段不在原位重建而连接到另一染色体上者称为易位。易位后，基因没有丢失或增加者，称为平衡易位，临床无症状，但这种平衡易位染色体携带者的子代易患染色体病。当一条染色体的长、短臂同时发生断裂，含有着丝点节段的长、短臂断端相接，即形成环状染色体。若断裂发生在着丝点的横向分裂，就形成等臂染色体。

四、遗传性疾病的预防

（一）携带者的检出

携带者系指生殖细胞中染色体、D. A带有隐性致病基因的杂合体（Aa），或染色体有平衡易位与变异型的个体。一般无临床症状，但能将携带的致病基因或易位的染色体传给子代，可发病；携带者检出是遗传病诊断的重要内容。人群中隐性遗传病发病率不高，约数千至数万分之一，但人群中隐性致病基因携带者的比例较高，如白化病群体发病率为1/20000，而人群中携带者频率为1/10；苯丙酮尿症群体发病率为1/10000～1／20000，携带者频率为1/50。携带者频率均比该病发病率高数十或数百倍，染色体发病率为5‰，平衡易位携带者，每250对夫妇有1名携带者。检出携带者是指导婚姻、生育、产前诊断的必要前提，是防止遗传病的主要措施。

目前国内较常用的携带者检出内容有：①甲型血友病测定血浆第Ⅷ因子，携带者为正常人的50%，PCR、RFIP分析D. A均可证实；②G-6-PD缺乏症，红细胞组化学测定，携带者为正常红细胞与病态红细胞的嵌合体；③假性肥大型肌营养不良（DMD）携带者有55%～80%血清CPK、LDH、Mb均高于正常人含量，RFIP、PCR分析D. A亦可证实；有学者（1987～1990年）对DMD携带者（244例）采用血清联合测定 CPK、LDH、Mb，检出率达87.3%；④苯丙酮尿症携带者检出，测定肝细胞苯丙氨酸羟化酶活性为正常人的50%，口服或静脉注射苯丙氨酸负荷试验，血浆苯丙氨酸水平下降缓慢；⑤半乳糖血症携带者，其红细胞半乳糖-1-磷酸苷转移酶活性为正常人的50%；⑥α-地中海贫血携带者，分子杂交法体细胞cDNA（互补D. A）α-球蛋白结构基因数目减少；⑦糖原代谢病Ⅲ型携带者，其红细胞脱支酶活性与正常人有差异；⑧异染性脑白质营养不良携带者，其白细胞芳基硫酸酯酶A活性约为正常人的50%；⑨尼曼-匹克病携带者，其白细胞神经鞘磷脂酶活性为正常人的54%～57%；⑩戈谢病携带者，其白细胞和培养的皮肤成纤维细胞B葡萄糖苷酶活性为正常人的60%。迄今遗传病携带者检出可检测40余种。

（二）产前诊断

产前诊断又称宫内诊断或出生前诊断，是指在胎儿出生前应用各种先进的科技手段，采用影像学、生物学、细胞遗传学及分子生物学等技术，了解胎儿在宫内发育状况，对先天性和遗传性疾病作出诊断。

1. 产前诊断的对象。①35岁以上的高龄孕妇；②生育过染色体异常儿的孕妇；③夫妇一方有染色体平衡易位者；④生育过畸形儿者；⑤性连锁隐性遗传病基因携带者；⑥夫妇一方有先天性代谢疾病，或已生育过病儿的孕妇；⑦孕早期接受过大剂量化学毒剂、辐射和严重病毒感染的孕妇；⑧有遗传性疾病家族史或近亲婚配的孕妇；⑨原因不明的流产、死胎、畸形、死产史的孕妇；⑩本次妊娠羊水过多或疑有畸胎的孕妇。

2. 产前诊断的疾病种类。①染色体病；②性连锁遗传病；③先天性代谢缺陷病；④非染色体性先天畸形。

第二节　常用染色体检查方法

染色体检查又称染色体核型分析，该方法将特定的细胞短期或长期培养后，经过特殊制片和显带技术，在光学显微镜下观察分裂中期的染色体，确定染色体的数目及结构是否发生畸变，是确诊染色体病的基本方法。进行染色体检查最常用的标本是外周血。此外，骨髓细胞、皮肤、肾、睾丸、羊水等均可作为检查标本。在染色体检查中，除常规染色体技术外，有各种显带及其他分子生物学技术用于不同的检查目的。

染色体常用分子生物学检查方法包括原位杂交、DNA限制性片段长度多态性分析（restriction fragment length polymorphism，RFLP）、聚合酶链反应（polymerase chain reaction，PCR）、核苷酸序列分析、差异RNA-PCR法、脉冲场凝胶电泳等。

一、一般技术

（一）染色体形态观察

染色体在正常情况下呈杆状，经秋水仙素处理后使原来已纵裂的染色体在着丝粒处不能分开，故此时的染色体呈"X"形，又称秋水仙素中期染色体，固定后经Giemsa染色可直接在显微镜下观察。

（二）分组及核型

根据染色体的相对长度、染色体臂率和着丝粒指数等三个测量数据，把人类体细胞的23对染色体分成7个组，排列成染色体组型。

所谓核型（karyotype）是指用显微照相等方法，将某一个体的单个体细胞的整套中期染色体，成对排列形成的图像，以表示该个体的染色体组成。根据一些正常个体许多细胞的核型，综合绘制的图形称模式核型图（idiogram），它代表一个物种的核型模式。依靠模式核型图，对比待检细胞的核型是否正常以及异常特点来作出诊断，即称核型分析（karyotype analysis）.

二、显带染色体技术

中期染色体经固定后染色观察，只能发现染色体的数目畸变，无法检测染色体结构的畸变。用某些荧光染料可使染色体的不同区域呈强弱不等的荧光着色。显示明暗相间的独特带型。不同的染料能够使染色体的不同部位着色，如Q带技术使Y染色体长臂末端呈特异的荧光区可用于鉴别性别，R带技术有利于观察染色体末端区域的结构改变和测定每条染色体的长度，C带技术尤其能反映1、9、16号染色体着丝粒区的多态性和Y染色体长臂末端的变化等。另外还有高分辨G带技术可使染色体显示出550～850条的高分辨条带，这一技术使在染色体上更精确地进行基因定位成为可能，也使人们发现了染色体的一些微小结构畸变综合征。

第三节　染色体病的检查

染色体异常或畸变是先天性多发畸形、不明原因的智力发育迟缓，以及胎儿自然流产的重要原因。在一般新生儿群体中，染色体异常的发生率为0.5%～0.7%，而早期自然流产儿中50%～60%是由于染色体异常而引起的。染色体异常包括数目异常与结构畸变。

一、染色体数量异常

由于1～22号染色体先天性数目异常或结构畸变所引起的疾病。由于它涉及数十、数百、数千甚至上万个基因的增减，故常表现为严重的多发的先天性异常或畸形。按照染色体畸变的特点，可将此类疾病分为单体综合征、三体综合征、部分单体综合征和部分三体综合征四大类。其共同的发病机制是破坏了基因的平衡。对于单体和部分单体来说，可能与基因的剂量效应和（或）等位基因的缺失导致隐性基因的表达有关；对于三体或部分三体来说，则可能与基因的剂量效应和（或）位置效应有关。

（一）唐氏综合征

唐氏综合征又称先天愚型或Down综合征，为常染色体畸变。本病为最常见的染色体病，发病率随母亲年龄的增高而增高，活婴中的发病率1/600～1/800，60%的患儿在胎儿早期夭折流产。

本病分三型：标准型、易位型、嵌合体型。标准型的发病机制为亲代（多为母方）的生殖细胞染色体在减数分裂时不分离所致；易位型的发病机制为父母之一的21号染色体平衡易位携带者遗传而来；嵌合体型是因受精卵在早期分裂过程中染色体不分离所引起，临床表现随正常细胞所占的百分比而定。

1. 21三体型。患者核型为47，XX或（XY），+21，即患者的第21号染色体不是两条而是三条。生殖细胞在减数分裂时第21号染色体不发生分离，结果形成染色体数目异常的精子（24，X或24，Y）或卵子（24，X）。当异常的精子或卵子与正常的卵子或精子受精后，就产生47，+21的21三体型的先天愚型患儿。

2. 嵌合型。理论上有46/45，-21/47，+21三种细胞系。但45，-21细胞由于少一条男21号染色体而易被自然淘汰，故患者一般常为46/47，+21的嵌合型该型大型患者的临床症状多数不如21三体型典型，故有人称之为副先天愚型、半先天愚型或类先天愚型。

3. 易位型。患者具有典型先天愚型临床症状，但其增多的一条第21号染色体不像21三体型那样独立存在，而是易位到另一近端着丝粒染色体上，两者合成一条，故患者的染色体总数为46条，称假二倍体。

（二）X单体综合征

X单体综合征（Tumer综合征）大多数病例的X染色质（Barr小体）为阴性。核型为45，X，即少了一条X染色体。本病发生率约占女婴的1/2500，但在自发流产儿中发生率为7.5 010。表明45，X胚胎多在胎儿期流产。患者的核型包括下面几种：

1. X单体型（45，X）　为本综合征的主要核型，体细胞内只有一条X染色体，X染色质阴性。症状最典型。

2. 嵌合型（45，X/46，XX45，X/47，XXX，45，X/46，XX/47，XXX）　这一类型的患者临床症状轻重取决于正常与异常细胞比例，若45，X的细胞占绝对优势，则可表现典型的Turner综合征症状。若46，XX细胞占绝对优势，则表型近似正常个体，但生育力降低并常伴发先天性心脏病如肺动脉瓣狭窄伴房间隔缺损。

3. X长臂等臂［46，X，I（Xq）］患者表型近似45，X型，但症状较轻。X染色质较大。

4. X短臂等臂［46，X，I（Xp）］表型似45，X型。

5. X短臂缺失（46，XXp-）呈典型的Turner综合征症状。

6. X长臂缺失（46，XXq-）症状似前述的X短臂等臂的患者，X染色质阴性或较小。

7. 环状X染色体［46，X，r（X）］相当于X染色体的短臂和长臂的部分缺失。环的大小表明其缺失程度并决定其症状的表现程度，环越小，表明缺失的部分多，表型可近似Turner综合征，环越大，表明缺失的部分少，表型可与正常女性相近。

（三）X三体综合征（X trisomy syndrome）

X三体综合征指体细胞中X染色体数目比正常人多1条或1条以上，为X三体型或多体型，在活产女婴中的发病率约为0.1%。该综合征的临床表现变化很大，核型为47，XXX的女性大多具有正常的表型，生育能力也可以正常，子女一般具有正常核型。X染色体增加2条或3条时，对于面部及智能的发育影响更为显著。四体型女性一般智能发育不全。五体型女性罕见，其脸型，生殖器、某些第二性征及智能发育均明显受累。

（四）Klinefelter综合征

Klinefelter综合征又称先天性睾丸发育不全症或小睾征，1942年由Klinefelter等首先报道。发病约占男性的1/700—1/800。患者外表为男性，儿童期无症状，于青春期出现症状，且逐渐加重，其特征为：男性乳房发育，外生殖器发育不良，睾丸小而硬，曲精管萎缩，97%的患者呈不育症。还有一些非恒定的症状，如身材较高，手腿均长，皮肤细嫩，毛发稀少等。

本征患者的核型80%是47，XXY，其余为嵌合体或含有更多XX染色体的核型，如46，XY/47，XXY；46，XX/47，XXY；48，XXXY；49，XXXXY等。临床上，47，XXY的个体多数智力基本正常，但是核型中多余的X染色体的基因对睾丸发育有不利影响，对智力的影响也随X染色体数目的增多而愈加严重。至于嵌合型患者，则取决于嵌合细胞的比例，若正常核型占优势，表型可能正常；反之则表型与上述症状相似。

47，XXY型患者大部分（60%以上）是由于其母亲在形成卵子的减数分裂过程中产生了XX染色体不分离，因异常卵子（XX）和Y型精子受精后造成的。母亲年龄增大，出生本病患儿的风险亦增加。

在年龄达11～12岁时，可采用长效睾酮制剂，如庚酸睾酮，开始剂量为每3周肌内注射50mg，每隔6～9个月增加50mg，直至每3周注射200mg（成人剂量）为止。

（五）XYY综合征

1961年由Sandberg等首先报告，核型为47，XYY，发病率约占男性的1/750～1/1000，患者表型男性，症状不明显，并无一目了然的染色体病表现，但有些异常可作为儿童期XYY综合征的疑点，儿童中期生长加快，智力迟钝，行为暴躁，偶有反社会性质的举动，不能做精细动作，眉间突出，脸不对称，耳长，骨骼细长，四肢常有关节病；成人智力正常或略低，国外有人认为本征患者有暴力或犯罪趋向，常有攻击性行为。

（六）超雌及多X综合征

核型为47，XXX者，因其X染色体较正常女性多一条，故称"超雌"。在新生女婴中占1.2‰。就其染色体数目而言，超过了正常女性，但就其生理功能来说却不胜于常人。有些患者第二性征发育不良、闭经、不孕、卵巢中可能缺乏滤泡，超雌的嵌合体，如46，XX/47，XXX症状一般较轻。亦有的患者表型可能与正常女性无异，亦可生育。理论上讲，其子代有50%为47，XXX或47，XXY，但实际上47，XXX妇女极少生育这类异常个体。这可能是由于XX卵子不易受精，经选择而淘汰。

多X综合征尚有48XXXX、49，XXXXX等。患者症状与47，XXX相似，但更严重，智能更低下。超雌发生的机理是由于母亲生殖细胞在减数分裂时出现了不分离现象，这在母亲年龄在40岁以上者更易发生。

二、染色体结构异常

（一）部分三体综合征

部分三体是指某条染色体的某一片段的重复。多数将因基因失平衡而导致胚胎死亡，存活病例则有一系列临床症状。现已报道1～22号各染色体都有部分三体病例并表现出各种综合征，而且临床症状大都有相似的身体、智力发育迟缓的特征。

1. 4p部分三体综合征患者核型为46，4p+，即第4号染色体短臂有部分重复。主要源自亲代的易位携带者。30%患儿在婴儿期死亡。约50%易位至第22号染色体短臂，其次易位至D组。发病有家族聚集现象。

2. 4q部分三体综合征患者核型为46，XX（或46，XY），dup（4q）。男患多于女患（约10：7）。1/4患者死于婴儿期。

3. 9p部分三体综合征是人群中较常见的一种部分三体综合征。患者核型为46，XX（XY），dup（9p），多源自亲代平衡易位携带者。预后较好，多数能活至成年。

4. 20p部分三体综合征几乎均源自亲代的易位携带者。除智力发育迟缓外，无明显的特异性共同特征。发病有家族聚集倾向。

（二）部分单体综合征

部分单体是指某对染色体之一发生长臂或短臂的部分丢失，或长、短臂的部分同时发生缺失形成环形染色体。即某条染色体发生断裂后，无着丝粒断片滞留在细胞质内，不再参加新细胞核的形成，终至丢失而引起各种临床症状。部分单体的形成也可由父母之一的平衡易位携带者传递。

1. 4P-综合征。本征是由于4号染色体短臂部分缺失造成。主要临床症状为：头小或不对称，眼距宽，斜视，虹膜发育畸形、眉间突出；唇或腭裂，口角向下呈鱼嘴形，下颌小，上唇短；鼻呈钩状而宽；耳位低，耳郭扁平且平滑；皮嵴发育不良，嵴纹数少，通贯掌纹，马蹄内翻足；严重智力低下，癫痫发作，常有心脏异常。

患者的核型为46，XX（XY），del（4）（p15.32）。约90%病例源自新发生的染色体畸变。发病率约1/160000，男多于女。

2. 猫叫综合征。猫叫综合征又称5p部分单体综合征，具有似猫叫哭声、特殊脸容和智力发育障碍的特点。本症为第5号染色体短臂部分缺失所致，患者的核型为46，XX（XY），del（5）（p15.1）。发病率为1/50000，是部分缺失综合征中较常见的一种。出生时女性患者约占了70%，但年龄较大的患者多数是男性。如患者存活，猫叫样哭声可随年龄增长而逐渐消失。患儿的5p-染色体的产生原因，10%与父母之一平衡易位携带者有关，而大部分的父母染色体正常。因此，它的产生可能是其父母一方在形成生殖细胞时，第5号染色体短臂发生断裂，结果形成5p-的配子与正常生殖细胞受精而产生的。

三、染色体不稳定综合征

（一）范可尼贫血

范科尼贫血（fanconi anemia，FA）是一种少见的常染色体隐性遗传性疾病，通常在8岁左右时发病。临床特征为多发性先天异常、骨髓衰竭和肿瘤易感性增高。FA细胞对DNA交联剂双环氧丁烷（diepoxybutane，DEB）和丝裂霉素C（mitomycin C，MMC）特别敏感，易发生染色体断裂，产生多种染色体异常。

90%以上的纯合子（homozygotes）患者呈严重型再生障碍性贫血表现。这些纯合子的染色体对DNA交联剂DEB和MCC特别敏感，易发生染色体断裂，从而可导致多种先天性异常，如身材矮小、皮肤色素沉着、骨骼异常（包括拇指和桡骨发育不良）、生殖泌尿系统和心血管系统以及中枢神经系统异常。在>16岁的患者中，最为常见的异常为身材矮小和皮肤色素沉着。这些症状在增生减低性血小板减少和全血细胞减少患者发病时可能并不明显。但也有报道在一范科尼贫血的三同胞中（在22~36岁确诊）未见体格异常。至少20%的范科尼贫血患者患恶性肿瘤，主要为急性髓系白血病。其他器官恶性肿瘤主要包括皮肤、胃肠道和生殖系统。接受雄激素治疗者易患肝癌。在一儿童病例中，范科尼贫血的最初表现是持续性的血小板减少和巨核细胞低下，但在这之前，该患儿曾患过急性髓系细胞性白血病，经治疗缓解。

（二）Bloom综合征

Bloom综合征具有染色体断裂和核异常，还可见到不对称的双着丝粒染色体、三联体和新的异常单着丝粒染色体。常染色体最易发生四联体的是1、19和20号染色体。除表现为生长发育迟缓外，还有窄脸、钩鼻、脸部毛细血管扩张性红斑等特征。

（三）毛细血管扩张性共济失调症

毛细血管扩张性共济失调症是一种常染色体隐性遗传疾病，7、14号染色体常发生断裂，断裂点多见于7p13、7q35、14q11～q12和14q32。临床特征有进行性小脑性共济失调；眼和皮肤毛细血管扩张、生长发育迟缓及肺部感染等。

第四节　基因突变检查

一、血友病

血友病是一种X连锁的隐性遗传疾病。该病主要的临床表现为频发的关节及软组织出血。其病因是由于凝血因子基因的缺陷，而使血浆中的某一凝血因子蛋白的表达降低或缺如，使凝血系统受到阻碍。血友病在遗传性凝血疾病中最为常见。血友病一般分为A、B两种类型，分别是由于凝血因子Ⅷ、Ⅸ缺失而引起的。此外，还存在着同时缺乏凝血因子Ⅷ与Ⅸ的A、B混合型血友病。发病者几乎全部为杂合子的男性，女性杂合子为携带者。凝血因子Ⅷ基因全长达186kb，定位在Xq28，约占X染色体总长的0.1%。由26个外显子和25个内含子组成。其外显子的长度从69bp到3106bp不等。最短的内含子207bp，最长的达324kb，所有内含子的剪切位点遵守GT～AG规则。凝血因子Ⅷ的mRNA约9kb，其cDNA长度为9009bp。编码区编码2351个氨基酸。成熟的凝因子Ⅷ为一条含232个氨基酸残基的单一肽链，分子量为264763。

凝血因子Ⅸ的cDNA总长度为2.8kb，含1383bp的编码区，编码区编码461个氨基酸，其N末端的46个氨基酸为信号肽。成熟的凝血因子Ⅸ由415个氨基酸残基组成。完整的凝血因子Ⅸ基因总长约35kb，定位于Xq27.3上。由8个外显子和7个内含子组成。最大的内含子长为9473bp，最小的为188bp。最短的外显子为24bp，最长的外显子编码182个氨基酸。外显子与内含子之间的剪切部位的碱基排列顺序符合GT–AG规则。

（一）凝血因子Ⅷ基因异常

通过对甲型血友病患者凝血因子Ⅷ基因结构的分析，发现凝血因子Ⅷ基因异常有以下方式。

1. 点突变。凝血因子Ⅷ基因的点突变，如果发生在内含子与外显子相接部位，那么转录的tRNA就无法进行正常的剪切过程，不能形成成熟的mRNA链，不能有效地合成凝血因子Ⅷ蛋白质。基因序列中的密码子突变为终止密码子，如CGA突变为TGA，使得在正常开放读码框架（ORF）提前出现了终止密码子，以致产生不完整的、无活性或不稳定的凝血因子Ⅷ异常蛋白质。

2. 基因缺失突变。在一些严重的甲型血友病患者中，发现了凝血因子基因内检出有大DNA片段的缺失。但也有一些严重的甲型血友病患者却未见其凝血因子Ⅷ基因结构有很明显的改变。

（二）凝血因子Ⅸ基因异常

凝血因子Ⅸ基因异常也包括点突变和缺失突变两种。

1. 点突变。乙型血友病患者凝血因子Ⅸ基因点突变的位点，如外显子Ⅱ中的AGG改变为AGT或AGC而编码丝氨酸，这一改变使N端的信号肽序列不能被正常水解，产生无活性的凝血因子Ⅸ；也有外显子Ⅵ与内含子F相交处GT突变为rr，使剪切信号丢失。

2. 缺失突变。基因的缺失突变也是乙型血友病患者较常见的基因异常类型。基因的缺失，包括内含子D、外显子Ⅴ，内含子E、外显子Ⅵ及部分内含子F的基因序列达18kb以上。有的基因缺失部位发生在外显子Ⅵ及其3侧达9kb。有的出现外显子Ⅰ上游7.5kb处到外显子Ⅷ前一部儿的33kb部分全部缺失。有的则缺失从外显子Ⅴ到外显子Ⅵ的一段10kb的片段。

二、血红蛋白病

由于珠蛋白基因结构和表达的异常，珠蛋白合成发生缺陷所导致的血红蛋白分子病。习惯上分为两类：一类是由于珠蛋白的分子结构异常，称为异常血红蛋白病；另一类是由于珠蛋白链合成速率降低，由此产生的疾病称为珠蛋白生成障碍贫血。

（一）异常血红蛋白病

异常血红蛋白是指珠蛋白结构变异的血红蛋白。是由于血红蛋白基因的DNA碱基发生变化，引起mRNA相应的碱基变化，而导致珠蛋白的结构产生变异。至今，全世界发现的异常血红蛋白达471种。其中珠蛋白链异常的144种，β链的259种，δ链的17种，γ链的42种，还有9种涉及两种珠蛋白链的异常。根据异常血红蛋白的产生原因一般为以下五种情况：单个碱基替代、终止密码突变、无义突变、移码突变、密码子缺失和嵌入。

（二）珠蛋白生成障碍性贫血

1. α珠蛋白生成障碍贫血。受累个体的α珠蛋白链合成部分或完全缺失，即1～4个α珠蛋白基因的缺失或功能障碍。如果在一条16号染色体上的2个基因均缺失称为α珠蛋白生成障碍贫血1，如果只有一个α基因缺失称为α珠蛋白生成障碍贫血2。α珠蛋白生成障碍贫血1，最常见的缺失类型为α基因复合体缺失，包括5非编码区顺序和编码区第1–56个氨基酸密码子在内的缺失，以及其他多种类型的缺失。珠蛋白生成障碍贫血2，分为左侧缺失和右侧缺失。左侧缺失为结构基因及其周围区域的缺失；右侧缺失则是结构基因α₁的5端和α₂的3端缺失。以上两种缺失的发生机理是类α链基因不等交换的结果。还有一种称为非缺失型α珠蛋白生成障碍贫血，包括以下四种情况：

（1）α基因IVS I的5个核苷酸（TGAGG）缺失，因在5*剪接点处，导致α基因转导的mR-NA前体不能进行正常的剪切，不能形成成熟的mRNA。

（2）α基因终止。

（3）α基因编码区碱基突变，如α_2基因编码的第125位亮氨酸密码子CTG突变成脯氨酸的CCG，因而妨碍了叫$\alpha_1\beta_1$二聚体的形成。

（4）聚腺苷酸信号突变，α_1基因3端的加尾信号AATAAA盒子突变为AATAAA，因而使成熟的mRNA不稳定，合成量降低。

2. β珠蛋白生成障碍贫血主要特征是在11号染色体上β链的合成缺陷，而持续地和不同程度地产生1和8链。β珠蛋白生成障碍贫血包括两种类型；β链合成完全受到抑制的β^0型珠蛋白生成障碍贫血；β链合成部分受到抑制的β^+型珠蛋白生成障碍贫血。该病的分子基础有两种，即点突变：大多数3珠蛋白生成障碍贫血都是由于β链基因编码区的无义突变、移码突变导致β链mRNA无功能，非编码区或编码区突变影响到mRNA的拼接，以及转录突变等造成的；类p链珠蛋白基因缺失：按类β基因簇缺失的长短大致分为5类，即β^0、δβ、γδβ蛋白生成障碍贫血、HPFH及融合基因等。

三、脆性X综合征

人类染色体脆性基因座是一类新的遗传变异，迄今国际上已有21个染色体的脆性基因座被发现。脆性X综合征与X连锁智力低下有关。脆性X染色体在严重智力低下男性中占7%，轻微智力低下男性中占4.5%。X脆性基因座产生的机制尚不完全清楚，目前认为与DNA合成代谢过程有关。已经发现在缺乏叶酸和胸苷或用5-氟尿嘧啶核苷（FrdU）等处理的条件下，因缺少胸腺核苷合成酶的辅助因子，致使胸腺核苷的合成部分受到抑制，因而错误结合了FrdU。如结合后仍保持甲基化，将影响DNA的紧密折叠，则染色体结构就可能在某些特定的部位上塌陷，产生裂隙和断裂。

四、亨廷顿舞蹈症

亨廷顿舞蹈症又称慢性进行性舞蹈病或遗传性舞蹈病，是基底节及大脑皮层变性病，以慢性进行性舞蹈样动作、痴呆阳性家族史为其特征。

本病病理改变主要是壳核、尾状核及大脑皮质的神经细胞变性和萎缩。基底节内谷氨酸脱羧酶和胆碱乙酰化酶活性降低，以致γ氨基丁酸缺乏，乙酰胆碱生成不足。另外，还有突触后多巴胺受体超敏，纹状体-苍白球通路或纹状体-黑质通路中的脑啡肽减少，这些改变是本病舞蹈动作的生化基础。遗传方式为常染色体显性。本病基因定位于4号染色体，准确定位为4pter-p16.2。应用G8或pKpl.65探针作RFLPs分析可对胎儿做产前诊断。

五、囊性纤维化

囊性纤维化（CF）是一种常染色体隐性遗传性疾病，多见于儿童和青年，发病率为1/2500。CF病变相关基因定位于第7号染体上，称CF跨膜传导调节因子基因。患者中约70%是CF基因508位置上的苯丙氨酸缺失（F508）所造成。

第五节 肿瘤基因检查

能参与或直接导致正常细胞发生恶性变的任何基因序列均称为癌基因。而存在正常细胞内，发生恶变后转变为癌基因的基因序列称为原癌基因。原癌基因或细胞癌基因本质是一类控制细胞生长分化的基因组。可抑制细胞生长并能潜在抑制癌变作用的基因群称为抑癌基因，并必须具备以下条件：在该癌的相应正常组织中必须有正常的表达；在该种恶性细胞中，该基因理应有所改变，如点突变、DNA片段或全基因的缺失或表达缺陷；导人该基因缺陷的恶性肿瘤细胞可部分或全部抑制其恶性表型。

一、p53基因检测

导致细胞转化或肿瘤形成的p53蛋p53基因突变产物，是一种肿瘤促进因子，它可以消除正常p53的功能；而野生型p53是一种抑癌基因，它的失活对肿瘤形成起重要作用。

p53基因突变主要是点突变，另有少量插入或缺失突变。点突变约83%为能引起蛋白改变的错义突变，其余为引起蛋白质合成过早终止的无意义突变以及不影响蛋白质合成的同义突变。迄今已发现许多恶性肿瘤中存在p53基因的突变，如肺癌、乳癌、肝癌、胃癌、卵巢癌、鼻咽癌、脑瘤、肉瘤、白血病和淋巴瘤等，而且存在突变位点。肺癌中，10%为p53缺失和插入；淋巴瘤和白血病的p53突变大部分为CpG位点的转换，G～T置换较低，A：T～G：C在A：T位点突变较高；结肠癌G：C～A：T转换占了9%，而且多数在CpG二核苷酸位点，50%以上转换突变发生在第3～5结构域的CpG（位于密码子175、248、273）；应用PCR-SSCP技术在乳腺癌中检测到的p53突变率达到46%。

二、视网膜母细胞瘤基因检测

视网膜母细胞瘤基因（Rb）定位于人类染色体13 q14，全长约200kb，有27个外显子，26个内含子，转录为l条约4.7kb的mRNA，编码具有928个氨基酸残基的Rb蛋白，其分子量约为1.1×10^5。85%的Rb蛋白质产物存在于细胞核中，约10%在细胞膜上，在胞质和间质中几乎没有Rb蛋白质。

Rb蛋白磷酸化是Rb基因调节细胞分化的主要形式，在细胞周期的GⅠ期Rb基因蛋白为去磷酸化状态，在GⅡ期、S期、M期为磷酸化状态，细胞GⅠ/S期Rb蛋白磷酸化受周期调节激酶cdc2调节，并可能与白细胞介素2和某些病毒癌基因产物相结合。细胞在S、GⅡ、M期，在低离子强度细胞裂解的细胞质上清液中发现磷酸化的Rb蛋白；相反，在GⅠ期，Rb蛋白同某些核结构紧密结合，在肺癌细胞突变的Rb蛋白失去了同核酸体结合的功能。

Rb基因的抗癌性有两层含义：一是在正常细胞中Rb基因具有抑制细胞生长的作用；二是在肿瘤细胞内Rb基因具有抑制其生长及致瘤性作用。正常人体组织Rb基因的结构及表达均正常，而相应的肿瘤组织中的基因常常缺失突变，缺乏正常的Rb蛋白。Rh基因可以完全抑制视网膜母细胞瘤的致瘤性，表明基因功能失活是视网膜母细胞瘤发生的主要机制；而Rb基因只能部分抑制前列腺癌、膀胱癌及乳腺癌细胞的致瘤性，说明Rb基因失活在这些肿瘤的发生、发展中起着一定作用。

三、结肠多发性腺瘤样息肉病基因检测

结肠多发性腺瘤样息肉病基因（APC）的突变在遗传性结直肠癌的形成中起着关键的作用。APC基因定位于染色体5q21～Sq22，共有15个外显子，编码具有2843个氨基酸的蛋白质。APC基因存在于细胞质K，参与c-myc基因表达的调节，它没有信号肽、穿膜区和核靶信号。APC基因在正常结肠黏膜、胎儿肌肉、肝、皮肤、成人外周血白细胞、结肠癌及部分其他肿瘤细胞系中表达。

APC基因的突变主要包括点突变和框架移动突变。前者包括无义突变、错义突变和拼接错误；后者包括缺失和插入。两种突变率在胚系和体细胞中没有显著性差异。点突变似乎分散在整个基因中，而且半数以上表现在核甘酸C向其他核苷酸的改变，大部分集中在CpG和GpA位点；大部分缺失发生在外显子15，所有的缺失都改变了阅读框，且形成了下游的终止密码子。在大肠肿瘤细胞中，除存在APC位点杂合性丢失外，还有体细胞突变，结果与胚系突变的情况类似。未分化性胃癌APC基因的点突变和缺失均位于第15外显子，而在食管癌中的APC等位基因呈杂合性丢失。

四、nm23基因检测

Nm23基因是一种与恶性肿瘤转移有关的基因，人基因组中有2个nm23基因，nm23-H_1和nm23-H_2，分别编码核苷二磷酸激酶（NDPK）的A、B两种亚基，分子量均为17000。这两种亚基随机地组合成等电点不同的系列同工酶，广泛存在于机体内。NDPK通过一种乒乓机制将SNTP的磷酸基因转移到5NDP上。因此，它能使GDP还原为GTP，激活G蛋白，并以此方式调节大量G蛋白介导的细胞信号传导反应。此外，NDPK提供的GTP可直接影响微管、细胞骨架蛋白的生物活动，通过参与调节细胞内微管系统的状态而抑制癌的转移。

五、家族性结肠息肉易感基因检测

家族性结肠息肉易感基因（MCC），定位于5q21，有17个外显子，16个内含子，mRNA全长4181个核苷酸，编码829个氨基酸的蛋白，分子量为93000。同G蛋白偶联的m3乙酰胆碱蕈毒受体有小段很高的同源性。结肠癌中发现有MCC的重排，也有MCC的点突变。现研究表明MCC不仅与结肠癌有关，而且与小细胞肺癌、非小细胞肺癌等肿瘤有关。

六、直结肠癌缺失基因检测

直结肠癌缺失基因定位于18号染色体（18q21.3），DNA约370kb，转录成10～12kb的mRNA，编码750个氨基酸蛋白，分子量为190000。其序列同神经细胞性分子有同源性。认为同细胞与细胞之间、细胞与基质之间相互作用有关。其基因产物有未知功能的转膜簇和胞质内簇，更像一个信号传导受体。现研究表明它与结肠癌等肿瘤有关。

七、多发性神经纤维瘤易感基因检测

多发性神经纤维瘤易感基因（NF1）定位于17q11.2，DNA大约60000，转录成11～13kbmRNA，编码成2485个氨基酸的蛋白。同ras基因GTPase活性蛋白（GAP）和酵母IRA1和IRA2蛋白结构有一定同源性，NF1刺激细胞内GTPase活性，GAP同rasp21蛋白相互作用增加p21蛋白水解速度大约1000倍，NF1可能表现为对rasp21蛋白的负调节和阻断ras介导的有丝分裂信号，NF1的功能为抗增殖蛋白。

八、Wilms肿瘤易感基因检测

Wilms肿瘤易感基因（WT1）定位于染色体11p13，DNA大约占50kb范围，转录成了3kbmRNA，编码345个氨基酸的蛋白，该蛋白含4个锌指纹簇。显示与特异性DNA结合的特性，同EGR-1的同源性超过60%，锌指纹显示其为DNA结合蛋白，同CGCCCCGC结合的共同序列，EGR-1为具有这种序列启动子的强转录活性物。当WT1结合在同一序列时，抑制了EGR-1的活性，WT1表达有组织特异性，在胚胎肾上皮、胎儿睾丸和卵巢、一些造血细胞中有表达，但在成人肾中不表达，在纯合性丢失的llp13的Wilms瘤无WTlmRNA表达，但在绝大多数Wilms肿瘤中有高表达。

第六节　产前诊断

产前诊断又称宫内诊断，是现代医学遗传学与临床医学相结合而发展起来的一门新兴学科，它是通过直接或间接方法了解胎儿在子宫内健康状况，有无遗传病和先天缺陷，因此，它是预防性优生学的重要组成部分。

产前诊断的途径有：①直接采取绒毛或从羊膜腔抽取羊水、脐带血或胎儿组织；②羊膜腔外、子宫外如超声，羊膜镜；③取孕妇外周血或尿检查。

产前诊断的手段有：①物理学手段；②生物化学方法；③细胞遗传学，包括细胞培养、染色体分析；③分子遗传学，即DNA分析。近年来，随着医学遗传学、临床医学，尤其是分子生物学技术的兴起，使产前诊断变得准确、敏感、无创伤性。

一、适应证

（1）高龄孕妇，尤其是40岁以上孕妇。

（2）曾有异常新生儿或胎儿的孕妇。

（3）无症状异常基因携带或基因缺失的夫妻。

（4）易患某种遗传病的特殊人群，如β珠蛋白生成障碍贫血多见于我国南部。

（5）曾有接触、暴露或服用致畸物质的孕妇。

（6）监测胎儿发育是否正常。

二、产前诊断的方法

（一）羊膜腔穿刺

羊膜腔穿刺作为产前诊断的技术始于20世纪50年代，70年代中晚期以后利用羊水进行多项遗传检测及生化分析的产前诊断迅猛发展，现国内外羊膜腔穿刺亦大量应用于临床。

1. 羊膜腔穿刺的应用指征。羊水细胞可用于染色体分析、生物化学分析、D. A分析、胎儿性别判定、胎儿宫内感染的检测、胎儿成熟度的评价、胎儿血型、免疫因素测定等。

2. 羊膜腔穿刺的时间。以妊娠16～20周为宜。此时羊水量相对多，胎儿漂浮羊水中，在胎儿周围有较宽的羊水带，穿刺进针时不易扎及胎儿，且易成功，一次取材15～20ml，就能满足细胞培养需要的活细胞数。

近年来，国外有孕早期（妊娠10～14周）羊膜腔穿刺进行产前诊断的研究，但目前尚不成熟。

3. 羊膜腔穿刺方法。术前查体确定妊娠周数、子宫大小、有无并发症，行血常规、出凝血时间等化验，先俯卧并左右摇摆腹部后翻身取仰卧位。B超探及胎儿、胎盘、羊水后，避开胎盘胎体，选择羊水池较深处作穿刺点。

手术在无菌条件下进行，穿刺用带针芯的7号长腰穿刺针垂直刺入皮肤后经过两次阻力（腹壁及宫壁），刺入羊膜腔有一透空感。取出针芯。用小针管抽，见有清亮浅黄色的羊水，抽取2～4ml送查AFP、β–HCG及E$_3$等生化项目。换接另一注射器，抽取15～20ml羊水，进行羊水培养。

4. 羊膜腔穿刺的并发症及可能遇到的问题

（1）穿刺失败：文献报告，羊膜腔穿刺失败率为0.5%～1%。失败的原因有以下几点：子宫太小，穿刺部位太低误穿了膀胱内的尿液；腹壁太厚，进针不够深；因穿刺了胎盘附着部位，抽出血液后未敢再抽等原因。

（2）自然流产或早产：据文献报道，羊膜腔穿刺可引起0.1%～1%流产的危险。穿刺后，周内引起的流产或早产与穿刺有关。晚期妊娠因穿刺部位距宫颈近，有时穿刺不久即可引起胎膜早破，导致早产。

（3）羊水带血：穿刺时如果抽出血性羊水，可能因为进针浅，刺入宫壁或胎盘血窦，应立即插入针芯加深进度。此时若出现羊水，应待遇有血部分自然溢出，羊水变清时接清洁无菌注射器抽吸羊水。若全部为血性羊水，可能胎盘血已进入羊膜腔，应拔针压迫，停止手术。必要时10天至2周后第二次取材。

（4）对孕妇及胎儿的损伤：文献报道，羊膜腔穿刺一般都是安全的。也有报告，羊膜腔穿刺时伤及孕妇腹壁下动脉，形成腹壁大血肿而休克，穿刺在胎盘上形成胎盘后血肿而流产。穿刺伤及胎儿致使一下肢坏死；穿刺伤及胎儿皮肤出生后胎儿身上有点状凹痕等。因此，穿刺应由有经验的医师进行，最好能作胎盘定位，并避开胎儿头部，以免伤及胎儿眼睛和脸部。

（5）感染：羊膜腔穿刺虽然操作简单，但由于针直接进入宫腔和羊膜腔，如果带进细胞，会引起宫腔感染及胎儿死亡等严重并发症，因此要严格无菌操作，注意避免感染。

（二）绒毛取材

绒毛细胞是由受精卵发育分化的滋养层细胞及绒毛间质中的胚外中胚层细胞组成，绒毛细胞与胎儿组织同源，它们具有相同的遗传特性。因绒毛组织以活细胞为主，而且量多，对基因诊断比羊水细胞更有利。绒毛细胞还可以不经培养直接制备染色体。

取材时间以停经55～65天最合适，B超下确定胎囊位置后再进行盲取。使用一带有韧性金属管作为内芯的塑料套管（可高压消毒），直径约2mm，按人流手术常规消毒，严格无菌操作，拭去颈管外口黏液，再以生理盐水消除宫颈消毒液。将塑料管按宫腔方向轻轻自宫口进入宫腔，遇阻力后将套管内芯抽出，塑料套管仍停留在原位置；外接一5ml注射器抽吸压力为2～3ml，边抽边退，可见针管内有少许组织，注入生理盐水中，在立体显微镜下观察确定为绒毛组织送检。

吸取绒毛量很少，不会影响胎儿的发育，是比较安全的，但有时可以造成流产、感染，也可造成胎儿母体血交换，对母儿血型不合者加重其免疫对抗。绒毛取材一定要由有经验的妇产科医师操作。

（三）抽取胎儿脐血

经母腹抽取胎儿脐静脉血进行产前诊断，对有些遗传病如地中海贫血及血友病可省去复杂的基因诊断方法，直接用胎血查第八、第九因子及进行血红蛋白电泳进行诊断。用胎血测酶活性查病毒感染、及染色体检查，比用羊水细胞或绒毛细胞更简便可靠。

取脐血时间从孕18～24周为宜，严格无菌，在B超指引下在脐带附着胎盘的根部找到脐静脉，穿刺。先抽出0.2ml血检测确属胎儿血继抽血1～3ml送检。

取脐血比较安全可靠。偶有报告，穿刺引起脐血管痉挛而出现胎儿心动过缓，甚至死亡或子宫过度敏感收缩压迫胎盘，使胎儿供血不足而窒息死亡。子宫敏感者不要勉强行穿刺。

（四）胎儿镜

胎儿镜又叫羊膜腔镜或宫腔镜，从子宫颈口插入妊娠14～18周的子宫腔内及羊膜腔内观察胎儿体表、五官等方面有无畸形，或取脐血进行染色体分析、血型分析、酶的测定，还可以取胎儿肌肉、皮肤进行活检。但技术要求精良、设备昂贵，且有一定的并发症，目前国内尚不能普及。

（五）超声检查在产前诊断中的应用

超声诊断是上世纪70年代以后发展起来的一门新兴学科，近30年来超声技术飞速发展，使超声检查内容不断拓宽，尤其高分辨率的二维超声及彩色多普勒的出现使检查范围更加广泛。1958年，Lan Donald首次将超声应用于产前检查，获得了良好的效果，从此超声检查在产前诊断中成为主要组成部分，也是产前检查的首选方法。实时超声可动态地观察胎儿的生长发育、胎儿活动、胎心搏动呼吸及吞咽等，应用彩色多普勒可以检查胎儿先天性心脏病及脐带血流动力学的改变，对胎儿的畸形与异常、胎盘疾患脐带的缠绕、胎儿宫内发育迟缓等均可由超声作出诊断。

1. 中枢神经系统缺陷。胎儿中枢神经系统缺陷是最多见的畸形，因受累部位不同在声像图上表现也不同。

（1）无脑儿：本病为严重的先天性畸形，表现为胎儿颅骨未形成，脑组织发育不全或未发育，颅底面裸露在外，血肉模糊。超声检查无颅骨光环而代以"瘤节"状及反光强结构，此为颅底骨及颜面骨。

（2）脊柱裂：本病系指脊柱背面未愈合面形成。因病变轻重不同声像图表现多样化，超声检查脊柱纵切面两排整齐光带被打乱，可见外带中断型、隆起型、凹陷型、分叉型等。横切面可见脊柱如"U"字形。

（3）脑积水：当脑室率>0.5应疑有脑积水的存在。重度脑积水时胎儿双顶径明显大于孕龄，胎儿头围大于腹围，颅内绝大部分为液性暗区占据，脑中线漂浮在脑积水中，脑组织被压成薄层。

（4）脑膜、脑膨出：胎儿颅骨愈合不全，在颅缝某处骨质缺损，多发生在后枕部，脑组织连同脑膜从骨质缺损处突出。超声可见后枕部突出一包块，有包膜，包块与颅骨连接处有骨质缺损，颅骨光环小于孕周。

2. 消化系统畸形。胎儿消化道某处梗死，声像图表现不同。

（1）十二指肠闭锁：胎儿十二指肠闭锁，胃泡扩大，十二指肠闭锁近端扩大。超声表现：胎膜横断面时可见"双泡"征。两泡可相距略远或靠近，且在某切面有贯通。

（2）小肠闭锁：小肠梗阻，超声可见胎腹扩大，腹腔内可见许多含液肠环。肠蠕动亢进。

（3）脐疝：本病是胎儿发育期脐部腹壁未能闭合，内脏可由此处突出疝囊，脐疝可大可小。超声可见胎腹皮肤有缺损，由此突出一包块，在包囊内含内脏。分娩时疝囊常被挤破而内脏外翻。

3. 胸腔积液、腹腔积液。胎儿胸腹腔积液在超声中可显示胎腹壁与内脏之间有不同程度液性暗区存在：胎胸壁与肺之间有大量液性暗区，胎肺被压缩。

4. 胎儿泌尿系统异常。泌尿系统亦有多种，如肾缺如、多囊肾、肾积水等异常。

肾缺如在声像图上看不到肾与膀胱；多囊肾可见肾增大含多囊，一侧或双侧受累；肾积水可见肾盂内积存液体并扩大。

5. 胎儿骨骼系统畸形。胎儿短肢畸形近年多有发现，B超时应仔细认真测量骨骼各径线；致死型软骨发育不全在超声影像图上亦有其特殊的表现。

6. 胎儿水肿。原因很多，如Rh因子不合、ABO溶血、药物中毒、先天性心脏病、糖尿病等。超声可见胎儿头、颈部、躯干上部被一大囊性肿物所包围，囊壁清晰，内含放射形隔及液体，常伴有全身水肿。

7. 其他。如囊性畸胎瘤、恶性畸胎瘤、双胎的畸形、联体双胎、胎儿先心病等，都可在超声中有其独有的表现。尤其对发病率较高的胎儿先心病，随着二维超声分辨率的提高及彩色多普勒频谱技术应用临床，将对产前诊断胎儿先心病开展展现一美好的前景。

（六）产前血清学筛查Down's综合征及神经管缺陷

1. 血清学筛查Down's综合征。在临床实践中，人们发现孕妇血清中低含量的甲胎蛋白（AFP）与Down's胎儿有一定的相关性。AFP是胎儿的一种特异性球蛋白，在妊娠期间具有糖蛋白的免疫调节功能，可能预防胎儿被母体排斥。母血AFP的来源是羊水和胎血，妊娠早期母血中AFP浓度最低，随妊娠月份的增加逐渐升高，妊娠32周时达高峰，以后又下降。妊娠中期，Down's综合征孕妇血清AFP浓度比正常低25%。

人绒毛膜促性腺激素（HCG）是由胎盘合体滋养层细胞分泌的一种糖蛋白激素，由 α 和 β 两个亚基合成。α 亚基与LH和FSH及TSH等激素的 α 亚基氨基酸顺序几乎完全相同，并与LH有较强的免疫交叉反应。而 β 亚基具有特异性的氨基酸顺序。故检测 β –HCG可以避免交叉反应。当孕卵植入后HCG就进入母血循环，并逐渐上升，至34周达到高峰，以后维持在这一水平。在妊娠中期，怀Down's综合征孕妇血清HCG浓度比正常至少高2倍。

游离雌三醇 μE_3 是由胎儿肾上腺皮质、肝脏和胎盘合成，怀孕加Down's综合征的母亲血清在孕中期时 μE_3 水平低于正常约25%。

SPPA是一种大分子糖蛋白，是由合体滋养层和蜕膜产生，可以进行孕早期产前筛查。

目前发达国家已较普遍地应用AFP、μE_3、β –HCG对孕妇血清进行筛查Down' s综合征，国内也正在推广应用。

2. 神经管缺陷的产前筛查。超声波检查对神经管缺陷儿的意义很大，B超对无脑儿诊断准确率可达100%，从孕14～16周为最佳诊断时间。脊柱裂的最佳诊断时间在孕7～18周，准确率80%。孕妇血清AFP在孕6～18周，高于标准时要怀疑有神经管缺陷的可能，可进一步B超诊断。

（七）孕妇外周血富集分离细胞进行产前诊断

从孕妇外周血中分离胎儿细胞进行胎儿宫内诊断是一种无创伤的产前诊断，但因母血循环中胎儿细胞太少，故有假阳性及假阴性的可能。如何从母血中富集分离胎儿细胞是该项研究的关键，目前常用的分离手段为荧光激活细胞分离技术、磁性细胞分离技术，近年来用Ficoll-Hypague梯度法分离等技术，但都要排除母源细胞的干扰。

（八）植入前遗传学诊断

近年来，随着人工授精、试管婴儿、显微授精等技术的发展，使得植入前进行行遗传学诊断成为可能。其方法可采用卵细胞或极体分析、囊胚细胞活检、胚胞滋养外胚层细胞活检等。但由于技术性强，诊断费用昂贵，目前尚不能普及，但随着社会的进步，它将有美好的应用前景。

三、羊水采集及细胞培养

羊水细胞培养及其染色体制备技术，是染色体病产前诊断必不可少的手段。这一方法是抽取16～24周孕妇的少许羊水进行培养，使胎儿脱落于羊水中的少量活细胞，在体外培养的条件下，繁殖增多，然后收集分裂的细胞，制成染色体标本，以分析胎儿染色体有否畸变的一种产前诊断方法。

1. 羊水的采集与细胞的分离。采取羊水前，应对孕妇进行腹部B超检查确定胎儿胎盘位置，以确定穿刺羊水的进针部位。抽取羊水并前，先令孕妇俯卧，转动腹部数次，以使羊水内的脱落细胞均匀悬浮，便于采到较多细胞。最初采到的1～2ml羊水应丢弃不用，以减少穿刺时母体细胞污染的可能性。

羊水抽取后，存放于10ml灭菌的刻度离心管内，一般每例采羊水10～20ml，以每10ml羊水一份分装于离心管内。

此时亦应观察记录羊水的颜色。正常羊水为清亮淡黄色。如果羊水呈粉红色，则表示已被胎血或母血污染。如果羊水混浊不清，则表示可能已有微生物污染。

将采取的羊水以1200r/min离心5min，在无菌条件下，去上清液，保留0.5ml羊水-细胞层，以滴管打匀，加入含有5 ml培养液的小培养瓶中，羊水上清液部分可供甲胎蛋白（AFP）等生化分析检查。

2. 羊水细胞的培养及制片。在37℃恒温箱中静置培养5～7天，换液前先在倒置显微镜下观察，这时可见到许多羊水细胞贴壁，7～8天后每日需观察细胞生长情况。若细胞生长旺盛，有丝分裂细胞增多，见到许多圆形透亮的小圆细胞时，即可进行收获与制片。收获前，在培养终止前4h加入秋水仙素，最终浓度为0.25 μg/ml。收获的细胞，经胰酶消化，低渗液处理，按常规做各种染色体显带染色。

需注意的是，羊水细胞比较娇嫩，细胞经低渗后离心速度不能超过1000rpm，否则染色体容易丢失，低渗开始后滴管吸打动作必须很轻微。

羊水细胞染色体制备过程中，室温超过30℃以上时染色体易丢失，因此室温控制在25℃以下，可获得良好的效果。其他如低渗液多少，固定液的多少，固定时间长短，均直接影响到分裂相中染色体的扩散及制片质量。

四、结果分析

（一）羊水色泽

羊水的来源随妊娠期不同而有变化。母体、胎儿和羊水三者之间保持动态平衡。正常妊娠，在早期，羊水主要是由母体血清通过胎膜进入羊膜腔的透析液，羊水的组成除蛋白质和钠的浓度稍低外，与母体血清以及其他部位组织间隙液相似；在中期之后，羊水的主要来源为胎儿尿，但脐带、羊膜和胎儿胃肠道和肺呼吸道成分也与羊水的构成有关。在妊娠早期，羊水量相对较少，无色透明；至妊娠晚期，羊水量逐渐增多，稍混浊，呈乳白色而不透明，有时可见含脂肪和上皮细胞等片状物混悬于羊水中。羊水的主要功能是保护母体和胎儿，羊水检查可了解胎儿的成熟程度以及可能的病理情况。

1. 参考值。早期妊娠：无色或淡黄色，透明度清晰；晚期妊娠：乳白色，透明度清晰或轻度乳白色。

2. 临床意义。羊水外观的改变，可有：①黄绿色或浓绿色：表示混有胆粪，是胎儿窘迫的现象；②深黄色：表示胆红素增加，可能有出血症或遗传性红细胞异常；③红色：表示有出血，或胎儿出血，或胎盘剥离；④棕红色或褐色：表示宫内陈旧性出血，多为胎儿已死亡；⑤羊水呈黄色且黏稠可拉丝，表示妊娠过期或胎盘功能减退；⑥羊水混浊呈脓性或带有臭味，表示宫腔内已有明显感染。

（二）羊水脂肪细胞

羊水中的细胞有两类：一类来自胎儿，细胞核小而致密，为皮肤脱落的细胞，并伴有无核细胞；另一类来自羊膜，核大。在妊娠12周前，羊水中的细胞甚少，而32周后源自羊膜细胞减少。胎儿足月时无核多角形细胞增多。羊水中的脂肪细胞出现率随妊娠周数的增加而逐渐增高，本试验是测定胎儿皮肤成熟程度的指标。

1. 参考值。脂肪细胞出现率>20%即表示胎儿皮质激素成熟。

2. 临床意义。羊水脂肪细胞出现率：①>20%即表示胎儿皮脂腺成熟；②10%～20%为可疑；③<10%为未成熟；④>50%为过渡型；⑤如羊水脂肪细胞超过10%，妊娠期则已在36周以上，故本试验有肯定孕龄较高的实际意义。

（三）羊水卵磷脂／鞘磷脂比值

胎儿的器官成熟过程中，肺的成熟相当晚。胎儿肺泡表面的活性物质含有脂类，脂类的大部分是磷脂，即卵磷脂（L）和鞘磷脂（S）。卵磷脂是肺表面活性剂的主要成分，能维持肺泡的稳定性，且可进入羊水中。在妊娠35～37周时，卵磷脂的合成达高峰，因而羊水中的含量亦上升，而鞘磷脂在整个妊娠期无明显变化，因此通过检测卵磷脂和鞘磷脂及其比值（US）可判断胎儿肺的成熟程度。

1. 参考值。L/S >2时即表示胎儿肺已成熟。

2. 临床意义。①表示肺不成熟，胎儿呼吸窘迫综合征严重（RDS）；②L/S=1.5～1.9，表示肺不够成熟，有RDS；③US =2.0～3.4，表示肺成熟，一般无RDS；④L/S=3.5～3.9，表示肺肯定成熟；⑤L/S>4.0，表示过熟儿。

（四）羊水泡沫试验

磷脂是羊水中肺表面活性物质，既具有亲水性又具亲脂性。将羊水加乙醇在试管中振荡后，在空气和液体界面可出现稳定的泡沫层。而羊水中的蛋白质和游离脂肪酸，虽也能形成泡沫，但乙醇能排除不饱和磷脂碱所形成的泡沫。

1. 参考值。阳性：试管液面周围出现一层环状泡沫。

2. 临床意义。阳性，表示胎儿肺已成熟；阴性，不出现泡沫或泡沫出现就立即消失，表示胎儿肺不成熟。

（五）羊水肌酐测定

羊水中肌酐水平的高低，代表胎儿在发育中肾脏对肌酐廓清作用的强弱。随着妊娠的进展，胎儿肾脏发育、功能逐渐成熟，自母血的肌酐通过胎盘循环经胎儿肾脏排泄于羊水中。故从妊娠中期起，羊水中肌酐逐渐增加。所以，本试验主要反映胎儿肾小球的成熟度，也是反映胎儿熟度的一种较为可靠的试验。

1. 参考值：176.5 μmol/L，临界值132.4 μmol/L。

2. 临床意义：< 132.5 μmol/L预示胎儿肾小球不成熟。

（六）羊水淀粉酶测定

羊水中淀粉酶（AMS）主要源于胎儿，不通过胎盘，故不受母体血清淀粉酶的影响。羊水AMS是反映胎儿成熟的指标检验方法之一。

1. 参考值。胎儿成熟值：> 450（Somogyi）单位/L。

2. 临床意义。①AMS<300单位/L为胎儿未成熟值；②301～449U/L为成熟可疑值。

（七）羊水胆红素测定

羊水中的胆红素多数是非结合型的，由胎儿红细胞破坏所产生。胎儿的肝脏不具有转化结合胆红素的能力，非结合型胆红素可经肾小球由尿液进入羊水，因此早期妊娠时羊水中胆红素含量高。随着胎儿肝脏的成熟，非结合型胆红素逐渐减少，至妊娠晚期胆红素浓度接近于0。所以，羊水中胆红素的量可反映胎儿肝脏成熟情况，以决定分娩时机，亦可了解因母儿血型不合而致胎儿溶血的程度。

1. 参考值。正常胎儿<1.71 μmol/L。

2. 临床意义。1.71～4.61 μmol/L为临界值，胎儿可能有不正常情况；>4.61 μmol/L胎儿安全受到威胁；>8.03 μmol/L多有胎儿窘迫；16.2 μmol/L时，应采取终止妊娠措施，否则胎儿多难存活。

（八）羊水反三碘甲状腺原氨酸测定

羊水中所含有的甲状腺激素主要是三碘甲状腺原氨酸，与一般3，5，3'-三碘甲状腺原氨酸不同，为反3，5，3'-三碘甲状腺原氨酸。胎儿大脑发育的最后几周与体内甲状腺激素的水平有很高的相关性。检测方法与血清rT$_3$相同，采用放射免疫双抗体测定法。

1. 参考值：2.62～8.31nmol/L。

2. 临床意义：胎儿甲状腺功能减退时，羊水rT₃水平低下。因此，妊娠期及早检测出胎儿甲状腺功能低下并及时治疗则很有意义。妊娠15周以后羊水中rT₃测定可以很灵敏，也能很准确地反映甲状腺功能是否低下。

（九）羊水细胞的染色体及分子生物学检测结果分析

羊水细胞经培养、制片、染色等步骤，对染色体的数量、结构进行分析。也可通过分子生物学的方法分析羊水细胞中DNA或RNA。具体原理和临床意义参照本章前面部分。

第七节　遗传筛查

遗传筛查是预防遗传性疾病发生的重要步骤。

一、遗传携带者的检出

患者表型正常，带有致病遗传基因，主要为隐性遗传病杂合体和染色体平衡易位者。一般无临床症状，但能将携带的致病基因或易位的染色体传给子代，可发病；携带者检出是遗传病诊断的重要内容。人群中隐性遗传病发病率虽不高，约数千至数万分之一，但人群中隐性致病基因携带者的比例较高；如白化病群体发病率为1/20000，而人群中携带者频率为1/10；苯丙酮尿症群体发病率为1/10000～1/20000，携带者频率为1/50。携带者频率均比该病发病率高数十或数百倍；染色体发病率为5%0，平衡易位携带者，每250对夫妇有1名携带者。检出携带者是指导婚姻、生育、产前诊断的必要前提，是防止遗传病的主要措施。

目前国内较常用的携带者检出内容有：①甲型血友病测定血浆第Ⅷ因子，携带者为正常人的50%，PCR、RFIP分析D. A均可证实；②G-6-PD缺乏症，红细胞组化学测定，携带者为正常红细胞与病态红细胞的嵌合体；③假性肥大型肌营养不良（DMD）携带者有55%～80%血清CPK、LDH、Mb均高于正常人含量，RFLP、PCR分析D. A亦可证实；有学者（1987～1990）对DMD携带者（244例）采用血清联合测定CPK、LDH、Mb检出率达87.3%；④苯丙酮尿症携带者检出，测定肝细胞苯丙氨酸羟化酶活性为正常人的50%，口服或静脉注射苯丙氨酸负荷试验，血浆苯丙氨酸水平下降缓慢；⑤半乳糖血症携带者红细胞半乳糖-1-磷酸苷转移酶活性为正常人的50%；⑥α-地中海贫血携带者，分子杂交法体细胞cDNA（互补D. A）α-球蛋白结构基因数目减少；⑦糖原代谢病Ⅲ型携带者红细胞脱支酶活性与正常人有差异；⑧异染性脑白质营养不良携带者白细胞芳基硫酸酯酶A活性约为正常人的50%；⑨尼曼-匹克病携带者，白细胞神经鞘磷脂酶活性为正常人的54%～57%；⑩戈谢病携带者，测定白细胞和培养的皮肤成纤维细胞β葡糖苷酶活性为正常人的60%。迄今遗传病携带者检出可检测40余种。

二、遗传筛查的手段

1. 绒毛活检。在孕6～8周吸取绒毛，可直接涂片观察，也可测定酶活性，染色质检查或提取DNA后作基因诊断，亦可行绒毛细胞培养，进行染色体核型分析。

2. 在孕16～20周经羊膜腔穿刺抽羊水，进行细胞培养作染色体核型分析。

3. 羊膜腔胎儿造影用脂溶性及水溶性造影剂注入羊膜腔内，诊断胎儿体表畸形及消化道畸形。

4. 胎儿镜检查可直接窥视胎儿体表畸形和胎盘胎儿面，同时可以采集羊水、抽取胎血和胎儿皮肤活检等。

5. B型超声妊娠16周以后，B型超声能观察到胎儿体表及脏器有无畸形，有无脑积水、无脑儿、大的脊柱裂等。

6. 经皮脐静脉穿刺取胎血检测。在妊娠18～20周检查，可确定胎儿血型，诊断β-地中海贫血、镰状细胞贫血、血友病等。

7. 胎儿心动图。妊娠18～20周，胎儿心动图能确切显示胎儿心脏结构和功能，可诊断胎儿先天性心脏畸形。

8. 磁共振成像。能从任何方向截面显示解剖病变。

第十章　脱落细胞学检验

脱落细胞检验是将采集人体某些部位的细胞，通过在镜下对其类别、形态与病变性质的观察和分析来协助临床诊断疾病的一门学科，也称临床细胞学。根据临床标本的采集方式不同分为脱落细胞学和穿刺针吸细胞学两部分。脱落细胞是对人体各组织、器官表面刮取或刷取物和自然脱落的细胞进行检查；穿刺针吸细胞学是用细针对深部脏器或肿块进行穿刺抽吸细胞进行检查。脱落细胞检验具有标本易取、安全快速、应用广泛、费用低、患者疼痛小、可随时复查等优点，对肿瘤的早期发现、早期诊断和早期治疗有重要意义。也特别适合开展肿瘤普查。

脱落细胞检验作为传统的、早期发现肿瘤的方法之一，对某些部位的肿瘤有较高的检出率。据统计，肺癌检出率为85%，食管癌为90%，子宫颈癌高达95%以上。其他部位的检出率也都在60%以上。但脱落细胞检验也有一定的局限性，如取材、制片有随机性、细胞变异大、细胞辨认经验不足等因素的影响而有一定的误诊率。据统计资料显示，脱落细胞的假阴性率为10%～30%，假阳性率为1%～3%。尽管如此，脱落细胞检验仍不失为一种简便快速的检查方法而在临床中得到广泛应用。

第一节　脱落细胞学检验技术

脱落细胞检验技术包括标本采集与制片、固定、染色和显微镜检查四个步骤。任何一个环节的工作质量均能影响细胞学检验结果的准确性，因此从事脱落细胞学检验的工作者都应熟练地掌握每一步骤的操作和对细胞的形态辨认。

一、标本采集与制片

（一）标本采集方法与注意事项

各种标本的采集，通常由细胞学工作者或临床医师采集。根据采集标本的部位不同，常有以下几种方法。

1. 直视采集法。即在肉眼直接观察下采集标本。如鼻咽部、阴道、肛管、子宫颈口等部位，利用擦取、刮取、蘸取或吸取标本的方式采集标本。对某些深部组织器官的标本，可借助内镜采取标本。如鼻咽镜、喉镜、食管镜、胃镜、纤支镜、乙状结肠镜、直肠镜等。

2. 液体标本的采集。直接收集人体的排泄物、分泌物、浆膜腔积液等。如尿液、痰液、阴道分泌物、胸腹水、乳头溢液等。

3. 摩擦法。用专门的摩擦器具与病变部位表面黏膜接触摩擦采集标本。如食管拉网、胃部气囊摩擦、鼻咽部海绵球摩擦法等。

4. 穿刺针吸法。用于内部脏器或皮下肿物的标本采集。如肝、肺、甲状腺、乳腺、淋巴结等，选择长度适宜的穿刺针，抽吸病变部位的标本。

在病变部位直接采集标本时，应尽量避免血液、黏液等物混入标本；标本采集后应立即制片、固定，以防细胞自溶、腐败而引起细胞形态的改变。

（二）制片方法与要求

1. 推片法。适用于较为稀薄的液体标本。将标本离心浓缩后，取沉淀物推制成片，如尿液、胸腹水、脑脊液、支气管肺泡灌洗液等。

2. 涂片。正确的涂片和良好的染色是细胞学检查的重要前提之一。涂片就是将用各种方法取来的细胞学标本以适当的方式涂于载玻片上，以便染、色和显微镜下检查。不同来源的标本，其涂制方法也是不同的，从病灶处直接采取的标本可以直接制成涂片，如标本为大量液体，必须在离心沉淀后再制成涂片，痰液标本则须选取有效成分制成涂片。

（1）制作涂片时必须注意的事项：①制作涂片时，操作轻巧，以免损伤细胞。②涂片时厚薄适宜。③细胞成分应涂在玻片的右侧2/3处，所余1/3留作粘贴标签或编号用。

（2）涂片的方法

1）取直径约2mm大小标本液1滴，置于载玻片左中1/3交界处。

2）将玻片和推片在标本处成30°角接触，使标本液在两片之间迅速散开（推片可以用穿刺针代替）。

3）待其充分散开而又尚未到达载玻片下缘时，即将推片（或穿刺针）按原角度在载玻片上轻轻匀速自左向右移动，直至标本完全均匀弥散分布于载玻片上为止。

4）液体类的标本以浆膜腔积液、尿液、脑脊液等细胞涂片，采用离心沉淀后，用吸管吸取标本沉淀物，然后轻点在载玻片上。按上述方法推片，分布均匀，诊断阳性率高。

3. 固定。固定的目的：①保持细胞与生活时形态相似，防止组织自溶。②沉淀或凝固细胞内的物质如蛋白质、酶、脂肪和糖类等，保持与组织生活时相仿的成分，可使细胞全部易于着色。

（1）固定方法

1）浸入法：把即将干燥的涂片浸入固定液内，一般标本10~15分钟；痰液、宫颈液、食管拉网、胃镜、纤支镜标本，因黏液较多，固定时间为30分钟。浸入法适用大量标本的检查，常用染色固定架进行操作。本法不适用于清晰的尿液、脑脊液、胸水等标本。

2）滴加法：将涂片置于染色支架上，任其自然干燥后，滴加固定液数滴，覆盖整个标本膜，固定15～30分钟后，进行染色。

（2）固定液的种类：常用者有下列数种

1）乙醚–乙醇固定液（每100 ml）如下

95%乙醇　　50ml

纯乙醚　　50ml

此固定液渗透性较强，固定效果较好，乙醚易挥发，用后应盖紧瓶口，适宜作巴氏染色和HE染色的固定。

2）氯仿乙醇固定液（Gavnoy液）（每100ml）如下：

无水乙醇　　60ml

氯仿　　30ml

冰醋酸　　10ml

适宜核酸（DNA，RNA）、糖原和黏蛋白的染色。作特殊染色时应选用该液，尿细胞学亦多选用该固定液。

3）95%乙醇固定液：此液制备方便，较便宜，适用于大规模防癌普查，细胞涂片常规染色均可采用。

4）甲醇：涂片作Giemsa染色或MGG染色时应用甲醇固定效果好，但较乙醇价格稍贵。

（3）固定注意的事项：

①固定细胞愈新鲜愈好，固定时间一般15～30分钟。

②切忌将几个人的标本放在同一容器内，以免互相污染。

③固定液用后过滤，要经常测定乙醇浓度，保持90%以上的浓度。

④根据染色要求选择合适的固定液。

二、标本处理方法

处理液体标本如小便、胸腹水，各种冲洗液等，由于细胞数量少，直接涂片镜检阳性率低，须得浓缩细胞，可用下述方法进行：

（一）自然沉淀法

液体标本经静置4～5小时后，标本下层细胞较多（以防细胞溶解、退化，必须加等量的乙醇或1/10的甲醛原液防腐，加抗凝剂抗凝），此法费时，细胞易变形，不宜采用。

（二）药物沉淀法

在液体标本中加入1/40的钾明矾，有加速细胞沉淀的作用，混匀静置20～30分钟，即可见细胞沉淀，可取底层标本检查。

（三）离心沉淀法

离心沉淀法是处理液体标本、细胞集中的常用方法。将液体标本分装于试管中，用天平平衡后对称地加入离心机孔内，以每分钟2000转速度离心，5～10分钟，可见液体标本细胞沉淀。

（四）微孔过滤法

采用一种塑料制成的可溶性微孔滤纸来过滤液体标本，除去标本内白细胞和不要的物质如水分，增加标本中细胞的数量，并使之集中于滤纸上。当大量加压过滤后，取出滤纸截成小块，贴于载玻片上，加入甲醇固定，此时滤纸溶解，所收集的细胞直接固定于载玻片上。

第二节　常用染色液的配制及染色方法

一、巴（Papanicolaou）氏染色法（Pap染色）

（一）原理

核酸等电点为pH1.5～2.0，当pH >2.0时，核酸带有负电荷，可与染液中带正电荷的碱性染料氧化苏木素矾结合，染成蓝紫色。天然苏木素着色力很弱，需经氧化汞氧化为苏木素红后才具染色性。但苏木素红呈弱酸性，其等电点为pH6.5，阳离子电荷不强，需再与含铝的金属媒染剂（铵明矾、钾明矾或铁明矾）结合后，形成带有强大正电荷的氧化苏木素矾，才更具亲和力，与核酸牢固结合。染液中的伊红、亮绿，橘黄为酸性染料，俾斯麦棕为碱性染料，分别能与胞质中带相反电荷的蛋白质结合而染出不同的颜色。在染液中加入少量磷钨酸，调整pH为5.2左右，可增加对细胞的着色力。

由于染核的苏木素为水溶液，染胞质的为乙醇溶液，故染核时应先进行加水处理（即将涂片从高浓度乙醇到低浓度乙醇），染胞质时需先进行脱水处理（从低浓度乙醇到高浓度乙醇）。

（二）染液配制

1. Harris苏木紫。甲液：苏木紫1g溶解于10ml无水乙醇中；乙液：硫酸铝钾20g溶解于200ml蒸馏水。甲、乙两液分别加温溶解后混合，继续加热煮沸，离火后加入0:5g黄色氧化汞，用玻璃棒搅拌至溶液呈深紫色，立即将容器置冷水中迅速冷却后过滤。不加冰醋酸。用前过滤。

2. OG$_6$液。橘黄G 0.5g，95%乙醇100ml，溶解后加磷钨酸0.015g。用前过滤。

3. EA$_{36}$液。甲液：淡绿SF 0.5g，95%乙醇100ml。乙液：俾斯麦棕0.5g，95%乙醇100 ml。丙液：伊红Y 0.5g，95%乙醇100ml。丁液：磷钨酸0.2g，碳酸锂饱和水溶液100ml。取甲液45ml、乙液10ml、丙液45 ml、丁液1滴混合。用前过滤。

（三）染色步骤

（1）涂片经乙醇浸洗，后用蒸馏染水冲洗。

（2）Harris苏木紫3分钟。

（3）水洗1～2分钟。

（4）盐酸乙醇分化。

（5）流水冲洗返蓝，或者在1%氨水中返蓝。

（6）置50%、80%、95%乙醇各1分钟。

（7）OG$_6$液2～4分钟。

（8）95%乙醇洗两次，每次1分钟。

（9）置EA36液4～8分钟。

（10）95%乙醇洗两次，每次1分钟。

（11）无水乙醇脱水，二甲苯透明，中性树胶封片。

（四）结果

细胞核蓝色，表层细胞质粉红色，中层及底层细胞质黄色至绿色。

二、苏木素–伊红染色

苏木素–伊红染色（hematoxylin–eosin staining，HE染色）能较好地显示组织结构和细胞形态，可用于观察、描述正常和病变组织的形态学，而且HE切片可较长时间保存，因而是生物学和医学领域（包括诊断、教学和科研）中最基本，也是应用最广泛的染色方法，被称为常规染色方法。

（一）试剂

除伊红染液外，其他试剂同Pap染色法。

伊红染液：称取伊红Y1g，加蒸馏水100ml，再加0.5ml冰乙酸，用玻棒搅拌打成泡沫状，将泡沫吸取于另一容器内，直到全部打成泡沫状分出。待泡沫消失形成溶液后，每25ml中加入95%乙醇75ml，混匀即可。

（二）染色步骤

（1）二甲苯脱蜡2×10min。

（2）无水乙醇洗去二甲苯2×1～2min。

（3）95%、80%、70%乙醇各1min，自来水洗1min.

（4）苏木素染色1～5min，自来水洗1min。

（5）1%盐酸乙醇分化20s，自来水洗1min。

（6）稀氨水（1%）返蓝30s，自来水洗或蒸馏水洗1min。

（7）伊红染色20s～50min，自来水洗30s。

（8）70%乙醇脱水20s，80%乙醇30s。

（9）95%乙醇2×1min。

（10）无水乙醇2×2min。

（11）二甲苯3×2min。

（12）中性树胶或加拿大树胶封片。

（三）结果

细胞核呈蓝色；细胞质、肌肉、结缔组织、红细胞和嗜伊红颗粒呈不同程度的红色。钙盐和各种微生物也可染成蓝色或紫蓝色。

三、瑞氏染色法

（一）染液的配制

1. 瑞氏染液

瑞氏染粉　1g

甲醇　60ml

将瑞氏染粉1g置研钵内，先加适量甲醇（或甘油）仔细研磨，将已溶解的染液倒入清洁玻璃瓶内，继续研磨，直至染粉全部溶解，将剩余甲醇全部倒入瓶内，过滤后保存于棕色玻璃瓶中备用，存放时间越长则染色效果越好。

2. 缓冲液的配制

1%磷酸氢二钠　　30ml

1%磷酸氢二钾　　30ml

蒸馏水　　　　加至1000ml

缓冲液配成后，须用石蕊纸测定其酸碱度，调整pH在6.7~7。

缓冲液亦可用新鲜蒸馏水代用。

（二）染色方法

（1）将涂片平放于染色水架上，保持玻片在水平位置。

（2）在涂片滴加瑞氏染液，至盖满标本为度，一般为4~8滴。

（3）滴加等量缓冲液或蒸馏水，可以轻轻晃动玻片或用洗耳球在玻片轻轻吹气，使液体混合均匀。

（4）10分钟后用流水缓缓冲洗，使染液自玻片边缘溢出。

（5）染后将湿片放置微镜下观察。

（三）瑞氏染色法的优缺点

（1）染液的制作和染色过程较为简单，一般检验人员都能掌握，容易推广普及。

（2）细胞核结构清晰，检验人员对瑞氏染色的细胞形态容易掌握。

（3）对于黏液较多的标本，如痰液、食管、胃细胞涂片等，着色较差。

（4）用于肿瘤细胞涂片时，染色质量不稳定，有时着色太深，有时则太淡，而复杂往往费时，且效果也差。

四、瑞氏-姬氏染色法

（一）染液的配制

瑞氏染粉　　2g

姬氏染粉　　1g

甲醇　　500ml

甘油　　2ml

将上述两种染粉混合倒入研钵，滴入甘油2ml，仔细研磨，直至染粉与甘油成黏丝状，然后将研钵内染粉与甘油的混合物用漏斗倒入500ml甲醇内振荡数下盖好，每日振荡数下，一周后便可使用。

（二）染色方法

与瑞氏染色法操作相同。

（三）瑞氏-姬氏染色的优点

（1）试剂的配制和染色方法简单、省时。

（2）染色质量比瑞氏染色稳定，细胞着色清晰。

（3）不需配制缓冲液，可由蒸馏水代替，染色效果仍好。

第三节　女性生殖道脱落细胞学检查

女性生殖道通常所指的阴道脱落细胞除主要来自阴道上段及宫颈阴道部外，还可来源于宫腔、输卵管、卵巢及腹腔上皮，常用于这些部位肿瘤的辅助诊断及疗效观察。阴道上皮细胞受卵巢激素的影响而发生周期性变化，因此，还可通过连续动态检查阴道脱落细胞，了解卵巢及胎盘功能，它是一种简便、经济、对患者无痛苦的检查方法。

一、涂片种类及标本的采取

（一）阴道涂片

主要目的是了解卵巢功能。

1. 阴道侧壁刮片法。以窥器扩张阴道，用清洁干燥木刮片自阴道侧壁上1/3处，轻轻刮取分泌物少许，薄而均匀地涂于玻片上，放入95%乙醇内固定。此法能准确反映激素水平，且片型清洁，白细胞较少。

2. 后穹窿吸取法。病员取膀胱截石位。用阴道窥器暴露阴道后穹窿部，捏紧长玻璃吸管的橡皮球以排除空气，待插入阴道后穹窿之后，徐徐放松橡皮球，吸取积存于该处的分泌物，薄而均匀地涂于波片上，固定染色镜检。此法简便，但涂片上有陈旧的脱落细胞，易与宫颈、输卵管等上皮细胞混淆。

3. 棉签采取法。仅适用于未婚或阴道分泌物极少者。分开阴唇，将卷紧后用生理盐水湿润的棉签伸入阴道，在侧壁上1/3处，轻轻卷取分泌物。此法因接触阴道下段，可能影响涂片的准确性。

涂片判定标准

1. 雌激素极度低落。阴道上皮脱落细胞均来自基底层（内底层）。在卵巢切除后或绝经后可出现。

2. 雌激素高度低落。阴道上皮萎缩严重，底层细胞约占40%以上。在绝经症状严重患者及绝经期后妇女或青年人有卵巢长期功能缺损者见到。

3. 雌激素中度低落。底层细胞约占20%～40%。在绝经症状轻的患者、年龄较大而无绝经症状者及青年人有其他卵巢功能障碍者见到。

4. 雌激素轻度低落。底层细胞约占20%以下。表示雌激素水平恰能维持阴道上皮的正常厚度，比月经后期稍低。

5. 雌激素轻度影响。致密核表层细胞占20%以下。在行经后期或排卵前期的初期，或接受小量雌激素治疗时见到。

6. 雌激素中度影响。致密核表层细胞占20%～60%。在卵泡迅速发育成熟时，或在排卵前期及患者接受中等量雌激素治疗时见到。

7. 雌激素高度影响。致密核表层细胞占60%～90%。在正常排卵期或患者接受大量雌激素治疗时见到。

8. 雌激素过高影响。致密核表层细胞占90%以上。常在体内雌激素过高，或卵巢颗粒细胞瘤、卵泡膜细胞瘤等患者的涂片中见到。

（二）宫颈刮片

宫颈刮片是早期发现宫颈癌的重要方法，简便易行可靠。

1. 方法。在子宫颈癌好发部位即宫颈外口鳞柱上皮交界处，用刮板轻轻刮取1周，然后将刮取物制成涂片，固定染色镜检。

2. 涂片诊断标准。临床常用的是巴氏分级法，诊断标准是：

Ⅰ级：正常的阴道细胞学涂片。

Ⅱ级：炎症。细胞核普遍增大，淡染或有双核，无恶性证据。

Ⅲ级：疑为恶性，但不能肯定。胞核增大，核形不规则或有双核，核深染，核与胞浆比例变化不大，称核异质。

Ⅳ级：高度怀疑恶性。细胞核大，深染，核形不规则，染色质颗粒粗，分布不匀，胞浆少，涂片中恶性细胞量较少。

Ⅴ级：肯定为恶性。有数量多的典型恶性细胞的特征。

（三）宫颈管涂片

为了解宫颈管内的情况，先将宫颈表面分泌物拭净，以吸管或生理盐水浸湿棉签伸入宫颈管内轻轻转动2～3周后取出涂片。

（四）后穹窿涂片

用窥器暴露宫颈及后穹窿部，将刮片在后穹窿处取少许分泌物做涂片。也可用吸管伸入后穹窿吸取分泌物做涂片。

二、注意事项

（1）嘱患者在检查前24小时内忌性生活，不做阴道冲洗及避免任何化学药物刺激。

（2）用窥器以生理盐水代替润滑剂。

（3）为幼女及未婚妇女取标本时，注意防止棉花掉入阴道，同时勿碰及外阴部，以免影响检查结果。

（4）根据检查目的选用采集方法，采集方法正确，涂片才符合要求，否则直接影响诊断的正确性。

（5）涂片时应均匀轻柔地向一个方向涂于玻片上，不可涂得太厚或来回涂擦，以免损伤细胞，涂片取制1~2分钟晾干后，放入固定液瓶中，并填好姓名贴于瓶上。

第四节　呼吸系统脱落细胞学检查

呼吸系统细胞学检查是临床最为常用的细胞学检查，包括支气管细胞刷和支气管冲洗液检查。其他方法还有支气管肺泡冲洗及支气管活检检查。呼吸系统细胞学主要用于肿瘤检查，证实及确定是原发的还是转移性肿瘤；也可作为放射学检查的补充手段，用于肺癌患者的治疗后监测。另外，对于某些良性疾病的诊断及免疫功能遭破坏的患者，如艾滋病及接受移植的患者，通过呼吸系统细胞学检查可发现机会感染。

一、标本采集与制片

（一）自然咳痰法

嘱患者清晨漱口，并清除鼻咽部的分泌物，做深呼吸，用力咳出肺部深处的痰液。标本收集于清洁透明的容器内及时送检。涂片时应选择带血的痰丝、痰块或白色小颗粒部分，制成厚薄适宜的涂片，固定后染色镜检。标本至少应连续送检3天。

（二）纤维支气管镜刷取法

标本由临床医师采集。利用纤支镜对病变部位的黏膜、组织直接刷取或钳取，然后制成涂片或印片。应用纤支镜采集标本，定位更加准确，阳性率高，已成为肺癌早期诊断的重要方法。

（三）穿刺针吸抽取法（肺穿刺）

对肺部及其周围肿块，在超声导向仪器的配合下，用细针穿刺抽取标本，对肺部肿块进行细胞学检查。

二、痰液内正常上皮细胞

在一般痰涂片中，纤毛柱状细胞较为少见，当患者咳痰质量好，痰内可见较多的纤毛柱状细胞和吞噬细胞及较多的鳞状上皮细胞，说明痰液确系肺内咳出。支气管镜检查时，涂片内可见大量纤毛柱状细胞，而鳞状细胞较为少见。

在脱落细胞涂片及痰涂片中可见以下细胞：

1. 纤毛柱状细胞呈细长圆锥形，游离缘宽而平，表面有纤细的纤毛，细胞核在细胞的中下部，圆形或卵圆形，核内染色质颗粒较细，分布均匀，有时形成数个较为粗大的质点。当表层的纤毛柱状细胞成片脱落时，细胞互相挤压成多边形，核在细胞中央，排列整齐，呈蜂窝状排列，但细胞团的边缘可见整齐的高柱状细胞，此细胞表面可见纤毛。

2. 黏液柱状细胞（杯状细胞） 细胞呈长卵圆形，胞质丰富，含有多量黏液，故着色淡而透明。有时黏液呈大空泡状，有时呈密集小泡沫状；细胞核卵圆形，其大小、形态与纤毛柱状细胞相似。当细胞内黏液较多时，核被压至细胞底部，呈半月形或不规则形，有时在细胞底部可见细长的锥尖。

3. 其他细胞及非细胞性物质其他细胞有红细胞、中性粒细胞、淋巴细胞、浆细胞、吞噬细胞，后者可变为灰尘细胞、心衰细胞、泡沫细胞等；有时可混入食物细胞。非细胞性物质常有浓缩的黏液、苏木素沉淀、淀粉样颗粒以及各种细菌、真菌等。

三、痰液内炎症变性的上皮细胞

（一）退变的纤毛柱状上皮细胞

细胞与纤毛呈横断性分离，纤毛脱落，细胞呈肿胀性或固缩性退变。细胞形态似底层鳞状上皮细胞，患肿瘤、细菌性感染或病毒性感染时此细胞增多。

（二）储备细胞增生

在慢性炎症、长期吸烟等因素刺激下，假复层纤毛柱状上皮的底层储备细胞增生变厚。细胞常成团出现，细胞核大，核仁明显，染色质增多，但分布均匀，呈细颗粒状，无恶性特征。

（三）鳞状化生细胞

在慢性病理性因素刺激下，纤毛柱状上皮细胞逐渐演变成鳞状上皮细胞。鳞化细胞的形态与中、底层鳞状上皮细胞相似，难以区别。成团脱落时可见少许过渡阶段的细胞，边缘部个别细胞仍呈柱状上皮细胞。

（四）病毒感染的上皮细胞

引起肺部感染的病毒有腺病毒、副流感病毒、麻疹病毒、单纯疱疹病毒、巨细胞包涵体病毒等；感染后上皮细胞的主要特征是在胞质内（多见）或胞核内（少见）有1个至数个包涵体。受色嗜酸性或嗜碱性，在包涵体周围有明亮的浅染区。

四、痰液中核异质细胞

痰液中核异质舅毫相当于支气管上皮细胞的间变或非典型化生细胞。经实验研究与临床观察证实：原发性肺癌的发生是一个逐渐演变的过程，无明确的界线。其发生过程是：文气管上皮鳞化—轻度间变（核异质、异型化生）—高度间变—癌细胞。其形态特征的演变。

五、痰液中恶性肿瘤细胞

（一）鳞癌

鳞癌多见于50岁以上的男性，癌细胞多数分化较差，大小似外底层，呈圆形或不规则形。核大居中，畸形、深染，核仁较明显。胞质量少，角化型染浅红色，未角化染蓝绿色。涂片中可偶见高度分化、畸形明显的表层癌细胞。

（二）腺癌

1. 支气管源性腺癌。癌细胞呈拥挤的片状、球状、乳头状或微小腺泡状；细胞核位于细胞的边缘，染色质呈网状，核仁明显；细胞质呈泡沫状、颗粒状或有分泌空泡。

2. 支气管肺泡癌。癌细胞非常丰富，排列成焦距很大的三维立体的堆；细胞高度分化，可以像杯状细胞、间皮细胞和肺泡巨噬细胞。

（三）未分化小细胞癌

癌细胞小，为淋巴细胞的1～4倍，细胞明显彼此镶嵌样排列；细胞核高度染色、浓缩，核仁不明显，细胞质极少。可见肿瘤素质。

（四）未分化大细胞癌

癌细胞大，常呈圆形，散在的细胞很多；细胞质丰富，细胞界限可以清楚或不清楚；缺乏角化形成和黏液分泌；细胞核大，染色质从细小到粗大，分布不规则，核仁可以明显，多个或形状不规则。背景中常见肿瘤素质。

（五）腺鳞癌

在组织学上相当少见；而在细胞学上，肿瘤有最大程度的双分化，这是相当常见的。混合的腺鳞癌常显示角蛋白及分泌倾向。

第五节　消化系统脱落细胞学检查

一、食管脱落细胞学检查

通过食管拉网法取材，气囊取出后，在囊内稍给予充气后，用气囊直接涂片，立即固定于95%乙醇内。若网上有组织碎块，应同时做病理切片检查。

（一）鳞状细胞癌

分化好的鳞状细胞癌中，细胞散在，体积较大，各种形状的癌细胞都可见到；细胞核增大、畸形，染色质粗糙致密，核膜增厚；细胞质角化倾向明显，呈红染或橘黄色。分化差的鳞状细胞癌中，癌细胞散在或成堆，细胞体积较分化差的鳞状细胞癌小，形状不规则；染色质增多、深染；细胞质的量少，角化倾向少见。

（二）腺癌

腺癌主要发生在胃贲门部。分化好的腺癌细胞呈圆形，为正常细胞的2倍以上；细胞核呈圆形，轻微深染，核膜增厚且不规则，可见巨大核仁；细胞质嗜碱性，可见黏液空泡。分化差的腺癌细胞体积小，圆形；细胞核为正常柱状细胞的1倍左右，染色较深，核膜不规则；细胞质内分泌空泡较少。

（三）未分化癌

未分化癌少见。癌细胞成堆分布，大小不等，形态不一；细胞质的量少；细胞核畸形，染色质增多，分布不均，少见核仁。

二、胃脱落细胞学检查

贲门部标本采集方法同食管，其他部位则采用生理盐水洗胃法、蛋白水解酶洗涤法、线网气囊摩擦法、纤维胃镜直视下取材法等。其类型主要有腺癌和黏液癌。

三、大肠脱落细胞学检查

癌细胞散在或成团，细胞大小不一；细胞核明显增大、变长，核浆比例增大，细胞核大小不等且明显多形，可见大核仁；细胞质透明或有空泡，细胞核偏向一侧。标本取材是在内镜下直接从病变处取分泌物做涂片。做肛门指检时，如指套上有黏液、血液或组织碎片等，可将其涂抹于载玻片上，立即固定于95%乙醇中。细胞学表现与胃癌相似。

第六节　泌尿系统脱落细胞学检查

尿液中脱落细胞可来自肾实质、肾盏、肾盂、输尿管、膀胱及尿道等部位。男性还包括前列腺和精囊处脱落的上皮细胞；女性尿液有时可混入阴道分泌物中的细胞成分。尿液脱落细胞学的检查主要用于泌尿系统和生殖道某些肿瘤的诊断。

一、标本收集与制片

尿液标本的质量对于细胞学诊断是非常重要的，留好尿液标本要注意以下几点：

1. 尿液新鲜。尿液内的上皮细胞容易发生退化变性而消失，细胞发生自溶。要保持尿液新鲜，最好采取清晨第一次的全尿，尿液排出后应在1~2小时制成涂片，并立即固定。

2. 防止污染。首先要求尿瓶清洁，无灰尘，无异物；其次在排尿时应防止其他细胞的混染，尤其是女性患者，在自然尿液中混有大量阴道上皮细胞和脓细胞，影响诊断。女性病员可在消毒外阴后采用中间尿。

3. 尿量需多。尿液越多,则离心沉淀后所检得的细胞也就越多,诊断就较容易,一般认为尿量收集不应少于50ml。在检验中发现涂片中细胞很少时,应采集一次全尿做细胞学检查。

二、制片方法

尿液标本采用二次离心浓集法一般都可以取得比较满意的效果,其操作过程如下:

(1)将尿液摇匀后注入4只或6只离心试管内,经平衡后以2000r/min的速度离心10分钟。

(2)取出上述试管,倒出上清液,将各个试管底部的沉淀摇匀集中在1支试管内。

(3)将此试管以同样转速离心5～10分钟。

(4)取出试管,倒出上清液。

如试管底部沉淀较多,说明细胞丰富,应制成薄片,方法是:用吸管吸取上述沉淀液,在每张玻片上滴1滴,然后用推片法推成较薄的涂片。如试管底部沉淀极少,说明细胞成分少,应制成厚片,方法是:用吸管吸取沉淀液滴在玻片上,每张涂片2～3滴,再将此沉淀液均匀涂布在玻片上,以略能流动为度。

三、尿液内正常脱落细胞

泌尿道脱落细胞可有多种类型,分别来自不同的部位,可有变移上皮细胞、鳞状上皮细胞、立方上皮细胞、柱状上皮细胞等。其形态见尿液检验章节。

四、尿液内炎症脱落细胞

(一)细菌性感染

由于炎症刺激,上皮细胞发生退变、坏死,涂片背景污浊,常有大量白细胞、红细胞、吞噬细胞等。肾实质损害时,可见各种管型及肾上皮细胞。长期慢性炎症刺激,可引起上皮细胞发生核异质改变。

(二)病毒性感染

病毒在细胞内复制和机体对病毒刺激的反应,可引起上皮细胞的形态改变。常见的病毒感染有单纯疱疹病毒、巨细胞病毒(CMV)、人乳头瘤病毒(HPV)等。当上述病毒感染泌尿道后,上皮细胞体积增大,形态不规则,易见双核及多核的变性上皮细胞。HPV感染时,常见核周空穴细胞,(即挖空细胞)、多核巨细胞及胞质内含着色为嗜酸性或嗜碱性包涵体的细胞。少数细胞的核内包涵体直径可达8～10μm,核周有明显的白晕,形似猫头鹰眼,故有鹰眼细胞之称。观察时应注意将这些感染变性的脱落细胞与癌细胞相鉴别。

五、尿液内恶性肿瘤细胞

(一)肾癌

肾癌根据细胞的形态可分为三型:即透明细胞癌、颗粒细胞癌和梭形细胞癌,以透明细胞癌多见。透明细胞癌细胞体积大,为多边形,轮廓清楚,胞浆因富含脂质、糖原而淡染，空亮透明，核小呈圆形，居中或偏位；颗粒细胞癌细胞一般较透明而小，呈立方形、圆形或多边形，轮廓清楚，胞浆嗜酸性，细粒状或均质状结构，核圆形或卵圆形，核染质细粒状，核仁不明显；梭形细胞癌与纤维肉瘤相似。

（二）肾盂移行细胞癌

按分化程度可分为三级：

Ⅰ级：大部分癌细胞形态近于正常，但少数癌细胞显示轻至中度异型性，核轻度增大，并有畸形，核染质增加，显颗粒状，分布不均。

Ⅱ级：异型性细胞明显增加，并可见部分典型的癌细胞，核明显增大，染色深，胞浆少，核浆比例明显失常。

Ⅲ级：可见大量典型癌细胞，细胞大小形态不一，排列紊乱，胞浆多少不等，染红色，有空泡，核大小不一，有畸形，浓染部分呈墨水滴样。

移行细胞癌Ⅱ、Ⅲ级的癌细胞胞体一般不大，呈不规则圆形、卵圆形或三角形，胞浆常染成红色，有时尚可见到蝌蚪状及移行癌细胞，难与鳞癌相鉴别。

（三）膀胱移行细胞癌

按分化程度分为三级：

Ⅰ级：癌细胞呈乳头状排列，核浓缩，核染质粗糙，结构混乱，胞浆灰蓝色，可见小空泡。

Ⅱ级：癌细胞作乳头状排列，核椭圆形，略不规则，核染质粗粒状，可见核仁及空泡，胞浆嗜碱性，分界不清。

Ⅲ级：癌细胞乳头粗而短，互相连接成网状，核明显大，形状不一，核染质浓密或疏松，胞浆嗜碱性或透明空亮，并见双核及三核细胞。有时涂片可见大量染成红色的大小、形态不等的细胞碎片，部分细胞核尚未完全消失，可见其阴影，即所谓"影细胞"。

（四）鳞状细胞癌

泌尿系统的鳞状细胞癌较为少见，一般都由泌尿系的移行上皮化生为鳞状上皮恶变而来。涂片内可见典型的鳞癌细胞，胞质有角化倾向，染成红色或橘红色，核大，畸形明显，浓染，有时可见较典型的蝌蚪状及梭形癌细胞。

参考文献

［1］张秋兰，黄赐雄，李兴旺．流行性脑脊髓膜炎的研究进展［J］．传染病信息，2005，18（01）：11-13.

［2］朱昆蓉．流行性脑脊髓膜炎病原学诊断进展［J］．现代预防医学，2007，34（21）：4058-4059.

［3］杨俊峰，李军宏，李艺星．流行性脑脊髓膜炎的预防与控制［J］．中国计划免疫，2006，12（01）：61-63.

［4］肖梅．成人结核性脑膜炎患者的护理体会［J］．实用心脑肺血管病杂志，2013，（09）：145-146.

［5］冯桂芹．结核病病人治疗依从性调查及分层护理干预［J］．青岛大学医学院学报，2012，48（06）：526-527.

［6］成钢卫，李水彬，罗丽敏．两性霉素B治疗新型隐球菌脑膜炎疗效观察［J］．中国医院用药评价与分析，2006，（1）：383-384.

［7］姚能云，徐平，周海武．新型隐球菌脑膜炎的临床研究进展［J］．临床神经病学杂志，2008，8（2）：155-156.

［8］章惠如．两性霉素B治疗隐球菌性脑膜炎的护理［J］．中国实用神经疾病，2006，11（9）：150.

［9］车河龙，林栋．疟疾的防控现状及进展［J］．热带医学杂志，2010，10（02）：218-220.

［10］李玉凤，仲维霞，赵桂华等．我国黑热病的流行概况和防治现状［J］．中国病原生物学杂志，2011，（08）：629.

［11］陈安弟，余珍，游敏等．黑热病47例流行病学及临床特征分析［J］．实用医院临床杂志，2011，8（06）：128-130.

［12］裴小玲，冉琼．1例黑热病患者的护理［J］．护理学杂志，2007，22（01）：70.

［13］杨镇．腹水型晚期血吸虫病的诊疗规范［J］．胃肠病学和肝病学杂志，2012，21（02）．

［14］李凤兰，37例伤寒的护理措施［J］．中国实用医药，2012，（08）．